BARRIGA DE TRIGO

BARRIGA DE TRIGO

Livre-se do trigo, livre-se dos quilos a mais
e descubra seu caminho de volta para a saúde.

WILLIAM DAVIS

Edição revista e atualizada

Tradução
WALDÉA BARCELLOS

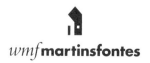

Esta obra foi publicada originalmente em inglês com o título
WHEAT BELLY, REVISED AND UPDATED EDITION: LOSE THE WHEAT,
LOSE THE WEIGHT, AND FIND YOUR PATH BACK TO HEALTH
*por Rodale Books, um selo Crown Publishing Group, divisão da Penguin
Random House LLC, Nova York*
© 2011, 2019, William Davis, MD
© 2024, Editora WMF Martins Fontes Ltda.,
São Paulo, para a presente edição.

*Esta tradução foi publicada em acordo com a Agência Riff, The Cooke Agency
International e Rick Broadhead & Associates Inc.*

*Todos os direitos reservados. Este livro não pode se reproduzido, no todo ou em parte,
nem armazenado em sistemas eletrônicos recuperáveis nem transmitido por nenhuma forma
ou meio eletrônico, mecânico ou outros, sem a prévia autorização por escrito do Editor.*

*Este livro é uma fonte de referência, e não um guia médico. As informações
aqui constantes têm a intenção de ajudá-lo a tomar decisões fundamentadas sobre
sua saúde, mas não devem substituir nenhum tratamento que porventura tenha sido
prescrito pelo seu médico. Se você achar que tem algum problema de saúde,
recomendamos que procure orientação médica.*

1ª **edição** *2013*
2ª **edição** *2024*

Tradução *Waldéa Barcellos*
Acompanhamento editorial *Márcia Leme*
Preparação do original *Ana Caperuto*
Revisão *Daniel Rodrigues Aurélio e Márcia Leme*
Edição de arte *Katia Harumi Terasaka*
Produção gráfica *Geraldo Alves*
Paginação *Renato Carbone*
Projeto gráfico *Gisleine Scandiuzzi*
Imagem da capa *iStock katerinasergeevna*

**Dados Internacionais de Catalogação na Publicação (CIP)
(Câmara Brasileira do Livro, SP, Brasil)**

Davis, William
  Barriga de trigo : livre-se do trigo, livre-se dos quilos a mais e descubra seu caminho de volta para a saúde / William Davis ; [tradução Waldéa Barcellos]. – 2. ed. – São Paulo : Editora WMF Martins Fontes, 2024.

  Título original: Wheat belly: lose the wheat, lose the weight, and find your path back to health.
  ISBN 978-85-469-0566-9

  1. Dieta de emagrecimento 2. Dieta sem trigo 3. Emagrecimento – Aspectos da saúde 4. Nutrição I. Título.

24-191464   CDD-613.25

Índices para catálogo sistemático:
1. Dieta sem trigo : Promoção da saúde   613.25

Aline Graziele Benitez – Bibliotecária – CRB-1/3129

Todos os direitos desta edição reservados à
Editora WMF Martins Fontes Ltda.
*Rua Prof. Laerte Ramos de Carvalho, 133 01325-030 São Paulo SP Brasil
Tel. (11) 3293.8150 e-mail: info@wmfmartinsfontes.com.br
http://www.wmfmartinsfontes.com.br*

*Para todos os leitores que tiveram a coragem
de experimentar esse estilo de vida novo e não convencional
e acabaram surpresos com sua eficácia.*

SUMÁRIO

Prefácio		XI
Introdução		1
Primeira parte	**Trigo: o cereal integral *nada* saudável**	
Capítulo 1	*Que* barriga?	9
Capítulo 2	Não são os bolinhos da vovó: a criação do trigo moderno	22
Capítulo 3	A desconstrução do trigo	49
Segunda parte	**O trigo e a destruição da saúde, da cabeça aos pés**	
Capítulo 4	Ei, cara, está a fim de umas exorfinas? As propriedades viciantes do trigo	67
Capítulo 5	Sua barriga de trigo está aparecendo: a relação entre trigo e obesidade	82

Capítulo 6	Olá, intestino. Sou eu, o trigo. O trigo e a doença celíaca	107
Capítulo 7	Trate de engolir: não pode ser tão ruim assim... Ou pode?	133
Capítulo 8	Um país de diabéticos: o trigo e a resistência à insulina	153
Capítulo 9	Catarata, rugas e costas encurvadas: o trigo e o processo de envelhecimento	178
Capítulo 10	Minhas partículas são maiores que as suas: o trigo e a doença cardíaca	197
Capítulo 11	Tudo isso é coisa da sua cabeça: o trigo e o sistema nervoso	218
Capítulo 12	Cara de casca de pão: o efeito destrutivo do trigo sobre a pele	231
Capítulo 13	Abandonando o ácido: o trigo como o grande perturbador do pH	246
Terceira parte	**Dê adeus ao trigo**	
Capítulo 14	Adeus, trigo: crie uma vida saudável e deliciosa, sem trigo	265
Capítulo 15	A vida sem trigo fica melhor ainda	317
Capítulo 16	Sr. e Sra. Barriga de Trigo	356
Capítulo 17	Receitas para fazer sumir a barriga de trigo	367
Epílogo		429
Apêndice A	Procurando o trigo onde menos se espera	435

Apêndice B	Guia de fermentação para iniciantes	447
Agradecimentos		455
Notas		459
Índice remissivo		491

PREFÁCIO

VOCÊ ALGUMA VEZ JÁ voltou das compras de mercado com um litro de leite fresco, abriu-o e percebeu de imediato que estava estragado – cheirando a azedo, talhado, impróprio para consumo?

Você daria esse leite a seu gato? É provável que não. Faria um café com leite? Nem pensar. Despejaria na pia – sim, é o que se faz. Ou talvez voltasse ao mercado com parte do líquido talhado e pedisse a devolução do seu dinheiro.

Essa é a reação que você deveria ter aos conselhos dietéticos convencionais. Deveria torcer o nariz diante do mau cheiro que emana das recomendações que produzem uma lista assustadoramente longa de problemas de saúde – do eczema à obesidade, da fascite plantar ao câncer de cólon. Com a bênção da indústria de alimentos, elogios dos especialistas em dietas, posicionado nas prateleiras mais visíveis à altura dos olhos nos supermercados, o trigo é alçado ao topo da lista de alimentos a incluir em todas as refeições pela maioria dos médicos. O consenso vigente quanto à opinião dietética nos levou a um monte de problemas, criando uma epidemia de barrigas volumosas e um mercado para injeções de insulina e medicamentos tóxicos projetados para tratar dos transtornos autoimunes de pessoas que bamboleiam, mancam ou andam de *scooter* usando calças e vestidos GGG. É uma situação sem precedentes na história da humanidade.

Devemos aceitar a avaliação corriqueira de que a maior epidemia de problemas crônicos de saúde na história se deve à preguiça, ao ócio, à fraqueza moral, ao fato de não calcular calorias ingeridas e calorias gastas, a infecções virais misteriosas e não identificadas, como costuma ser feito pela comunidade médica? Ou será que talvez o próprio aconselhamento nutricional seja a causa?

Algo importante – de grande relevância – eclodiu a partir da publicação de *Barriga de trigo*. Creio que o livro ajudou a restaurar no público um sentido de faro, auxiliando muitos a perceber que de fato havia algo de errado em nossas dietas que, apesar das tradicionais bênçãos de fontes "oficiais" de conhecimento dietético, criava um fedor que não se podia evitar, por mais que se tentasse tapar o nariz. O trigo poderia ser de sete grãos, orgânico e rico em fibras, mas *muitos* problemas resultavam do cumprimento das recomendações da orientação convencional, mesmo quando elas eram seguidas à risca. A situação levava as pessoas a citar Einstein – "A definição de insanidade é continuar sempre a fazer a mesma coisa e esperar resultados diferentes" – depois que médicos as repreendiam por ganhar peso, por apresentar altos níveis de glicemia e por se sentirem péssimas enquanto seguiam uma dieta de baixo teor de gorduras e rica em "grãos integrais saudáveis". "Você precisa se esforçar mais", era o que lhes diziam. Se não era insanidade, era no mínimo uma irracionalidade escancarada.

Alguns anos após a primeira publicação de *Barriga de trigo* e milhões de leitores mais tarde, ficou claro que nossa espécie cometeu um erro enorme: as sementes de gramíneas, isto é, o trigo e seus primos genéticos, não são adequados para a dieta humana, muito menos deveria seu consumo ser estimulado como saudável ou necessário. Não podemos comer as folhas, os talos ou as cascas das gramíneas – por que então podemos consumir suas sementes?

Não comer essa coisa chamada trigo, enaltecida por praticamente todos os que oferecem aconselhamento nutricional, é uma revelação tão importante quanto reconhecer que o tráfico de seres humanos é uma ideia condenável ou que escravizar populações para obter mão de obra barata não está certo. Você acha que estou forçando a barra com essas comparações? Prevejo que, à medida que você avance na leitura deste livro, logo reconhecerá como são profundas, incapacitantes e predominantes as consequências do consumo do trigo para nós, e que de fato uma comparação com a escravidão não é assim tão descabida. Não se trata apenas de evitar o glúten ou reduzir calorias. É preciso também acrescentar alimentos saudáveis. Se você reprovasse o estilo de vida de um leão por tê-lo visto rasgar o ventre de um gnu e devorar seu fígado, seus intestinos e seu coração, e então, revoltado, substituísse a dieta do predador por couve e espinafre, em pouco tempo você teria um leão morto. Restaurar a dieta humana a seu estado natural, programado em nossa genética, é como dar ao leão mais uma porção de gnu: salva a sua vida. É importante reconhecer que o equívoco fundamental que cometemos como espécie ao considerar que as sementes de gramíneas eram alimentos é simplesmente um erro da mesma importância, e um erro do qual mal começamos a nos recuperar, com o trigo e os cereais aparentados representando 70% de todas as calorias consumidas pelos seres humanos no mundo inteiro. Isso também não é uma questão econômica insignificante. Pense em todos os agricultores, na indústria moageira, nas panificações, empresas do setor alimentício, especialistas em dietas e conglomerados multinacionais do grande agronegócio que desempenham um papel numa indústria criada em torno dessa coleção medonha: sementes de gramíneas encaradas erroneamente como alimento. Desfazer esse erro vai dar trabalho.

Barriga de trigo começou como meu discreto esforço para ajudar pessoas com doença cardíaca a parar de depender da porta giratória das angioplastias, *stents* e cirurgias de ponte de safena. O estilo de vida que se desenvolveu a partir desse esforço na realidade fez com que cessassem as dores no peito e os ataques cardíacos, transformando minha prática clínica em algo exclusivamente preventivo, quase sem necessidade de intervenções cardíacas ou internações. No entanto, ele demonstrou obter resultados muito maiores. Medicação para reduzir a glicemia ou para a pressão sanguínea? Nenhuma. Medicamentos para refluxo gastroesofágico ou para diarreia? Jogados no esgoto. Viagens para Orlando com todas as despesas pagas para médicos que prescrevam estatinas? Pode esquecer. Esses esforços resultaram num programa abrangente que tratava de uma longa lista de afecções comuns de saúde destes nossos tempos, do excesso de peso ao diabetes tipo 2, de condições autoimunes à síndrome do intestino irritável, bem como centenas de outras. O gigantesco sucesso dessa abordagem, não apenas na redução da doença cardíaca, mas na melhora muitas outras condições de saúde, indica que o mundo da nutrição e da saúde nunca voltará a ser o mesmo.

Esta edição nova e ampliada de *Barriga de trigo* contém a última versão desse estilo de vida, para que os leitores possam acompanhar as estratégias nela incluídas como um programa independente/autônomo. Descrevo em detalhe o programa de suplementos nutricionais que compensa a deficiência de nutrientes em ex-consumidores de cereais, além de nutrientes que compensem deficiências decorrentes da vida moderna. Apresento uma discussão aprofundada das perturbações hormonais causadas pelo consumo de "grãos integrais saudáveis", que chamo de Sr. e Sra. Barriga de Trigo, demonstrando como os leitores podem reaver o controle pessoal sobre sua saúde hormonal. Atualizei as orientações e acrescentei novas receitas para incorporar todas as lições aprendidas no processo, à medida que esse estilo de vida vem sendo adotado por milhões de pessoas, tornando a mensagem ainda mais vigorosa e eficaz.

Este livro inclui conteúdos que não foram publicados em nenhum outro livro da série "Barriga de trigo". Afinal, estamos tentando desaprender os inúmeros ensinamentos que nos foram impingidos, percebendo agora que tudo aquilo estava errado e aprendendo novas lições enquanto avançamos. E sabe de uma coisa? É libertador, empolgante e extremamente revigorante. O tempo todo o problema *não* era você.

Agora largue esse *bagel* de cebola e mergulhe de cabeça – sua vida, sua saúde e sua aparência nunca mais serão as mesmas; e tampouco seus petiscos.

INTRODUÇÃO

FOLHEIE OS ÁLBUNS DE família de seus pais ou avós e, provavelmente, você ficará impressionado com a *magreza* de todos. As mulheres usavam manequim 38, e os homens exibiam 80 cm de cintura. O excesso de peso era medido em apenas alguns quilos. A obesidade era rara. Crianças gordas? Quase nunca. Cinturas de 105 cm? Não se viam. Adolescentes pesando 90 quilos? Claro que não.

Por que as June Cleavers* das décadas de 1950 e 1960, donas de casa que não trabalhavam fora, e outras pessoas daquela época, eram tão mais esbeltas que as pessoas que vemos hoje na praia, no *shopping* ou mesmo no espelho? Enquanto as mulheres daquele tempo geralmente pesavam de 49 a 52 quilos e os homens, de 67 a 75 quilos, nós, hoje, carregamos 25, 30, até mesmo 90 quilos *a mais*.

As mulheres daquela época não se exercitavam nem um pouco. (Afinal, não era considerado apropriado, assim como ter pensa-

---

* June Cleaver, personagem principal de uma série de televisão estadunidense, encarnava o ideal da mãe do pós-guerra, a dona de casa perfeita. (N. da T.)

mentos impuros na igreja.) Quantas vezes você viu sua mãe calçar tênis e sair para correr uns 5 km? Para minha mãe, exercício era passar o aspirador na escada. Hoje, saio num belo dia e vejo dezenas de mulheres correndo, andando de bicicleta, praticando marcha acelerada – coisas que praticamente *nunca* eram vistas cinquenta ou sessenta anos atrás. E, no entanto, a cada ano que passa, estamos cada vez mais gordos.

Ao longo dos anos, assisti a muitos torneios similares ao triatlo e a maratonas, já que parentes e amigos se dedicam a essas atividades. Os atletas que praticam o *iron man* (modalidade mais longa que o triatlo) submetem-se a treinos intensivos de meses a anos de duração antes de uma competição em que devem nadar de 1,6 a 4 km em águas abertas, pedalar de 90 a 180 km e terminar com uma corrida de 21 a 42 km. O simples fato de conseguir terminar a prova é um feito em si, uma vez que o evento consome vários milhares de calorias e exige uma resistência espetacular.

Então, por que um terço desses dedicados atletas, tanto homens como mulheres, tem sobrepeso? Eu lhes dou um crédito ainda maior por terem de carregar 15, 20 ou 25 quilos a mais. Contudo, considerando o altíssimo nível de atividade constante e o exigente programa de treinos a que estão submetidos, como é possível que ainda assim tenham sobrepeso?

Se seguirmos a lógica convencional, triatletas com sobrepeso precisam *exercitar-se mais* ou *comer menos* para perder peso. Para mim, essa é uma ideia decididamente ridícula. Defendo a teoria de que o problema com a dieta e a saúde da maioria dos estadunidenses, de triatletas a sedentários, não é a gordura, não é o açúcar nem o surgimento da internet ou o abandono do estilo de vida rural. É o *trigo* – ou aquilo que estão nos vendendo com o nome de "trigo".

Você verá que o que estamos comendo, habilmente disfarçado como um bolinho de farelo ou uma *ciabatta* tostada, não é, de modo algum, trigo realmente, mas um produto transformado, resultante de pesquisas genéticas realizadas em meados do século XX. O trigo moderno tem tão pouco a ver com o trigo verdadeiro quanto um chimpanzé tem a ver com um ser humano. Embora nossos peludos parentes primatas compartilhem 99% dos genes humanos, com seus braços mais longos, seu corpo coberto de pelos e sua menor capacidade para ganhar o prêmio acumulado num programa de perguntas e respostas, tenho certeza de que é muito fácil perceber a diferença que esse 1% representa. O trigo moderno, numa comparação com seu antepassado de apenas sessenta anos atrás, consegue ser ainda mais diferente.

Creio que o aumento do consumo de grãos – ou, mais precisamente, o aumento do consumo dessa coisa geneticamente modificada conhecida como trigo moderno – explica o contraste entre as pessoas sedentárias e esguias da década de 1950 e as pessoas com sobrepeso do século XXI.

Reconheço que afirmar que o trigo é um alimento pernicioso é como dizer que Ronald Reagan era comunista. Pode parecer absurdo, até mesmo pouco patriótico, rebaixar um simbólico gênero de primeira necessidade à condição de perigo para a saúde pública. Mas pretendo provar que o cereal mais popular do mundo é também o ingrediente alimentar mais destrutivo.

Efeitos peculiares do trigo nos seres humanos, já documentados, incluem a estimulação do apetite, a exposição do cérebro a *exorfinas* (equivalentes às endorfinas, produzidas internamente), com propriedades opiáceas, picos exagerados de açúcar no sangue, que acionam ciclos de saciedade alternados com um aumento do apetite, a *glicação*, processo que está por trás de algumas doenças e do envelhecimento, inflamações e alterações de pH, que provocam o desgaste de cartilagens e prejudicam os ossos, ativam distúrbios nas respostas imunológicas e provocam alterações hormonais. Uma complexa série de enfermidades resulta do consumo de trigo, desde a doença celíaca, a devastadora enfermidade intestinal desencadeada pela exposição ao glúten do trigo, até uma variedade de transtornos neurológicos, diabetes, doenças cardíacas, artrite, estranhas urticárias, pelos faciais indesejáveis, infertilidade e delírios incapacitantes da esquizofrenia.

Se essa coisa chamada trigo é um problema de tamanha importância, removê-la da alimentação deve gerar benefícios extraordinários e inesperados. De fato, é o que ocorre. Como cardiologista que atendeu e medicou milhares de pacientes ameaçados por doenças cardíacas, pelo diabetes e pelos inúmeros efeitos destrutivos da obesidade, observei pessoalmente que, quando os pacientes eliminavam o trigo da alimentação, a gordura da barriga protuberante, que se derramava por cima do cinto, *desaparecia*, e que, geralmente, ocorria uma perda de peso de 10, 15 ou 25 quilos já nos primeiros meses. Essa perda de peso rápida e sem esforço costuma ser acompanhada de vantagens para a saúde que ainda hoje me surpreendem, mesmo depois de eu ter presenciado esse fenômeno milhares de vezes.

Testemunhei drásticas reviravoltas em saúde, como o caso de uma mulher de 38 anos que sofria de colite ulcerativa, dor incessante, diarreia e hemorragia e se via diante da possibilidade de remoção do cólon que, com a eliminação do trigo, *curou-se* em questão de dias e manteve seu cólon intacto. Ou o de um homem de 26 anos, incapacitado, que mal podia andar por causa de dores nas articulações, que experimentou alívio total e voltou a andar e correr livremente depois que retirou o trigo de seu cardápio.

Ainda que esses resultados possam parecer raros, há uma vasta pesquisa científica que aponta o trigo como a raiz desses males e indica que a remoção do trigo da alimentação pode reduzir os sintomas ou eliminá-los completamente. Você verá que, inadvertidamente, trocamos saúde por conveniência, abundância e baixo custo, como comprovam as barrigas, as coxas volumosas e as papadas. Muitos dos argumentos apresentados por mim nos próximos capítulos foram comprovados em estudos científicos que estão disponíveis para todos aqueles que quiserem consultá-los. É incrível, mas muitas coisas que aprendi foram observadas em estudos clínicos há *décadas*. No entanto, por alguma razão, elas nunca atingiram a consciência da classe médica ou do público. Eu apenas reuni alguns conhecimentos e cheguei a certas conclusões que você pode considerar espantosas.

A CULPA NÃO É SUA

No filme *Gênio indomável*, o personagem de Matt Damon, que, embora dotado de genialidade extraordinária, abriga demônios por ter sido vítima de abuso, cai num choro convulsivo quando o psicólogo Sean Maguire (Robin Williams) repete inúmeras vezes: "A culpa não é sua."

Assim como ele, muitos de nós, impressionados com uma desagradável barriga de trigo e todos os seus acompanhamentos desagradáveis, nos sentimos culpados: calorias demais; atividade física insuficiente; falta de moderação. Contudo, é mais correto afirmar que o conselho que vínhamos recebendo de comer mais "grãos integrais saudáveis" nos privou do controle sobre nosso apetite e nossos impulsos, tornando-nos gordos e pouco saudáveis, apesar de nossos melhores esforços e boas intenções.

Comparo o conselho amplamente aceito de que se consumam grãos integrais saudáveis a dizer a um alcoólatra que, se um gole ou dois não vão fazer mal, nove ou dez podem até fazer bem. Seguir esse conselho terá repercussões desastrosas sobre a saúde.

A culpa não é sua.

Se você se descobriu carregando o peso de uma protuberante e incômoda barriga de trigo; tentando em vão se espremer para caber nos *jeans* do ano passado; garantindo a seu médico que não, não andou comendo porcarias, mas ainda está com sobrepeso, pré-diabetes, pressão alta, colesterol elevado e gordura no fígado; ou se está se esforçando desesperadamente para disfarçar um humilhante par de seios num tórax masculino ou erupções cutâneas vermelhas com prurido em vários locais do corpo, pense em dar adeus ao trigo.

Elimine o trigo e eliminará o problema.

O que você tem a perder a não ser sua barriga de trigo, seus seios inconvenientes ou seu traseiro de miolo de pão?

PRIMEIRA PARTE

TRIGO: O CEREAL INTEGRAL **NADA** SAUDÁVEL

CAPÍTULO 1

QUE BARRIGA?

O médico que tem conhecimento científico acolhe bem o estabelecimento de um padrão de pão de forma feito em conformidade com as melhores evidências da ciência. [...] Tal produto pode ser incluído em dietas tanto para pessoas enfermas como para pessoas saudáveis, com uma nítida compreensão dos efeitos que ele pode ter sobre a digestão e o crescimento.

Doutor Morris Fishbein, editor
Journal of the American Medical Association, 1932

EM SÉCULOS PASSADOS, uma barriga proeminente era uma característica dos privilegiados, um sinal de prosperidade e sucesso, um símbolo de que a pessoa não precisava limpar seus estábulos ou arar suas terras. No século atual, não é preciso arar a própria terra. Hoje, a obesidade foi democratizada. *Todo o mundo* pode ter um barrigão. Seu pai chamava a dele, uma barriga ainda incipiente de meados do século XX, de "barriga de cerveja". Mas por que a "barriga de cerveja" também é vista em mães assoberbadas de afazeres, em crianças e dois terços dos seus amigos e vizinhos que não bebem cerveja?

Eu a chamo de "barriga de trigo", embora também pudesse chamar esse problema de "cabeça de *pretzel*", "intestino de rosquinha" ou "cara de bolacha", já que não há um sistema no organismo que não seja afetado pelo trigo. No entanto, o impacto do trigo na cintura das pessoas é sua característica mais visível e determinante, uma expressão externa das grotescas deformações sofridas pelos seres humanos com o consumo desse cereal.

Uma "barriga de trigo" representa a deposição de gordura resultante de anos de ingestão de alimentos que acionam a insulina, hormônio responsável pelo armazenamento de gordura. Enquanto algumas pessoas armazenam a gordura no traseiro e nas coxas, a maioria acumula uma gordura deselegante em torno da cintura. Essa gordura "central" ou "visceral" tem características exclusivas. Diferentemente da gordura acumulada em outras áreas do corpo, ela provoca processos inflamatórios, altera as respostas insulínicas e emite sinais metabólicos anormais para o restante do corpo. A gordura visceral é responsável por efeitos tão variados quanto o câncer, a artrite no joelho e a infertilidade. No homem que tem "barriga de trigo" e não se dá conta disso, a gordura visceral também produz estrogênio e outras anomalias hormonais que provocam o desenvolvimento de "seios". Em mulheres suscetíveis, a mesma gordura inflamatória gera níveis de testosterona extraordinariamente altos, pelos faciais semelhantes aos masculinos e infertilidade.

As consequências do consumo de trigo, além de se manifestarem na superfície do corpo, também podem atingir profundamente quase todos os órgãos do corpo, como os intestinos, o fígado, o coração, a glândula tireoide e até mesmo órgãos do sistema nervoso. Na realidade, praticamente não existe nenhum órgão que *não* seja afetado pelo trigo de algum modo potencialmente prejudicial.

OFEGANDO E TRANSPIRANDO NO CORAÇÃO DO PAÍS

Pratiquei cardiologia preventiva em Milwaukee. Como muitas outras cidades do Meio-Oeste, Milwaukee é um bom lugar para morar e criar uma família. Os serviços municipais funcionam bastante bem, as bibliotecas são de primeira qualidade, meus filhos frequentaram boas escolas públicas e a população é grande o suficiente para dispor de atrações culturais de cidade grande, como uma excelente orquestra sinfônica e um museu de belas-artes. As pessoas que vivem em Milwaukee são bastante simpáticas. Mas... são *gordas*.

Não quero dizer que são gordinhas. Estou dizendo que são gordas de verdade. Estou falando de pessoas tão gordas que ficam ofegantes e transpiram ao subir apenas um lance de escadas. De mulheres com apenas 18 anos e quase 110 quilos, de picapes com forte inclinação para o lado do motorista, de cadeiras de rodas de largura dupla, de equipamentos hospitalares inadequados para atender pacientes que levam o ponteiro da balança aos 160 quilos ou mais. (Não é só o fato de eles não caberem no aparelho para tomografia computadorizada ou outro dispositivo para obter imagens, o problema é que, ainda que coubessem, ninguém conseguiria *enxergar* nada. Seria como tentar determinar se um vulto no oceano turvo é um linguado ou um tubarão.)

Foi-se o tempo em que um indivíduo de 110 quilos ou mais era uma raridade. Hoje é algo comum entre os homens e mulheres que passeiam pelo *shopping*, algo tão corriqueiro quanto a venda de *jeans* na Gap. Aposentados têm sobrepeso ou estão obesos, assim como adultos de meia-idade, adultos jovens, adolescentes e até mesmo crianças. Funcionários de escritório são gordos. Trabalhadores braçais são gordos. Sedentários são gordos, e atletas também. Brancos são gordos, assim como os negros, os hispânicos e os asiáticos. Quem come carne é gordo, e quem é vegetariano também. O povo estadunidense foi contaminado pela obesidade num grau jamais visto na experiência humana. Nenhum perfil demográfico escapou à crise do ganho de peso.

Pergunte ao Departamento de Agricultura dos Estados Unidos ou ao departamento encarregado da saúde pública, e eles lhe dirão que os estadunidenses são gordos porque consomem muito refrigerante e batata frita, tomam muita cerveja e não fazem exercícios. E tudo isso pode mesmo ser parte da verdade. Mas está longe de ser toda a verdade.

História de sucesso do programa Barriga de Trigo: Katie

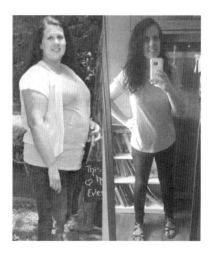

"Emagreci 43 quilos; abaixo da minha meta de peso. Pressão sanguínea normal, sem medicação. Nada de depressão. Nada de dor. Cheia de energia e adorando minha pele sem acne!

"Agora minha pressão está normal. Agora minha acne sumiu. Acabou minha depressão. Hoje uso manequim 36 em vez de 48/50. Mais uma descoberta: minhas amígdalas estão normais. Minha vida inteira eu tive amígdalas anormalmente grandes. Quando criança, tinha garganta inflamada e amigdalite. Também ronquei toda a minha vida. Há alguns dias, percebi no espelho que minhas amígdalas quase não aparecem. Eu quase não tinha espaço na minha garganta a vida inteira, e agora elas desapareceram. E eu já não ronco!

"Há dois anos, foi prescrito que eu tomasse anti-hipertensivos. Ontem fiz uma aferição aleatória, e a pressão estava em 102/62 – só que sem medicação! Não foi só meu corpo que mudou com esse modo de me alimentar. Minha saúde física mudou. Minha saúde mental mudou. Minha vida inteira mudou.

"Todos os dias descubro uma novidade. Todos os dias eu me sinto melhor do que no dia anterior. Todos os dias sinto tanta gratidão!"

Muitas pessoas com sobrepeso estão, de fato, bastante preocupadas com a própria saúde. Pergunte a qualquer um que esteja fazendo a balança ultrapassar os 110 quilos o que ele acha que aconteceu que justifique um ganho de peso tão incrível. Você pode ficar surpreso com a quantidade de pessoas que *não* vão dizer: "Eu tomo copos gigantes de refrigerante, como biscoitos recheados e vejo televisão o dia inteiro." A maioria delas vai dizer alguma coisa do tipo "Não consigo entender. Faço exercícios cinco vezes por semana. Cortei o consumo de gorduras e aumentei o de grãos integrais saudáveis. Mesmo assim parece que não paro de ganhar peso!"

COMO CHEGAMOS AQUI?

A tendência nacional para a redução na ingestão de gorduras e colesterol e o aumento na de carboidratos calóricos gerou uma situação singular, na qual produtos feitos com trigo não só ampliaram sua presença em nossa dieta, como também passaram a *dominá-la*. Para a maioria dos estadunidenses, todas as refeições e lanches incluem alimentos que contêm farinha de trigo. Pode ser o prato principal, o acompanhamento ou a sobremesa – mas é provável que sejam *todos* eles.

O trigo tornou-se o símbolo nacional da saúde: "Comam mais grãos integrais, é mais saudável", é o que nos dizem; e a indústria alimentícia adotou a ideia com prazer, criando versões "boas para o coração", repletas de grãos integrais, de todos os produtos de trigo de que mais gostamos.

A triste verdade é que a proliferação de produtos feitos de trigo na dieta estadunidense corresponde à expansão de nossa cintura. A recomendação de que se reduzisse a ingestão de gorduras e colesterol e se repusessem essas calorias pelo consumo de grãos integrais, feita pelo National Heart, Lung, and Blood Institute

[Instituto Nacional do Coração, Pulmão e Sangue] por intermédio de seu National Cholesterol Education Program [Programa Nacional de Educação sobre o Colesterol], em 1985, coincide exatamente com o início de uma acentuada curva ascendente do peso corporal de homens e mulheres. Por ironia, foi também em 1985 que os Centers for Disease Control and Prevention (CDC) [Centros para Controle e Prevenção de Doenças] começaram a rastrear estatísticas de peso corporal, documentando organizadamente a explosão de obesidade e diabetes que começou naquele mesmo ano.

De todos os grãos que participam da dieta humana, por que escolher o trigo? Porque, em nossa dieta, o trigo é, de longe, o pior elemento da turma, o chefe da quadrilha de imprestáveis em termos dietéticos. A menos que sejam como Euell Gibbons*, a maioria das pessoas não come muito centeio, cevada, espelta, triticale, triguilho e *kamut* ou outros cereais menos comuns. O consumo de trigo supera o da maioria dos outros grãos numa proporção de mais de cem para um. O trigo também tem atributos especiais que esses outros grãos não têm e que o tornam particularmente prejudicial à saúde; falarei sobre eles em capítulos posteriores. E não se trata apenas do glúten – o trigo moderno é uma coleção impressionante de *dezenas* de toxinas dietéticas. Uma vez que se avalie quanto muitos dos componentes do trigo moderno são realmente tóxicos, fica-se admirado com o fato de que a maioria das pessoas chegue mesmo a *sobreviver* ao seu consumo. Embora eu me concentre mais no trigo, o pior infrator, também examinarei como e por que motivo outros cereais que, afinal de contas, são primos genéticos, também não vão se safar. Cereais – na realidade, simples sementes de gramíneas – também são extraordinariamente promíscuos, dispondo-se a compartilhar genes entre espécies. Isso quer dizer que, apesar de o trigo ser o pior, gra-

---

* Euell Gibbons é um estadunidense que se tornou referência por divulgar plantas invasoras e espécies silvestres como comestíveis. (N. da T.)

míneas geneticamente afins, como o centeio, a aveia e o milho, não estão isentas de culpa.

O impacto do *Triticum aestivum*, o trigo comum de panificação, e de seus irmãos genéticos sobre a saúde tem amplo alcance, provocando estranhos efeitos desde a boca até o ânus, do sistema nervoso ao pâncreas, afetando não só a dona de casa nos Apalaches mas também o arbitrador de Wall Street. Reconheça, porém, que esse alimento, abençoado por praticamente todos os que oferecem orientações nutricionais, estrela principal dos "grãos integrais saudáveis" deficientes em termos nutricionais, encontra-se na raiz das lutas contra o excesso de peso e a gordura visceral e, bem, só contra algumas centenas de problemas comuns de saúde.

Se tudo isso parece loucura, tenha paciência. Faço essas afirmações com a consciência limpa, livre de trigo.

EXAGEROS NUTRICIONAIS

Como a maioria das crianças de minha geração, nascidas em meados do século XX e criadas à base de pão de forma branco e bolos de chocolate recheados com chantili, tive um longo e íntimo relacionamento com o trigo. Minhas irmãs e eu éramos verdadeiros especialistas em cereais matinais, preparávamos nossas próprias misturas individuais das marcas Trix®, Lucky Charms® e Froot Loops®, e bebíamos avidamente o leite doce, em tom pastel, que ficava no fundo da tigela. É claro que a Grande Experiência com os Alimentos Industrializados não terminava com o café da manhã. Para a merenda na escola, minha mãe geralmente preparava sanduíches de manteiga de amendoim ou de uma mortadela do tipo bolonha, um prenúncio dos minirrocamboles de chocolate e creme e tortinhas semelhantes a alfajores embalados em celofane. Às vezes, ela acrescentava também alguns biscoitos de baunilha ou de chocolate recheados com creme. Na hora do jantar, adorávamos as refeições prontas, que vinham embaladas em recipientes individuais de alumínio e permitiam que comêssemos nosso frango empanado, os bolinhos de milho e o *crumble* de maçãs enquanto assistíamos ao *Agente 86*.

Em meu primeiro ano na faculdade, de posse de um vale-refeição que me permitia comer tudo o que eu quisesse, empanturrava-me de *waffles* e panquecas no café da manhã, *fettuccine* Alfredo na hora do almoço, massa com pão italiano no jantar. Bolinho com sementes de papoula ou bolo de claras na sobremesa? Isso mesmo! Eu não só ganhei um bom pneu em torno da cintura, aos 19 anos de idade (minha versão dos 7 quilos do calouro)*, como também me sentia exausto o tempo todo. Nos vinte anos que se seguiram, tentei combater esse efeito bebendo litros de café, esforçando-me para me livrar de uma espécie de estupor difuso, que persistia, não importava quantas horas eu dormisse por noite.

Entretanto, nada disso chegou realmente a me afetar até eu dar com uma foto que minha mulher tinha tirado de mim, em umas férias com nossos filhos, na época com 10, 8 e 4 anos de idade, em Marco Island, na Flórida. Era o ano de 1999.

Na fotografia, eu estava dormindo na areia, com meu abdome flácido espalhado para cada um dos lados do corpo, minha papada pousada nos braços flácidos, cruzados sobre o peito.

Naquele instante recebi um golpe: eu não precisava perder só uns quilinhos. Estava com, no mínimo, 15 quilos de peso acumulado em torno da cintura. O que os pacientes deviam pensar, quando eu lhes dava conselhos sobre dieta? Eu não era melhor do que os médicos da década de 1960, que, enquanto recomendavam aos pacientes que levassem uma vida mais saudável, tragavam seus cigarros.

....

* Alusão ao peso que os calouros na universidade supostamente ganham no primeiro ano. (N. da T.)

Por que eu estava com aqueles quilos a mais? Afinal de contas, eu corria de 5 a 8 km todos os dias, seguia uma dieta razoável e balanceada, que não incluía quantidades excessivas de carnes ou gorduras, evitava fazer lanchinhos ou comer *junk food*, preferindo consumir uma boa quantidade dos "grãos integrais saudáveis". O que estava acontecendo no meu caso?

É claro que eu tinha minhas suspeitas. Não pude deixar de perceber que nos dias em que comia torradas, *waffles* ou *bagels** no café da manhã, passava algumas horas sentindo sonolência e letargia. Mas se comesse uma omelete de queijo feita com três ovos, eu me sentia bem. Alguns exames básicos de laboratório, no entanto, realmente me surpreenderam. Triglicerídeos: 350 mg/dL; colesterol HDL (colesterol "bom"): 27 mg/dL, o que me colocava num nível de alto risco para doenças cardíacas. E eu estava diabético, com uma taxa de açúcar em jejum de 161 mg/dL. Corria quase todos os dias, reduzindo minha gordura, mas estava com sobrepeso e diabético? Devia haver alguma coisa muito errada em minha alimentação. De todas as mudanças que eu fizera nela, em nome da saúde, reduzir a gordura e aumentar minha ingestão de grãos integrais saudáveis fora a mais significativa. Será que os grãos estariam, de fato, me engordando?

Aquele instante em que me dei conta de minha flacidez foi o início de uma viagem, acompanhando o rastro das migalhas, de volta ao momento em que comecei a ter sobrepeso e todos os problemas de saúde que o acompanharam. Contudo, foi quando observei efeitos ainda mais extensos, numa escala maior, além de minha experiência pessoal, que eu me convenci de que, realmente, alguma coisa estranha estava acontecendo, algo totalmente contrário às opiniões nutricionais predominantes.

....

* *Bagel* é um pão de massa pré-cozida, posteriormente assado, que tem a forma de uma rosca de uns 15 cm de diâmetro e pode ser doce ou salgado. (N. da T.)

LIÇÕES DE UM EXPERIMENTO SEM TRIGO

Um fato interessante: o pão de trigo integral (cujo índice glicêmico é 72) aumenta a taxa de açúcar no sangue tanto ou *mais que* o açúcar comum, ou sacarose (cujo índice glicêmico é 59). (Atribui-se o valor 100 ao aumento da taxa de açúcar no sangue provocado pela glicose; assim, considera-se que o índice glicêmico da glicose é igual a 100. A capacidade de um alimento específico de aumentar a taxa de açúcar no sangue, em relação à glicose, determina o índice glicêmico desse alimento.) Então, quando eu estava criando uma estratégia para ajudar meus pacientes com sobrepeso e propensos ao diabetes a reduzir a taxa de açúcar no sangue de modo mais eficaz, ficou claro para mim que a maneira mais rápida e simples de obter resultados seria a eliminação de alimentos que causavam um aumento mais acentuado da taxa de açúcar no sangue. Em outras palavras, não só o açúcar, mas o trigo. Produzi um folheto simples em que detalhava como substituir alimentos que tinham o trigo como principal ingrediente por outros alimentos para criar uma dieta saudável.

Três meses depois, meus pacientes fizeram novos exames de sangue. De fato, como eu previra, com apenas raras exceções, a taxa de glicose no sangue (glicemia) tinha, com frequência, passado da faixa correspondente ao diabetes (126 mg/dL ou mais) para índices normais. Sim, diabéticos tinham *deixado de ser* diabéticos. É isso mesmo: o diabetes, na maioria dos casos, pode ser curado – não apenas controlado – pela remoção de carboidratos, sobretudo o trigo, da dieta, com ainda mais vantagens para os pacientes pela correção de algumas deficiências nutricionais comuns. Muitos de meus pacientes tinham também perdido 10, 15, até mesmo 20 quilos sem que eu lhes tivesse dito que emagreceriam – sim: perda de peso por "acaso".

Todavia, foi o que eu *não* esperava que me deixou pasmo.

Os pacientes relataram que sintomas de refluxo gastroesofágico tinham desaparecido e que as periódicas cólicas e diarreias da síndrome do intestino irritável haviam acabado, geralmente em cinco dias, eliminando a necessidade de loucas corridas ao banheiro. Eles tinham recuperado a energia; conseguiam se concentrar melhor; o sono era mais profundo. Erupções cutâneas tinham desaparecido, até mesmo as que estavam presentes havia anos. A dor causada pela artrite reumatoide se abrandara ou desaparecera em algumas semanas, permitindo-lhes reduzir e até mesmo eliminar os medicamentos desagradáveis usados no tratamento do problema. Dores nas articulações das mãos, dos pulsos e cotovelos desapareceram dentro de uma semana. A ansiedade, a melancolia e até mesmo pensamentos suicidas diminuíram como que por milagre. Os sintomas de asma tinham se amenizado ou desaparecido por completo, fazendo com que muitos se desfizessem de seus aparelhos de inalação. Os atletas relataram um desempenho mais uniforme.

Mais magros. Com mais energia. Com o pensamento mais claro. Com os intestinos, as articulações e os pulmões mais saudáveis. Repetidas vezes. Sem dúvida, esses resultados eram razão suficiente para abandonar o trigo.

O que me convenceu ainda mais foram os muitos exemplos de pessoas que eliminaram o trigo da dieta e depois se permitiram consumi-lo como um pequeno prazer: dois *pretzels* ou um canapé num coquetel, uma fatia de bolo de aniversário – "Ora, pipocas! É o aniversário da minha filha. Só um pouco não pode fazer mal!" Em questão de minutos, a maioria tinha diarreia, desconforto e distensão abdominais, dor e inchaço nas articulações ou experimentaram chiados na respiração, ansiedade e até irritabilidade. Como se tivesse sido acionado por um interruptor, o fenômeno se repetia.

O que começara como uma simples experiência para tentar reduzir a taxa de açúcar no sangue das pessoas culminou com um *insight* sobre múltiplos problemas de saúde e perda de peso que ainda hoje me deixa assombrado.

UMA TRIGOTOMIA RADICAL

Para muitos, a ideia de remover o trigo da dieta é, pelo menos psicologicamente, tão perturbadora quanto um tratamento de canal sem anestesia. Para alguns, o processo pode até apresentar efeitos colaterais desconfortáveis, semelhantes aos da privação de cigarro ou álcool. Mas esse procedimento *deve* ser seguido para permitir que o paciente se recupere.

Barriga de trigo investiga a seguinte proposição: os problemas de saúde dos estadunidenses, da fadiga à artrite, do desconforto gastrointestinal à obesidade, têm como origem o bolinho de farelo ou a rosca de passas e canela, de aparência inocente, que todo mundo consome com o café todas as manhãs.

A boa notícia: existe cura para essa condição chamada "barriga de trigo" – ou, se preferirem, "cabeça de *pretzel*", "intestino de rosquinha" ou "cara de bolacha".

O ponto essencial: a eliminação desse alimento, que participa da cultura humana há mais séculos do que Larry King esteve no ar, vai deixá-lo mais esguio, mais esperto, mais ágil e mais feliz. A perda de peso, em particular, pode ocorrer a uma velocidade que não se acreditava possível. E você poderá perder, de modo seletivo, a gordura mais visível, que prejudica a ação da insulina, gera o diabetes, propicia inflamações e causa constrangimento: a gordura da barriga. É um processo que se conclui praticamente sem fome ou privação e que traz uma impressionante gama de benefícios para a saúde. E, como este estilo de vida reverte rapidamente a inflamação causada pelo trigo, em questão de dias a semanas você descobrirá que a aparência de seu rosto está transformada o suficiente para que pessoas a seu redor lhe perguntem se você passou por alguma cirurgia plástica radical – sério! (Leve em consideração tirar *selfies* de antes/depois como provas.)

Suspeito que, uma vez que vivencie a saúde maravilhosa e a liberação de peso que decorre da eliminação desse grupo problemático de alimentos, você vai se animar para explorar patamares ainda mais altos de saúde. Portanto, vou explicar por que você deve tomar providências para corrigir as deficiências nutricionais causadas ou agravadas pelo prévio consumo de cereais, bem como algumas outras deficiências nutricionais corriqueiras. É como a fisioterapia pela qual você tem de passar após uma cirurgia, os passos que pode dar para conseguir voltar ao salão e dançar sua versão dietética do *boogie-woogie*.

O próximo capítulo explicará por que o trigo tem uma capacidade singular para se converter rapidamente em glicose no sangue. Além disso, ele tem propriedades viciantes, causadoras de dependência, que realmente fazem com que comamos em excesso. O trigo foi associado a literalmente dezenas de enfermidades debilitantes, além daquelas decorrentes do sobrepeso, e se infiltrou em quase todos os aspectos de nossa alimentação. Sem dúvida, eliminar o açúcar refinado é uma boa ideia, já que ele tem pouco ou nenhum valor nutritivo e também influi negativamente em nossa glicemia. No entanto, para obter os melhores resultados por seu esforço, eliminar o trigo é a medida mais fácil e eficaz que você pode tomar para proteger sua saúde e reduzir sua cintura.

CAPÍTULO 2

NÃO SÃO OS BOLINHOS DA VOVÓ: A CRIAÇÃO DO TRIGO MODERNO

Ele é bom como bom pão.
Miguel de Cervantes, *Dom Quixote*

O TRIGO, MAIS DO QUE qualquer outro alimento, está entranhado na experiência alimentar estadunidense, tendência que começou há muito tempo. Ele se tornou onipresente na dieta estadunidense, e de tantas maneiras que parece essencial para nossa vida. O que seria de um prato de ovos fritos sem as torradas, de um lanche sem sanduíches, de uma cerveja sem *pretzels*, de um piquenique sem cachorro-quente, de um patê sem *crackers*, do *homus* sem pão árabe, de um salmão defumado sem *bagels*, de uma torta de maçã sem a massa?

SE FOR TERÇA, DEVE TER TRIGO

Medi o comprimento da gôndola de pães no meu supermercado: quase 21 metros.

Isso significa quase 21 metros de pão branco, pão integral, pão multigrãos, pão de sete grãos, pão de centeio, pão *pumpernickel*, pão fermentado, pão italiano, pão francês, palitos de pão, roscas brancas, roscas de passas, roscas de queijo, roscas de alho, pão de aveia, pão de linhaça, pão árabe, pãezinhos para acompanhar as refeições, pãezinhos de Viena, pãezinhos com sementes de papoula, pães para hambúrgueres e catorze tipos de pães para cachorro-quente. E isso sem contar a padaria e os 12 metros a mais de prateleiras repletas com uma variedade de produtos "artesanais" feitos com trigo.

E ainda há a gôndola de salgadinhos, com mais de quarenta marcas de *crackers* e 27 marcas de *pretzels*. A gôndola da padaria também vende farinha de rosca e *croûtons*. E no balcão refrigerado de laticínios encontramos dezenas de tipos de massa de pão pronta para assar, pãezinhos de massa folhada recheados e *croissants*.

Os cereais matinais, sozinhos, formam um mundo à parte, geralmente usufruindo do monopólio de todo um corredor do supermercado, da prateleira inferior à superior.

Grande parte de uma gôndola é dedicada a caixas e pacotes de massa: espaguete, lasanha, *penne*, conchas, conchinhas, macarrão integral, macarrão verde com espinafre, macarrão alaranjado com tomate, talharim com ovos, das minúsculas partículas usadas para fazer cuscuz até tiras de massa com quase 10 cm de largura.

E o que dizer dos congelados? O *freezer* tem centenas de pratos de macarrão e outras massas, além de outros pratos com trigo para acompanhar o bolo de carne e o rosbife *au jus*.

Na realidade, com exceção do corredor de detergentes e produtos de limpeza, é difícil encontrar uma prateleira que *não* contenha produtos do trigo. Podemos culpar os estadunidenses por eles terem deixado o trigo dominar sua dieta? Afinal de contas, ele está em praticamente tudo, dos docinhos de alcaçuz e bolinhos recheados com creme ao pão de doze grãos.

Numa escala sem precedentes, o trigo, como cultura agrícola, é um sucesso, sendo superado apenas por seu primo, o milho, em área cultivada. Ele está de longe entre os alimentos mais consumidos no planeta, constituindo 20% de todas as calorias ingeridas pelos seres humanos. Embora os humanos também consumam boa quantidade de milho em sua ampla variedade de apresentações, desde o milho em espiga até o xarope de milho de alta frutose e a maltodextrina, grande parte do milho também é usada para alimentar animais, para engordá-los e marmorizar a carne antes do abate.

E o trigo também é um inegável sucesso financeiro. De que outra forma um industrial conseguiria transformar o equivalente a 10 centavos de dólar de matéria-prima em quase 4 dólares de um produto chamativo e simpático ao consumidor e, ainda por cima, com o endosso da Associação Americana de Cardiologia? Na maioria dos casos, o custo do *marketing* desses produtos excede o custo dos ingredientes em si.

Alimentos preparados parcial ou inteiramente com trigo para o desjejum, o almoço, o jantar e o lanche tornaram-se norma. Certamente o Departamento de Agricultura dos Estados Unidos, o Conselho de Cereais Integrais, o Conselho do Trigo Integral, a Academia de Nutrição e Dietética, a Associação Americana de Diabetes (ADA) e a Associação Americana de Cardiologia ficariam felizes com uma dieta como essa, pois saberiam que sua recomendação para um maior consumo dos "cereais integrais saudáveis" conquistou seguidores numerosos e dedicados.

Então, por que essa planta aparentemente benigna, que sustentou gerações de seres humanos, de repente se voltou contra nós? Para começar, não se trata do mesmo cereal que nossos antepassados moíam para fazer o pão de cada dia. Ao longo dos séculos, a evolução natural do trigo ocorreu apenas discretamente, mas, nos últimos sessenta anos, sob a influência dos cientistas agrícolas, ele sofreu mudanças drásticas. Para tornar a planta resistente a determinadas condições ambientais, como a seca, ou a organismos patogênicos, como os fungos, além de resistente a herbicidas, linhagens de trigo sofreram hibridização, cruzamentos e mutações químicas. Mas as mudanças genéticas foram introduzidas principalmente com o objetivo de aumentar a *produção por área cultivada*. A produção média de uma fazenda moderna estadunidense é mais de dez vezes maior que a de fazendas de um século atrás. Passos tão gigantescos na produção do trigo exigiram mudanças drásticas no código genético da planta, substituindo as altivas "ondas trigueiras" de outrora pelo rígido e atarracado trigal "semianão" atual, de elevada produtividade e não mais que 46 cm de altura. Mudanças genéticas dessa natureza, como veremos, cobraram seu preço às criaturas desavisadas que o consomem.

Mesmo nas poucas décadas transcorridas desde que sua avó sobreviveu à Lei Seca, enquanto dançava a *Big Apple**, o trigo passou por inúmeras transformações. Com o avanço da ciência genética ao longo dos últimos sessenta anos, que permitiu que a intervenção humana ocorresse numa velocidade muito maior do que a lenta influência da natureza resultante da reprodução anual da planta, o ritmo das alterações aumentou em termos exponenciais. O arcabouço genético de um bolinho com sementes de papoula altamente tecnológico chegou à sua condição atual por meio de um processo de aceleração evolutiva em busca de vantagens agrícolas que nos faz parecer pré-humanos, presos a algum momento do início do Pleistoceno.

DO MINGAU NATUFIANO ÀS ROSQUINHAS MACIAS

"O pão nosso de cada dia nos dai hoje."

Está na Bíblia. No Deuteronômio, Moisés descreve a Terra Prometida como "uma terra de trigo e cevada, de vinhas". O pão tem importância crucial no ritual religioso. Os judeus celebram

---

* *Big Apple*, tipo de dança, provavelmente de origem afro-americana, que ganhou popularidade nos Estados Unidos no final da década de 1930. (N. da T.)

sua Páscoa com *matzá*, pão ázimo, para recordar a fuga dos israelitas do Egito. Os cristãos consomem hóstias, que simbolizam o corpo de Cristo. Os muçulmanos consideram sagrado o *naan*, pão não fermentado, e insistem que ele seja armazenado em pé e jamais seja descartado em público. Na Bíblia, o pão é uma metáfora para uma colheita abundante, uma época de fartura, em que as pessoas estão livres da fome, e até mesmo uma metáfora para a salvação.

Não partilhamos o pão com parentes e amigos? Não dizemos que algo novo e maravilhoso é "a melhor coisa desde a invenção do pão fatiado"? "Tirar o pão da boca de alguém" não significa privar essa pessoa dos meios de sustento? O pão é um gênero de primeira necessidade quase universal: o *chapati*, na Índia, o *tsoureki*, na Grécia, o pão árabe, no Oriente Médio, o *aebleskiver*, na Dinamarca, *naan bya*, no café da manhã em Burma, e as rosquinhas açucaradas, a qualquer momento na história estadunidense.

A ideia de que um alimento tão fundamental, tão profundamente enraizado na experiência humana, possa ser prejudicial é, no mínimo, perturbadora, pois se opõe a visões culturais arraigadas. No entanto, o pão de hoje tem pouca semelhança com os pães que saíam dos fornos de nossos antepassados. Exatamente como um moderno Cabernet Sauvignon de Napa é totalmente diferente daquele vinho de fermentação rústica que os vinicultores da região da Geórgia, no século IV a.C., colocavam em urnas e enterravam sob pequenas elevações, o trigo também mudou. O pão e outros alimentos preparados com trigo podem ter ajudado a sustentar os seres humanos por séculos (mas a um custo crônico em termos de saúde, como examinarei), mas o trigo de nossos ancestrais não é igual ao moderno trigo comercial, presente em sua mesa no café da manhã, no almoço e no jantar. Desde as linhagens originais de gramíneas silvestres, colhidas pelo homem primitivo, o trigo acabou desenvolvendo mais de 25 mil variedades, praticamente todas resultantes da intervenção humana.

Perto do final do Pleistoceno, por volta de 8500 a.C., milênios antes de qualquer cristão, judeu ou muçulmano andar pela terra, antes dos impérios egípcio, grego e romano, os natufianos perambulavam pelo Crescente Fértil (onde atualmente estão localizados Síria, Jordânia, Líbano, Israel e Iraque), em uma vida seminômade, suplementando a atividade de caçadores-coletores com a colheita de plantas nativas. Eles colhiam o antepassado do trigo moderno, o *einkorn**, que crescia espontaneamente em planícies abertas. Refeições de carne de gazela, javali, aves e íbex eram complementadas com grãos do cereal silvestre e frutas. Restos como os escavados no sítio arqueológico de Tell Abu Hureyra, que corresponde à atual região central da Síria, sugerem habilidade no uso de ferramentas, como a foice, para colher grãos, e o pilão, para moê-los, bem como o uso de tulhas para armazenar os grãos colhidos. Restos de trigo colhido foram encontrados em escavações arqueológicas em Tell Aswad, Jericó, Nahal Hemar, Navali Cori e em outros locais. O trigo era moído manualmente e depois consumido como mingau. O conceito moderno de pão fermentado por leveduras demoraria ainda alguns milênios para surgir.

Os natufianos colhiam o *einkorn* nativo e armazenavam sementes para semear em áreas que escolhessem na estação seguinte. O trigo *einkorn* acabou se tornando um ingrediente essencial da dieta natufiana, reduzindo a necessidade de caça e coleta. A passagem da colheita de grãos silvestres para o cultivo desses grãos de uma estação para a seguinte foi uma mudança fundamental que moldou o comportamento migratório humano subsequente, bem como o desenvolvimento de ferramentas, da linguagem e da cultura. E assinalou o início da agricultura, um estilo de vida que exigia um compromisso a longo prazo, com assentamentos permanentes, um momento decisivo na trajetória da civilização humana. Cultivar grãos e outros alimentos gerava um excedente de víveres, o que permitiu a especialização das ocupações, a criação de formas de governo e o aparecimento de todas as características sofisticadas da cultura (em comparação, a *inexistência* da agricultura freou o

---

* O *einkorn* é o trigo da espécie *Triticum monococcum*. (N. da T.)

desenvolvimento de outras culturas, prendendo-as a um estilo de vida nômade de caça e coleta).

Ao longo da maior parte dos 10 mil anos em que ganhou lugar de destaque nas cavernas, nos casebres, nas cabanas e na mesa dos seres humanos – o que começou como *einkorn* colhido, passou à espécie conhecida como *emmer*, seguida pela espécie cultivada *Triticum aestivum* –, o trigo mudou muito pouco, sofrendo apenas alterações intermitentes. O trigo do século XVII era igual ao trigo do século XVIII, que por sua vez era praticamente o mesmo trigo do século XIX e da primeira metade do século XX. Andando de carro de boi pelos campos em qualquer um desses séculos, você veria campos de "ondas trigueiras" de 1,5 m de altura, agitando-se com a brisa. Tentativas rudimentares de cruzar variedades de trigo, pelo método de tentativa e erro, geravam modificações cumulativas ano após ano, algumas bem-sucedidas, a maioria não; e até mesmo um olhar aguçado teria dificuldade para perceber a diferença entre o trigo das lavouras do início do século XX e seus predecessores de muitos séculos antes.

Durante o século XIX e o início do XX, assim como ocorrera nos séculos anteriores, o trigo portanto mudou pouco. A farinha Pillsbury's Best XXXX, que minha avó usava para fazer seus famosos bolinhos de creme azedo, na década de 1940, não era muito diferente da farinha que a bisavó dela usava sessenta anos antes, e, por sinal, nem daquela que uma antepassada distante usava duzentos ou trezentos anos antes. No século XX, a moagem do trigo tornou-se mecanizada e era realizada em maior escala, produzindo uma farinha mais fina, cuja composição básica, porém, praticamente não se alterara.

Tudo isso acabou a partir da segunda metade do século XX, quando uma revolução nos métodos de hibridização transformou esse cereal. O que hoje tomamos por trigo não é a mesma coisa, o trigo mudou, mas não por meio de forças naturais, como secas ou doenças, em uma luta darwiniana pela sobrevivência, e sim por meio da intervenção humana.

O trigo sofreu uma transformação mais drástica que *As verdadeiras donas de casa de Beverly Hills**. Ele foi esticado, costurado, recortado e recosturado, para transformar-se em algo totalmente singular, quase irreconhecível quando comparado com o original e, ainda assim, atendendo pelo mesmo nome: trigo.

A produção do trigo comercial moderno concentrou-se em atender a determinadas características, como o aumento da produtividade, a redução dos custos operacionais e a produção em larga escala de uma mercadoria financeiramente estável. Durante todo esse tempo, praticamente ninguém se perguntou se essas propriedades eram compatíveis com a saúde humana. Proponho a tese de que, em algum momento ao longo da história do trigo, talvez 5 mil anos atrás, mas mais provavelmente há uns sessenta anos, o trigo mudou em aspectos que geraram enormes efeitos adversos sobre a saúde humana.

Resultado: um pão, um biscoito ou uma panqueca de hoje são diferentes de seus equivalentes de mil anos atrás, diferentes até mesmo daqueles que nossas avós faziam. Talvez até tenham a mesma aparência, o mesmo sabor, mas são diferentes em termos bioquímicos fundamentais. Pequenas mudanças na estrutura das proteínas do trigo podem, por exemplo, significar a diferença entre uma resposta imunológica devastadora a essas proteínas e absolutamente nenhuma resposta.

O TRIGO ANTES QUE OS GENETICISTAS SE APODERASSEM DELE

O trigo é extraordinariamente adaptável às condições ambientais e pode crescer tanto em Jericó, localizada cerca de 260 metros abaixo do nível do mar, quanto em regiões montanhosas do Himalaia,

---

* *Reality show* estadunidense que retrata donas de casa de Beverly Hills, cidade de Los Angeles conhecida por sua sofisticação e por ser um lugar que muitas estrelas de Hollywood e outras celebridades escolheram para morar. A cada nova temporada, as integrantes da série passam por grandes mudanças. (N. do E.)

O que aconteceu com os primeiros consumidores de trigo?

Depois de não termos consumido as sementes de gramíneas pelos primeiros 99,6% de nosso tempo neste planeta, nós finalmente recorremos a elas para nosso sustento há dez milênios. O desespero, provocado por uma escassez de caça e de plantas decorrente de uma mudança climática natural, sugeriu a caçadores-coletores do período Neolítico que encarassem as sementes de gramíneas como alimento. No entanto, não podemos aproveitar aparas de grama recolhidas após cortarmos nosso gramado para salpicar numa salada, com um pouco de molho vinagrete. De modo semelhante, descobrimos por nossa própria experiência que, quando ingeridos, talos, folhas e cascas das gramíneas não têm sabor e não são comestíveis, arrasando com nosso sistema gastrointestinal com náuseas, vômitos, dor abdominal e diarreia, ou passando direto pelo trato gastrointestinal sem serem digeridos. As gramíneas da Terra não são digeríveis pelos humanos (diferentemente dos ruminantes herbívoros, que dispõem de adaptações que lhes permitem pastar gramíneas, como estômagos com vários compartimentos e cólons em espiral que abrigam microrganismos específicos que decompõem as gramíneas).

Deve ter sido necessária uma quantidade considerável de tentativa e erro para que se descobrisse que as sementes de gramíneas, removidas da casca, submetidas a secagem, pulverizadas com pedras e aquecidas na água produziriam algo que pudesse ser comido e fornecesse nutrição por carboidratos. Com o tempo, o aumento da eficiência na colheita e na moagem permitiu que as sementes de gramíneas desempenhassem papel mais proeminente na dieta humana.

E o que aconteceu com aqueles primeiros humanos que recorreram às sementes da gramínea chamada trigo para sobreviver?

Antropólogos dizem que houve uma explosão de cáries e abcessos dentários; alterações nos microrganismos da boca e do cólon; retração do maxilar superior e da mandíbula, que resultou em dentes tortos; tornou-se co-

uns 3 mil metros acima do nível do mar. A faixa de latitudes que abrange também é vasta, desde a Noruega, a 65° de latitude norte, até a Argentina, a 45° de latitude sul. Nos Estados Unidos, a lavoura do trigo ocupa 24 milhões de hectares, área equivalente à do

mum a anemia ferropriva; dobrou a frequência da artrite no joelho; e houve a diminuição do comprimento e do diâmetro dos ossos, causando uma redução da altura em 12,5 cm nos homens e em 7,5 cm nas mulheres[1, 2, 3, 4].

Em especial, o aumento explosivo nas cáries é revelador. Antes do consumo das sementes de gramíneas, a cárie não era comum, afetando apenas de 1% a 3% de todos os dentes recuperados. Essa incidência é extraordinária, tendo em vista que os humanos que não se alimentavam de cereais não dispunham de água fluoretada nem creme dental, nada de escovas de dentes, fio dental, dentistas nem cartão de seguro odontológico. Mesmo assim, tinham dentes perfeitamente alinhados e saudáveis até uma idade avançada. (Sim, os humanos de eras remotas viviam até os 50, 60 e 70 anos, ao contrário do que diz a opinião popular.) Quando os seres humanos recorreram pela primeira vez aos cereais – *einkorn* no Crescente Fértil, painço na África Subsaariana e milho e teosinto na América Central –, isso resultou numa explosão na incidência de cáries: de 16% a 49% dos dentes apresentavam cárie e formação de abcessos, bem como alinhamento irregular, mesmo em jovens[5].

Como habitavam um mundo selvagem, caçando e coletando alimentos, os humanos precisavam de dentes completos e intactos para sobreviver, tendo às vezes de comer alimentos crus, o que exigia mastigação vigorosa e prolongada. O aspecto dental da experiência com o trigo e cereais resume grande parte do que está errado no seu consumo. O carboidrato amilopectina A, que fornece calorias, pode permitir a sobrevivência por mais alguns dias ou semanas, mas ele também é responsável pelo declínio na saúde dental de meses a anos depois – trocando a sobrevivência a curto prazo por alterações incapacitantes na saúde a longo prazo numa época em que obturações de mercúrio e dentaduras não estava disponíveis. Ao longo dos séculos, os humanos consumidores de cereais aprenderam que precisavam tomar medidas extraordinárias para conservar seus dentes. Hoje, é claro, temos uma indústria multibilionária operada por dentistas, ortodontistas, fabricantes de cremes dentais e assim por diante, tudo para combater, em grande parte, as cáries e o mau alinhamento dos dentes que tiveram início quando os seres humanos começaram a confundir as sementes de gramíneas com alimento.

estado de Ohio. No mundo inteiro, o cultivo do trigo ocupa uma área dez vezes maior que essa, correspondente ao dobro da área total da Europa Ocidental. Afinal de contas, a Domino's tem montes de *pizzas* para vender a US$ 5,99.

O primeiro trigo silvestre, mais tarde cultivado, foi o *einkorn*, o tataravô de todas as variedades subsequentes. Entre todos os trigos, o *einkorn*, com apenas catorze cromossomos, tem o código genético mais simples. Por volta de 3300 a.C., o *einkorn*, resistente e tolerante ao frio, era um cereal popular na Europa. Essa foi a época em que viveu o Homem do Gelo do Tirol, conhecido pelo apelido carinhoso de Ötzi. O exame do conteúdo do intestino desse caçador da etapa final do período Neolítico, morto por agressores e deixado para congelar nas geleiras das montanhas dos Alpes italianos, revelou restos parcialmente digeridos de trigo *einkorn* consumido na forma de pão ázimo, junto a restos de plantas, carne de cervo e de íbex[6].

Pouco depois dos primeiros cultivos do trigo *einkorn* por humanos, a variedade *emmer* do cereal, cruzamento natural do *einkorn* com uma gramínea silvestre parente distante do trigo, a *Aegilops speltoides*, surgiu no Oriente Médio[7]. De modo compatível com a peculiar promiscuidade característica das gramíneas, o código genético dessa gramínea foi acrescentado ao do *einkorn*, e o resultado foi o trigo *emmer*, mais complexo, com 28 cromossomos. Gramíneas como o trigo têm a capacidade de preservar a *soma* dos genes de seus antepassados. Imagine que, quando um casal se unisse para gerar um filho, em vez de combinar seus cromossomos e chegar ao total de 46 para gerar seu rebento, eles *somassem* 46 cromossomos da mãe com 46 cromossomos do pai, totalizando 92 cromossomos no filho. É claro que isso não acontece nas espécies mais complexas. Essa acumulação de cromossomos em gramíneas chama-se *poliploidia*, e nem você nem outros mamíferos, como ouriços e esquilos, têm essa capacidade. No entanto, as gramíneas da Terra, o que inclui as várias formas de trigo, são capazes desse tipo de multiplicação cromossômica.

O *einkorn* e seu sucessor evolutivo, o trigo *emmer*, permaneceram em uso por alguns milênios, tempo suficiente para que conquistassem seu lugar como gêneros de primeira necessidade e como símbolos religiosos, apesar de sua produtividade relativamente baixa e de suas características menos convenientes para a panificação, em comparação com o trigo moderno. (Essas farinhas mais densas e não refinadas teriam rendido péssimas *ciabattas* e *bear claws**.) É provável que o trigo *emmer* seja o alimento ao qual Moisés se referiu em seus pronunciamentos e que seja também o *kussemeth* mencionado na Bíblia e a variedade de trigo que persistiu até o alvorecer do Império Romano.

Os sumérios, aos quais se atribui o crédito pelo desenvolvimento da primeira linguagem escrita, deixaram dezenas de milhares de placas cuneiformes. Caracteres pictográficos, datados de 3000 a.C., descrevem receitas de pães e outras massas, todas preparadas com o trigo *emmer*, moído com um pilão ou uma pedra de moer. Era comum acrescentar areia à mistura, para acelerar o trabalhoso processo da moagem, o que deixava desgastados os dentes dos sumérios que comiam pão.

O trigo *emmer* vicejou no Antigo Egito, com seu ciclo de crescimento adaptado às inundações sazonais do Nilo. Atribuiu-se aos egípcios o crédito pela descoberta de como fazer o pão "crescer" com o acréscimo de fermento. Quando os judeus fugiram do Egito, apressados como estavam, eles se esqueceram de levar a mistura de fermentos, o que os obrigou a consumir pão ázimo, feito com o trigo *emmer*.

Em algum momento dos milênios antecedentes aos tempos bíblicos, o trigo *emmer* (*Triticum turgidum*), que tem 28 cromossomos, cruzou naturalmente com outra gramínea, a espécie *Triticum tauschii*, gerando o *Triticum aestivum* ancestral, com 42 cromossomos, geneticamente mais semelhante ao que atualmente chamamos de trigo. Como contém 42 cromossomos, o conteúdo cromossômico total de três gramíneas diferentes, ele é o mais complexo em

---

* *Bear claw* é um produto de confeitaria recheado feito com massa folhada cujo formato lembra uma pata de urso. (N. da T.)

termos genéticos. É, portanto, o mais "maleável" do ponto de vista genético, o que será útil aos geneticistas nos milênios seguintes.

Com o tempo, a espécie *Triticum aestivum*, que tem maior produtividade e é a mais adequada à panificação, foi aos poucos tomando o lugar de seus antepassados, o trigo *einkorn* e o *emmer*. Nos séculos que se seguiram, o *Triticum aestivum* mudou pouco. Em meados do século XVIII, o grande botânico e classificador de seres vivos, o sueco Lineu (Carl von Linné), pai do sistema lineano de taxonomia, computou cinco variedades diferentes que se encaixavam no gênero *Triticum*.

O trigo não evoluiu de modo natural no Novo Mundo, mas foi trazido para o continente americano por Cristóvão Colombo, cuja tripulação, em 1493, plantou alguns cereais em Porto Rico. Em 1530, exploradores espanhóis trouxeram para o México, por acaso, sementes de trigo num saco de arroz, e mais tarde o trigo foi levado para o sudoeste americano. Bartholomew Gosnold, que deu o nome a Cape Cod e descobriu Martha's Vineyard, foi o primeiro a trazer o trigo para a Nova Inglaterra, em 1602, sendo seguido pouco depois pelos colonos do *Mayflower*, que traziam trigo consigo.

E assim, aos poucos, ocorreu a expansão dos trigais, que ampliaram sua área de alcance com apenas uma seleção evolutiva discreta e contínua.

Atualmente o *einkorn*, o *emmer* e as linhagens originais de *Triticum aestivum*, silvestres e cultivadas, foram substituídos por milhares de descendentes modernos, criados pelo ser humano, tanto de *Triticum aestivum* como de *Triticum durum* (usado para fazer macarrão) e de *Triticum compactum* (usado na produção de farinhas finíssimas utilizadas para fazer *cupcakes* e outros produtos). Para encontrar hoje *einkorn* ou *emmer*, você precisaria procurar coleções limitadas de grãos silvestres ou modestas plantações dispersas pelo Oriente Médio, sul da França, norte da Itália ou a fazenda de Eli Rogosa. Graças às hibridizações modernas e outras manipulações genéticas administradas pelos seres humanos, as espécies atuais de

O verdadeiro trigo faça o favor de se apresentar

Como era o trigo que crescia há 10 mil anos e era colhido manualmente de campos não cultivados? Essa pergunta simples levou-me ao Oriente Médio – ou, mais precisamente, a uma pequena fazenda orgânica na região ocidental de Massachusetts.

Lá encontrei Elisheva Rogosa. Eli não é apenas uma professora de ciências, mas também uma agricultora orgânica, defensora da agricultura sustentável e fundadora da Heritage Grain Conservancy [Preservação do Patrimônio dos Grãos] (www.growseed.org), organização dedicada a preservar o cultivo de alimentos ancestrais e cultivá-los aplicando os princípios orgânicos. Depois de viver no Oriente Médio por dez anos, onde trabalhou no GenBank [banco de genomas], projeto jordaniano, israelense e palestino que tem como objetivo coletar antigas linhagens de trigo, quase extintas, Eli voltou para os Estados Unidos com sementes provenientes de plantas do trigo original, o trigo do antigo Egito e de Canaã. Desde então ela se dedica a cultivar os antigos cereais que sustentaram seus antepassados.

Meu primeiro contato com Eli iniciou com uma troca de mensagens de correio eletrônico, que começou com um pedido que fiz de 1 quilo de grãos de trigo *einkorn*. Ela não conseguia parar de me passar informações sobre sua cultura singular, que afinal de contas não era simplesmente qualquer semente de trigo antigo. Eli descreveu o gosto do pão de *einkorn* como "substancioso, delicado, com um sabor mais complexo", diferente do pão feito com a farinha do trigo moderno, que ela acredita ter gosto de papelão.

Eli fica irritada diante da sugestão de que produtos do trigo possam fazer mal à saúde, e cita as práticas agrícolas das últimas décadas, voltadas para o aumento da produtividade e a expansão do lucro, como a fonte dos danos à saúde de quem consome trigo. Ela vê a solução no *einkorn* e no *emmer*, com a restauração das gramíneas originais, cultivadas em condições orgânicas, como substitutas do moderno trigo industrial.

Triticum estão a milhares de genes de distância do trigo *einkorn* original, de ocorrência espontânea, ainda mais distantes do que você está dos primatas que se penduram em árvores no jardim zoológico.

O trigo *Triticum* moderno é produto de cruzamentos destinados a gerar plantas mais produtivas e com determinadas características, como a resistência a doenças, à seca e ao calor. Na realidade, o trigo foi tão modificado pelo ser humano que as linhagens modernas não conseguem sobreviver sozinhas na natureza, necessitando de cuidados como a fertilização com nitratos e os defensivos agrícolas[8]. (Imagine essa situação absurda no mundo dos animais domésticos: um animal capaz de sobreviver somente com o auxílio humano, como uma ração especial ou antibióticos, sem os quais ele morreria.)

As diferenças entre o trigo dos natufianos e o que no século XXI chamamos de trigo são evidentes a olho nu. Os trigos originais *einkorn* e *emmer* eram formas "cascudas", o que simplesmente quer dizer que as sementes ficavam bem grudadas à haste. Os trigos modernos são formas "nuas", em que as sementes se soltam com maior facilidade da espiga, característica que torna mais fácil a debulha (separação dos grãos da palha) e que é determinada por mutações nos genes Q e Tg (*gluma tenaz*)[9]. No entanto, outras diferenças são ainda mais óbvias. O trigo moderno é muito mais baixo. Os trigais altos, ondulando graciosos ao vento, das ideias românticas, foram substituídos por variedades "anãs" e "semianãs" que mal chegam a 30 cm ou 60 cm de altura, mais um resultado de cruzamentos experimentais para aumentar a produtividade que refletem as extensas alterações genéticas que essa gramínea sofreu.

O PEQUENO É O NOVO GRANDE

Desde que o ser humano pratica a agricultura, os agricultores lutam para aumentar a produtividade. Por muitos séculos, o principal método para aumentar a produção foi casar-se com uma mulher que tivesse um dote de alguns hectares de terra cultivável, acordo que muitas vezes incluía algumas cabras e um saco de batatas. No século XX, surgiu a agricultura mecanizada, cujas máquinas substituíram a tração animal e aumentaram a eficiência, proporcionando mais um aumento na produtividade por área plantada. Embora a produção nos Estados Unidos fosse em geral suficiente para atender à demanda (com a distribuição limitada mais pela pobreza que pela oferta), muitas outras nações não conseguiam alimentar sua população, o que resultava em fome generalizada.

Em tempos modernos, foram feitas tentativas de aumentar a produtividade com a criação de novas linhagens, cruzando diferentes tipos de trigo e outras gramíneas e gerando novas variedades genéticas no laboratório. Os esforços de hibridização envolveram técnicas de introgressão e "retrocruzamento", em que as plantas resultantes de um cruzamento são cruzadas com as plantas que lhes deram origem, com plantas de trigo de linhagens diferentes ou mesmo com outras gramíneas. Embora descritos formalmente pela primeira vez em 1866, pelo monge e botânico austríaco Gregor Mendel, esses experimentos só começaram de fato a partir de meados do século XX, quando conceitos como o da heterozigose e o da dominância do alelo estavam mais bem compreendidos. Desde os esforços iniciais de Mendel, os geneticistas desenvolveram técnicas sofisticadas para obter uma característica desejada, embora ainda seja necessário passar por muitas tentativas e erros.

Grande parte da oferta mundial de trigo criado por meio de cruzamentos propositais descende de linhagens desenvolvidas no Centro Internacional de Melhoramento de Milho e Trigo (CIMMYT), localizado na base das montanhas da Sierra Madre Oriental, a leste da Cidade do México. O CIMMYT começou como um programa de pesquisa agrícola, em 1943, por meio de uma colaboração entre a Fundação Rockefeller e o governo mexicano, para ajudar o México a atingir a autossuficiência agrícola. O programa cresceu, transformando-se num impressionante esforço mundial para aumentar a produtividade do milho, da soja e do trigo, com o propósito admirável de reduzir a fome mundial. O México forneceu um campo de provas muito adequado à hibridização vegetal, pois o clima permite duas safras por ano, reduzindo à metade o tempo necessário para o cruzamento de linhagens. Já em 1980, esses esforços tinham produzido milhares de novas linhagens de trigo, sendo que as de mais alta produtividade entre elas foram adotadas, desde então, no mundo inteiro, de países do Terceiro Mundo a modernas nações industrializadas, inclusive os Estados Unidos.

Uma das dificuldades práticas solucionadas durante o esforço do CIMMYT para aumentar a produtividade do trigo consistia em que, quando grandes quantidades de fertilizante sintético rico em nitrogênio são aplicadas a lavouras de trigo, a espiga com as sementes no alto da planta cresce exageradamente. Entretanto, essa espiga é muito pesada e enverga o colmo (o que os cientistas agrícolas chamam de "acamamento"). O acamamento mata a planta e torna problemática a colheita. Atribui-se a Norman Borlaug, engenheiro agrônomo formado pela Universidade de Minnesota e que trabalhava no CIMMYT, o crédito pelo desenvolvimento do trigo semianão, de produtividade excepcionalmente elevada, cujas plantas mais baixas e mais robustas mantêm a postura ereta e resistem ao envergamento sob o peso da grande espiga. Ademais, os colmos baixos são mais eficientes; eles atingem a maturidade mais cedo, o que significa um ciclo de plantio mais curto, exigindo menos fertilizante para o desenvolvimento de um colmo que, de mais a mais, seria inútil.

As realizações do doutor Borlaug na hibridização do trigo renderam-lhe o título de "Pai da Revolução Verde" na comunidade agronômica, bem como a Medalha Presidencial da Liberdade, a Medalha de Ouro do Congresso estadunidense e o Prêmio Nobel da Paz em 1970. Quando de seu falecimento, em 2009, o *Wall Street Journal* pronunciou-se em seu louvor: "Mais do que qualquer outra pessoa, Borlaug mostrou que a natureza não tem como superar a engenhosidade humana no estabelecimento dos verdadeiros limites ao crescimento." O doutor Borlaug viveu para ver seu sonho tornar-se realidade. Seu trigo semianão de elevada produtividade de fato ajudou a solucionar a fome mundial, multiplicando por oito a produtividade do trigo cultivado na China, por exemplo, de 1961 a 1999.

Hoje o trigo semianão substituiu essencialmente quase todas as outras linhagens de trigo nos Estados Unidos e em grande parte do mundo, graças à sua extraordinária capacidade de alta produção. Na opinião de Allan Fritz, PhD, professor de melhoramento do trigo na Universidade do Estado do Kansas, o trigo semianão constitui hoje mais de 99% de todo o trigo cultivado no mundo inteiro.

CRUZAMENTOS PERIGOSOS

O descuido característico na empolgação com as experiências de melhoramento genético, neste caso as que foram conduzidas no CIMMYT, é que, apesar das mudanças radicais na composição genética do trigo e de outros gêneros alimentícios com o objetivo de aumentar a produtividade, não foi efetuado nenhum teste com animais ou seres humanos para verificar a segurança das novas linhagens criadas. Tão concentrados eram os esforços para aumentar a produtividade, tão confiantes estavam os geneticistas de que a hibridização gerava produtos seguros para o consumo humano, tão premente era a causa da fome mundial, que produtos da pesquisa agronômica foram liberados direto para a produção de alimentos, sem que a preocupação com a segurança dos seres humanos fizesse parte da equação.

Como os esforços de melhoramento genético produziam plantas que em essência continuavam a ser "trigo", supôs-se simplesmente que as novas linhagens seriam perfeitamente bem toleradas pelo público consumidor. Na realidade, cientistas agrícolas zombam da ideia de que manipular cruzamentos tenha o potencial de gerar linhagens prejudiciais à saúde humana. Afinal de contas, as técnicas de cruzamento vêm sendo usadas, ainda que de forma mais rudimentar, em plantas, animais e até mesmo em seres humanos há séculos. Quando cruza duas variedades de tomates, você ainda tem tomates, certo? Cruze um chihuahua com um dinamarquês, e ainda terá um cachorro. Então, qual é o problema? A questão da segurança para animais ou seres humanos nunca foi levantada. Com o trigo, da mesma forma, pressupôs-se que as alterações no teor de glúten e na estrutura dessa substância, modificações em outras enzimas e proteínas e em características que conferem às plantas suscetibilidade ou resistência a várias doenças, que tudo isso chegaria aos seres humanos sem nenhuma consequência.

A julgar pelas conclusões de pesquisas realizadas por geneticistas agrícolas, tais pressupostos são infundados e simplesmente errados. A análise comparada das proteínas presentes em um híbrido do trigo e daquelas presentes nas duas linhagens que lhe deram origem mostrou que, embora aproximadamente 95% das proteínas sejam iguais, 5% delas são exclusivas do híbrido, isto é, não são encontradas em *nenhuma das duas* linhagens de origem[10]. As proteínas do glúten do trigo, especialmente, sofrem considerável mudança estrutural com um método tão básico como a hibridização. Em uma única experiência foram identificadas no híbrido *catorze* novas proteínas de glúten que não estavam presentes em nenhuma das duas plantas originais[11]. Além disso, quando comparadas com linhagens seculares de trigo, linhagens modernas de *Triticum aestivum* expressam uma quantidade maior de genes para proteínas de glúten que são associadas à doença celíaca[12].

As alterações introduzidas no trigo vão ainda além, envolvendo um processo chamado mutagênese química. A Basf, maior fabricante mundial de produtos químicos, detém a patente de uma linhagem de trigo denominada Clearfield®, que é resistente ao herbicida imazamox (Sweeper®). Essa linhagem de trigo permite que o agricultor pulverize o imazamox na plantação para matar ervas daninhas, mas não o trigo, de modo semelhante ao milho e à soja que são geneticamente modificados para serem resistentes ao glifosato (Roundup®). No seu *marketing*, a Basf declara com orgulho que o Clearfield® não resulta de modificação genética. De que modo, então, eles conseguiram que o trigo Clearfield® seja resistente ao herbicida?

O trigo Clearfield® foi desenvolvido por meio da exposição de sementes e embriões à azida de sódio, um produto químico tóxico usado em ambientes industriais. Por sinal, já foram documentadas exposições de seres humanos à azida de sódio, que resultaram em parada cardíaca imediata e morte. Funcionários do controle de intoxicações do Centro de Controle de Doenças aconselham circunstantes a não se propor a fazer ressuscitação cardiopulmonar, já que quem prestar esse socorro poderá morrer com a vítima; e a não despejar nenhum vômito numa pia, pois ela poderá explodir; e isso de fato aconteceu na vida real. E assim a azida de sódio foi usada para induzir mutações genéticas em sementes e embriões de trigo até que a mutação desejada fosse obtida. O problema: dezenas de outras mutações foram induzidas, mas, desde que a planta de trigo cumprisse sua tarefa de produzir *bagels* e biscoitos satisfatórios, nenhuma outra pergunta foi feita, e o produto final foi comercializado ao público[13]. E é claro que produtos preparados com trigo Clearfield® agora contêm boas quantidades de imazamox. Além do processo da mutagênese química, também existe a mutagênese por raios gama e por altas doses de raios X, todos métodos relativamente indiscriminados para introduzir mutações.

No jogo semântico que o Grande Agronegócio aprecia, esses métodos não são classificáveis como "modificação genética", muito embora eles produzam ainda mais alterações genéticas do que a modificação genética. O trigo Clearfield® é agora cultivado em mais de 400 mil hectares na região noroeste dos Estados Unidos.

Sem dúvida a indústria do trigo merece um doutorado *honoris causa* da Faculdade Vladimir Putin de Mistificação.

Um bom cereal que se perdeu?

Considerando a distância genética que se abriu entre o trigo atual e seus predecessores evolutivos, será que grãos antigos, como o *emmer* e o *einkorn*, podem ser consumidos sem provocar os efeitos indesejados que acompanham produtos de trigo moderno?

Decidi pôr o trigo primitivo à prova moendo um quilo de grãos de *einkorn* integral para fazer farinha que, então, usei para preparar pão. Também moí sementes de trigo integral orgânico convencional moderno para fazer uma farinha integral. Fiz pão tanto com a farinha de *einkorn* como com a farinha convencional, usando apenas água e fermento biológico, sem acrescentar açúcares ou flavorizantes. A farinha de *einkorn* era muito parecida com a farinha de trigo integral convencional, mas, quando a água e o fermento foram acrescentados a ela, tornaram-se evidentes algumas diferenças. A massa, de coloração parda clara, era menos elástica, menos flexível e mais pegajosa que uma massa tradicional, além de lhe faltar a maleabilidade da massa de farinha de trigo convencional. Ela também tinha um cheiro diferente, mais parecido com o de manteiga de amendoim do que com o cheiro habitual de massa de pão. Ela cresceu menos que a massa feita com farinha de trigo atual, subindo só um pouco, em comparação com a duplicação de tamanho que se espera que ocorra nas massas de pão feitas de trigo moderno. E, como Eli Rogosa afirmou, o pão pronto tinha de fato um gosto diferente: mais intenso, com sabor de castanha, deixando um vestígio de adstringência no paladar. Eu podia imaginar esse pão feito do rudimentar *einkorn* na mesa de amoritas ou de mesopotâmios do século III a.C.

Sou sensível ao trigo e passo mal de verdade com qualquer reexposição. Por isso, em nome da ciência, realizei meu pequeno experimento: 100 gramas de pão de *einkorn* no primeiro dia contra 100 gramas de pão de trigo integral orgânico moderno no segundo dia. Preparei-me para o pior, pois, no passado, minhas reações tinham sido bastante desagradáveis.

Multipliquem-se essas alterações por dezenas de milhares de hibridizações, mutagênese e outras manipulações às quais o trigo foi submetido, e teremos o potencial para alterações drásticas em características geneticamente determinadas, como a estrutura do glúten. Vale ressaltar que as modificações genéticas infligidas ao trigo são em

> Além de simplesmente observar a reação aparente de meu corpo depois de comer cada tipo de pão, fiz também o teste da picada na ponta do dedo para verificar o nível de glicose do sangue. As diferenças foram impressionantes.
> Nível inicial de glicose no sangue: 84 mg/dL. Nível de glicose no sangue depois de ingerir pão de *einkorn*: 110 mg/dL. Essa seria mais ou menos a alteração esperada após a ingestão de qualquer carboidrato. Mais tarde, porém, não houve efeitos perceptíveis – nada de sonolência, náusea, nenhum tipo de dor, nenhum impulso de esmurrar alguma coisa. Em suma, eu estava bem. Ufa!
> No dia seguinte, repeti o procedimento, usando dessa vez 100 gramas de pão de trigo integral orgânico convencional. Nível de glicose inicial: novamente 84 mg/dL. Nível de glicose após a ingestão de pão convencional: 167 mg/dL. Além disso, logo comecei a sentir náuseas, e quase coloquei meu almoço para fora. O enjoo persistiu por 36 horas, e foi acompanhado de cólicas estomacais, que começaram quase imediatamente e duraram muitas horas. Naquela noite, o sono foi intermitente, embora repleto de sonhos vívidos, desagradáveis. Na manhã seguinte não conseguia pensar direito nem entender os artigos de pesquisa que tentava ler; precisava ler e reler parágrafos quatro ou cinco vezes. Acabei desistindo. Comecei a me sentir normal novamente apenas na metade do dia seguinte.
> Sobrevivi a meu pequeno experimento com o trigo, mas fiquei impressionado com a diferença nas reações ao trigo antigo e ao moderno, presente em meu pão de trigo integral. Sem dúvida estava acontecendo alguma coisa estranha nesse caso.
> É claro que minha experiência pessoal não pode ser considerada um ensaio clínico. Mas ela levanta algumas questões acerca das diferenças em potencial, referentes a um período de 10 mil anos de distância, entre o trigo antigo, anterior às mudanças introduzidas pela intervenção genética humana, e o trigo moderno. (Por favor, não interpretem meus comentários como uma afirmação de que linhagens tradicionais ou silvestres do trigo são saudáveis ou inócuas: elas apresentam sua própria série de problemas quando humanos desavisados as consomem, o que examinarei mais adiante.)

sua essência fatais, já que milhares das novas linhagens do trigo se mostraram inviáveis quando deixadas para crescer na natureza, pois dependiam de auxílio humano para sobreviver[14].

De início, a nova agricultura do trigo mais produtivo foi recebida com ceticismo no Terceiro Mundo. As objeções se baseavam principalmente na eterna alegação: "Não é assim que costumamos fazer." O doutor Borlaug, herói da hibridização do trigo, respondia aos críticos do trigo de produtividade elevada atribuindo ao explosivo crescimento da população mundial a culpa por tornar "necessária" a agricultura de alta tecnologia. O incrível aumento de produtividade obtido em países assolados pela fome, como a Índia, o Paquistão, a China e a Colômbia, entre outros, calou rapidamente os negativistas. A produtividade aumentou exponencialmente, transformando a escassez em superabundância e tornando os produtos feitos com trigo baratos e acessíveis.

Será que podemos culpar os agricultores por preferirem linhagens híbridas semianãs de produtividade elevada? Afinal de contas, muitos pequenos agricultores passam por dificuldades financeiras. Se eles podem multiplicar por dez a produtividade por área plantada, com um ciclo de plantio mais curto e uma colheita mais fácil, por que não o fariam?

No futuro, a ciência da manipulação genética (GM, de geneticamente modificado) tem potencial para modificar ainda mais o trigo. Os cientistas já não precisam misturar linhagens, ou expor sementes ou embriões a raios gama ou produtos químicos tóxicos, cruzar os dedos e torcer para que ocorra a exata combinação de mudanças cromossômicas. Em vez disso, determinados genes podem ser propositadamente inseridos [no genoma de uma planta] ou removidos [dele], criando-se assim linhagens resistentes a doenças ou a defensivos agrícolas, tolerantes ao frio ou à seca, ou com toda uma série de outras características geneticamente determinadas. Especificamente, novas linhagens podem sofrer manipulação genética para se tornarem compatíveis com determinados fertilizantes ou defensivos agrícolas. Do ponto de vista financeiro, esse é um processo compensador para o agronegócio, assim como para os produtores de sementes e de produtos químicos usados em agricultura, como a Cargill, a Monsanto, a Basf e a ADM, por exemplo, uma vez que linhagens específicas de sementes podem ser patenteadas e, com isso, fazer jus a preços mais altos, além de estimular a venda dos trata-

Não seja uma praga

Se você for um agricultor, deparar-se com uma praga se banqueteando no seu trigal é algo a ser temido. E elas são inúmeras, desde ferrugens provocadas por fungos a ácaros do enrolamento da folha e a moscas do trigo. Agricultores e geneticistas agrícolas trabalham, portanto, para desenvolver linhagens de trigo que tenham melhores propriedades de resistência a pragas.

O trigo já traz incorporada sua própria proteína resistente a pragas, chamada aglutinina do germe de trigo. Quanto maior a proporção da aglutinina num colmo de trigo, maior sua capacidade de rechaçar uma praga que tente se banquetear com ele. Afinal de contas, a planta não tem como fugir dali nem como arranhar ou morder o invasor. Quando um inseto come uma parte da planta do trigo, a aglutinina do germe de trigo ataca seu trato gastrointestinal, seja matando a criatura ou prejudicando sua capacidade de se reproduzir.

Logo, linhagens modernas de trigo foram selecionadas por seu maior conteúdo de aglutinina do germe de trigo[15]. Essa proteína específica é totalmente indigerível por seres humanos: o que entra na boca como ingrediente de *pretzels* ou *crackers* sai intacto na evacuação. Como examinaremos no capítulo seguinte, no trajeto da boca ao vaso sanitário, a aglutinina do germe de trigo age como uma toxina intestinal excepcionalmente poderosa, que na realidade destroça o revestimento intestinal quando administrada pura em experimentos com animais, e de modo menos impressionante, mas ainda bastante prejudicial, quando ingerida como a massa de uma *pizza* de calabresa. A pequena quantidade que entra na corrente sanguínea nos humanos aumenta a inflamação e perturba o equilíbrio hormonal. Adiante, veremos mais a respeito disso.

O aumento da concentração da aglutinina do germe de trigo é ainda mais um exemplo de que o que é bom para o agricultor e para a lavoura não é necessariamente bom para o consumidor que se delicia com *bagels* de cebola e pratos de *penne*.

---

mentos químicos compatíveis com elas. Embora ainda não esteja sendo comercializada nenhuma linhagem de trigo GM, quase todo o milho é geneticamente modificado e, em grau menor, o arroz, ambos primos do trigo, a gramínea que preferimos malhar.

A manipulação genética tem por base a premissa de que um gene específico pode ser introduzido exatamente no local correto, sem perturbar a expressão genética de outras características. Embora o conceito pareça ser bem sólido, as coisas nem sempre funcionam com tanta precisão. Na primeira década das atividades de manipulação genética, não eram exigidos testes de segurança ou testes em animais para plantas geneticamente modificadas, uma vez que a prática não era considerada nem um pouco diferente da prática da hibridização de duas linhagens de gramíneas, que se supunha inócua. Mais recentemente, a pressão do público fez com que agências reguladoras, como o setor de controle de alimentos da FDA (Food and Drug Administration – órgão estadunidense de administração de alimentos e medicamentos), passassem a exigir testes antes de um produto geneticamente modificado ser lançado no mercado. Entretanto, críticos da manipulação genética citam estudos que identificam problemas em potencial com alimentos provenientes de lavouras geneticamente modificadas. Animais utilizados como cobaias nesse tipo de experimentação, alimentados com grãos da soja tolerante ao glifosato, apresentam alterações em tecidos do fígado, do pâncreas, do intestino e dos testículos, em comparação com animais alimentados com soja convencional. Acredita-se que a diferença seja decorrente de um realinhamento inesperado do DNA próximo ao local de inserção do gene, o que resultou na alteração de proteínas do alimento, com efeitos tóxicos em potencial, além da inclusão de herbicidas vinculados à lavoura GM, como o glifosato ou o pesticida de toxina Bt codificados na lavoura GM, agora ingeridos por seres humanos na forma de pães de hambúrguer e biscoitinhos sem glúten[16].

Foi necessário o surgimento da manipulação genética para que finalmente surgisse a noção de testes de segurança para plantas geneticamente modificadas. O clamor público levou a comunidade internacional do setor agrícola a desenvolver diretrizes como o *Codex Alimentarius*, de 2003, um esforço conjunto da Organização das Nações Unidas para Alimentação e Agricultura (FAO) e da Organização Mundial de Saúde (OMS) para decidir quais dos novos alimentos geneticamente modificados deveriam ser submetidos a testes de segurança, que testes deveriam ser realizados e quais parâmetros deveriam ser avaliados.

Contudo, nenhum clamor como esse se ergueu anos antes, quando agricultores e geneticistas realizaram dezenas de milhares de experimentos de hibridização e de mutagênese química. Não há dúvida de que rearranjos genéticos imprevistos, que talvez gerem alguma característica desejável, como a resistência maior à seca ou propriedades mais adequadas à panificação, podem ser acompanhados de alterações nas proteínas que não são evidentes à visão, ao olfato ou ao paladar; mas pouco se cuidou desses fenômenos colaterais. Continuam a ocorrer tentativas de hibridização e outros esforços, com a produção de novos trigos "sintéticos". Embora não sejam tão precisos quanto as técnicas de manipulação de genes, eles, não obstante, possuem o potencial de inadvertidamente "ativar" ou "desativar" genes não relacionados ao efeito pretendido, gerando características exclusivas, entre as quais nem todas podem ser identificadas atualmente[17].

Assim, modificações do trigo que poderiam provocar efeitos indesejáveis em seres humanos *não* decorrem da inserção ou exclusão de genes, mas sim de manipulações anteriores à modificação genética. Como resultado, ao longo dos últimos sessenta anos, milhares de novas linhagens de trigo passaram a integrar os estoques comerciais de gêneros alimentícios e chegaram às prateleiras dos supermercados, sem que houvesse a preocupação de um único teste de segurança. Trata-se de um desdobramento com implicações tão gigantescas para a saúde humana que vou repetir o que já disse: o trigo moderno, apesar de todas as alterações que sofreu para a modificação de milhares de suas características geneticamente determinadas, chegou ao mercado mundial de gêneros alimentícios humanos sem que fosse emitido um questionamento sequer sobre sua adequação ao consumo humano.

Como os experimentos de hibridização não exigiam a documentação da realização de testes com animais ou com seres humanos, é uma tarefa impossível indicar onde, quando e como, exatamente, surgiram os híbridos que podem ter ampliado os efeitos nocivos do trigo.

O acúmulo das variações genéticas introduzidas com cada esforço em busca de "aprimorar" linhagens do trigo pode fazer toda a diferença. Pensemos em seres humanos do sexo masculino e do feminino. Embora homens e mulheres sejam geneticamente iguais, pelo menos na maior parte do código genético, é claro que existem diferenças, que contribuem para tornar as conversas mais interessantes, para não falar de momentos românticos em cantos escuros. As diferenças cruciais entre homens e mulheres, um conjunto de diferenças que tem origem em um único cromossomo, o minúsculo cromossomo masculino Y e seus poucos genes, prepararam a cena para milhares de anos de vida e morte humanas, para os dramas de Shakespeare e para o abismo que separa Homer Simpson de sua esposa Marge.

E o mesmo vale para essa gramínea criada por seres humanos que ainda chamamos de "trigo". Diferenças genéticas decorrentes de milhares de manipulações organizadas por seres humanos explicam uma variação substancial em composição, aparência e em características importantes não apenas para *chefs* e para a indústria alimentícia, mas também para a saúde humana.

CAPÍTULO 3

A DESCONSTRUÇÃO DO TRIGO

NÃO IMPORTA SE É UM PÃO multigrãos orgânico, com alto teor de fibras, ou um minipão de ló recheado com creme, o que exatamente você está comendo? Todo o mundo sabe que o pãozinho doce recheado é o legítimo prazer industrializado, mas o bom senso diz que o pão multigrãos é uma escolha melhor para a saúde, uma fonte de fibras e vitaminas B, rico em carboidratos "complexos", seu passaporte para uma vida esbelta, livre do diabetes, da doença cardíaca e do câncer de cólon.

Ah, mas a história não é tão simples assim. Vamos olhar de perto o conteúdo desse cereal e tentar entender por que – independentemente da forma, cor, teor de fibras, de ser orgânico ou não – ele tem potencial para fazer coisas estranhas e nocivas com os seres humanos.

TRIGO: O SUPERCARBOIDRATO

A transformação da gramínea silvestre domesticada do Neolítico nos rocamboles de canela, nos churros e nas rosquinhas macias contemporâneos exige mais que um pouco de prestidigitação. Essas apresentações modernas não seriam possíveis com a massa feita com o trigo antigo.

Uma tentativa de fazer uma rosquinha recheada de geleia com o trigo *einkorn*, por exemplo, resultaria num produto sem liga, que se esfarelaria à toa e não conseguiria segurar o recheio; e seu sabor, sua aparência e sua impressão ao tato, bem, seriam os de um produto esfarelento. Além de cruzar o trigo em busca de um aumento na produtividade, os geneticistas também procuraram gerar linhagens com propriedades mais adequadas à transformação em, por exemplo, um *cupcake* de chocolate e creme azedo ou um bolo de casamento de sete andares.

A farinha do *Triticum aestivum* moderno tem, em média, 70% de seu peso de carboidratos; as proteínas e as fibras indigeríveis representam, cada uma, de 10% a 15% do peso total da farinha. A pequena parcela de peso que sobra dessa farinha é gordura, na maior parte fosfolipídios e ácidos graxos poli-insaturados[1]. (É interessante constatar que o trigo antigo tem um teor mais alto de proteína. O trigo *emmer*, por exemplo, contém 28% ou mais de proteína[2].)

Os amidos do trigo são carboidratos complexos, os queridinhos dos nutricionistas. "Complexo", neste caso, significa que os carboidratos do trigo são polímeros (cadeias repetitivas) de um açúcar simples, a glicose, ao contrário dos carboidratos simples, como a sacarose, que são estruturas formadas de uma ou duas unidades de açúcar. (A sacarose é uma molécula formada de dois açúcares, a glicose e a frutose.) O senso comum, como o manifestado por seu nutricionista ou pelo Departamento de Agricultura dos Estados Unidos, afirma que todos nós devemos reduzir o consumo de carboidratos simples, sob a forma de balas e refrigerantes, e aumentar o consumo de carboidratos complexos.

Dos carboidratos complexos encontrados no trigo, 75% correspondem à amilopectina, carboidrato de cadeia ramificada, e 25% correspondem à amilose, carboidrato de cadeia linear. No trato gastrointestinal humano, tanto a amilopectina quanto a amilose são digeridas pela amilase, uma enzima presente na saliva e no intestino delgado (produzida pelo pâncreas). A amilopectina é digerida de modo eficiente pela amilase, transformando-se em glicose, mas a eficiência da enzima na digestão da amilose é menor; por isso parte desse carboidrato chega ao cólon sem ter sido digerida. Assim, o carboidrato complexo amilopectina é convertido rapidamente em glicose e absorvido pela corrente sanguínea; e, por ser digerido com mais eficiência, é o principal responsável por um dos efeitos do trigo, o aumento do nível de glicose no sangue.

Outros carboidratos presentes na alimentação também contêm amilopectina, mas não o mesmo tipo de amilopectina do trigo. A estrutura ramificada da amilopectina varia conforme sua fonte[3]. A amilopectina proveniente de leguminosas, chamada de amilopectina C, é a menos digerível. A amilopectina C não digerida chega ao cólon, e então as bactérias simbióticas que ali vivem se banqueteiam felizes com os amidos não digeridos, e nessa atividade geram gases, como o nitrogênio e o hidrogênio – daí os versinhos repetidos pelas crianças em idade escolar: "Beans, beans, they're good for your heart, the more you eat'em, the more you..."* – ou seja, os açúcares dessa amilopectina não se tornam disponíveis para a assimilação por seu organismo, mas o forçam a pedir licença para sair de uma reunião de negócios.

A amilopectina B é a forma encontrada em bananas e batatas; e, embora seja mais digerível que a amilopectina C, do feijão, também resiste um pouco à digestão. A *mais* digerível das amilopectinas, a amilopectina A, é a forma encontrada no trigo e em seus irmãos cereais. Por ser a mais digerível, ela é a que aumenta o nível de glicose no sangue de modo mais extraordinário. Isso explica por

---

* Numa tradução aproximada, "Feijão, feijão, faz bem ao coração. Quanto mais você comer, mais gases vai ter". A brincadeira em inglês completa a frase com o verbo *fart* [peidar], rimando com *heart*. (N. da T.)

que, para quantidades iguais de alimento, o aumento no nível de glicose no sangue provocado pelo consumo de trigo é mais acentuado do que o provocado pelo consumo de feijão comum ou de batatas fritas. A amilopectina A dos produtos de trigo, carboidrato complexo ou não, é um supercarboidrato, um carboidrato altamente digerível, que é convertido em glicose no sangue de modo mais eficiente que quase todos os outros carboidratos presentes na alimentação, sejam eles simples ou complexos.

Isso significa que nem todos os carboidratos complexos são iguais e que a amilopectina A contida no trigo é o carboidrato que mais aumenta o teor de glicose no sangue, mais que outros carboidratos complexos. A digestibilidade singular da amilopectina A do trigo também indica que os carboidratos *complexos* dos produtos feitos de trigo, se compararmos o mesmo peso de alimento, não são melhores que os carboidratos *simples*, como a sacarose, e com frequência são piores que eles.

As pessoas costumam ficar chocadas quando lhes digo que o pão de trigo integral provoca um aumento no teor de glicose no sangue maior que o provocado pela sacarose[4]. Exceto pelas fibras a mais, na realidade não há muita diferença entre comer duas fatias de pão de trigo integral e tomar uma lata de refrigerante açucarado ou comer um docinho recheado repleto de açúcar; e de fato é pior.

Essa informação não é novidade. Um estudo de 1981 da Universidade de Toronto lançou o conceito de índice glicêmico, isto é, uma análise comparativa dos efeitos dos carboidratos sobre a glicemia: quanto maior o nível de glicose no sangue depois do consumo de um alimento específico, em comparação com a glicose, maior o índice glicêmico (IG) desse alimento. O estudo original revelava que o IG do pão branco era igual a 69, enquanto o do pão integral era 72; e que o IG do cereal de trigo aerado era 67, enquanto o da sacarose (açúcar comum) era 59[5]. Isso mesmo, o IG do pão integral é maior que o da sacarose. Por sinal, o IG de uma barra de chocolate recheado da marca Mars® – *nougat*, chocolate, açúcar, caramelo – é igual a 68. *Melhor* que o do pão integral. O IG de uma barra Snickers® de chocolate ao leite recheado com torrone e amendoim é 41 – *muito* melhor que o do pão integral.

Na verdade, o grau de processamento, do ponto de vista da glicose no sangue, faz pouca diferença. Trigo é trigo, com várias formas de processamento ou sem processamento, simples ou complexo, com alto ou baixo teor de fibra, orgânico ou não orgânico, todas elas gerando taxas similarmente elevadas de glicose no sangue. Da mesma forma que "moleques serão sempre moleques", a amilopectina A será sempre amilopectina A. Em voluntários saudáveis e esbeltos, duas fatias de tamanho médio de pão de trigo integral provocam um aumento de 30 mg/dL (de 93 para 123 mg/dL) da taxa de glicose no sangue, nem um pouco diferente do efeito provocado pelo pão branco[6]. Em pessoas com diabetes, tanto o pão branco como o pão de trigo integral elevam o nível de glicose no sangue em 70 a 120 mg/dL acima dos níveis iniciais[7].

Uma observação compatível, também produzida no estudo original da Universidade de Toronto, bem como por pesquisas subsequentes, revela que o IG de um macarrão é mais baixo quando medido duas horas depois da ingestão, sendo que o espaguete de trigo integral apresenta um IG igual a 42, enquanto o IG do espaguete de farinha branca é 50. O macarrão destaca-se de outros produtos do trigo, em parte, provavelmente, por causa da compressão da farinha de trigo que ocorre durante o processo de extrusão, o que retarda a digestão pela amilase. (Massas frescas passadas por rolo, como o *fettuccine*, têm propriedades glicêmicas semelhantes às das massas moldadas por extrusão.) Além disso, o macarrão é geralmente feito com *Triticum durum*, não com o *Triticum aestivum*, o que aproxima esse alimento do trigo *emmer* em termos genéticos. Contudo, até mesmo o IG favorável do macarrão é enganoso, uma vez que a medição é feita duas horas após a ingestão; além disso, o macarrão tem a curiosa capacidade de gerar altos níveis de glicose no sangue por quatro a seis horas após o consumo do alimento, elevando os níveis glicêmicos em 100 mg/dL por longos períodos em pessoas com diabetes[8, 9].

Esses fatos desagradáveis não passaram despercebidos aos cientistas agrícolas nem aos pesquisadores de alimentos, que têm tentado, por meio de manipulação genética, aumentar o teor do chamado amido resistente (amido que não é completamente digerido) e reduzir a quantidade da amilopectina do trigo. A amilose é o amido resistente mais comum, chegando a uma porcentagem de 40 a 70% do peso em algumas variedades de trigo hibridadas com esse propósito[10].

Portanto, os produtos de trigo aumentam os níveis de glicose no sangue mais que praticamente qualquer outro carboidrato, desde feijões até barras de chocolate recheado. Isso tem implicações importantes para o peso corporal, uma vez que a glicose inevitavelmente se faz acompanhar da insulina, hormônio que permite a entrada de glicose nas células do corpo, convertendo a glicose em gordura. Quanto mais alto for o nível de glicose no sangue após o consumo de alimentos, maior será o nível da insulina, e mais gordura será depositada no corpo. É por isso que, digamos, uma omelete de três ovos, que não causa nenhum aumento no nível de glicose, também não aumenta a quantidade de gordura corporal, enquanto duas fatias de pão de trigo integral elevam demais o nível de glicose no sangue, disparando a ação da insulina e provocando deposição de gordura corporal, especialmente gordura abdominal e gordura visceral profunda.

Há ainda mais a ser dito sobre o interessante comportamento do trigo em relação à glicose. O pico de glicose e de insulina induzido pela amilopectina A após o consumo de trigo é um fenômeno que dura 120 minutos e produz "animação", com o pico da glicose, seguida de "depressão", com a inevitável queda do nível desse açúcar. A oscilação entre o pico e a queda gera uma montanha-russa de duas horas de duração entre a saciedade e a fome, fenômeno que se repete ao longo do dia. A "baixa" no nível de glicose é responsável pelos roncos do estômago às 9h, que exigem um lanche apenas duas horas depois de um desjejum composto de uma tigela de cereal ou um pãozinho amanteigado. Segue-se então a fome incontrolável das 11h, antes do almoço, com a confusão mental, a fadiga e os tremores que caracterizam o ponto mais baixo da hipoglicemia.

Caso a elevação do nível de glicose no sangue seja provocada repetidas vezes e/ou ao longo de períodos constantes, o resultado será uma maior deposição de gordura. As consequências do ciclo de glicose-insulina-deposição de gordura são especialmente visíveis no abdome – resultando, sim, na barriga de trigo. Quanto maior sua barriga de trigo, mais fraca sua resposta à insulina, pois a gordura visceral profunda da barriga de trigo está associada à baixa suscetibilidade, ou "resistência", à insulina, o que exige níveis cada vez mais altos desse hormônio: uma situação que propicia o aparecimento do diabetes. Além disso, nos homens, quanto maior a barriga de trigo, mais testosterona é convertida em estrogênio pelo tecido adiposo, e maiores ficam as mamas. Em mulheres suscetíveis, ocorre um aumento da testosterona, acompanhado por pelos faciais e infertilidade. Quanto maior sua barriga de trigo, maior o número de respostas inflamatórias acionadas, ou seja, maior a probabilidade de desenvolver doença cardíaca, câncer e demência.

Por causa do efeito semelhante ao da morfina provocado pelo trigo (examinado no próximo capítulo) e do ciclo da glicose e insulina gerado pela amilopectina A desse cereal, o trigo de fato age como um *estimulante* do apetite. Por essa razão, as pessoas que eliminam o trigo da alimentação consomem muito menos calorias, algo que vou analisar mais adiante no livro.

Se o ciclo glicose-insulina-deposição de gordura estimulado pelo consumo de trigo é um fenômeno importante subjacente ao ganho de peso, a *eliminação* do trigo da dieta deve reverter o fenômeno. E é exatamente isso o que ocorre.

Há anos, a perda de peso relacionada ao trigo vem sendo observada em pacientes com doença celíaca, que precisam eliminar

História de sucesso do programa Barriga de Trigo: Kathleen

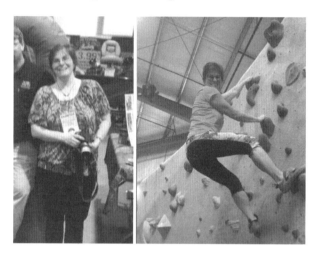

"Acabo de chegar dos meus exames anuais de rotina, nos quais consegui deixar minha médica estarrecida, o que não é nada fácil.

"Ela verificou meus sinais vitais, comparou-os com as anotações do ano anterior, olhou para mim e disse, totalmente surpresa, 'O que você *anda fazendo*?! O que houve com os problemas do ano passado?' Referindo-se à pressão sanguínea perigosamente baixa, palpitações cardíacas, DRGE (doença do refluxo gastroesofágico), à esofagite de Barrett (uma irritante

da dieta todos os alimentos com glúten para controlar uma resposta imunológica que não está funcionando corretamente, o que, nos pacientes celíacos, significa lesões no intestino delgado. O que acontece é que as dietas sem trigo e sem glúten são também isentas da amilopectina A, sobretudo se outros cereais forem eliminados.

Contudo, a perda de peso resultante da eliminação do trigo não fica imediatamente clara a partir de estudos clínicos. Muitos pacientes celíacos são diagnosticados depois de anos de sofrimento e co-

perturbação da deglutição), edema nas pernas, ganho de peso incessante/IMC na faixa do obeso, fadiga crônica, confusão mental e nenhuma libido como a cereja desse pequeno bolo de inconvenientes.

"Todos aqueles problemas foram resolvidos por completo: IMC normal e saudável, e a pressão sanguínea de fato alcançou o nível normal. Sempre tive pressão muito baixa, o que causava desmaios, edema e palpitações cardíacas. No passado, cheguei a perder a consciência bem diante da médica durante exames. Não tive nenhum desses problemas desde que comecei este estilo de alimentação há onze meses.

"A foto do 'antes' foi tirada numa época em que eu praticava *crossfit* três vezes por semana, fazia aulas de *spinning* também três vezes por semana *e ainda* pedalava centenas de quilômetros por semana (sim, todas as semanas) como treinamento para os 160 km de eventos ciclísticos beneficentes. O tempo todo consumindo alimentos com baixo teor de gordura e grãos integrais 'saudáveis', e quase sem perder peso. Olhem só para aquele traseiro! Minha médica me dizia que eu simplesmente precisava me exercitar mais e o peso iria embora. Eu, frustrada, perguntei-lhe o que mais eu poderia fazer, lutar com um urso?

"A foto do 'depois' sou eu, com 36 quilos a menos depois de um ano e meio sem grãos. Sumiram os problemas cardíacos. E estou me recuperando de uma fratura do tornozelo que me obrigou a usar uma bota ortopédica por quase dois meses. Os músculos que me esforcei tanto para fortalecer por anos estão finalmente aparecendo. Estou com 53 anos e meio, e estou aqui para mostrar que nunca é tarde para resgatar sua saúde e que nunca se está velho demais para começar a viver! Avante, adeptos do estilo de vida Barriga de Trigo! Deixem seu atleta interior se manifestar!

meçam a mudança na dieta quando já estão num estado de desnutrição grave, decorrente de diarreia prolongada e da deterioração da capacidade de absorção de nutrientes. Como estão desnutridos e abaixo do peso, os pacientes celíacos podem de fato *ganhar* peso com a eliminação do trigo, graças a uma melhora na função digestiva.

Entretanto, se considerarmos apenas pessoas com sobrepeso que não estejam seriamente desnutridas no momento do diagnóstico e que eliminam o trigo de sua dieta, torna-se claro que isso lhes permite uma perda significativa de peso. Um estudo conjunto da Clínica Mayo e da Universidade de Iowa com 215 pacientes celíacos obesos mostrou que houve perda de mais de 12 quilos de peso nos primeiros seis meses de uma dieta sem trigo[11]. Em outro estudo, no prazo de um ano, a eliminação do trigo reduziu pela metade o número de pessoas classificadas como obesas (índice de massa corporal, ou IMC, igual a 30 ou acima)[12]. O estranho é que os pesquisadores que realizam esses estudos geralmente atribuem a perda de peso em dietas sem trigo e sem glúten à falta de variedade nos alimentos. (Por sinal, a variedade nos alimentos ainda pode ser bastante grande e maravilhosa depois que o trigo é eliminado, como será discutido.)

O conselho para aumentar o consumo de grãos integrais saudáveis, portanto, leva ao aumento do consumo da amilopectina A dos carboidratos do trigo, uma forma de carboidrato que praticamente pouco difere do açúcar retirado direto do açucareiro e, sob certos aspectos, pode ser pior.

GLÚTEN: QUASE NÃO TE CONHECEMOS!

Se juntássemos água à farinha de trigo, sovássemos a mistura até formar uma massa e, então, enxaguássemos essa bola de massa em água corrente para eliminar todo o amido e a fibra, restaria uma mistura proteica chamada glúten.

O trigo é a principal fonte de glúten na dieta, não apenas porque os produtos de trigo se tornaram predominantes, mas também porque a maioria dos estadunidenses não criou o hábito de consumir quantidades abundantes de cevada, centeio, triguilho, *kamut*, espelta, *einkorn, emmer* ou triticale, as outras fontes de glúten. Na prática, portanto, quando falo de glúten estou me referindo basicamente ao trigo.

Embora o trigo, se considerarmos o peso, seja na maior parte um carboidrato da amilopectina A, a proteína do glúten é o que faz o trigo ser "trigo". O glúten é o componente específico do trigo que faz da massa uma "massa": elástica, plástica sob a ação do rolo, esticável, torcível – malabarismos de panificação que não podem ser realizados com farinha de arroz, de milho ou de qualquer outro cereal. É o glúten que permite ao *pizzaiolo* trabalhar e esticar a massa até moldá-la na característica forma achatada. É ele que permite que a massa se estique e cresça quando a fermentação a enche de bolhas de ar. As qualidades características da massa, da simples mistura de farinha de trigo e água, características que os cientistas que estudam os alimentos chamam de viscoelasticidade e coesividade, são devidas ao glúten. Embora o trigo seja composto principalmente de carboidratos e contenha apenas de 10 a 15% de proteínas, 80% dessas proteínas correspondem ao glúten. O trigo *sem* o glúten perderia todas as suas qualidades peculiares que transformam a massa em roscas, *pizzas* ou *focaccias*.

Os glutens são as proteínas de armazenamento do pé de trigo, um meio de a planta guardar carbono e nitrogênio para a germinação das sementes que originarão novas plantas. A levedação, o processo de "crescimento" que resulta da união do trigo com o fermento, não ocorre sem o glúten e é, portanto, específica da farinha de trigo.

O termo "glúten" abrange duas famílias básicas de proteínas: as gliadinas e as gluteninas. As gliadinas, grupo de proteínas que aciona de modo mais intenso a resposta imunológica nos casos de doença celíaca e outras, têm três subtipos: α/β-gliadinas, γ-gliadinas e ω-gliadinas. De modo importante, as proteínas gliadinas são responsáveis por efeitos que se estendem além da doença celíaca, como por exemplo dar origem a doenças autoimunes, provocar lesões intestinais diretas e efeitos opiáceos no cérebro, efeitos que examinaremos mais adiante. As proteínas gluteninas são longas estruturas que se repetem, ou polímeros, de unidades mais básicas. A força da massa deve-se às grandes gluteninas poliméricas, uma característica geneticamente programada, selecionada deliberadamente pelos cultivadores de plantas[13]. De modo semelhante, as gluteninas são uma fonte de problemas de saúde para seres humanos desavisados que as consumam.

O glúten de uma linhagem de trigo pode ser bem diferente, em sua estrutura, daquele de outra linhagem. Proteínas do glúten do trigo *einkorn*, por exemplo, são diferentes das proteínas do glúten do trigo *emmer*, que por sua vez são diferentes das proteínas do glúten das milhares de linhagens do *Triticum aestivum*[14, 15]. Como o *einkorn* de 14 cromossomos tem o menor conjunto cromossômico, ele codifica o menor número e a menor variedade de glutens. O trigo *emmer*, de 28 cromossomos, codifica uma variedade maior de glúten. O *Triticum aestivum*, de 42 cromossomos, é de todos o que apresenta a maior variedade de glutens, mesmo antes de qualquer manipulação humana. Nos últimos sessenta anos, os esforços de cruzamentos geraram numerosas mudanças adicionais nos genes codificadores de glúten do *Triticum aestivum*[16]. Como os esforços de cruzamento concentram seu foco somente nos interesses da agricultura e da panificação, não na saúde humana, os genes que o trigo moderno contém costumam ser os mais frequentemente detectados como fonte dos glutens que provocam a doença celíaca, efeitos amplificados em comparação com linhagens tradicionais[17].

Foi, portanto, o *Triticum aestivum* moderno que, como alvo de todas as formas de malabarismo genético por parte dos geneticistas de plantas, acumulou mudanças consideráveis em características geneticamente determinadas das proteínas gliadina e glutenina do glúten. Ele é também a origem de muitos dos outros estranhos fenômenos que atingem a saúde das pessoas que o consomem.

Na doença celíaca, único exemplo aceito convencionalmente (embora muito subdiagnosticado) de doença intestinal relacionada ao trigo, as proteínas gliadinas, especificamente a α-gliadina, provocam uma resposta imunológica que leva à inflamação do intestino delgado, o que causa diarreia e cólicas abdominais. O tratamento é simples: abstenção total de qualquer alimento que contenha glúten. Infelizmente essa associação fez com que a maioria das pessoas, aí incluídos médicos, acreditassem que o único problema com o trigo e os cereais fosse o glúten, quando na realidade há *dezenas* de compostos tóxicos nas sementes das gramíneas.

A noção de que "o problema do trigo é só o glúten" ofuscou muitas pessoas, fazendo-as acreditar que, se você não tem a doença celíaca, a ingestão de todas as *ciabattas*, rosquinhas e *tortellini* que quiser é de fato saudável. Ela resultou em pesquisas bobas como as conduzidas na Universidade de Monash, na Austrália, na qual glúten purificado foi ministrado a pessoas com uma presumida intolerância não celíaca ao glúten, e a maioria (92%) o tolerou sem consequências gastrointestinais, o que levou os autores a declarar que o glúten não é um problema para a maioria[18]. Remover a nicotina dos cigarros não torna o fumo saudável. Tolerar o glúten purificado durante um curto período de observação não anula o potencial para danos a longo prazo, como doenças autoimunes ou efeitos no cérebro, para não mencionar as dezenas de outros componentes além do glúten.

Você queria um cigarro de baixo teor de alcatrão com aquele sanduíche de salame?

NÃO É **APENAS** O GLÚTEN

Agora você sabe que o glúten não é o único vilão em potencial à espreita na farinha de trigo.

Além do glúten, os cerca de 20% de outras proteínas não glutinosas do trigo incluem albuminas, prolaminas e globulinas, sendo que cada uma delas também pode variar de uma linhagem de trigo para outra. No total, há mais de mil outras proteínas, que têm funções diversas, como proteção do grão contra ataques de patógenos, resistência à água e funções relacionadas à reprodução. Há aglutininas, peroxidases, α-amilases, serpinas e acil-CoA-oxidases, sem falar nas cinco formas de gliceraldeído-3-fosfato desidrogenases. E não devo deixar de mencionar a β-purotionina, as puroindolinas a e b e as sintases do amido. O trigo não é só glúten, da mesma forma que a culinária do sul dos Estados Unidos não se resume a canjiquinha.

Vamos considerar apenas uma dessas proteínas não glutinosas, a aglutinina do germe de trigo, cujo teor foi aumentado em linhagens modernas do trigo através de cruzamentos para tirar proveito dos seus efeitos de resistência a pragas, tornando um colmo de trigo mais resistente a fungos e mofos. A aglutinina do germe de trigo é totalmente indigerível por seres humanos, passando por todo o trato gastrointestinal sem ser afetada pelo ácido estomacal, não dando a mínima para enzimas digestivas e para a bile, acabando por sair no vaso sanitário. No entanto, nesse seu percurso da deglutição à descarga, ela causa destruição no trato gastrointestinal. Um miligrama (apenas um cisco – há 1.000 miligramas em apenas um quilo de açúcar) de aglutinina de germe de trigo purificada dada a um animal de laboratório resulta em danos extensos a seu revestimento intestinal[19]. Embora cereais como o trigo primitivo, o centeio, a cevada e o arroz contenham uma única forma de aglutinina do germe de trigo, o trigo moderno contém três variedades diferentes, em razão de sua elevada maleabilidade genética. E essa é simplesmente uma *única* proteína entre as muitas que existem além do glúten no trigo e cereais aparentados.

Há também reações alérgicas ou anafiláticas (reação alérgica severa que resulta em choque) a proteínas não glutinosas, entre elas as α-amilases, a tioredoxina e a gliceraldeído-3-fosfato desidrogenase, junto com cerca de uma dúzia de outras[20]. Em indivíduos suscetíveis, a exposição a essas proteínas provoca asma, erupções cutâneas (eczema e urticária) e uma afecção estranha e perigosa denominada anafilaxia induzida por exercício, dependente do trigo (AIEDT), na qual erupções cutâneas, asma ou anafilaxia são provocadas durante algum exercício. A AIEDT vem sendo atribuída a ω-gliadinas e gluteninas.

O trigo e outros grãos são ricos em fitatos, compostos que, como a aglutinina do germe de trigo, fornecem à planta resistência a pragas. Mais uma vez, os geneticistas botânicos selecionam linhagens mais ricas em fitatos e, portanto, mais resistentes a pragas. O teor de fitatos corresponde ao teor de fibras. Isso quer dizer que a orientação convencional de consumir boa quantidade de fibras provenientes de cereais, como pães integrais e cereais com farelo, propalada por promover a regularidade intestinal, acaba aumentando a exposição a fitatos. Problema: os fitatos efetivamente se ligam a qualquer mineral que tenha uma carga positiva. Isso inclui o ferro, o zinco, o magnésio e o cálcio. Logo, os fitatos provenientes dos grãos são uma causa comum da anemia ferropriva, que não responde à suplementação com ferro (já que o ferro não consegue chegar à corrente sanguínea)[21, 22]. A deficiência de zinco decorrente dos fitatos resulta em lentidão na cicatrização de ferimentos, aumento da suscetibilidade a infecções, erupções cutâneas, deterioração do paladar e do olfato, bem como retardo do crescimento em crianças[23]. O consumo do trigo é uma de diversas causas da deficiência de magnésio que está por toda parte e provoca a redução da espessura dos ossos, o aumento da pressão sanguínea e da glicemia, cãibras musculares e perturbações do ritmo cardíaco[24]. Você pode começar a avaliar quantas ironias se encontram nas orientações nutricionais convencionais: consumir mais "grãos integrais saudáveis" para garantir uma nutrição adequada de fato alcança o resultado *oposto*.

Como se não bastasse esse variado bufê de proteínas/enzimas, os fabricantes de alimentos também recorrem a enzimas de fungos, como as celulases, glicoamilases, xilanases e β-xilosidases, para aperfeiçoar a fermentação e a textura dos produtos de trigo. Muitos panificadores também acrescentam farinha de soja à massa para facilitar a mistura e intensificar a brancura, introduzindo assim mais uma coleção de proteínas e enzimas. E os agricultores acrescentam sua própria coleção exclusiva de herbicidas e defensivos agrícolas, como o glifosato, o imazamox, o malation e o clorpirifós. Optar por produtos de origem orgânica pode reduzir ou eliminar a exposição a esse tipo de produto químico, mas você ainda precisará enfrentar todos os componentes intrínsecos à planta do trigo.

Em suma, o trigo não é apenas um carboidrato complexo com glúten e farelo. O trigo é uma coleção de compostos, que variam enormemente segundo o código genético da planta. Só de olhar para um pãozinho de sementes de papoula, por exemplo, você não conseguiria distinguir a variedade de gliadinas, aglutininas do germe de trigo e outras proteínas não glutinosas, fitatos e amilopectinas ali contidos, muitos dos quais são exclusivos do moderno trigo semianão. Ao dar a primeira mordida, você talvez aprecie a doçura imediata da amilopectina A no pãozinho, à medida que ela leva às alturas a glicose de seu sangue, mas você pode não perceber os efeitos tóxicos de seus muitos outros componentes até ocorrer um desastre – na forma de dor e edema causados pela artrite reumatoide, ou tropeções e incontinência morna resultantes de ataxia cerebelar.

Em seguida, vamos examinar os inacreditáveis e diversificados efeitos de seu pãozinho e de outros alimentos que contêm trigo sobre a saúde.

SEGUNDA PARTE

O TRIGO E A DESTRUIÇÃO DA SAÚDE, DA CABEÇA AOS PÉS

CAPÍTULO 4

EI, CARA, ESTÁ A FIM DE UMAS EXORFINAS? AS PROPRIEDADES VICIANTES DO TRIGO

COMPULSÃO. SINTOMAS DE ABSTINÊNCIA. Delírio. Alucinações. Explosões aleatórias, desenfreadas. Não estou descrevendo doenças mentais nem uma cena de *Um estranho no ninho*. Estou falando desse alimento que você leva para sua cozinha, compartilha com os amigos e mergulha no seu café.

Examinarei por que o trigo, por seus efeitos intrigantes sobre o cérebro, efeitos que ele compartilha com drogas opiáceas, é único entre os alimentos. Tais efeitos explicam por que algumas pessoas enfrentam uma dificuldade incrível para eliminar esse cereal de sua dieta. Não se trata apenas de falta de determinação ou de conveniência nem do fato de ser difícil romper um hábito arraigado. Trata-se de cortar relações com algo que tem um domínio sobre sua psique e suas emoções, que não é diferente do domínio que a heroína exerce sobre o dependente desesperado.

Embora você conscientemente consuma café e álcool para obter efeitos mentais específicos, o trigo é algo que você consome para se "nutrir", não para experimentar um "barato". Como as pessoas que tomaram o refrigerante na reunião evangelizadora de Jim Jones*, você talvez não tenha consciência de que esse alimento, aprovado por todos os órgãos "oficiais", está mexendo com sua cabeça.

É muito comum pessoas que eliminaram o trigo da dieta relatarem melhora no ânimo, humor mais regular, maior capacidade de concentração e sono mais profundo, em questão de dias ou semanas desde a última mordida numa rosca ou a última garfada de lasanha. Fico impressionado com a constância com que essas observações ocorrem e com o fato de a maioria das pessoas vivenciá-las, uma vez que se abrandem a confusão mental e a fadiga, efeitos iniciais da síndrome de abstinência. Eu mesmo experimentei esses efeitos, e também os testemunhei em milhares de pessoas.

É fácil subestimar a influência psicológica do trigo. Até que ponto um inocente bolinho de farelo pode ser perigoso, afinal?

"O PÃO É MEU *CRACK*!"

O trigo é o Haight-Ashbury** dos alimentos, e não há nada que se equipare a ele em seu potencial para gerar efeitos totalmente singulares no cérebro e no resto do sistema nervoso. Não há dúvida: o trigo provoca dependência em algumas pessoas. E em algumas dessas pessoas a dependência se transforma em obsessão.

Alguns dependentes do trigo *sabem* muito bem que têm esse problema. Ou talvez essas pessoas se percebam como dependentes de algum alimento que tenha o trigo como ingrediente, por exem-

---

* Jim Jones foi um líder espiritual estadunidense que fundou a seita Templo dos Povos. Ele foi o mentor do suicídio em massa da comunidade de Jonestown, na Guiana, em 18 de novembro de 1978, resultando em 918 mortes, em sua maioria por envenenamento. (N. do E.)

** Bairro de São Francisco que se tornou famoso por sua ligação com a contracultura e os alucinógenos. (N. da T.)

plo, massas ou *pizza*. Antes mesmo que eu lhes diga, elas já sabem que sua dependência alimentar preferida as deixa um pouco "eufóricas". Ainda me arrepio quando uma dona de casa dedicada à família, convencional e bem vestida, confessa em desespero: "O pão é meu *crack*. Eu simplesmente não consigo largá-lo!".

O trigo pode determinar a escolha do alimento, a quantidade de calorias consumidas, os horários de lanches e refeições. Ele pode influenciar o comportamento e o humor. Pode até mesmo dominar os pensamentos. Muitos de meus pacientes, quando lhes apresento a sugestão de eliminar o trigo da dieta, relatam terem ficado obcecados com produtos de trigo, a ponto de, ao longo de semanas, pensar constantemente neles, falar sobre eles e salivar por causa deles. "Não consigo parar de pensar em pão. Eu *sonho* com pão!", dizem-me eles, o que leva alguns a sucumbir a um frenesi de consumo de trigo e desistir da dieta apenas alguns dias depois de tentarem banir o trigo de sua vida.

Há também, é claro, o outro lado da dependência. Quando as pessoas abandonam por si próprias os produtos que contêm trigo, 40% delas passam por algo que só pode ser chamado de síndrome de abstinência.

Eu pessoalmente já vi milhares de pessoas relatarem fadiga extrema, confusão mental, irritabilidade, incapacidade para cumprir suas funções no trabalho ou na escola e até mesmo depressão nos primeiros dias ou semanas após a eliminação do trigo. Consegue-se alívio total com o consumo de um *bagel* ou um *cupcake* (ou, infelizmente, o que é mais provável, quatro *bagels*, dois *cupcakes*, um saco de *pretzels*, dois bolinhos e um punhado de *brownies*, acompanhados, na manhã seguinte, por um horrível remorso pela recaída). É um círculo vicioso: basta a abstinência de uma substância para que ocorram, de imediato, sintomas decididamente desagradáveis. Quando se volta a consumi-la, os sintomas desagradáveis desaparecem. Para mim, isso é muito parecido com dependência química e sintomas de abstinência.

Quem não experimentou esses efeitos acha que isso tudo é bobagem, que é um exagero acreditar que algo tão corriqueiro quanto o trigo possa afetar o sistema nervoso central tanto quanto a nicotina ou o *crack* afetam.

Existe uma razão cientificamente plausível tanto para os efeitos da dependência do trigo como para os da abstinência dele. O trigo não atua apenas sobre o cérebro normal; ele afeta também o vulnerável cérebro anormal, e as consequências disso ultrapassam a mera dependência e abstinência. Estudar os efeitos do trigo sobre o cérebro anormal pode nos ensinar algo sobre por que motivo e de que maneira o trigo pode estar associado a esses fenômenos.

"DEUS, É VOCÊ?" O TRIGO E A MENTE ESQUIZOFRÊNICA

As primeiras lições importantes acerca dos efeitos do trigo sobre o sistema nervoso central surgiram em estudos de seus efeitos em portadores de esquizofrenia.

Os esquizofrênicos levam uma vida difícil. Eles lutam para distinguir a realidade da fantasia interna, muitas vezes nutrindo delírios persecutórios, até mesmo acreditando que sua mente e seus atos são controlados por forças externas. (Basta lembrar do "Filho de Sam" David Berkowitz, o assassino em série da cidade de Nova York que atacava suas vítimas obedecendo às ordens de seu cachorro. Felizmente, o comportamento violento não é comum em esquizofrênicos, mas esse exemplo ilustra quão profundo pode ser o problema.) Uma vez diagnosticada a esquizofrenia, há pouca esperança de que a pessoa venha a ter uma vida normal de trabalho, família e filhos. Uma vida de internações, medicamentos com terríveis efeitos colaterais e uma luta constante com sinistros demônios internos é o que aguarda o paciente.

Quais são, então, os efeitos do trigo na mente vulnerável do esquizofrênico?

O trabalho do médico F. Curtis Dohan, cujas observações se estenderam desde a Europa até a Nova Guiné, foi o primeiro a estabelecer formalmente uma relação entre os efeitos do trigo e o cérebro esquizofrênico. O doutor Dohan enveredou por essa linha de investigação porque observou que, durante a Segunda Guerra Mundial, homens e mulheres esquizofrênicos da Finlândia, da Noruega, da Suécia, do Canadá e dos Estados Unidos precisaram ser hospitalizados um menor número de vezes quando a falta de alimentos tornou o pão indisponível, e o número de hospitalizações só voltou a aumentar quando o consumo do trigo foi normalizado, com o fim da guerra[1].

O doutor Dohan observou um padrão similar entre os caçadores-coletores que viviam como na Idade da Pedra, na Nova Guiné, na Micronésia e nas Ilhas Salomão, onde ele participou de um grupo de pesquisadores de campo. Antes da influência ocidental, a esquizofrenia era praticamente desconhecida; fora diagnosticada em apenas dois dos 65 mil habitantes de uma população da Nova Guiné, que até então não tivera contato com o modo de vida ocidental. À medida que hábitos alimentares ocidentais foram se infiltrando na população, com a introdução de produtos feitos de trigo, da cerveja feita de cevada, bem como do milho, o doutor Dohan observou a rápida multiplicação do número de casos de esquizofrenia, que aumentou 65 *vezes*[2]. Com essas informações preliminares, ele começou a desenvolver as observações que deveriam estabelecer se havia ou não uma relação de causa e efeito entre consumo de trigo e esquizofrenia.

Em meados da década de 1960, enquanto trabalhava no Veterans Administration Hospital [Hospital da Organização dos Veteranos de Guerra], na Filadélfia, o doutor Dohan e seus colaboradores decidiram eliminar todos os produtos de trigo das refeições fornecidas a pacientes esquizofrênicos, sem seu conhecimento ou permissão. (Isso ocorreu em época anterior à exigência do consentimento livre e esclarecido dos participantes de uma pesquisa médica ou científica, e antes da divulgação do abominável experimento com a sífilis em Tuskegee [estado do Alabama, Estados Unidos], que desencadeou o clamor público e resultou na legislação que exige que os participantes sejam plenamente informados a respeito antes de concordar.) Ora vejam só, quatro semanas sem trigo e havia melhora nítida e mensurável nos sintomas característicos da doença: uma quantidade reduzida de alucinações auditivas, menor ocorrência de delírio, menos distanciamento em relação à realidade – eles não estavam curados, mas apenas manifestavam sinais menos graves da esquizofrenia. Os psiquiatras então voltaram a incluir o trigo na dieta dos pacientes, e as alucinações, os delírios e o distanciamento social voltaram rapidamente. Retirou-se o trigo outra vez; pacientes e sintomas melhoraram. Voltou-se a incluir o trigo, eles pioraram[3].

As observações realizadas na Filadélfia com esquizofrênicos foram corroboradas por psiquiatras da Universidade de Sheffield, na Inglaterra, que chegaram a conclusões semelhantes[4]. Desde então chegou a haver relatos de remissão total da doença, como o caso descrito por médicos da Universidade Duke, de uma mulher esquizofrênica de 70 anos que, ao longo de 53 anos, sofreu com delírios, alucinações e tentativas de suicídio com objetos cortantes e produtos de limpeza, e teve um alívio total da psicose e dos impulsos suicidas em oito dias de abstenção do trigo[5].

Embora pareça improvável que a exposição ao trigo tenha *causado* a esquizofrenia originalmente, as observações do doutor Dohan e de outros pesquisadores sugerem que o trigo esteja associado a um agravamento mensurável dos sintomas. Nos anos que transcorreram desde as observações iniciais do doutor Dohan, o enorme aumento de investigações mais recentes sugere que o consumo de alimentos que contêm glúten está associado a um aumento da permeabilidade intestinal, ou "vazamento", bem como alterações no microbioma intestinal que são subjacentes à problemática patologia mental da esquizofrenia[6]. Observações modernas também corroboram as observações de Dohan, com uma reversão impressionante de fenômenos esquizofrênicos num prazo de dias a semanas da remoção do glúten, mesmo depois de anos de sintomas incessantes[7]. Também ficou claro que a doença celíaca e a esquizofrenia são dois tipos diferentes de enfermidades induzidas pelos cereais e que o comportamento psicótico da esquizofrenia pode ocorrer independentemente da doença celíaca[8].

Outra condição vulnerável da mente que pode sofrer os efeitos do trigo é o autismo. Crianças autistas apresentam dificuldade para interagir socialmente e se comunicar. A frequência desse tipo de transtorno aumentou nos últimos quarenta anos, passando de raro, em meados do século XX, para 1 em cada 150 crianças no século XXI[9]. Pequenas amostragens iniciais revelaram melhora em comportamentos autísticos com a remoção do glúten do trigo[10, 11]. Os ensaios clínicos mais abrangentes até hoje, com medidas formais do comportamento autista, demonstraram melhora desse comportamento com a eliminação do glúten (às vezes acompanhada da eliminação da caseína de laticínios e de uma variedade de diferentes suplementos nutricionais)[12, 13, 14].

Embora a questão ainda esteja em discussão, uma proporção substancial de crianças e adultos com o transtorno do déficit de atenção com hiperatividade (TDAH) também pode reagir à eliminação do trigo. Entretanto, os resultados costumam ser confusos em decorrência da sensibilidade a outros componentes da dieta, como açúcares, adoçantes artificiais, aditivos e laticínios[15].

É improvável que a exposição ao trigo seja a *causa* inicial do autismo ou do TDAH; mas, como no caso da esquizofrenia, o trigo parece estar associado ao agravamento dos sintomas característicos desses distúrbios.

Embora pessoas como nós, do conforto de nossa posição do século XXI, de consentimento livre e esclarecido, possam se arrepiar com o tratamento de cobaias de laboratório dado aos pacientes esquizofrênicos do Veterans Administration Hospital, na Filadélfia, ainda assim o caso é um exemplo claro do efeito do trigo sobre o funcionamento mental. Mas por que cargas-d'água a esquizofrenia, o autismo e o TDAH são exacerbados pelo trigo? O que existe nesse cereal que piora a psicose, induz a que se ouçam vozes e a outros comportamentos anormais?

Pesquisadores dos National Institutes of Health (NIH) [Institutos Nacionais da Saúde] trataram de buscar respostas.

EXORFINAS: A LIGAÇÃO ENTRE O TRIGO E A MENTE

A doutora Christine Zioudrou e seus colaboradores nos NIH submeteram a principal proteína do trigo, o glúten, a um processo digestivo simulado para reproduzir o que acontece depois que comemos pão ou outros produtos que contenham trigo[16]. Exposto à pepsina (uma enzima estomacal) e ao ácido clorídrico (o ácido estomacal), o glúten é decomposto, transformando-se numa mistura de polipeptídios. (Diferentemente das proteínas em, digamos, ovos ou costeletas de porco, que são degradadas em aminoácidos simples, as proteínas do trigo ou são indigeríveis ou apenas digeríveis como polipeptídios, pequenas cadeias de aminoácidos, porque faltam aos seres humanos as enzimas digestivas necessárias para degradar os componentes das sementes das gramíneas.) Os polipeptídios dominantes foram então isolados e administrados a ratos de laboratório. Descobriu-se que esses polipeptídios tinham a capacidade peculiar de atravessar a barreira hematoencefálica, que separa a corrente sanguínea do sistema nervoso central. Essa barreira existe por um motivo: o sistema nervoso central é altamente sensível à larga variedade de substâncias que têm acesso ao sangue, algumas das quais podem provocar efeitos indesejáveis caso penetrem na amígdala, no hipocampo, no córtex cerebral ou em outras estruturas do sistema nervoso central. Uma vez dentro do cérebro, os polipeptídios do trigo ligam-se aos receptores de morfina, exatamente os mesmos aos quais se ligam as drogas opiáceas, como o fentanil e a oxicodona.

Zioudrou e seus colaboradores chamaram esses polipeptídios de "exorfinas", uma abreviatura para "compostos exógenos semelhantes à morfina", distinguindo-os das endorfinas, compostos endógenos (de origem interna) semelhantes à morfina que se manifestam, por exemplo, durante o "barato" de quem pratica corridas de longa distância. O mais importante dos polipeptídios que cruzaram a barreira hematoencefálica foi chamado por eles de "gluteomorfina", ou composto semelhante à morfina derivado do glúten. Os pesquisadores levantaram a hipótese de que as exorfinas seriam os fatores ativos derivados do trigo responsáveis pelo agravamento de sintomas observados nos pacientes esquizofrênicos do hospital da Filadélfia e de outros lugares.

Ainda mais reveladora é a conclusão à qual o grupo dos NIH chegou de que os efeitos dos polipeptídios do glúten sobre o cérebro são bloqueados pela administração de uma droga que bloqueia os opiáceos, a naloxona.

Imagine que você seja um dependente de heroína do centro decadente de uma grande cidade. Você foi esfaqueado durante uma negociação de drogas que não deu certo e acabou sendo levado para o atendimento de emergência do hospital mais próximo. Por estar em estado alterado, em função da heroína, você se debate e grita com a equipe da emergência que está tentando socorrê-lo. Por isso esse pessoal simpático o imobiliza com faixas de contenção e lhe aplica uma injeção de uma droga chamada naloxona; e num instante você *não* está mais alterado. Por meio da magia da química, a naloxona neutraliza de imediato a ação da heroína ou de qualquer outra droga opiácea, como a morfina ou a oxicodona.

Em animais de laboratório, a administração da naloxona impede a ligação das exorfinas do trigo aos receptores de morfina das células cerebrais. Isso mesmo, a naloxona, que bloqueia drogas opiáceas, impede que as exorfinas derivadas do trigo se liguem aos receptores do cérebro. Exatamente a mesma droga que anula o efeito da heroína num dependente de drogas para reverter uma *overdose* que põe em risco sua vida também bloqueia os efeitos das exorfinas do trigo.

Num estudo da Organização Mundial da Saúde com 32 esquizofrênicos que tinham alucinações auditivas, revelou-se que a naloxona reduzia as alucinações[17]. Infelizmente, a etapa seguinte, pela lógica – administrar a naloxona a esquizofrênicos submetidos a uma dieta "normal", contendo trigo, em comparação com a administração da naloxona a esquizofrênicos submetidos a uma dieta sem trigo – não foi examinada. (Estudos clínicos que possam levar a conclusões que não corroborem o uso de uma droga não costumam ser realizados. Nesse caso, se a naloxona tivesse se revelado benéfica para os esquizofrênicos consumidores de trigo, a conclusão inevitável teria sido pela eliminação do trigo da dieta, não pela prescrição da droga.)

A experiência com a esquizofrenia mostra que as exorfinas do trigo têm o potencial de exercer efeitos nítidos e peculiares no cérebro. Quem não sofre de esquizofrenia não experimenta alucinações auditivas produzidas pelas exorfinas resultantes de um *bagel* de passas e canela, mas, ainda assim, esses compostos chegam ao cérebro, da mesma forma que chegam ao cérebro do esquizofrênico. A experiência também ressalta como o trigo é realmente excepcional entre os grãos, já que outros grãos, como o painço e a aveia, não geram exorfinas (uma vez que eles não contêm a proteína gliadina do glúten) nem propiciam comportamentos compulsivos ou síndrome de abstinência de opiáceos, independentemente de o cérebro ser normal ou não.

É assim que funciona seu cérebro sob o efeito do trigo: a digestão libera compostos semelhantes à morfina, que se ligam aos receptores opiáceos do cérebro. Isso induz uma espécie de recompensa, uma leve euforia. Quando o efeito desses compostos é bloqueado, ou quando não se consome nenhum alimento gerador de exorfina, muitas pessoas experimentam sintomas de abstinência decididamente desagradáveis.

O que acontece se forem administradas drogas bloqueadoras dos efeitos dos opiáceos a pessoas normais (isto é, não esquizofrênicas)? Num estudo realizado no Instituto de Psiquiatria da Universidade da Carolina do Sul, participantes consumidores de trigo que receberam naloxona consumiram 33% menos calorias no almoço e 23% menos no jantar (um total de aproximadamente quatrocentas calorias a menos, somando as duas refeições) do que os participantes aos quais foi dado um placebo[18]. Na Universidade de Michigan, comedores compulsivos ficaram confinados por uma hora numa sala cheia de comida. (Aí está uma ideia para um novo programa de televisão: *Quem engorda mais?*) Com a administração da naloxona, os participantes consumiram 28% menos biscoitos de trigo, palitos de pão e *pretzels*[19].

Em outras palavras, uma vez bloqueada a recompensa do trigo, na forma de euforia, a ingestão de calorias diminui, pois o trigo deixa de gerar as sensações agradáveis e o comportamento compulsivo que estimulam o consumo repetitivo. (Como se poderia prever, essa estratégia vem sendo adotada pela indústria farmacêutica para a comercialização de uma droga para a redução do peso que contém naltrexona, um equivalente da naloxona para uso oral. Afirma-se que a droga bloqueia o sistema mesolímbico de recompensa, localizado nas profundezas do cérebro humano e responsável pela geração de sensações agradáveis ativadas pela heroína, morfina e outras substâncias. Como a administração da naltrexona isoladamente pode substituir sensações prazerosas por sensações de disforia ou insatisfação, a naltrexona foi associada à bupropiona, medicamento antidepressivo e auxiliar no tratamento para abandono do hábito de fumar, no medicamento Contrave® recém-aprovado pela FDA.)

Vitória sobre as compulsões noturnas

Desde suas lembranças mais remotas, Larry lutava com o peso. Uma luta que ele nunca conseguira compreender: ele se exercitava, muitas vezes com exagero. Não raro percorria 80 km de bicicleta ou fazia caminhadas de 24 km na floresta ou no deserto. Em seu trabalho, Larry conheceu muitos lugares diferentes dos Estados Unidos. Suas viagens costumavam levá-lo ao sudoeste, onde ele fazia caminhadas de até seis horas de duração. Ele também se orgulhava de seguir uma dieta saudável: limitava o consumo de carne vermelha e gorduras e comia uma boa quantidade de verduras, legumes e frutas. E, é claro, uma profusão dos "grãos integrais saudáveis".

Conheci Larry porque ele teve um problema de ritmo cardíaco, do qual tratamos facilmente. Mas seu exame de sangue foi outra história. Em suma, estava um desastre: glicemia na faixa do pré-diabetes; nível de triglicerídeos alto demais, 210 mg/dL; o HDL, baixo demais, 37 mg/dL; além disso, 70% das partículas de colesterol LDL eram do tipo pequeno, que causa doença cardíaca. A pressão sanguínea era uma questão importante, com valores sistólicos ("alta") atingindo 170 mmHg e os valores diastólicos ("baixa") em torno de 90 mmHg, mesmo quando estava sentado e tranquilo. Além disso, Larry, com 1,73 m de altura e 110 quilos, estava uns 35 quilos acima do peso.

"Não consigo entender. Eu me exercito mais do que qualquer um que você conheça. Eu realmente gosto de me exercitar. Mas simplesmente não consigo, *não consigo* perder peso, não importa o que eu faça." Larry relatou suas aventuras dietéticas, que incluíam uma dieta em que só consumia arroz,

De sintomas da síndrome de abstinência a alucinações psicóticas, o trigo participa de alguns fenômenos neurológicos peculiares. Recapitulando:

- O trigo comum, ao ser digerido, libera polipeptídios que têm a capacidade de penetrar no cérebro e ligar-se a receptores opiáceos.

> programas de bebidas proteicas, regimes de "desintoxicação" e até mesmo hipnose. Todas resultaram na perda de poucos quilos, que logo eram readquiridos. Ele confessou, porém, um excesso específico: "Meu maior problema é com meu apetite à noite. Depois do jantar, não consigo resistir ao impulso de beliscar. Tento só beliscar alimentos saudáveis, como *pretzels* de trigo integral e *cream crackers* de multigrãos com patê de iogurte. Mas às vezes eu como o tempo todo, desde o jantar até ir para a cama. Não sei por que motivo, mas alguma coisa acontece à noite, e eu simplesmente não consigo parar."
>
> Conversei com Larry sobre a necessidade de eliminar de sua dieta o mais poderoso estimulador do apetite: o trigo. Larry lançou-me aquele olhar que dizia "não me venha com mais uma ideia maluca!". Depois de um forte suspiro, ele concordou em experimentar. Com quatro adolescentes em casa, limpar as prateleiras de tudo o que fosse de trigo foi uma tarefa e tanto, mas ele e a mulher conseguiram.
>
> Um mês e meio depois, Larry voltou a meu consultório. Relatou que, após três dias, sua compulsão por beliscar à noite tinha desaparecido por completo. Ele agora jantava e se sentia satisfeito, sem nenhuma necessidade de beliscar. Ele também percebeu que sentia muito menos apetite durante o dia; e que seu desejo por lanchinhos tinha praticamente desaparecido. Ele também admitiu que, agora que sua compulsão por comida estava menor, a quantidade de calorias ingeridas e o tamanho das porções estavam muito menores que antes. Sem ter alterado seus hábitos de atividade física, ele tinha perdido "apenas" 5 quilos. Mas o mais importante de tudo era que ele sentia que tinha reassumido o controle sobre seu apetite e seus impulsos, sensação que havia perdido anos antes.

- A ação dos polipeptídios derivados do trigo, as chamadas exorfinas, como as gluteomorfinas, pode ser bloqueada por drogas bloqueadoras de opiáceos, a naloxona e a naltrexona.
- Quando administradas a pessoas normais ou a pessoas que não conseguem controlar o apetite, as drogas bloqueadoras de opiáceos provocam a redução do apetite, das compulsões alimentares e da ingestão calórica, tanto quanto abrandam

as mudanças de humor, e parecem ter efeito particularmente específico sobre produtos que contêm trigo.

O trigo, na realidade, é um alimento quase único por seus poderosos efeitos sobre o sistema nervoso central. Se não considerarmos as substâncias inebriantes, como o etanol (presente em seu Merlot ou Chardonnay preferidos), o trigo é um dos poucos alimentos que conseguem alterar o comportamento, provocar prazer e gerar uma síndrome de abstinência ao ser eliminado da dieta. E foi preciso realizar observações em pacientes esquizofrênicos para que aprendêssemos alguma coisa sobre esses efeitos.

O TRIGO: UM ESTIMULANTE DO APETITE

Viciados em *crack* e em heroína, drogando-se nos cantos escuros de uma casa de tráfico no centro decadente de uma grande cidade, não pensam duas vezes antes de consumir substâncias que perturbam sua mente. Mas o que dizer de cidadãos respeitáveis, como você e sua família? Aposto que, para você, alterar a mente é escolher o café forte em vez do fraco na Starbucks ou entornar uma Heineken® a mais no fim de semana. Mas quando ingere trigo você, sem saber, está ingerindo o alimento mais comum que se conhece que tem o poder de alterar sua mente.

Na realidade, o trigo é um *estimulante* do apetite. Ele faz você querer cada vez mais – mais biscoitos, *cupcakes*, *pretzels*, balas, refrigerantes. Mais *bagels*, bolinhos, *tacos*, sanduíches gigantes, *pizzas*. Ele faz você querer tanto alimentos que contêm trigo quanto os que não contêm. E, ainda por cima, para algumas pessoas o trigo é uma droga, ou pelo menos provoca efeitos neurológicos específicos, semelhantes aos produzidos por drogas e que podem ser neutralizados com medicamentos usados para combater os efeitos de narcóticos.

Se você rejeita a ideia de ser medicado com uma droga como a naloxona, talvez faça a seguinte pergunta: "O que acontecerá se, em vez de bloquear quimicamente o efeito do trigo sobre o cérebro, você simplesmente eliminar completamente o trigo da dieta?". Bem, essa é exatamente a pergunta que venho fazendo. Desde que você consiga tolerar os sintomas de abstinência (apesar de desagradável, a síndrome de abstinência é geralmente inofensiva, afora a irritação rancorosa que você poderá despertar em seu cônjuge ou em seus amigos e colegas de trabalho), a fome e a compulsão diminuem, diminui a ingestão calórica, o ânimo e o bem-estar melhoram, os quilos em excesso vão embora e a barriga de trigo diminui.

Quando entendemos que o trigo, especificamente as exorfinas derivadas do glúten, tem potencial para gerar euforia e comportamento dependente e estimular o apetite, temos um meio poderoso para reassumir o controle sobre os hábitos alimentares e o peso. Livre-se do trigo, livre-se dos quilos a mais, assim como dos efeitos incontáveis exercidos sobre nós por essa coisa que, para começar, nunca deveria ter sido um alimento.

CAPÍTULO 5

SUA BARRIGA DE TRIGO ESTÁ APARECENDO: A RELAÇÃO ENTRE TRIGO E OBESIDADE

TALVEZ VOCÊ JÁ TENHA PASSADO POR esta experiência.

Você encontra uma amiga que não vê há algum tempo e exclama feliz: *"Elizabeth! É para quando?"*

Elizabeth: [Silêncio.] *Quando? Acho que não sei do que você está falando.*

Você: [Engolindo em seco.]...

É mesmo. A barriga de trigo é muito semelhante à barriga de uma mulher grávida.

Por que o trigo causa deposição de gordura especificamente no abdome e não, digamos, no couro cabeludo, na orelha esquerda ou no traseiro? E, deixando de lado equívocos constrangedores do tipo "Não estou grávida", por que esse acúmulo é importante?

E por que a eliminação do trigo levaria à perda da gordura abdominal?

Vamos examinar as singularidades do tipo físico barriga de trigo.

BARRIGA DE TRIGO, PNEUZINHOS, MAMAS MASCULINAS E "BARRIGAS DE GRÁVIDA"

Essas são as curiosas manifestações decorrentes do consumo do grão moderno que chamamos de trigo. Com marcas de celulite ou lisas, peludas ou sem pelos, retesadas ou flácidas, as barrigas de trigo têm tantas formas, cores e tamanhos quanto os seres humanos. Mas por trás de todas elas está a mesma causa metabólica.

Gostaria de defender a tese de que alimentos produzidos com o trigo, ou que o contenham, engordam as pessoas. Eu até diria que o excesso de entusiasmo no consumo do trigo é a *principal* causa da crise de obesidade e diabetes nos Estados Unidos. É também, em grande parte, o motivo pelo qual Jillian Michaels precisava atormentar os competidores do *reality show The Biggest Loser**. Ele explica por que atletas modernos, como jogadores de beisebol e triatletas, estão mais gordos do que nunca e por que os manequins de vestidos mais procurados estão agora entre o 50 e o 52. Culpe o trigo quando você estiver sendo esmagado pelo cara de quase 130 quilos sentado ao seu lado no avião.

Sem dúvida, os refrigerantes açucarados e o estilo de vida sedentário agravam o problema. Mas, para a enorme maioria das pessoas preocupadas com a saúde, que não se entregam a esses comportamentos óbvios de ganho de peso, o principal desencadeador do aumento de peso é o trigo.

Na realidade, a incrível prosperidade financeira que a proliferação do trigo na dieta estadunidense gerou para as indústrias de alimentos e de medicamentos pode levá-lo a se perguntar se essa "conjunção favorável" não teria algo de artificial. Será que, em 1955,

---

* *Reality show* da rede de tevê NBC em que o participante que mais perder peso é o vencedor. O programa era apresentado no Brasil com a tradução *Perder para ganhar*, pelo canal People & Arts, e teve versões brasileiras, apresentadas pelo SBT, como *O grande perdedor* (2005) e *Quem perde ganha* (2007). (N. do E.)

um grupo de poderosos não teria se reunido secretamente, no estilo Howard Hughes, e traçado um plano diabólico para elevar a produção do trigo semianão, de baixo custo e alta produtividade, tramado a divulgação à população da recomendação sancionada pelo governo de comer boa quantidade de "grãos integrais saudáveis" e liderado a investida das gigantes do setor alimentício para vender o equivalente a centenas de bilhões de dólares de alimentos prontos, feitos com trigo – tudo isso levando à obesidade e à "necessidade" de bilhões de dólares de medicamentos para tratamento do diabetes, de doenças cardíacas e de todas as outras consequências para a saúde? Pode parecer absurdo, mas até certo ponto foi exatamente isso que aconteceu. Vejamos como.

GRÃOS INTEGRAIS, MEIAS VERDADES

Nos grupos dedicados à nutrição, os grãos integrais são os queridinhos do momento. Mas, na realidade, esse ingrediente "saudável para o coração", aprovado pelo Departamento de Agricultura dos Estados Unidos, o alimento que consultores nutricionais concordam ser aquele que você deve ingerir mais, que até deve predominar em nossa dieta, deixa-nos gordos e esfomeados, mais gordos e esfomeados que em qualquer outro momento da história da humanidade.

Compare uma fotografia atual de dez estadunidenses escolhidos aleatoriamente com uma de dez estadunidenses do início do século XX, ou do século anterior, e você verá o contraste violento: os estadunidenses de hoje são gordos. De acordo com os CDC, 39,6% dos adultos estão obesos (IMC de 30 ou mais), outros 36% estão com sobrepeso (IMC de 25 a 29,9), deixando apenas uma pessoa a cada quatro com peso normal. Desde 1960, o número de obesos aumentou mais rapidamente, chegando a quase triplicar ao longo desses sessenta anos[1].

Poucos estadunidenses tinham sobrepeso ou eram obesos nos dois primeiros séculos da história da nação. (A maior parte dos

A deusa da barriga de trigo

Celeste já não se sentia "legal".

Aos 61 anos de idade, Celeste contou que, dos 20 aos 40 anos, viera engordando aos poucos, mas se mantivera dentro de sua faixa normal de peso, entre os 54 e os 61 quilos. Mas, quando estava com 40 e poucos anos, alguma coisa começou a acontecer; mesmo sem mudanças substanciais em seus hábitos, ela foi aumentando progressivamente de peso, até chegar aos 82 quilos. – *Nunca* estive tão gorda – queixou-se ela.

Como professora de arte moderna, Celeste andava com uma turma bastante sofisticada. Seu peso fazia com que se sentisse constrangida e deslocada. Por isso ela ouviu com atenção quando expus minha introdução à dieta que envolvia a eliminação de todos os produtos de trigo.

Ao longo dos três primeiros meses, ela perdeu 9,5 quilos, mais que o suficiente para convencê-la de que o programa funcionava. Ela já estava precisando vasculhar o fundo do *closet* à procura de roupas que não conseguia usar havia uns cinco anos.

Celeste aderiu ao estilo de vida admitindo para mim que, para ela, essa alimentação tinha rapidamente se tornado uma segunda natureza: sem compulsões e raramente precisando de um lanchinho, ela atravessava facilmente o intervalo entre as refeições, que a mantinham saciada. Ela ressaltou que, de tempo em tempo, as pressões do trabalho a impediam de almoçar ou jantar, mas ela aguentava bem os períodos prolongados sem nada para comer. Lembrei-lhe que petiscos saudáveis, como castanhas cruas, queijo e biscoitos de linhaça eram perfeitamente adequados ao programa. Mas ela achava simplesmente que, na maior parte do tempo, os petiscos não eram necessários.

Catorze meses depois de adotar o estilo de vida Barriga de Trigo, Celeste não conseguia parar de sorrir quando voltou a meu consultório com 57 quilos – peso que nunca mais tinha tido desde os 30 e poucos anos. Tinha perdido 25 quilos e 30 cm de cintura, que passara de 97,5 cm para 67,5 cm. Ela não só cabia novamente em roupas tamanho 40, mas também já não se sentia constrangida em seus contatos sociais no mundo das artes. Não havia mais necessidade de esconder sua flácida barriga de trigo por baixo de camadas de roupas ou batas soltas. Ela podia usar seu vestido de coquetel mais justo com orgulho, sem nenhum sinal de barriga de trigo.

dados reais sobre o IMC anteriores ao século XX de que dispomos para comparação provém das tabelas com dados de peso e altura das forças armadas dos Estados Unidos. Em fins do século XIX, o IMC médio dos militares do sexo masculino era de <23,2, independentemente da idade. Na década de 1990, o IMC médio dos militares já avançara bastante, atingindo a faixa do sobrepeso[2]. Podemos facilmente supor que, se essa é a condição de recrutas militares, na população civil ela deve ser pior.) O ritmo do aumento de peso se tornou ainda mais veloz quando o Departamento de Agricultura dos Estados Unidos e outros órgãos resolveram dizer aos estadunidenses o que comer. Consequentemente, enquanto a obesidade crescia gradativamente a partir de 1960, em meados da década de 1980 ocorreu a verdadeira aceleração do fenômeno.

Estudos realizados na década de 1980, e que continuaram desde então, revelam que, quando produtos feitos com farinha de trigo branca, processada, são substituídos por produtos feitos com farinha de trigo integral, ocorre uma redução na incidência de câncer de cólon, de doenças cardíacas, de diabetes do tipo 2, com menor ganho de peso. Tudo isso é, de fato, verdade, uma meia verdade indiscutível.

De acordo com os critérios dietéticos de aceitação geral, se alguma coisa nociva (a farinha branca) for substituída por alguma coisa *menos* nociva (a farinha integral), conclui-se que um monte dessa coisa menos nociva deva fazer muito bem para quem a consome. Por esse raciocínio, se cigarros com alto teor de alcatrão são nocivos e cigarros com baixo teor de alcatrão são menos nocivos, montes de cigarros com baixo teor de alcatrão deveriam ser ótimos para o fumante. Esse é o raciocínio falho usado para justificar a proliferação de grãos em nossa dieta. Acrescente-se a isso o fato de que o trigo foi submetido a extensas alterações pela engenharia genética agrícola, e você terá chegado a uma fórmula para criar uma nação de pessoas gordas, nada saudáveis. Menos nocivo não é necessariamente bom.

Olhemos mais de perto, por exemplo, a noção de que "grãos integrais saudáveis" fazem parte de um esforço para a manutenção de um peso saudável. Repetidamente, estudos vêm demonstrando que as pessoas que consomem maiores proporções de grãos integrais pesam menos do que as que consomem farinha branca – nada a contestar quanto a isso. Mas prestemos atenção: o que estudos como o Estudo da Saúde das Enfermeiras e o Estudo da Saúde dos Médicos realmente demonstram é que as pessoas que consomem produtos feitos com farinha branca ganham peso significativo, enquanto as que consomem grãos integrais ganham menos peso – mas os dois grupos ganham peso. Mais uma vez, menos nocivo não é necessariamente bom. Os grãos integrais foram associados de modo extremamente decisivo não com a perda de peso, mas com o *menor ganho de peso*[3]. Contudo, isso foi divulgado como um melhor controle de peso. A mídia, os médicos, os nutricionistas e a indústria cerealista alardeavam para os cidadãos comuns: "Os grãos integrais fazem parte de um programa saudável de controle de peso". (Essa sequência de lógica imperfeita é, por sinal, um problema que se revela repetidas vezes no pensamento nutricional e é responsável por uma série de outros equívocos que abordarei mais adiante.)

O Departamento de Agricultura dos Estados Unidos e outros formadores "oficiais" de opinião insistem que mais de dois terços dos estadunidenses têm sobrepeso ou estão obesos porque somos sedentários e comilões. Ficamos sentados sobre nossos traseiros gordos, assistindo a um excesso de *reality shows* na tevê, passamos tempo demais *on-line* e não nos exercitamos. Bebemos um excesso de refrigerantes e comemos em demasia *fast food* e petiscos nada saudáveis. Aposto que você não vai conseguir comer um só!

Sem dúvida, esses são hábitos lamentáveis que acabarão por prejudicar nossa saúde. Mas muitas pessoas que encontro me dizem que seguem as diretrizes nutricionais "oficiais" a sério, evitam *junk food* e *fast food*, exercitam-se por uma hora todos os dias, mas, ainda assim, engordam cada vez mais. Muitos seguem à risca as orientações estabelecidas pela pirâmide alimentar e pelo "prato de alimentos" do Departamento de Agricultura dos Estados Unidos (que recomenda de seis a onze porções de grãos por dia, das quais seria melhor se quatro ou mais fossem de grãos integrais), pela Associação Americana de Cardiologia, pela Academia de Nutrição e Dietética ou pela Associação Americana de Diabetes. A pedra angular de todas essas diretrizes nutricionais? "Comam mais grãos integrais saudáveis."

Essas organizações estariam em conluio com os triticultores e as empresas de sementes e produtos agrícolas? A questão não é só essa. "Comam mais grãos integrais saudáveis" é realmente apenas o corolário do movimento "Cortem a gordura", adotado pelo setor médico desde a década de 1960. Com base em observações epidemiológicas (bem como em interpretações errôneas, descrições enganosas e na ocultação e omissão de conclusões contrárias) que sugeriam que a ingestão de elevadas quantidades de gordura na dieta estava associada a altos níveis de colesterol e risco de doenças cardíacas, os estadunidenses foram aconselhados a reduzir a ingestão de gorduras totais e gorduras saturadas. Alimentos preparados com grãos integrais preencheram a carência de calorias decorrente do consumo reduzido de gorduras. A lógica atrapalhada do argumento de que os cereais integrais são melhores que os brancos estimulou ainda mais a transição. As mensagens aconselhando o consumo de baixos teores de gordura e mais cereais integrais também se revelaram imensamente lucrativas para a indústria de processamento de alimentos, pois dispararam uma explosão de alimentos processados, cuja produção, na maioria das vezes, exige apenas alguns centavos de ingredientes básicos. A farinha de trigo, o amido de milho, o xarope de milho rico em frutose, a sacarose e os corantes são, hoje, os principais ingredientes dos milhares de produtos que enchem as gôndolas centrais de qualquer supermercado moderno. (Alimentos não produzidos a partir de cereais, como verduras e legumes, carnes, o leite e seus derivados, costumam ser expostos nas laterais.) O faturamento das gigantes do setor de alimentos e bebidas avolumou-se. Os cereais matinais sozinhos geram quase 8 bilhões de dólares por ano, graças a alegações sobre as fibras, a regularidade intestinal, as vitaminas B, o melhor desempenho escolar e por fazer parte de um "café da manhã saudável para iniciar o dia".

Exatamente como a característica viciante dos cigarros foi usada para criar e manter o mercado da indústria do tabaco, a presença do trigo na dieta faz o mesmo com consumidores famintos e indefesos. Da perspectiva do fabricante de alimentos, o trigo é um ingrediente perfeito para alimentos processados: quanto mais você come, mais quer comer. Para a indústria alimentícia a situação tornou-se ainda mais positiva com o entusiástico apoio do governo dos Estados Unidos ao maior consumo de "grãos integrais saudáveis".

AGARRE MEUS PNEUZINHOS: AS PROPRIEDADES SINGULARES DA GORDURA VISCERAL

O trigo aciona um ciclo de saciedade e fome, regulado pela insulina, acompanhado pelos altos e baixos da euforia e da abstinência, distorções da função neurológica e efeitos viciantes, tudo isso levando à deposição de gordura.

Os picos de glicose e de insulina no sangue são responsáveis pelo aumento da deposição de gordura, especificamente nos órgãos viscerais. Com a repetição constante desse fenômeno, a deposição de gordura visceral aumenta, gerando gordura no fígado, nos rins, no pâncreas, nos intestinos (grosso e delgado), bem como a familiar manifestação superficial do acúmulo de gordura, a barriga de trigo. (Até mesmo seu coração engorda, mas você não pode ver por causa das costelas.)

É assim que o pneu em torno de sua cintura ou em torno da cintura de quem você ama corresponde à manifestação superficial da gordura visceral contida no abdome, envolvendo os órgãos abdominais, resultante de meses a anos de ciclos repetidos de altos teores de glicose e insulina no sangue, aos quais se segue a deposição de gordura regulada pela insulina. Não se trata tanto da deposição de gordura nos braços, nas nádegas ou nas coxas, mas da protuberância flácida que circunda o abdome, acompanhada por órgãos internos gordos e salientes. (O motivo exato pelo qual a perturbação do metabolismo da glicose e da insulina provoca, preferencialmente, deposição de gordura visceral no abdome e não no ombro esquerdo ou no alto da cabeça, é uma questão que continua a desafiar a ciência médica.)

A gordura nas nádegas ou nas coxas é exatamente isso: gordura nas nádegas ou nas coxas, nem mais, nem menos. Você senta sobre ela, você a espreme para poder caber nos *jeans*, você se queixa das marcas de celulite que ela cria. Embora o consumo de trigo contribua para o aumento na quantidade de gordura das nádegas e das coxas, a gordura nessas regiões é relativamente inerte em termos metabólicos.

A gordura visceral é diferente. Embora ela possa ser útil, como um "pneuzinho" ao qual seu parceiro, ou sua parceira, possa se agarrar, ela também possui a capacidade singular de acionar uma quantidade de fenômenos inflamatórios. A gordura visceral que enche e circunda o abdome, do tipo barriga de trigo, é uma fábrica metabólica extraordinária, em funcionamento 24 horas por dia, nos sete dias da semana. Ela produz sinais inflamatórios e citocinas anormais (moléculas que atuam como hormônios, realizando a comunicação entre células), como a leptina, a resistina e o fator de necrose tumoral[4, 5]. Quanto maior a quantidade de gordura visceral, maior a quantidade de sinais anormais liberados para a corrente sanguínea, e mais "gritantes" as manifestações de inflamação por todo o corpo.

Qualquer gordura corporal tem a capacidade de produzir outro tipo de citocina, a adiponectina, uma molécula protetora que reduz o risco de doenças cardíacas, diabetes e hipertensão. Contudo, à medida que a gordura visceral aumenta, diminui sua capacidade para produzir a adiponectina protetora (por motivos ainda não esclarecidos)[6]. A combinação desses fatores, isto é, a falta da adiponectina junto com o aumento da produção de leptina, do fator de necrose tumoral e de outros produtos inflamatórios, está por trás das respostas insulínicas anormais, do diabetes, da hipertensão e de doenças cardíacas[7]. A lista de outras perturbações da saúde deflagradas pela gordura visceral está crescendo e agora inclui a demência senil, a artrite reumatoide e o câncer de cólon[8]. É por isso que a circunferência da cintura tem se mostrado um poderoso instrumento de prognósticos de todas essas perturbações da saúde, bem como da mortalidade[9].

A gordura visceral não só produz níveis anormalmente altos de sinais inflamatórios, como ela *própria*, com abundantes quantidades de leucócitos inflamatórios (macrófagos), é inflamada[10]. Por meio da circulação portal hepática, que drena o sangue do trato intestinal, as moléculas endócrinas e inflamatórias produzidas pela gordura visceral desembocam diretamente no fígado, que, por sua vez, responde produzindo mais uma coleção de sinais inflamatórios e proteínas anormais.

Em outras palavras, em nosso corpo nem todas as gorduras são iguais. A gordura da barriga de trigo é uma gordura particularmente prejudicial. A barriga não é simplesmente um depósito passivo para as calorias de *pizzas* em excesso. Ela é, de fato, uma glândula endócrina, muito semelhante à tireoide ou ao pâncreas, ainda que seja uma glândula endócrina muito grande e ativa. (Que ironia: vovó estava certa, quarenta anos atrás, quando dizia que alguém com sobrepeso tinha um problema de "glândulas".) Diferentemente de outras glândulas endócrinas, a glândula endócrina da gordura visceral não joga limpo, mas segue regras exclusivas, que prejudicam a saúde do corpo.

Portanto, uma barriga de trigo não causa apenas uma aparência desagradável. Ela também é assustadoramente nociva à saúde.

O BARATO DA INSULINA

Por que o trigo é muito pior que outros alimentos para o problema do excesso de peso?

O fenômeno indispensável para acionar o crescimento da barriga de trigo é a elevação do nível de açúcar (glicose) no sangue, que, por sua vez, provoca a elevação do nível de insulina. (A insulina é liberada pelo pâncreas em resposta à presença de glicose na corrente sanguínea: quanto maior a quantidade de glicose, mais insulina deve ser liberada para passar a glicose para o interior das células corporais – por exemplo, as células dos músculos, do fígado e as células adiposas.) Quando a capacidade do pâncreas de produzir insulina em resposta ao aumento da quantidade de glicose no sangue é ultrapassada, desenvolve-se o diabetes. Mas você não precisa ser diabético para ter altos níveis de glicose e de insulina na corrente sanguínea. Quem não é diabético pode apresentar facilmente os níveis elevados de glicose necessários para cultivar sua própria barriga de trigo, em particular porque os alimentos feitos com trigo são prontamente convertidos em açúcar.

A elevação do nível de insulina no sangue provoca a deposição de gordura visceral, método pelo qual o corpo armazena o excesso de energia. Quando a gordura visceral se acumula, a enxurrada de sinais inflamatórios que ela produz faz com que os tecidos, como o tecido muscular e o hepático, reajam menos à insulina, o que é denominado resistência à insulina. Isso significa que o pâncreas precisa produzir quantidades cada vez maiores de insulina para metabolizar os açúcares. Com o tempo, segue-se um círculo vicioso de aumento da resistência à insulina, aumento da produção de insulina, aumento da deposição de gordura visceral, aumento da resistência à insulina, e assim por diante.

Há quarenta anos, os nutricionistas estabeleceram o fato de que o efeito do trigo na elevação do nível de glicose no sangue é maior que o do açúcar comum. Como vimos, o índice glicêmico, ou IG, é usado pelos nutricionistas para aferir quanto os níveis de glicose no sangue sobem nos 90 a 120 minutos após a ingestão de um alimento. O pão de trigo integral tem um IG de 72, enquanto o IG do açúcar comum (açúcar de mesa) é de 59 (embora alguns laboratórios tenham obtido valores mais altos, que chegaram a 65). Em comparação, o feijão tem um IG de 51; o *grapefruit*, de 25, enquanto alimentos que não contêm carboidratos, como o salmão, os ovos e as nozes, têm IG de zero. Quando comemos esses alimentos, não ocorre alteração no nível de glicose do sangue. Na realidade, com raras exceções, poucos alimentos têm um IG tão alto quanto os elaborados com trigo. Se excluirmos as frutas secas, como tâmaras e figos, os únicos outros alimentos que têm o IG tão alto quanto o do trigo são amidos secos, pulverizados, como o amido de milho, o amido de arroz, a fécula de batata e a fécula de tapioca. (Vale ressaltar que esses são os mesmos carboidratos usados para preparar alimentos "sem glúten". Falaremos mais sobre essa situação singular e enlouquecedora adiante.)

Como o carboidrato do trigo e dos grãos, a amilopectina A, extraordinariamente digerível, causa uma elevação no nível glicêmico maior que praticamente qualquer outro alimento – mais que uma barra de chocolate recheado, que o açúcar comum ou que um sorvete –, ele também aciona a liberação de uma maior quantidade de insulina. Quanto mais amilopectina A, mais alto o nível de glicose no sangue, mais alto o nível de insulina, maior a deposição de gordura visceral... e maior a barriga de trigo. Ou a barriga de centeio, a barriga de cevada, a barriga de milho e a barriga de aveia.

Acrescente a inevitável queda no nível de glicose no sangue (hipoglicemia), que é a consequência natural dos altos níveis de insulina, e você verá por que, à medida que o corpo tenta se proteger dos perigos da queda no nível de glicose, em geral o resultado é uma fome incontrolável. Você fica louco à procura de alguma coisa para comer, algo que faça o nível de glicose subir novamente, e o ciclo é acionado mais uma vez, repetindo-se de duas em duas horas.

Inclua no cálculo a resposta de seu cérebro aos efeitos eufóricos provocados pela exorfina derivada do trigo (e seu potencial para provocar uma síndrome de abstinência, caso você não consiga a próxima "dose"), e não será nenhuma surpresa que a barriga de trigo em torno de sua cintura continue a crescer sem parar.

LINGERIE MASCULINA É NO SEGUNDO ANDAR

A barriga de trigo não é apenas uma questão de estética, mas um fenômeno com consequências reais para a saúde. Além de produzir hormônios inflamatórios como a leptina, a gordura visceral é também uma fábrica produtora de estrogênio em ambos os sexos, aquele mesmo estrogênio que desenvolve características femininas, como o alargamento dos quadris e o crescimento dos seios em garotas no início da puberdade. É estranho como os níveis de estrogênio são impulsionados pela gordura visceral da barriga de trigo, acompanhados por efeitos peculiares e indesejados tanto em mulheres como em homens.

Até a menopausa, as mulheres adultas apresentam altos níveis de estrogênio. O excesso de estrogênio produzido pela gordura visceral, porém, aumenta consideravelmente o risco de câncer de mama, já que níveis elevados desse hormônio estimulam o tecido mamário[11]. Em consequência disso, nas mulheres, o aumento da gordura visceral está associado a um risco até quatro vezes maior de câncer de mama. O risco do câncer de mama em mulheres na pós-menopausa, com a gordura visceral de uma barriga de trigo, é duas vezes maior que o de mulheres magras, sem barriga de trigo, na mesma fase da vida[12]. É incrível que, apesar dessa ligação evidente, nenhum estudo tenha investigado os resultados de uma dieta sem trigo para a eliminação da gordura visceral da barriga de trigo e seu efeito sobre a incidência de câncer de mama. Se simplesmente ligássemos os pontos, poderíamos prever uma redução acentuada no risco.

Os homens, por terem apenas uma fração ínfima do estrogênio das mulheres, são sensíveis a qualquer coisa que aumente os níveis desse hormônio. Quanto maior a barriga de trigo nos homens, mais testosterona é convertida em estrogênio pelo tecido da gordura visceral através da enzima aromatase. Como o estrogênio estimula o crescimento do tecido mamário, níveis elevados de estrogênio podem causar o desenvolvimento de mamas maiores – as temidas "mamas masculinas", "peitos caídos" ou, para os profissionais da saúde, ginecomastia[13]. Os níveis do hormônio prolactina também são elevados substancialmente pela gordura visceral[14]. Como o nome sugere (prolactina significa "estimulante da lactação"), altos níveis de prolactina estimulam o crescimento do tecido mamário e a produção de leite. Para piorar a situação, um dos produtos da degradação da exorfina da gliadina do trigo, chamado de pentapeptídio B_5, é outro poderoso estimulante da liberação da prolactina pela glândula pituitária em homens[15].

Em um homem, mamas aumentadas, portanto, não são apenas a constrangedora característica física da qual seus sobrinhos irritantes zombam, mas a prova física de que os níveis de estrogênio e prolactina estão altos em decorrência da fábrica de hormônios e inflamações pendurada em torno de sua cintura, além de subprodutos digestivos específicos da gliadina que levam seu corpo a fazer coisas que não deveria.

Uma verdadeira indústria surgiu para ajudar os homens envergonhados de seus peitos aumentados. Está havendo um crescimento explosivo de cirurgias de redução de mamas masculinas, que se alastra pelo país inteiro em alta progressão. Outras "soluções" incluem roupas especiais, coletes de compressão e programas de exercícios. (Talvez o Kramer da série *Seinfeld* não estivesse assim tão maluco quando inventou o sutiã masculino.)

Aumento de estrogênio, câncer de mama, mamas masculinas... Tudo isso vem daquele saco de *bagels* compartilhado no escritório.

A DOENÇA CELÍACA: UM LABORATÓRIO PARA A PERDA DE PESO

Como salientado anteriormente, a única enfermidade à qual o trigo foi conclusivamente relacionado, mesmo entre pensadores convencionais da nutrição, é a doença celíaca. Aconselha-se aos celíacos que removam de sua dieta os produtos de trigo e outros grãos que contenham glúten para evitar o desenvolvimento de todos os tipos de complicações desagradáveis da doença. O que a experiência deles pode nos ensinar sobre os efeitos da eliminação do trigo? Na verdade, há pérolas abandonadas de importantes lições para a perda de peso, que podem ser recolhidas nos estudos clínicos com pacientes celíacos que deixaram de comer alimentos contendo glúten do trigo.

A falta de valorização da doença celíaca entre os médicos, associada às muitas manifestações incomuns da doença (por exemplo, fadiga ou enxaquecas sem sintomas intestinais), representa uma demora média de *onze anos* desde o início dos sintomas até o diagnóstico[16, 17]. Alguns pacientes celíacos, portanto, no momento do diagnóstico, apresentam um estado de grave desnutrição em decorrência da absorção deficiente de nutrientes. Isso se aplica especialmente a crianças portadoras da doença celíaca, que quase sempre estão abaixo do peso e apresentam um desenvolvimento abaixo do normal para a idade[18].

Alguns celíacos chegam a definhar nitidamente antes que a causa de sua doença seja determinada. Um estudo de 2010 da Universidade de Columbia com 369 pessoas portadoras de doença celíaca registrou 64 participantes (17,3%) com o incrível índice de massa corporal de 18,5 ou menos[19]. (Um IMC de 18,5 numa mulher com 1,62 m de altura equivale a um peso de 47,5 quilos, ou 59,4 quilos num homem de 1,77 m de altura.) Anos de absorção insuficiente de nutrientes e calorias, agravada por diarreias frequentes, deixam alguns pacientes celíacos com o peso abaixo do normal, desnutridos e lutando para manter o peso.

A remoção do glúten de trigo da dieta afasta o agente agressor que destrói a camada de revestimento interno do intestino. Com a regeneração dessa camada do intestino, torna-se possível uma melhor absorção de vitaminas, minerais e outros nutrientes; e o peso começa a aumentar com o restabelecimento da nutrição. Esses estudos registram o *ganho* de peso com a remoção do trigo da dieta por pacientes celíacos desnutridos e com peso abaixo do normal.

Por esse motivo, a doença celíaca é tradicionalmente considerada uma afecção de crianças e adultos muito debilitados. Entretanto, estudiosos da doença celíaca observam que, ao longo dos últimos quarenta ou cinquenta anos, são cada vez mais frequentes pacientes recém-diagnosticados com a doença celíaca com sobrepeso ou obesos. Uma tabulação recente de dez anos de pacientes celíacos recém-diagnosticados revelou que 39% estavam com sobrepeso (IMC de 25 a 29,9) e 13% estavam obesos (IMC ≥ 30)[20]. De acordo com essa estimativa, portanto, mais da metade das pessoas atualmente diagnosticadas com a doença celíaca está obesa ou com sobrepeso.

Se nos concentrarmos apenas nas pessoas com sobrepeso que não estão gravemente desnutridas no momento do diagnóstico, os pacientes celíacos, de fato, *perdem* peso substancialmente quando eliminam o glúten da dieta. Um estudo conjunto da Clínica Mayo e da Universidade de Iowa acompanhou 215 pacientes celíacos após a eliminação do glúten do trigo da dieta e computou uma perda de 12,3 quilos de peso nos seis primeiros meses nos pacientes que estavam obesos no início do estudo[21]. No estudo da Universidade de Columbia, citado anteriormente, em um ano a eliminação do trigo reduziu pela *metade* a frequência de obesidade, sendo que mais de 50% dos participantes que apresentavam um IMC inicial na faixa de sobrepeso (de 25 a 29,9) perderam, em média, 11,7 quilos[22]. O doutor Peter Green, principal gastroenterologista nesse estudo e professor de clínica médica na Universidade de Columbia, especula: "Não está claro se é a redução de calorias ou algum outro fator presente na dieta" o responsável pela perda de peso na dieta sem glúten. Considere tudo o que você já aprendeu e responda: não está claro que é a eliminação do trigo a explicação para a perda de peso fora do comum?

Observações semelhantes foram feitas com crianças. Crianças celíacas que eliminam o glúten de trigo da dieta ganham músculos e retomam o crescimento normal, mas também apresentam menos massa gorda em comparação com crianças não celíacas[23]. (Acompanhar mudanças de peso em crianças é complicado, pelo fato de elas estarem em crescimento.) Outro estudo mostrou que 50% de crianças celíacas obesas se aproximavam do IMC normal com a eliminação do glúten do trigo da dieta[24].

O que torna esse resultado incrível é que, além da remoção do glúten, a dieta para pacientes celíacos não tem outras restrições. Não se tratava de programas elaborados com o objetivo de perder peso; deveriam apenas eliminar o glúten e o trigo da dieta. Não havia contagem de calorias nem controle de porções, exercícios ou qualquer outro método para perder peso... bastava eliminar o trigo. Não houve prescrição alguma quanto ao teor de carboidratos ou de gorduras; apenas a eliminação do glúten do trigo. Isso quer dizer que algumas pessoas incorporaram à dieta alimentos "sem glúten", como pães, bolinhos e biscoitos, que causam *ganho* de peso, às vezes impressionante. (Como veremos mais adiante, se você tem o objetivo de perder peso ou tem qualquer questão de saúde, é importante não substituir um alimento que aumenta o peso, o trigo, por uma coleção de outros alimentos não salutares que também fazem isso, mesmo sem conter glúten.) Em muitos programas nutricionais sem glúten, *estimula*-se, de fato, o consumo de alimentos sem glúten. Apesar dessa prescrição equivocada de dieta, a verdade permanece: pacientes celíacos com sobrepeso apresentam uma acentuada perda de peso com a eliminação do glúten do trigo.

Pesquisadores que realizam esses estudos, embora suspeitem de "outros fatores", nunca sugerem a possibilidade de que a perda de peso tenha como causa a eliminação de um alimento cujo consumo provoca um extraordinário ganho de peso – ou seja, o trigo.

O que é interessante é que essas pessoas apresentam uma ingestão calórica substancialmente menor quando estão em uma dieta sem glúten, em comparação com pessoas que não estão numa dieta sem glúten, muito embora não haja restrições a outros alimentos. A ingestão calórica diária medida foi 14% menor em dietas sem glúten[25]. Outro estudo concluiu que pacientes celíacos que aderiram rigorosamente à eliminação do glúten da dieta consumiram 418 calorias a menos por dia do que pacientes celíacos que se recusaram a fazê-lo, isto é, que permitiram que o glúten do trigo permanecesse em sua dieta[26]. Para alguém cuja ingestão calórica diária é de 2.500 calorias, isso representaria uma redução de 16,7% na ingestão calórica. Adivinhe o que isso faz com o peso.

Numa atitude sintomática da tendenciosidade dos dogmas nutricionais convencionais, os pesquisadores no primeiro estudo rotularam de "desequilibrada" a dieta seguida pelos participantes que se recuperaram da doença celíaca, uma vez que não continha massas, pães ou *pizzas*, mas incluía outros "alimentos naturais errados" (sim, eles disseram isso mesmo), como carne, ovo e queijo. Em outras palavras, os pesquisadores evidenciaram o valor de uma dieta sem trigo, que reduz o apetite e exige a substituição de calorias por alimentos de verdade, sem que essa fosse sua intenção, e mesmo sem perceber que fizeram isso. Um recente levantamento abrangente da doença celíaca, por exemplo, elaborado por dois especialistas altamente respeitados, não faz menção alguma à perda de peso causada pela eliminação do glúten da dieta[27]. Mas isso está bem ali nos dados, claro como o sol: livre-se do trigo e elimine os quilos a mais. Nesses estudos, os pesquisadores também costumam descartar a perda de peso resultante de dietas sem trigo e sem glúten, atribuindo essa perda à falta de variedade na alimentação, em vez de atribuí-la à eliminação do trigo em si. (Como você verá mais adiante, não ocorre falta de variedade na dieta com a eliminação do trigo. Existe uma abundância de ótimos alimentos que permanecem disponíveis num estilo de vida sem trigo.)

A remoção das exorfinas derivadas da gliadina e a redução do ciclo da glicose-insulina que aciona a fome diminuem a ingestão calórica diária total em 350 a 400 calorias por dia, não sendo incomum 1.000 ou mais calorias – sem uma restrição consciente a calorias, gorduras, carboidratos ou tamanho de porções. Nada de pratos menores, maior tempo mastigando ou pequenas refeições frequentes. Basta banir de sua mesa o trigo e cereais aparentados.

Não há motivo para acreditar que a perda de peso com a eliminação do trigo da dieta seja específica para os pacientes da doença celíaca. Ela se aplica às pessoas *com* sensibilidade ao glúten e às pessoas *sem* sensibilidade ao glúten. Ela vale se você for alto ou baixo, se seu manequim for 60 ou 40 ou se você gosta de sapatos de salto alto ou de sandálias.

Por isso, quando extrapolamos a eliminação do trigo para quem não tem a doença celíaca, como eu fiz com milhares de pessoas e acompanhei na comunidade Barriga de Trigo no mundo inteiro, observamos o mesmo fenômeno: uma perda de peso extraordinária e imediata, semelhante à que é observada na população de celíacos obesos.

ELIMINE A BARRIGA DE TRIGO

Cinco quilos em duas semanas. Eu sei. Parece mais um comercial de televisão, alardeando o mais recente truque "para perder peso rapidamente".

Mas eu já vi isso acontecer repetidas vezes: basta eliminar o trigo, sob todas as suas inúmeras formas, e os quilos irão desaparecendo, muitas vezes chegando a quase meio quilo por dia. Sem truques, sem prescrições de refeições, sem fórmulas especialmente preparadas, sem contagem de calorias, sem bebidas para "substituir refeições" e sem a necessidade de regimes de "desintoxicação".

É evidente que você só pode perder peso tão depressa por um período determinado, ou acabaria virando pó. Mas a velocidade inicial de perda de peso pode ser impressionante, igualando-se à que você poderia obter com um jejum direto. Considero esse fenômeno fascinante: por que a eliminação do trigo geraria uma perda de peso tão rápida quanto a *inanição*? Isso decorre de uma combinação da interrupção do ciclo de glicose-insulina-deposição-de--gordura com a redução natural da ingestão calórica resultante da eliminação do trigo, bem como com a ausência de inflamação e, acima de tudo, da retenção inflamatória de líquidos. Este último fenômeno – a perda do edema – pode ser visto no rosto, como demonstram as milhares de pessoas que compartilharam suas "selfies" conosco. A mudança na aparência facial em si pode ser tão impressionante que críticos vêm alegando que eu procuro mães e filhas e chamo suas fotos de "antes" e "depois". Nada disso. Trata-se apenas de parte do sensacional catálogo de mudanças que ocorrem com a eliminação do trigo da dieta.

A eliminação do trigo e dos cereais, por definição, faz parte de dietas de baixo teor de carboidratos. É cada vez maior o número de estudos clínicos que mostram as vantagens das dietas de baixo teor de carboidratos para a redução de peso[28, 29]. Na realidade, o sucesso das dietas de baixo teor de carboidratos decorre principalmente da eliminação do trigo. Reduza a ingestão de carboidratos e, necessariamente, você reduzirá a ingestão de trigo. Como o trigo domina a dieta da maioria dos adultos modernos, remover o trigo remove a maior fonte de problemas. (Já presenciei também o *fracasso* de dietas de baixo teor de carboidratos nas quais a única fonte de carboidratos que permaneceu foram os produtos que continham trigo.)

Sem dúvida, o açúcar e outros carboidratos também devem ser considerados. Em outras palavras, se você eliminar o trigo mas beber refrigerantes açucarados e comer chocolate recheado e salgadinhos de milho todos os dias, estará anulando a maior parte do benefício de perda de peso resultante da eliminação do trigo. Entretanto, a maioria dos adultos já sabe que evitar refrigerantes gigantes e sorvetes é uma parte necessária do esforço de perder peso. Evitar o trigo é que ainda parece antinatural.

A eliminação do trigo é uma estratégia extraordinariamente subestimada para uma perda de peso rápida e duradoura, especialmente para a eliminação da gordura visceral. Já testemunhei o efeito da diminuição da barriga de trigo milhares de vezes. Elimina-se o trigo e o peso cai rapidamente, sem esforço, muitas vezes chegando a 20, 30, 45 quilos ou mais ao longo de um ano, dependendo de qual era o excesso de peso no início do processo. Somente entre os trinta últimos pacientes de minha clínica que eliminaram o trigo da dieta, a média da perda de peso foi de 12 quilos ao longo de cinco meses e dezoito dias.

O espantoso no que diz respeito à eliminação do trigo é que, ao remover esse alimento que deflagra o apetite e o comportamento compulsivo, você cria uma relação totalmente nova com a comida: você passa a comer porque precisa de alimento para suprir a necessidade fisiológica de energia, não porque esteja com algum ingrediente estranho no corpo, acionando seus "botões" do apetite, estimulando seu apetite e o impulso de comer cada vez mais. Você descobrirá que mal se interessa pelo almoço ao meio-dia, evita sem esforço o balcão da padaria no mercado e recusa sem pestanejar as rosquinhas fritas no café do escritório. Você se livrará do desejo incontrolável, causado pelo trigo, por mais, sempre mais e mais. E notará que sua percepção do paladar está refinada. Produtos como balas ou bolos que anteriormente você achava saborosos tornam-se enjoativos e intoleravelmente doces. Alimentos que talvez você não apreciasse antes, como couve-de-bruxelas ou brócolis, oferecem sabores novos e deliciosos que você não conseguia sentir durante o tempo em que consumia o trigo, tudo isso parte da vasta onda de cura gastrointestinal que ocorre quando sua dieta não inclui o trigo e seus primos, fenômeno que examinaremos

Com 47 quilos a menos... Faltam 9

Quando conheci Geno, ele tinha aquele ar conhecido: pálido, cansado, quase indiferente. Com 1,77 m de altura, seus 145 quilos incluíam uma considerável barriga de trigo, que se derramava sobre o cinto. Geno veio se consultar comigo em busca de uma opinião sobre um programa de prevenção de doença coronariana, movido pela preocupação com um resultado anormal em um exame do coração que indicava a presença de placa aterosclerótica nas coronárias e o risco em potencial para um ataque cardíaco.

Não era nenhuma surpresa. A circunferência da cintura de Geno se fazia acompanhar de múltiplos resultados metabólicos anormais, entre eles altos níveis de glicose no sangue, que estavam bem na faixa correspondente ao diabetes, altos níveis de triglicerídeos, baixo nível de colesterol HDL; alto nível de proteína C-reativa e outros indicadores de inflamação, entre outros, todos esses fatores contribuindo para sua placa coronariana e seu risco de doença cardíaca.

De algum modo, consegui atrair sua atenção, apesar de sua atitude aparentemente indiferente. Acredito que tenha ajudado o fato de eu ter recrutado o auxílio de sua principal cozinheira e compradora de alimentos, sua mulher. De início, ele ficou intrigado com a ideia de eliminar todos os "grãos integrais saudáveis", entre eles suas queridas massas, substituindo-os por todos os alimentos que ele considerava proibidos, como castanhas, óleos, ovos, queijos e carnes gordas.

Seis meses depois, Geno voltou a meu consultório. Acho que não seria exagero dizer que ele passara por uma transformação. Alerta, atento e sorridente, Geno contou-me que sua vida tinha mudado. Tinha perdido não só incríveis 29 quilos e 35 cm da cintura naqueles seis meses, mas tinha também recuperado a energia da juventude, voltando a ter vontade de confraternizar com amigos e viajar com a mulher, caminhar e andar de bicicleta ao ar livre, tendo um sono mais profundo, tudo aliado a um otimismo recém-redescoberto. E agora ele tinha resultados de exames que combinavam com isso: a glicose no sangue estava na faixa normal; o colesterol HDL tinha dobrado; os triglicerídeos tinham caído de algumas centenas de miligramas para uma faixa perfeita.

Outros seis meses depois, Geno tinha perdido mais 18 quilos, e agora a balança marcava 98 quilos – um total de 47 quilos perdidos no prazo de um ano.

– Meu objetivo é chegar aos 89 quilos, o que eu pesava quando me casei – disse-me Geno. – Só faltam nove quilos. – E isso ele disse com um sorriso.

em detalhe. (Aplique esse princípio a crianças, por sinal, e veja que elas pedirão legumes e frango.)

Faz todo sentido. Se você se abstiver de alimentos que acionam respostas exageradas de glicose e insulina no sangue, eliminará o ciclo de saciedade momentânea e fome. Elimine a fonte alimentar de exorfinas causadoras de dependência, e com isso ficará mais satisfeito com menos. O excesso de peso vai desaparecendo e você volta ao peso apropriado em termos fisiológicos. Você perde o estranho e desagradável pneu em torno do abdome. Pode dizer adeus a sua barriga de trigo.

VIVA SEM GLÚTEN, MAS NÃO COMA ALIMENTOS "SEM GLÚTEN"

Como assim?

O glúten é a principal proteína do trigo e, como já expliquei, é responsável por alguns dos efeitos adversos do consumo do trigo, mas não por todos. A proteína gliadina no glúten é a culpada pelas lesões inflamatórias que atingem o trato intestinal na doença celíaca. Portadores da doença celíaca devem evitar meticulosamente os alimentos que contenham glúten. Isso significa eliminar o trigo da dieta, assim como todos os outros grãos que contêm glúten, como a cevada, o centeio, a espelta, o *emmer*, *o einkorn*, o triticale, o triguilho e o *kamut*. Os celíacos costumam procurar alimentos "sem glúten" que imitam produtos que contêm trigo. Uma verdadeira indústria desenvolveu-se para satisfazer os desejos dessas pessoas por alimentos "sem glúten", desde o pão "sem glúten" até bolos e sobremesas "sem glúten".

Contudo, em sua maioria os alimentos "sem glúten" são preparados que substituem a farinha de trigo pelo amido de milho ou de arroz, pela fécula de batata ou de tapioca (amido extraído da raiz da mandioca). Isso é especialmente perigoso para a saúde e para quem estiver querendo perder 10, 15 ou mais quilos, uma vez que os alimentos "sem glúten", embora não acionem a resposta imunológica nem a neurológica do glúten do trigo, ainda assim acionam de modo extraordinário a resposta da glicose-insulina, que provoca o ganho de peso. Os produtos do trigo aumentam os níveis de glicose e de insulina no sangue mais que a maioria dos outros alimentos. Lembre-se, porém, de que os alimentos preparados com amido de milho, amido de arroz, fécula de batata e de tapioca estão entre os poucos que aumentam o nível de glicose no sangue ainda *mais* que os produtos do trigo. Adotar o estilo sem glúten, deleitando-se com alimentos desse estilo, pode fazer com que você troque sua barriga de trigo por uma barriga sem glúten, acompanhada de todas as terríveis consequências para a saúde decorrentes da gordura visceral, o que não é bom.

Portanto, alimentos "sem glúten" não são "*sem problemas*". Os alimentos "sem glúten" são a explicação provável para os celíacos com sobrepeso, que eliminam o trigo da dieta mas não conseguem perder peso. Em minha opinião, os alimentos "sem glúten" não têm *nenhuma* serventia, já que seu efeito metabólico difere muito pouco do obtido com o consumo de um pote de balas de goma, mesmo que esteja habilmente disfarçado como pão de sete grãos.

Logo, a eliminação do trigo não gira apenas em torno da eliminação do glúten. Eliminar o trigo significa eliminar a amilopectina A do trigo e outros grãos, a forma de carboidrato complexo que, de fato, aumenta a taxa de glicose no sangue mais que o açúcar comum e chocolates recheados. Mas você não vai querer substituir a amilopectina A pelos carboidratos de rápida absorção do amido de arroz, do amido de milho, da fécula de batata e da fécula de tapioca. Evite alimentos "sem glúten" se quiser seguir uma dieta "sem glúten".

Mais adiante, examinarei as particularidades da eliminação do trigo: como lidar com tudo que isso envolve, desde a escolha de alimentos saudáveis para a substituição até a síndrome de abstinência do trigo. Minha perspectiva é de dentro das trincheiras, pois presenciei os esforços bem-sucedidos de milhares de pessoas.

Antes de passarmos aos detalhes da eliminação do trigo, porém, vamos falar sobre a doença celíaca. Mesmo que você *não* tenha essa doença devastadora, compreender o que a causa e como pode ser curada proporciona uma estrutura conceitual útil para pensar sobre o trigo e seu papel na dieta humana. Além de nos dar aulas sobre a perda de peso, a doença celíaca pode fornecer outros *insights* úteis para a saúde das pessoas não afetadas por ela.

Então trate de largar esse rocambole de canela e vamos conversar sobre a doença celíaca.

CAPÍTULO 6

OLÁ, INTESTINO. SOU EU, O TRIGO. O TRIGO E A DOENÇA CELÍACA

COITADO DE SEU INTESTINO, TÃO desprevenido. Lá está ele, cumprindo sua função todos os dias, empurrando os restos parcialmente digeridos de sua última refeição por mais de seis metros de intestino delgado e um metro e vinte de intestino grosso, para acabar produzindo a matéria que domina a conversa da maioria dos aposentados. Ele nunca descansa, mas cumpre exatamente sua função, sem jamais pedir um aumento ou benefício de plano de saúde. Ovos recheados, frango assado ou salada de espinafre são todos transformados no conhecido produto da digestão, os resíduos semissólidos, coloridos pela bilirrubina, que, em nossa sociedade moderna, simplesmente mandamos embora com a descarga, sem pestanejar.

Eis que surge um intruso que pode perturbar todo esse sistema feliz: o trigo.

Depois de o *Homo sapiens* e seus ancestrais imediatos terem passado milhões de anos alimentando-se do cardápio limitado oferecido pela atividade de caça e coleta, o trigo entrou na dieta humana, hábito alimentar que se desenvolveu apenas durante os últimos dez milênios. Esse período relativamente curto – trezentas gerações – foi insuficiente para permitir que todos os seres humanos se adaptassem a essa gramínea singular. Entre as provas mais impressionantes dessa adaptação falha ao trigo está a doença celíaca, o comprometimento da saúde do intestino delgado pela proteína gliadina presente no glúten do trigo. Existem outros exemplos de adaptação falha a alimentos, como a intolerância à lactose, mas a doença celíaca se destaca pela gravidade da reação e pela incrível variedade de sua expressão.

Mesmo que você não tenha doença celíaca, recomendo que continue a ler. *Barriga de trigo* não é um livro sobre essa doença. Mas é impossível falar sobre os efeitos do trigo na saúde humana sem falar dela. A doença celíaca é o exemplo típico da intolerância ao trigo, um padrão com o qual comparamos todas as outras formas de intolerância ao trigo. Além disso, os casos de doença celíaca estão aumentando, tendo se quadruplicado nos últimos cinquenta anos, fato que, a meu ver, é reflexo das modificações pelas quais o trigo tem passado. O fato de não ter a doença celíaca aos 25 anos de idade não significa que você não possa desenvolvê-la aos 45; e ela tem se apresentado com uma variedade cada vez maior de novos aspectos, além do comprometimento da função intestinal, aspectos tão diversos quanto dores de cabeça, dores nas articulações e delírios paranoicos. Portanto, mesmo que você tenha boa saúde intestinal e possa comparar sua perfeita regularidade intestinal com a de sua avó, você não pode ter certeza de que algum outro órgão de seu corpo não esteja sendo afetado de modo semelhante ao que ocorre na doença celíaca.

As primeiras descrições detalhadas da luta de pacientes celíacos com as diarreias características da doença foram feitas no ano 100 d.C., pelo médico grego da Antiguidade Aretus, que aconselhou o jejum a seus pacientes. Não faltaram teses ao longo dos séculos seguintes que tentassem explicar por que os pacientes celíacos sofriam com uma diarreia intratável, cólicas e desnutrição. Disso tudo resultaram tratamentos inúteis como o uso de óleo de rícino, enemas frequentes e a recomendação de comer pão somente se fosse torrado. Houve até mesmo tratamentos que tiveram algum sucesso, entre eles a dieta composta exclusivamente de mexilhões, do doutor Samuel Gee, na década de 1880, e a dieta de "oito bananas por dia", do doutor Sidney Haas[1].

A associação entre doença celíaca e consumo de trigo foi feita pela primeira vez em 1953, pelo doutor Willem-Karel Dicke, pediatra holandês. Foi a observação casual da mãe de uma criança celíaca, que comentou o fato de que o filho melhorava da urticária quando ela não lhe dava pão, que despertou no médico a suspeita. Durante a escassez de alimentos que ocorreu perto do fim da Segunda Guerra Mundial, o pão se tornou raro, e Dicke observou melhoras nos sintomas da doença celíaca em crianças, e percebeu o agravamento desses sintomas quando aviões suecos de ajuda humanitária deixaram cair pão no território holandês. Pouco tempo depois, o doutor Dicke fez um acompanhamento meticuloso do crescimento das crianças e do teor de gordura em suas fezes, que, finalmente, confirmou que o glúten do trigo, da cevada e do centeio era a fonte daqueles problemas que ameaçavam a vida dos doentes. A eliminação do glúten da dieta produziu curas extraordinárias, resultado imensamente superior aos obtidos pelos regimes das bananas e dos mexilhões[2].

Embora a doença celíaca não seja a manifestação mais comum da intolerância ao trigo, ela ilustra de maneira nítida e impressionante aquilo que o trigo é capaz de fazer quando encontra o intestino desprevenido do ser humano.

DOENÇA CELÍACA: CUIDADO COM A PODEROSA MIGALHA DE PÃO

A doença celíaca não é brincadeira. É realmente incrível que uma enfermidade tão debilitante, potencialmente fatal, possa ser desencadeada por algo tão pequeno e aparentemente inocente quanto um pouco de farinha de rosca ou um *croûton*.

Cerca de 1% da população é incapaz de tolerar o glúten do trigo, mesmo em pequenas quantidades. Dê glúten a essas pessoas e o revestimento interno de seu intestino delgado, a barreira delicada que separa a matéria fecal incipiente do resto do corpo, entrará em colapso – o que provoca cólicas, diarreia e a eliminação de fezes amareladas que boiam no vaso sanitário, porque contêm gorduras não digeridas. Caso se permita que essa condição perdure por anos, o celíaco torna-se incapaz de absorver nutrientes, perde peso e desenvolve deficiências nutricionais de proteínas, ácidos graxos, vitaminas B_{12}, D, E, K, folato, ferro e zinco[3]. E não é preciso muito. Basta uma migalha de pão ou o resíduo de massa de panqueca num talher mal lavado para deflagrar a reação anormal, dor abdominal, diarreia e outros tormentos.

A lesão no revestimento intestinal permite que vários componentes do trigo cheguem aonde não deveriam chegar, como a corrente sanguínea, fenômeno usado no diagnóstico da afecção: anticorpos contra as gliadinas do trigo podem ser detectados no sangue. A lesão do órgão também leva o corpo a produzir anticorpos contra componentes do próprio revestimento intestinal, como a transglutaminase e o endomísio, proteínas da camada muscular do intestino que são a base de outros dois testes de diagnóstico da doença celíaca, os testes de anticorpos da transglutaminase e do endomísio. Essa lesão também permite que bactérias que normalmente estão instaladas no trato intestinal e que em outras circunstâncias seriam "benéficas" enviem seus produtos para a corrente sanguínea, iniciando outra série de respostas inflamatórias e imunológicas anormais[4].

Até alguns anos atrás, a doença celíaca era considerada rara, afetando apenas uma entre alguns milhares de pessoas. Com o aperfeiçoamento das técnicas de diagnóstico da doença, o número de doentes aumentou, chegando a 1 caso a cada 133 pessoas. Os parentes mais próximos de pessoas com a doença celíaca têm a probabilidade de 4,5% de desenvolvê-la. Os que apresentam sintomas intestinais sugestivos da doença têm uma probabilidade maior, em torno de 17%[5].

Como veremos, o número de casos da doença celíaca tem aumentado não apenas porque houve melhora nos exames de diagnóstico, mas também porque a própria incidência da doença aumentou. Não obstante, essa doença é um segredo bem guardado. Nos Estados Unidos, 1 caso a cada 133 pessoas equivale a pouco mais de 2 milhões de pessoas com a doença celíaca. No entanto, menos de 10% delas têm conhecimento disso. Um dos motivos pelos quais 1,8 milhão de estadunidenses não sabem que têm a doença celíaca é que ela é "a grande imitadora" (honra anteriormente conferida à sífilis), pois se manifesta de muitas formas. Enquanto 50% dos afetados sentirão os sintomas clássicos de cólicas, diarreias e, com o tempo, perda de peso, a outra metade deles apresentará anemia, enxaqueca, artrite, sintomas neurológicos, infertilidade, baixa estatura (em crianças), depressão, fadiga crônica ou uma variedade de outros sintomas e perturbações que, à primeira vista, parecem não ter nada a ver com a doença celíaca[6]. Em outras pessoas, a doença pode não causar absolutamente nenhum sintoma, mas manifestar-se mais adiante na vida como comprometimento neurológico, incontinência, demência senil ou câncer gastrointestinal.

Os modos pelos quais a doença celíaca se manifesta também estão mudando. Até meados da década de 1980, ela costumava ser diagnosticada em crianças com sintomas como "dificuldade para crescer" (perda de peso, crescimento insuficiente), diarreias e distensão abdominal antes dos 2 anos de idade. Recentemente, é mais provável que ela seja diagnosticada em razão de uma anemia, dor abdominal crônica, ou mesmo na ausência de sintomas, e isso só quando a criança já está com 8 anos de idade ou mais[7, 8, 9]. Num grande estudo clínico realizado no Stollery Children's Hospital

[Hospital Pediátrico de Stollery], em Edmonton, Alberta (província canadense), o número de crianças em que a doença celíaca foi diagnosticada aumentou onze vezes de 1998 a 2007[10]. O interessante é que 53% das crianças no hospital que foram diagnosticadas por meio de exames de anticorpos ainda não apresentavam nenhum sintoma celíaco, e ainda assim disseram estar se sentindo melhor com a eliminação do glúten.

Mudanças análogas na doença celíaca foram observadas em adultos, com um menor número de pessoas se queixando dos sintomas "clássicos" de diarreia e dor abdominal, mais pacientes com diagnóstico de anemia, outros se queixando de diversos tipos de urticária, como a dermatite herpetiforme e alergias, e ainda outros que não apresentavam absolutamente nenhum sintoma[11].

Os pesquisadores não conseguiram chegar a um consenso sobre o que teria provocado essas mudanças na doença celíaca ou por que ela está em ascensão. A hipótese mais aceita atualmente é que um número maior de mães está amamentando. (É, eu também ri.)

Grande parte da mudança no aspecto da doença celíaca pode, sem dúvida, ser atribuída ao diagnóstico precoce do problema propiciado pelos exames de sangue mais confiáveis em busca de anticorpos. Contudo, parece ter havido também uma mudança fundamental na própria doença. A aparência mutante da doença celíaca não se deveria a uma mudança no próprio trigo? Essa ideia poderia fazer o doutor Norman Borlaug, que desenvolveu o trigo semianão, revirar no túmulo, mas há dados sugestivos de que em algum momento dos últimos cinquenta anos alguma coisa de fato mudou no trigo.

Um estudo fascinante realizado na Clínica Mayo fornece um retrato sem precedentes da incidência de celíacos na população dos Estados Unidos de meio século atrás, o mais próximo que poderemos chegar de uma máquina do tempo para responder nossa pergunta. Os pesquisadores obtiveram amostras de sangue coletadas cinquenta anos antes para um estudo de infecção por estreptococos e mantidas congeladas desde então. O sangue das amostras congeladas foi retirado de mais de 9 mil recrutas do sexo masculino da Base Aérea de Warren (WAFB), no Wyoming, entre 1948 e 1954. Depois de estabelecer a confiabilidade das amostras congeladas havia tanto tempo, eles as testaram em busca de marcadores para a doença celíaca (anticorpos antitransglutaminase e antiendomísio) e compararam os resultados com amostras de dois grupos atuais. Foi formado um grupo "de controle" atual composto de 5.500 homens com idade semelhante à dos recrutas militares (média de idade de 70 anos), com amostras obtidas a partir de 2006. Um segundo grupo de controle era constituído de 7.200 homens com idade próxima à dos recrutas da Força Aérea na época da coleta do sangue (média de 37 anos de idade)[12].

Embora anticorpos característicos da doença celíaca tivessem sido identificados em 0,2% dos recrutas da WAFB, 0,8% dos homens com datas de nascimento semelhantes e 0,9% dos homens jovens atuais apresentaram esses marcadores para a doença celíaca. O resultado sugere que desde 1948 a incidência de doença celíaca *quadruplicou* nos homens à medida que envelheciam, e também quadruplicou em homens jovens atuais. (É provável que a incidência seja ainda mais alta entre mulheres, já que há mais mulheres que homens com a doença celíaca, mas todos os recrutas incluídos no estudo original eram do sexo masculino.) Os recrutas com resultado positivo para marcadores celíacos também estiveram quatro vezes mais propensos a morrer, em geral de câncer, ao longo dos cinquenta anos transcorridos desde que forneceram as amostras de sangue.

Perguntei ao doutor Joseph Murray, pesquisador principal do estudo, se ele esperava encontrar esse aumento acentuado na incidência da doença celíaca. "Não. Minha hipótese inicial era que a doença celíaca estava presente o tempo todo e nós simplesmente não a estávamos encontrando. Embora isso em parte fosse verdadeiro, os dados me disseram outra coisa: a incidência da doença

Identifique esse anticorpo

Três grupos de exames de sangue para identificação de anticorpos estão agora amplamente disponíveis para o diagnóstico da doença celíaca, ou pelo menos para dar uma boa indicação de que foi acionada uma resposta imunológica ao glúten.

Anticorpos antigliadinas. O anticorpo IgA, de vida curta, e os anticorpos IgG antigliadinas, de vida mais longa, costumam ser usados para a triagem da doença celíaca. Embora de ampla disponibilidade, eles têm menor probabilidade de produzir o diagnóstico em todas as pessoas com a doença, deixando de diagnosticar de 20 a 50% dos celíacos, aproximadamente[14]. Anticorpos antigliadinas estão se revelando úteis, porém, no diagnóstico de questões de saúde induzidas pelo trigo e cereais além da doença celíaca, como a tireoidite de Hashimoto (inflamação autoimune da tireoide), a ataxia cerebelar (deterioração autoimune do cerebelo que leva à falta de coordenação, à incontinência e à morte), alguns dos fenômenos associados à esquizofrenia e a neuropatia periférica (perda do controle e/ou sensação muscular, tipicamente nas pernas).

Anticorpo antitransglutaminase. A lesão do revestimento intestinal causada pelo glúten revela proteínas musculares que provocam a formação de anticorpos. A transglutaminase é uma dessas proteínas. É possível medir a presença do anticorpo contra essa proteína na corrente sanguínea e usar a informação para avaliar a resposta autoimune em andamento. Em comparação com a biópsia do intestino, o exame do anticorpo antitransglutaminase identifica aproximadamente de 86 a 89% dos casos de doença celíaca[15, 16].

Anticorpo antiendomísio. Assim como o exame para detectar a presença de anticorpos antitransglutaminase, a pesquisa de anticorpos antiendomísio identifica outra resposta de anticorpo anormal a uma proteína do tecido intestinal. Introduzido em meados da década de 1990, esse exame está se revelando o mais preciso dos testes, por identificar mais de 90% dos casos de doença celíaca[17, 18].

Se você já abandonou o trigo, saiba que esses exames podem apresentar um resultado negativo dentro de alguns meses, e é quase certo que o resultado seja negativo ou reduzido depois de seis meses. Portanto, os exames são válidos apenas para as pessoas que estejam consumindo produtos feitos com trigo ou para aquelas que pararam recentemente de ingerir esses produtos. Felizmente, há outros exames disponíveis que podem ser úteis mesmo depois que você expulsou de sua vida o grão maligno.

HLA DQ2, HLA DQ8. Esses não são anticorpos, mas marcadores genéticos para antígenos leucocitários humanos, ou HLA [*human leucocyte antigen*], que, se estiverem presentes, indicam maior probabilidade genética de a pessoa desenvolver a doença celíaca. Mais de 90% das pessoas que têm a doença celíaca têm um desses dois marcadores HLA, mais frequentemente o HLA DQ2[19].

Um dilema: 40% da população tem um dos marcadores HLA e/ou anticorpos que indicam predisposição para a doença celíaca, mas essas pessoas não manifestam nenhum sintoma ou nenhum outro sinal de um sistema imunológico com problemas. Contudo, esse grupo revela melhora na saúde quando o trigo e os grãos são eliminados da dieta[20].

Tolerância retal. Não, não é mais uma competição de programa de televisão, mas um teste que envolve a colocação de uma amostra de glúten no reto para verificar se é disparada uma reação inflamatória. Embora muito preciso, o óbvio desafio logístico desse exame de quatro horas de duração restringe sua utilidade[21].

Biópsia do intestino delgado. A biópsia do jejuno, a parte superior do intestino delgado, realizada por meio de endoscopia, é a "pedra de toque" dos exames, isto é, o padrão de comparação para a avaliação de todos os outros exames. O aspecto positivo é a obtenção de um diagnóstico seguro. O negativo é a necessidade de uma endoscopia e de biópsias. A maioria dos gastroenterologistas recomenda uma biópsia do intestino delgado para confirmar o diagnóstico se ocorrerem sintomas como cólicas crônicas e diarreia e se os exames de anticorpos sugerirem a doença celíaca. Entretanto, alguns especialistas alegam (e eu concordo) que a confiabilidade crescente dos exames de detecção de anticorpos, como a detecção de anticorpos antiendomísio, podem tornar a biópsia intestinal menos necessária, talvez mesmo desnecessária. (A meu ver, a insistência pela endoscopia é provocada mais por um interesse nos valores consideráveis pagos ao gastroenterologista do que por uma verdadeira necessidade.)

O conhecimento convencional afirma que, se um exame de detecção de anticorpos, ou mais de um, for positivo, mas a biópsia intestinal der resultado negativo para a doença celíaca, nesse caso a eliminação do glúten não é necessária. Para mim, essa visão está totalmente errada, já que muitos desses pacientes sensíveis ao glúten, ou celíacos latentes, com o tempo acabarão desenvolvendo a doença celíaca ou, o que é ainda mais provável, desenvolverão alguma outra manifestação, como um comprometimento neurológico, artrite reumatoide, tireoidite de Hashimoto, refluxo gastroesofágico, síndrome do intestino irritável, diabetes do tipo 2, seborreia, enxaquecas ou ganho de peso com gordura visceral.

Tenha em mente que, se você estiver decidido a eliminar o trigo de sua dieta, junto com outras fontes de glúten, como o centeio e a cevada, os exames podem ser totalmente desnecessários. Exames somente são uma necessidade quando sintomas graves ou sinais potenciais de intolerância ao trigo se apresentam e pode ser útil obter confirmação para ajudar a eliminar outras causas possíveis. Saber que você possui os marcadores da doença celíaca talvez também aumente sua determinação de evitar meticulosamente o glúten.

realmente *está* aumentando. Outros estudos que mostram que a doença celíaca ocorre pela primeira vez em pacientes idosos corroboram a suposição de que alguma coisa está afetando a população de *qualquer* idade, não apenas os hábitos alimentares da primeira infância."

Um estudo de parâmetros semelhantes foi realizado por um grupo na Finlândia como parte de um esforço maior para registrar mudanças na saúde ao longo do tempo. De 1978 a 1980, cerca de 7.200 finlandeses, homens e mulheres, com mais de 30 anos de idade forneceram amostras de sangue para a pesquisa de marcadores da doença celíaca. Vinte anos depois, em 2000-2001, outros 6.700 finlandeses, homens e mulheres, também com mais de 30 anos de idade, forneceram amostras de sangue. Ao serem medidos os níveis de anticorpos antitransglutaminase e antiendomísio em ambos os grupos, a frequência de marcadores da doença celíaca aumentou de 1,05% nos primeiros participantes para 1,99%, quase o dobro[13].

Temos, portanto, boas provas de que o aumento aparente na incidência da doença celíaca não se deve apenas a melhores técnicas de exames. A frequência da doença em si quadruplicou ao longo dos últimos cinquenta anos, tendo dobrado nos últimos vinte anos. Para piorar a situação, o aumento na incidência da doença celíaca apresenta um paralelo com o aumento de casos de diabetes do tipo 1, de doenças autoimunes, como a esclerose múltipla e a doença de Crohn, e de alergias, entre as quais muitos casos podem ter sua origem detectada em *pretzels*, *bagels* e sanduíches[22].

Dados recentes sugerem que a maior exposição a novas formas da proteína gliadina no glúten, que ocorrem atualmente por causa do trigo moderno, pode constituir pelo menos parte da explicação para o aumento na incidência da doença celíaca. Um estudo proveniente da Holanda comparou 36 linhagens de trigo moderno com 50 linhagens representantes do trigo cultivado até um século atrás. Ao procurar as estruturas de proteínas gliadinas que provocam a doença celíaca, pesquisadores descobriram que proteínas gliadinas com essa característica estavam expressas em níveis mais altos no trigo moderno, enquanto proteínas não acionadoras da doença celíaca estavam menos presentes[23].

Em suma, embora a doença celíaca seja comumente diagnosticada em pessoas com queixas de perda de peso, diarreia e dor abdominal, no século XXI você pode ser gordo e ter prisão de ventre, ou mesmo ser magro e ter a função intestinal regularizada, e, ainda assim, ter a doença. E você tem maior probabilidade de ter a doença do que seus antepassados.

Embora de vinte a cinquenta anos sejam muito tempo no caso de vinhos ou hipotecas, esse é um período curto demais para que tenham ocorrido mudanças genéticas em seres humanos. O intervalo de tempo entre os dois estudos que registram a incidência crescente de anticorpos celíacos, o primeiro em 1948 e o outro em 1978, corresponde ao das mudanças no tipo de trigo que atualmente ocupa a maioria das lavouras do mundo, ou seja, o trigo semianão.

ZONULINAS: COMO O TRIGO SE INSINUA NA CORRENTE SANGUÍNEA

Presente em todas as formas de trigo, desde o mais macio pão de forma até o mais grosseiro pão multigrãos orgânico, a proteína gliadina do trigo tem a capacidade singular de tornar seu intestino permeável.

Os intestinos não devem ser totalmente permeáveis. Você já sabe que o trato intestinal humano abriga todo tipo de coisas estranhas, muitas das quais você observa em seu ritual matinal no vaso sanitário. É verdadeiramente fascinante a maravilhosa transformação do salmão assado ou da omelete de três ovos nos componentes de seu corpo, com o descarte dos restos. Contudo, o processo precisa ser estritamente controlado, a fim de permitir a entrada na corrente sanguínea apenas de componentes selecionados dos sólidos e líquidos ingeridos.

Então, o que acontece se vários compostos nocivos ganham acesso indevido à corrente sanguínea? Um dos efeitos indesejáveis é a autoimunidade – ou seja, a resposta imunológica corporal é ativada "por engano" e ataca órgãos do próprio corpo, como a glândula tireoide ou o tecido das articulações. Isso pode resultar em transtornos autoimunes, como a tireoidite de Hashimoto e a artrite reumatoide.

Controlar a permeabilidade intestinal é, portanto, uma função fundamental das células que revestem a frágil parede intestinal. Pesquisas recentes indicam que as gliadinas do trigo são responsáveis pela liberação de uma proteína do intestino chamada zonulina, reguladora da permeabilidade intestinal[24]. As zonulinas têm o efeito peculiar de afrouxar as firmes junções intercelulares, a barreira geralmente segura entre as células intestinais. Quando as gliadinas deflagram a liberação da zonulina, as junções intercelulares são desfeitas e proteínas indesejadas, como as gliadinas, além de pedaços de outras proteínas do trigo, conseguem penetrar na corrente sanguínea. Quando isso acontece, os linfócitos ativadores da resposta imunológica, como os linfócitos T, são acionados, dando início a um processo inflamatório contra várias proteínas do próprio corpo [*self proteins*], surgindo, assim, perturbações como doença celíaca, doença da tireoide, doenças das articulações e asma. As proteínas gliadinas do trigo agem como alguém que consegue abrir a fechadura de qualquer porta, permitindo que intrusos indesejados tenham acesso a lugares onde não deveriam estar.

Além das gliadinas, poucas substâncias têm essa mesma capacidade de derrubar barreiras e lesionar o intestino. Outros fatores que provocam a liberação da zonulina, afetando assim a permeabilidade intestinal, incluem os agentes infecciosos causadores da cólera e da disenteria[25]. A diferença, é claro, é que você contrai cólera ou disenteria amebiana ao ingerir água ou alimentos contaminados por matéria fecal. E contrai doenças do trigo ao comer salgadinhos ou *cupcakes* de chocolate muito bem embalados.

TALVEZ VOCÊ PREFIRA TER DIARREIA

Depois de ler sobre alguns dos possíveis efeitos a longo prazo da doença celíaca, talvez você simplesmente se descubra *preferindo* ter diarreia.

Ideias tradicionais sobre a doença celíaca giram em torno da diarreia: se não há diarreia, não é doença celíaca. Isso não é verdade. A doença celíaca é mais do que uma perturbação do intestino acompanhada de diarreia. Ela pode se estender para além do trato intestinal e se manifestar de muitas outras formas.

É realmente espantoso o leque de enfermidades associadas à doença celíaca, desde o diabetes infantil (tipo 1) até a demência e a esclerodermia. Esses transtornos, como a doença celíaca, apresentam resultado positivo para os vários testes de detecção de anticorpos característicos da doença celíaca e envolvem os fenômenos imunológicos e inflamatórios acionados pela predisposição genética (presença dos marcadores HLA DQ2 e HLA DQ8) e pela exposição à gliadina.

Um dos aspectos mais inconvenientes das perturbações associadas à doença celíaca é que os sintomas intestinais da doença podem não se apresentar. Em outras palavras, o paciente celíaco poderia sofrer comprometimento neurológico, como perda de equilíbrio e demência, mesmo sendo poupado das características cólicas, diarreia e perda de peso. A ausência dos sintomas intestinais que denunciam a doença também significa que dificilmente ela será diagnosticada corretamente.

Em vez de chamá-la de doença celíaca sem lesão intestinal, seria mais correto falar em *intolerância ao glúten imunomediada*, que pode não ter nada a ver com a doença celíaca. No entanto, como essas perturbações foram identificadas pela primeira vez por compartilharem com a doença celíaca intestinal os mesmos marcadores imunológicos e de HLA, médicos falam de doença celíaca "latente" ou doença celíaca sem envolvimento intestinal. Acredito que, à medida que o mundo médico comece a admitir que a intolerância imunomediada ao glúten é muito mais que a doença celíaca, passaremos a chamá-la de alguma coisa como intolerância ao glúten imunomediada, da qual a doença celíaca será um subtipo.

A intolerância ao glúten imunomediada inclui os seguintes transtornos:

- **Dermatite herpetiforme** – Essa erupção característica encontra-se entre as manifestações mais comuns da intolerância ao glúten imunomediada. A dermatite herpetiforme é uma erupção cutânea pruriginosa, que geralmente ocorre nos cotovelos, joelhos ou nas costas. A erupção desaparece com a retirada do glúten da dieta[26].
- **Doença hepática** – As doenças hepáticas associadas à doença celíaca podem assumir muitas formas, desde leves anormalidades reveladas em exames do fígado até problemas como a hepatite crônica ativa, a cirrose biliar primária e o câncer biliar[27]. Como em outras manifestações da intolerância ao glúten imunomediada, não costuma ocorrer envolvimento intestinal nem sintomas como a diarreia, embora o fígado participe do sistema gastrointestinal.
- **Doenças autoimunes** – Doenças associadas a ataques imunológicos contra vários órgãos são mais comuns. Pessoas com a doença celíaca têm maior probabilidade de desenvolver artrite reumatoide, tireoidite de Hashimoto, lúpus, doenças inflamatórias intestinais, como a colite ulcerativa e a doença de Crohn, bem como outros transtornos inflamatórios e imunológicos. A artrite reumatoide, que deforma as articulações e é muito dolorosa, em geral tratada com anti-inflamatórios, apresentou melhora e, ocasionalmente, foi

completamente eliminada com a remoção do glúten da dieta[28]. O risco de contrair uma doença inflamatória intestinal autoimune, colite ulcerativa ou a doença de Crohn é extremamente alto; a incidência chega a ser 68 vezes maior em comparação com os não celíacos[29].

- **Diabetes insulinodependente** – Crianças com diabetes do tipo 1, ou diabetes insulinodependente, têm uma probabilidade vinte vezes maior de desenvolver a doença celíaca[30]. Em contrapartida, crianças com doença celíaca têm uma probabilidade maior de desenvolver diabetes do tipo 1, embora o risco seja reduzido em termos notáveis com a eliminação do glúten da dieta[31]. Uma sobreposição das suscetibilidades a essas duas enfermidades parece ser acionada pela presença dos genes HLA DQ2 e HLA DQ8.
- **Comprometimento neurológico** – Existem transtornos neurológicos associados à exposição ao glúten, que examinaremos em maior profundidade mais adiante no livro. É estranhamente alta a incidência (50%) de marcadores da doença celíaca entre pessoas que, sem outra explicação, desenvolvem perda de equilíbrio e de coordenação (ataxia cerebelar) ou insensibilidade e perda do controle muscular nas pernas (neuropatia periférica)[32]. Há mesmo um transtorno assustador, denominado encefalopatia por glúten, caracterizado por dores de cabeça, ataxia e demência, e que, com o tempo, se revela fatal, tipicamente dentro de dois anos do início dos sintomas. Observam-se alterações na substância branca do cérebro por meio de um exame de ressonância magnética, bem como por autópsia (o que não costuma ser um bom método para fazer um diagnóstico)[33].
- **Deficiências nutricionais** – A anemia por deficiência de ferro é excepcionalmente comum entre os celíacos, chegando a afetar 69% deles. As deficiências de vitamina B_{12}, ácido fólico, zinco e das vitaminas lipossolúveis A, D, E e K também são comuns[34].

> ## É ou não é doença celíaca?
> ## Uma história real
>
> Vou lhes falar de Wendy.
> Havia mais de dez anos que Wendy lutava em vão contra uma colite ulcerativa. Professora do Ensino Fundamental, 36 anos de idade e mãe de três filhos, ela vivia sujeita a cólicas constantes, diarreias e sangramentos intestinais frequentes, o que exigia transfusões de sangue. Submeteu-se a algumas colonoscopias e precisava usar três medicamentos, entre eles o altamente tóxico metotrexato, usado também no tratamento do câncer e em abortos clínicos.
> Wendy veio se consultar comigo por uma queixa menos importante: palpitações cardíacas, problema que se revelou sem gravidade, não exigindo nenhum tratamento específico. No entanto, ela me disse que, como sua colite ulcerativa não estava respondendo à medicação, seu gastroenterologista aconselhara a remoção do cólon, com a criação de uma ileostomia. Trata-se de um orifício artificial para o intestino delgado (no íleo) na superfície abdominal, daquele tipo ao qual se prende uma bolsa para coletar o escoamento contínuo das fezes.
> Depois de ouvir a história médica de Wendy, recomendei-lhe que experimentasse eliminar o trigo da dieta.
> – Realmente não sei se vai funcionar – eu disse –, mas, como você está diante de uma remoção do cólon e uma ileostomia, não custa nada experimentar.
> – Mas por quê? – perguntou ela. – Já fiz os exames para detectar a doença, e meu médico diz que não sou celíaca. Já fiz duas biópsias que deram resultado negativo e os exames de sangue estavam normais.
> – É, eu sei. Mas você não tem nada a perder. Experimente por quatro semanas. Você vai saber se estiver reagindo bem.
> Wendy estava cética, mas concordou em tentar.
> Voltou a meu consultório três meses depois, sem nenhuma bolsa de ileostomia à vista.

Além dos transtornos relacionados, existem literalmente centenas de outros que foram associados à doença celíaca e/ou à intolerância ao glúten imunomediada, embora sejam menos frequentes. Há registros de reações mediadas pelo glúten que afetam cada órgão do corpo humano, sem poupar nenhum. Os olhos, o cérebro, os

— O que houve? — perguntei.
— Bem, para começar perdi quase 17 quilos. — Ela passou a mão pelo abdome para me mostrar. (Eu nem mesmo lhe dissera que ela perderia peso.) — E minha colite ulcerativa praticamente acabou. Não tenho mais cólicas nem diarreia. Parei com toda a medicação, menos com a mesalamina. — A mesalamina é um derivado do ácido acetilsalicílico, usado com frequência no tratamento da colite ulcerativa. — Estou me sentindo realmente ótima.

No ano que se seguiu, Wendy foi meticulosa em evitar o trigo e o glúten, além de ter abandonado a mesalamina sem nenhum retorno dos sintomas. Está curada. Sim, *curada*. Sem diarreia, sem cólicas, sem sangramentos, sem anemia, sem transfusões, sem medicamentos, sem ileostomia, e seu cólon continua feliz no lugar.

Portanto, se a colite de Wendy deu resultados negativos na detecção de anticorpos celíacos, mas reagiu bem — na verdade, foi *curada* — à eliminação do glúten da dieta, como deveríamos classificá-la? Deveríamos chamá-la de doença celíaca com resultados negativos para anticorpos? De intolerância ao trigo ou ao glúten com resultados negativos para anticorpos?

Corre-se um risco enorme quando se tenta rotular transtornos como o de Wendy como doença celíaca. Isso quase fez com que ela perdesse seu cólon e passasse o resto da vida sofrendo com os consideráveis problemas de saúde decorrentes da remoção do cólon, para não falar no constrangimento e desconforto de usar uma bolsa de ileostomia.

Ainda não existe um nome exato para transtornos como os de Wendy, apesar de sua extraordinária reação à eliminação do trigo e de cereais aparentados de sua dieta. A experiência de Wendy ressalta as muitas incógnitas no universo de sensibilidades ao trigo, muitas das quais são tão devastadoras quanto sua cura é simples. Sua experiência também conduz às questões que examinaremos por grande parte do que está adiante neste livro: você não precisa ter a doença celíaca para enfrentar graves problemas de saúde, até com efeitos que põem em risco sua vida, decorrentes da farinha de rosca num camarão empanado ou de um pãozinho para acompanhar o jantar.

seios da face, os pulmões, os ossos... Escolha qualquer um, os anticorpos contra o glúten já estiveram lá.

Em suma, é desconcertante a extensão das consequências do consumo do glúten. Ele pode afetar qualquer órgão em qualquer idade, manifestando-se com maior variedade que a das namoradas de Tiger Woods. Supor que a doença celíaca se resume à diarreia, como costuma ocorrer em muitos consultórios médicos, é uma simplificação exagerada e potencialmente fatal.

TRIGO E *BUNGEE JUMP*

Comer trigo, como praticar alpinismo no gelo, *skate* de montanha e *bungee jump*, é um esporte radical. Ele é o único alimento comum que traz consigo a própria taxa de mortalidade a longo prazo.

Alguns alimentos, como os crustáceos e o amendoim, têm o potencial para provocar reações alérgicas agudas (por exemplo: urticária ou choque anafilático), que podem ser perigosas para quem é suscetível, e até mesmo fatais, ainda que raramente. Contudo, o trigo é o único alimento comum que tem sua própria taxa mensurável de mortalidade quando observado ao longo de anos de ingestão. Numa grande análise realizada ao longo de oito anos e nove meses, houve um aumento de 29,1% da probabilidade de morte em pessoas com a doença celíaca ou que apresentaram resultados positivos para anticorpos da doença, mas sem a manifestação dela, em relação à população em geral[35]. A maior taxa de mortalidade decorrente da exposição ao glúten do trigo foi observada no grupo daqueles que estavam na faixa etária dos 20 anos ou menos, seguida pelo grupo que estava na faixa dos 20 aos 39 anos de idade. A mortalidade também aumentou em todas as faixas etárias desde o ano 2000; a mortalidade em pessoas com resultados positivos para anticorpos ao glúten do trigo mas *sem* a doença celíaca mais que dobrou em comparação com a mortalidade anterior a 2000.

Nem pimentões verdes nem abóboras, mirtilos ou queijos geram mortalidade a longo prazo. Só o trigo. E você não precisa ter a doença celíaca para que isso aconteça.

Mesmo assim, o trigo é o alimento que o próprio Departamento de Agricultura dos Estados Unidos nos estimula a comer, aí incluída a exigência de que crianças em idade escolar o consumam sem que seja feita uma triagem para detectar marcadores para a doença celíaca ou outras. Eu pessoalmente acredito que não seria exagero a FDA (que agora regulamenta o tabaco) exigir uma mensagem de advertência em produtos que contenham trigo, assim como as exige na embalagem de cigarros.

Imagine:

O MINISTÉRIO DA SAÚDE ADVERTE: O consumo de trigo, em todas as suas formas, representa ameaça potencialmente grave para a saúde.

Em junho de 2010, a FDA emitiu uma portaria que exigia da indústria do tabaco a remoção das descrições enganosas como "*light*", "suave" e "baixo teor" dos maços de cigarros, já que todos esses tipos de cigarro são exatamente tão nocivos quanto qualquer outro tipo. Não seria interessante ver uma portaria similar que ressaltasse que trigo é trigo, não importa se for "orgânico", "integral", "multigrãos" ou "rico em fibras"?

Nossos amigos do outro lado do Atlântico publicaram uma extraordinária análise de 8 milhões de residentes do Reino Unido, em que identificaram mais de 4.700 celíacos e os compararam com grupos de controle de cinco integrantes para cada participante celíaco. Todos os participantes foram observados por três anos e meio para verificar o surgimento de vários tipos de câncer. Ao longo do período de observação, os participantes com a doença celíaca apresentaram uma probabilidade 30% maior de desenvolver algum tipo de câncer, sendo que a incrível proporção de 1 em cada 33 participantes celíacos desenvolveu câncer, apesar do período relativamente curto de observação. Os cânceres que se manifestaram eram, em sua maioria, gastrointestinais malignos[36].

A observação de mais de 12 mil celíacos suecos mostrou um aumento semelhante, da ordem de 30%, no risco para cânceres gastrointestinais. O grande número de participantes revelou a ampla variedade de cânceres gastrointestinais que podem se desenvolver, entre eles linfomas do intestino delgado e cânceres da garganta, do esôfago, do intestino grosso, do sistema hepatobiliar (fígado e dutos biliares) e do pâncreas[37]. Ao longo de um período de até trinta anos, os pesquisadores registraram nesse grupo o dobro da mortalidade em comparação com suecos não celíacos[38].

Você já sabe que doença celíaca "latente" corresponde a um resultado positivo para um (ou mais de um) teste de anticorpos indicadores da doença mas sem sinais de inflamação intestinal observados por endoscopia e biópsia – o que eu chamo de intolerância ao glúten imunomediada. O acompanhamento de 29 mil celíacos ao longo de aproximadamente oito anos revelou que, naqueles que tinham a doença celíaca "latente", houve um aumento da ordem de 30 a 49% no risco de contrair algum tipo fatal de câncer, doença cardiovascular e doenças respiratórias[39]. A doença celíaca pode estar latente, mas não está morta. Está de fato muito viva.

Se a doença celíaca, ou a intolerância ao glúten imunomediada, não for diagnosticada, ela pode provocar o aparecimento de um linfoma não Hodgkin do intestino delgado, condição de difícil tratamento, que costuma ser fatal. Os celíacos estão sujeitos a um risco 40 vezes maior de ter esse tipo de câncer em comparação com os não celíacos. O risco volta ao normal depois de cinco anos de remoção do glúten da dieta. Os celíacos que não evitam o glúten podem se expor a um risco 77 vezes maior de linfoma e a um risco 22 vezes maior de cânceres da boca, da garganta e do esôfago[40].

Vamos refletir sobre isso: o trigo provoca a doença celíaca e/ou a intolerância ao glúten imunomediada, que são subdiagnosticadas numa proporção incrivelmente alta, já que apenas 10% dos celíacos sabem que têm a doença. Isso deixa os 90% restantes na ignorância. O câncer não é um resultado raro nesse caso. Sim, de fato, o trigo causa câncer. E costuma causar câncer naqueles que nem desconfiam de nada.

Pelo menos quando pratica *bungee jump*, saltando de uma ponte para ficar pendurado na ponta de uma corda de 60 metros de extensão, você sabe que está fazendo uma maluquice. Mas comer "grãos integrais saudáveis"... quem iria imaginar que isso faria *bungee jump*, parecer um jogo de amarelinha?

NÃO COMA HÓSTIAS USANDO BATOM

Mesmo sabendo das consequências dolorosas e potencialmente graves de consumir alimentos que contenham glúten, os celíacos enfrentam enorme dificuldade para evitar os produtos do trigo, embora possa parecer fácil fazer isso. O trigo tornou-se onipresente, muitas vezes é acrescentado a alimentos industrializados, a medicamentos e até a cosméticos. O trigo tornou-se a norma, não a exceção.

Tente fazer um café da manhã e você descobre que os produtos para essa refeição são um campo minado de exposição ao trigo. Panquecas, *waffles*, rabanadas, cereais matinais, pãezinhos, *bagels*, torradas... Sobrou alguma coisa? Quando procurar um petisco, vai ter dificuldade para encontrar algum que não contenha trigo – sem dúvida, não serão os *pretzels* nem os *cream crackers*, tampouco os biscoitinhos doces. Tome um novo medicamento e poderá sofrer cólicas e ter diarreia decorrentes da quantidade ínfima de trigo num pequeno comprimido. Pegue um pedaço de goma de mascar, e a farinha usada para impedir que a goma grude na embalagem pode deflagrar uma reação. Escove os dentes e poderá descobrir que há farinha de trigo no creme dental. Use batom e, sem querer, poderá ingerir proteína hidrolisada de trigo ao passar a língua nos lábios, ao que poderão se seguir dores abdominais ou irritação da garganta. Na igreja, comungar significa receber uma hóstia de... trigo!

Para algumas pessoas, a quantidade ínfima de glúten do trigo contida num pouco de farinha de rosca ou o glúten do creme para mãos que se acumula por baixo das unhas bastam para causar diarreia e cólicas. Ser negligente quanto a evitar o glúten pode, a longo prazo, trazer terríveis consequências, como um linfoma no intestino delgado.

Desse modo, o paciente celíaco ou o indivíduo com sensibilidade ao glúten acaba ficando insuportável em restaurantes, mercados e farmácias, pois precisa indagar constantemente se os produtos não contêm glúten. Frequentemente, nem o balconista que recebe salário mínimo nem o farmacêutico sobrecarregado fazem a menor ideia. A garçonete de 19 anos que está lhe servindo uma berinjela à milanesa geralmente não sabe nem quer saber o que significa "sem glúten". Amigos, vizinhos e parentes vão considerá-lo radical.

Essas pessoas são, portanto, forçadas a buscar seu caminho no mundo, em constante alerta para qualquer coisa que possa conter trigo ou outras fontes de glúten, como o centeio e a cevada. Para consternação da comunidade de celíacos, a quantidade de alimentos e produtos que contêm trigo *aumentou* ao longo dos últimos anos, o que reflete a falta de reconhecimento da gravidade e da frequência desse transtorno e a crescente popularidade dos "grãos integrais saudáveis".

A comunidade de celíacos oferece vários recursos para ajudar quem tem a doença. A Celiac Society (www.celiacsociety.com) fornece uma listagem, além de um dispositivo de busca, de alimentos, restaurantes e fabricantes de produtos sem glúten. A Celiac Disease Foundation (www.celiac.org) é uma boa fonte para descobertas científicas recentes. Um perigo: algumas organizações engajadas na causa da doença celíaca obtêm fundos por meio da promoção de produtos sem glúten, um risco dietético em potencial, uma vez que, embora sem glúten, esses produtos podem atuar como fonte de "carboidratos sem valor". Mesmo assim, grande parte dos recursos e informações fornecidos por essas organizações pode ser útil. A National Celiac Association (www.nationalceliac.org), a mais popular das iniciativas, é a menos comercial. Ela organiza um encontro nacional anual para os interessados em recursos e pesquisas sobre a doença celíaca. Por sinal, seguir uma dieta sem glúten como a estratégia única para conviver com a doença celíaca e os transtornos a ela associados, como defende a maioria dos gastroenterologistas e nutricionistas, é insuficiente e lamentável, uma questão que examinaremos mais adiante. É muito comum que celíacos experimentem uma melhora parcial com a dieta e então melhorem mais ou tenham alívio total ao acrescentar mais algumas estratégias ao tratamento.

A DOENÇA CELÍACA "LITE"

Embora a doença celíaca afete apenas 1% da população, dois transtornos intestinais comuns atingem um número muito maior de pessoas: a síndrome do intestino irritável (SII) e o refluxo gastroesofágico (também chamado de esofagite ácida, quando é constatada inflamação do esôfago). Tanto um transtorno como o outro podem representar formas menos graves da doença celíaca, o que chamo de doença celíaca "lite".

A SII é um transtorno muito pouco compreendido, apesar de sua ocorrência frequente (embora a SII esteja cada vez mais parecendo ser uma manifestação de um tipo de perturbação da flora intestinal denominada supercrescimento bacteriano no intestino delgado, da qual trataremos mais adiante no livro). Caracterizada por sintomas como cólicas, dor abdominal, além de diarreia ou fezes soltas, que se alternam com prisão de ventre, a SII afeta de 5% a 20% da população, dependendo da definição usada[41]. Considere a SII um trato intestinal confuso, que segue um roteiro desordenado, atrapalhando os seus horários e complicando a sua vida. É comum o paciente com SII passar por repetidas endoscopias e colonoscopias. Como nenhuma patologia visível é identificada nesses pacientes, é comum o transtorno ser descartado como "fruto da sua imaginação" ou ser tratado com antidepressivos.

O refluxo gastroesofágico ocorre quando o ácido do estômago consegue voltar esôfago acima, em decorrência de um relaxamento do esfíncter gastroesofágico, a válvula circular responsável por confinar o ácido no estômago. Como o esôfago não está preparado para suportar a acidez do conteúdo estomacal, o efeito no esôfago é igual ao de qualquer ácido sobre a pintura do seu carro: dissolução. O refluxo gastroesofágico costuma causar a sensação de uma azia comum, acompanhada de um gosto amargo no fundo da boca.

Há duas categorias gerais de cada um desses transtornos: SII e refluxo gastroesofágico *com* marcadores para a doença celíaca, e SII e refluxo gastroesofágico *sem* marcadores para a doença celíaca. As pessoas com SII têm uma probabilidade de 4% de apresentar resultado positivo para um ou mais marcadores da doença celíaca[42]. E pessoas com refluxo gastroesofágico têm uma probabilidade de 10% de apresentar resultado positivo para marcadores da doença celíaca[43].

Por outro lado, 55% dos celíacos têm sintomas semelhantes aos da SII, e entre 7 e 19% dos celíacos têm refluxo gastroesofágico[44,45,46]. É interessante que 75% dos celíacos obtenham alívio do refluxo gastroesofágico com a remoção do trigo da dieta, enquanto os não celíacos que não eliminam o trigo da dieta quase sempre têm uma recaída depois de um período de tratamento com medicação antiácida[47,48]. Poderia ser o trigo?

Basta eliminar o trigo da dieta para ocorrer um alívio do refluxo gastroesofágico e dos sintomas da SII. Eu pessoalmente testemunhei muitos milhares de vezes o alívio completo ou parcial de sintomas da SII e do refluxo gastroesofágico com a remoção do glúten da dieta, fossem ou não anormais os marcadores da doença celíaca.

QUE A DOENÇA CELÍACA SEJA A SUA LIBERTAÇÃO

A doença celíaca é um transtorno permanente. Mesmo que o glúten seja eliminado da dieta por muitos anos, a doença celíaca ou outras formas de intolerância ao glúten imunomediada não tardam a voltar caso haja nova exposição.

Como a suscetibilidade à doença celíaca é, ao menos em parte, geneticamente determinada, ela não desaparece com a adoção de uma dieta saudável, prática de atividade física, perda de peso, suplementação nutricional, medicamentos, enemas diários, cristais de cura, nem com um pedido de desculpas a sua sogra. Ela vai continuar com você, uma vez que você é um ser humano e é incapaz de intercambiar seus genes com outro organismo. Em outras palavras, você terá a doença celíaca a vida inteira.

Isso significa que até mesmo uma eventual exposição acidental ao glúten terá consequências sobre a saúde do celíaco ou do indivíduo com sensibilidade ao glúten, mesmo que não sejam provocados sintomas imediatos como a diarreia.

Se você tem doença celíaca, porém, nem tudo está perdido. Alimentos sem trigo podem ser tão saborosos quanto os que têm esse ingrediente. Na verdade, podem ser até mais gostosos. Um dos fenômenos essenciais, porém não reconhecidos, que acompanham a eliminação do trigo e do glúten da dieta, seja você celíaco ou não, é que você apreciará mais os alimentos. Você comerá porque precisa se alimentar e desfrutará do sabor e da textura dos alimentos mais do que nos tempos em que consumia grãos porque sua percepção do sabor estará intensificada uma vez que ocorra a cura gastrointestinal. Você também não será levado por impulsos ocultos e incontroláveis do tipo deflagrado pelo trigo.

Se chegasse a seu conhecimento que, digamos, o consumo de pepinos gerava uma doença gravemente debilitante ou fatal em 1% das pessoas, acompanhada de um altíssimo potencial para o câncer, caso não fosse diagnosticada, você não questionaria o consumo de pepinos por parte de todos, não apenas daquele 1% desafortunado?

Não considere a doença celíaca um fardo. Considere-a uma *libertação*.

Já falamos sobre a doença celíaca e sobre as diversas consequências do consumo de trigo na saúde dos que têm sensibilidade ao glúten. Vamos agora falar de todos os modos pelos quais o trigo e seus amigos provocam outros tipos de danos gastrointestinais naqueles humanos ingênuos que consomem as sementes de gramíneas.

CAPÍTULO 7

TRATE DE ENGOLIR: NÃO PODE SER TÃO RUIM ASSIM... OU PODE?

VOCÊ É UMA criatura bípede, ereta, quase desprovida de pelos, abrindo caminho pelo mundo, uma versão do século XXI de mamíferos que nem tanto tempo atrás assim (em termos antropológicos) vivia em clãs de umas duas dúzias de mamíferos aparentados, usava as peles de animais que tinha abatido, desconfiava de qualquer desconhecido que por acaso se aproximasse e obtinha alimentos matando animais e coletando produtos vegetais. Você e seu grupo não ficavam parados na busca de novos territórios de caça, novos animais para matar, nova terra a escavar à procura de raízes, novos lugares a sujar com urina e fezes.

Não é a imagem mais lisonjeira, mas esse é o quadro que se apresenta antes que surgissem o poliéster, os supermercados e o constrangimento quanto à nudez de partes do corpo. Mas comer capim? Creio que não. Imagine formas de isolar cada sementinha minúscula, uma a uma, na esperança de colher as milhares necessárias para encher uma tigela! Sem dúvida, apanhar crustáceos ou pegar um animal numa armadilha, assá-lo numa fogueira e então lamber os beiços depois de se saciar com o consumo de suas vísceras e sua carne era uma atividade preferível ao desesperado consumo de sementes de gramíneas.

As consequências para a saúde decorrentes de hábitos alimentares que deram errado são vastas e profundas – com o estômago, o intestino delgado e o intestino grosso sendo as vítimas involuntárias desse erro fatal, marco zero na batalha entre gramíneas e humanos. Não há nada de intrinsecamente errado com as gramíneas da Terra: elas são lindas, ondulando ao vento, fornecendo nutrição para espécies herbívoras – mas não para criaturas como nós. Toda criatura segue um roteiro dietético gravado em seu código genético adquirido ao longo de milhões de anos. Arrisque-se a descumprir esse esquema, e coisas peculiares acontecem, exatamente como descobriria um ganso que comesse os restos de um hambúrguer jogado fora ou um leão forçado a se alimentar só de couve e espinafre.

O trato gastrointestinal (GI), de modo bem semelhante à pele, é a interface entre o mundo ao redor e nossos órgãos internos. Enquanto a pele se encarrega de nosso contato com o ar, a água e o mundo em torno de nós, o trato GI cuida de nosso contato com o que pomos na boca e engolimos. Os itens que você ingere, seja um contrafilé, seja uma cebola, precisam interagir com o revestimento do trato GI. Essa interação pode ser saudável e fisiológica, gerando nutrientes para construir células dos olhos, do coração, do cérebro e dos ossos. Ou pode ser prejudicial, inflamando o revestimento do intestino, causando uma permeabilidade anormal e permitindo que invasores estranhos penetrem na corrente sanguínea, nos linfonodos e em órgãos, com consequências a longo prazo que se manifestam como o inchaço nas articulações da artrite reumatoide ou a erupção vermelha e pruriginosa do eczema.

Para a maioria dos médicos, ou você tem a doença celíaca ou não tem. Por essa linha de raciocínio, se você não é celíaco, vá em frente e aproveite sua massa folhada ou seu pãozinho francês, e tudo isso se encaixa numa vida de moderação. Só que uma questão crucial é deixada de lado: as sementes das gramíneas contêm *muitos* outros componentes prejudiciais além do glúten. Não reconhecer esse fato pode ser literalmente fatal, ou no mínimo gerar erupções cutâneas, gordura no fígado, anemia ou doenças autoimunes graves o suficiente para exigir grande quantidade de medicamentos antiácidos, antidiarreicos e anti-inflamatórios, medicamentos para tratamento do colesterol e um monte de despesas médicas para descobrir o que há de errado com você. No entanto, não há *nada* de errado com você. O que está errado é a recomendação de que se consuma algo que conseguiu entrar na dieta humana num momento de desespero, agora equivocadamente louvado por todos os que oferecem aconselhamento nutricional, com possíveis consequências fatais.

O alcance dos efeitos gastrointestinais destrutivos resultantes do consumo de grãos é tão extenso que, ao terminar este capítulo, e decerto ao terminar este livro, você já terá compreendido algo que vem se tornando cada vez mais claro à medida que avançamos por essa vida sem grãos: as inúmeras e variadas questões crônicas de saúde que afligem os humanos podem, numa proporção impressionante, ser atribuídas ao consumo do trigo e de gramíneas mais aparentadas a ele. Quando eliminamos da dieta essa coleção de ingredientes denominados "grãos integrais saudáveis", recuperamos a saúde em termos que, ainda hoje, continuam a deixar pasmos a todos nós envolvidos nessa aventura.

Examinemos o que acontece quando o *Homo sapiens*, que não está adaptado para consumir as sementes de gramíneas, tenta imitar uma cabra ou cavalo e torná-las um gênero de primeira necessidade.

VOCÊ CONSEGUE TOLERAR TRIGO E CEREAIS?

Crianças engolem todo tipo de coisa, de bolinhas de gude a moedas. Mas *você* sabe o que faz, certo?

História de sucesso do programa Barriga de Trigo: Keoni

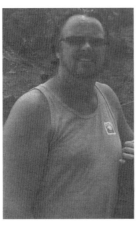
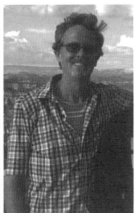

"Tenho uma lista enorme de questões e queixas de saúde que sumiram por completo ou em sua maior parte.

"A saber:
1. Fascite plantar
2. Seios da face congestionados quando eu estava deitado, o que exigia algum tipo de medicação descongestionante todas as noites
3. Apneia do sono
4. Protuberância benigna por baixo do tríceps direito, agora dissolvida em 90%
5. Pólipos cutâneos desapareceram
6. Cascas de ferida pequenas e estranhas na parte de trás da cabeça desapareceram, bem como outras irritações da pele

Uma vez que as sementes de gramíneas são engolidas, elas provocam uma série espantosa de perturbações digestivas. As pessoas podem lutar anos a fio, lidando com inchaços, dores abdominais, diarreia, necessidade de atendimentos de emergência, endoscopias repetidas que não resultam na identificação de causa alguma

7. Já não sou obeso
8. Confusão mental reduzida, com melhora na clareza do pensamento
9. Muco e catarro persistentes desapareceram
10. Fim da tosse intermitente e da garganta irritada
11. Fim da respiração ofegante
12. Dores nas articulações no corpo inteiro acabaram totalmente
13. Níveis altos de glicose no sangue acabaram
14. Acabou o cansaço no meio do dia
15. Fim das dores de cabeça
16. Uma das questões que realmente me preocupavam, que nenhum médico conseguiu decifrar: quando eu fazia algum exercício forçado, sentia dores fortes e pressão atrás dos olhos e no alto da cabeça; isso diminuiu de 70% a 80%
17. Desapareceu a inflamação que afetava meu corpo inteiro
18. Chegaram ao fim vinte anos de espasmos musculares crônicos em torno do pescoço e dos ombros, acompanhados de dor
19. Cortes e arranhões curam-se muito mais rápido
20. Enorme redução da ansiedade e do estresse
21. Aumento da libido

"Em retrospectiva, é chocante a conclusão de que a criação de todos os problemas que tive levou provavelmente 25 ou 30 anos, e então num prazo muito curto esses problemas foram reduzidos drasticamente ou desapareceram por completo.

"Quando você está dando os primeiros passos, pode ser difícil e desafiador por causa de todas as coisas novas que você está aprendendo, mas você começa a ver mudanças e, depois de alguns obstáculos e trapalhadas, você consegue sair do outro lado para se encontrar com 'O *Verdadeiro* Você!'

"Na foto da esquerda, eu pesava 100 quilos quando comecei, há catorze meses. A foto do 'depois' acabou de ser tirada, com 72 quilos."

ou geram a prescrição de um dos medicamentos preferidos dos médicos: antiácidos, laxantes ou antibióticos. A incontinência fecal, que impede pessoas de viajar ou de sair de casa, precisando correr para o banheiro de modo súbito, é uma queixa especialmente comum dos consumidores de grãos. A prisão de ventre é outra consequência comum para a qual a solução convencional, por ironia, é consumir mais fibras de cereais – ou uma ou mais prescrições de 300 dólares por mês para forçar a evacuação. Uma das piores constipações imagináveis, chamada de "obstipação", uma afecção intestinal renitente na qual a evacuação se dá a intervalos de algumas semanas e para a qual as fibras e os laxantes não surtem efeito, faz com que enemas frequentes sejam a única solução convencional. A variedade e frequência das perturbações intestinais decorrentes dos grãos é ainda mais espantosa quando se ouve dizer como eles são supostamente *bons* para a saúde gastrointestinal – ai, por favor, cala a boca e come logo seus flocos de cereal.

O trigo e grãos aparentados não são apenas *nada* bons para a saúde gastrointestinal, mas também potencialmente tóxicos quando seu consumo é crônico. A diarreia, a prisão de ventre, a obstipação, a má absorção e a doença inflamatória intestinal não deveriam causar surpresa alguma quando se reconhece a coleção de toxinas contidas nas sementes das gramíneas. Para nós, não ruminantes desprovidos de estômago de quatro compartimentos ou de cólon em espiral que abrigam microrganismos consumidores de celulose, o trigo é uma mixórdia de toxinas gastrointestinais. Vamos catalogar algumas das mais importantes.

Você se lembra da aglutinina do germe de trigo (AGT), a proteína reforçada por geneticistas do trigo para aumentar a resistência a pragas? Em si, a AGT é uma toxina poderosa, que exerce efeitos tóxicos tanto diretos como indiretos sobre o trato gastrointestinal. Como já vimos, o contato direto da AGT com o revestimento intestinal resulta num desnudamento, ou seja, na exposição do tecido subjacente ao revestimento, muito semelhante a um arranhão no joelho, que expõe o tecido subjacente vermelho, sangrando. Mas ela faz mais do que isso.

A aglutinina do germe de trigo bloqueia o hormônio intestinal colecistoquinina (CCK), que indica à vesícula biliar que libere a bile e ao pâncreas que libere enzimas, todas necessárias para reduzir, digamos, hambúrgueres ou brócolis, transformando-os em nutrientes básicos. Bloquear a CCK leva à estase da bile, o que faz com que cálculos biliares se formem ao longo do tempo, enquanto quantidades insuficientes de enzimas digestivas levam a uma digestão incompleta de gorduras, proteínas e carboidratos. Tudo isso resulta num comprometimento da absorção de nutrientes e em alterações pouco salutares na flora intestinal. A perturbação digestiva decorrente do trigo pode, portanto, resultar em cálculos biliares, azia, diarreia e disbiose (perturbação da flora intestinal), o que com o tempo leva a enfermidades como as doenças autoimunes, a doença diverticular e o câncer de cólon. Uma pequena porção de aglutinina do germe de trigo também ganha acesso à corrente sanguínea, onde exerce efeitos inflamatórios, pode provocar coagulação do sangue (daí seu nome: "aglutinina", que se refere à aglutinação de glóbulos vermelhos) e interfere com hormônios, como a insulina[1].

E depois temos os fitatos. O pão de trigo integral e os pãezinhos de sete grãos de fato apresentam um perfil respeitável de vitaminas B e fibras. No entanto, os nutrientes do trigo se fazem acompanhar por uma forma de armazenamento do fósforo denominada fitatos, que bloqueia a absorção de nutrientes, resultando em deficiências nutricionais comuns. Os fitatos se associam a minerais com carga positiva, tornando-os indisponíveis para absorção: entre os mais importantes estão o ferro, o zinco, o cálcio e o magnésio. "Grãos integrais saudáveis" no café da manhã não são o começo de um dia saudável. São o começo de um dia de deficiências nutricionais suficientes para prejudicar a saúde.

Lembre-se de que, como no caso da AGT, os geneticistas dos grãos vêm selecionando linhagens de trigo por seu maior conteúdo de fitatos para intensificar a resistência a pragas. O trigo integral, por exemplo, contém 800 mg de fitatos por 100 gramas de farinha. Uma quantidade de fitatos tão pequena quanto 50 mg reduz a absorção do ferro numa proporção de 80 a 90%, tornando o ferro indisponível para absorção, não importa qual seja seu teor numa refeição[2]. Aceita um pão francês antes do filé-mignon? Praticamente todo o ferro irá embora com a descarga.

A deficiência de ferro tornou-se um problema real quando os primeiros humanos começaram a consumir sementes de gramíneas, uma observação evidente em hiperostoses poróticas e *cribra orbitalia* em ossos recuperados por antropólogos, deformidades que se desenvolveram em decorrência da compensação, pela medula óssea hiperativa, de uma anemia resultante da carência de ferro. Como a deficiência de ferro pode prejudicar a capacidade do homem primitivo de correr, caçar, coletar alimento e tolerar situações climáticas extremas, ela exerceu uma pressão evolutiva ao longo dos dez últimos milênios e levou ao surgimento de um gene para a hemocromatose, portado por 8% dos descendentes de pessoas do norte da Europa, para melhorar a absorção do ferro no esforço de combater parcialmente o efeito prejudicial ao ferro, causado pelos grãos[3]. (É preciso, porém, muito mais do que a mutação de um único gene para desativar a coleção completa de componentes tóxicos nas sementes de gramíneas.)

Como a maioria de nós não traz o gene da hemocromatose, o consumo de cereais é a explicação mais comum para a anemia ferropriva, depois da perda de sangue, um problema no mundo inteiro[4, 5]. No Egito, por exemplo, à medida que aumentou o consumo do pão *baladi*, a deficiência de ferro dobrou entre 2000 e 2005[6]. Não deve ser nenhuma surpresa que 46% dos celíacos apresentem reservas reduzidas de ferro (baixos níveis de ferritina) e anemia decorrente da deficiência de ferro[7]. Pessoas com a doença de Crohn, má absorção e disbiose têm uma propensão especial à deficiência de ferro com o consumo de trigo. A deficiência de ferro em pessoas sem essa patologia sob outros aspectos também é comum. Como a maioria dos médicos não entende esse simples fato, os pacientes são submetidos não apenas à prescrição de suplementos de ferro, mas também a injeções de ferro, biópsias da medula óssea e transfusões de sangue, como frequência por anos, enquanto a anemia ferropriva comum induzida por fitatos desaparece em duas semanas depois do adeus ao trigo[8].

Vamos examinar outro importante mineral bloqueado pelo trigo: o zinco. Considerava-se rara a deficiência de zinco até um caso grave ser diagnosticado no Irã, em 1958. Constatou-se que um jovem adulto com retardo no crescimento, que tinha o corpo de um menino de 10 anos e em cuja dieta predominava o pão *tanok*, tinha o fígado e o baço aumentados, insuficiência cardíaca e um apetite para comer terra. A suplementação com zinco reverteu seus estranhos problemas de saúde[9]. O componente do pão responsável pela deficiência de zinco não chegou a ser identificado, porém, até ser diagnosticada a deficiência de zinco em galinhas e porcos. Ela foi então rastreada até o teor de fitatos do trigo com que eram alimentados. Desde então, a deficiência de zinco vem se provando generalizada.

Os fitatos presentes em apenas 60 gramas de farinha de cereais bastam para praticamente bloquear a absorção intestinal do zinco[10]. A deficiência do zinco é correlacionada ao consumo de cereais: quanto maior o consumo, mais provável o desenvolvimento da deficiência do zinco. Considerando os hábitos modernos de consumo de grãos, uma faixa entre 35 e 45% de adultos mais velhos apresenta deficiência de zinco. À medida que o trigo e cereais aparentados se tornam gêneros de primeira necessidade cada vez mais predominantes no mundo inteiro, a estimativa é que a deficiência de zinco esteja atingindo agora 2 bilhões de pessoas[11].

Como o zinco é um mineral essencial para centenas de processos corporais, sua deficiência manifesta-se como fenômenos tão variados quanto erupções cutâneas, diarreia e perda de cabelo. Em virtude de quase todo o zinco da dieta ser fornecido por produtos animais e praticamente nenhum provir de plantas, veganos e vegetarianos são particularmente propensos à deficiência de zinco[12]. Some-se o baixo teor de zinco de produtos vegetais e a absorção comprometida pelos fitatos dos grãos, e não será incomum que os veganos e vegetarianos que consomem grãos apresentem dificuldades para organizar respostas imunológicas normais. Além disso, a fertilidade e a reprodução sofrem um impacto negativo; crianças e adolescentes têm seu crescimento prejudicado; e a maturação neurológica, comprometida. A indústria dos cereais, sempre habilidosa, reagiu de modo nada inesperado, aumentando o teor de zinco nos cereais, aí incluído o uso de fertilizantes com suplementação de zinco. Ou você poderia simplesmente eliminar os cereais da dieta para permitir a absorção natural, normal, do zinco.

De modo semelhante, a absorção do magnésio e do cálcio também é bloqueada pelos fitatos. Todos nós somos deficientes em magnésio, para começo de conversa, porque dependemos da filtragem da água, que remove todo o magnésio, e porque o teor de magnésio das frutas e legumes modernos é reduzido. Quando ingerimos alimentos que fornecem magnésio, a absorção de 60% dele é bloqueada se alimentos com fitatos também estiverem presentes na refeição, o que faz a situação do magnésio no ser humano ir de mal a pior[13]. O metabolismo do cálcio é perturbado pelo trigo e grãos aparentados. Não só os fitatos se ligam ao cálcio no intestino, tornando-o indisponível, mas a proteína gliadina também provoca uma acentuada perda de cálcio pela urina – a absorção é reduzida, e a pequena quantidade de cálcio que você chega a absorver é descartada[14]. A carência de magnésio e de cálcio apresenta o potencial para muitos problemas de saúde, desde questões de ritmo cardíaco e enxaquecas à osteopenia.

Será que isso pode ficar ainda pior? Pode, sim! Vamos falar agora dos efeitos da gliadina em pessoas não celíacas.

VOCÊ ESTÁ NOS 99%

Enquanto estava na Universidade de Maryland, o doutor Alessio Fasano demonstrou em pesquisa que a proteína gliadina dá início a um processo que leva ao aumento da permeabilidade intestinal, abrindo as "junções de oclusão" entre as células intestinais que servem de barreira para os compostos estranhos em trânsito pelo intestino. Uma vez que elas estejam abertas, todos os tipos de elementos indesejados conseguem entrar no corpo: a aglutinina do germe de trigo, produtos da degradação bacteriana como lipopolissacarídeos, que são altamente inflamatórios, e até a própria gliadina. Embora esse processo ocorra em indivíduos com a doença celíaca, ele também ocorre nos outros 99% – dele ninguém escapa[15].

Mesmo que a intensidade do efeito seja variável, *todos* estão sujeitos a esse efeito em algum grau. Dadas as suas semelhanças estruturais, as proteínas semelhantes à gliadina em outros grãos produzem efeitos semelhantes[16, 17]. Esse processo é o que deflagra o diabetes do tipo 1, a artrite reumatoide e outras manifestações autoimunes – uma descoberta revolucionária (que escapa à compreensão da maioria dos médicos que prescrevem medicamentos como Humira® ou Enbrel®, um exemplo de mil dólares por mês do desconhecimento de questões dietéticas)[18]. Portanto, você não precisa ser um celíaco para ter reações transformadoras, até mesmo incapacitantes, às sementes das gramíneas.

E não para por aí. Proteínas de alimentos ou de bactérias que se assemelhem parcialmente a proteínas humanas também atravessam a barreira: um processo que pode resultar na ativação equivocada de uma resposta imunológica. Numa peculiaridade curiosa, a proteína gliadina se assemelha a porções das proteínas da transglutaminase presentes, por exemplo, no revestimento intestinal, no cérebro, nas articulações, na pele, no fígado e em outros órgãos do corpo humano. Assim, anticorpos gerados contra a gliadina também atacam órgãos que contenham a transglutaminase, resultando em lesões autoimunes no cérebro, inflamação das articulações, erupções cutâneas, hepatite autoimune e assim por diante[19]. Esse é um exemplo de "mimetismo molecular" que engana o sistema imunológico, fazendo-o atacar seus próprios órgãos, tudo em decorrência da trapaça da gliadina.

As implicações do trabalho do doutor Fasano são imensas. Ele indica que o aumento anormal da permeabilidade intestinal induzido pela gliadina é o primeiro passo que leva à autoimunidade naqueles que apresentam suscetibilidade genética. Em outras palavras, se você tiver suscetibilidade genética à artrite reumatoide (genes do antígeno leucocitário humano [HLA] para HLA-DRB1, HLA-DPB1 ou HLA-B), articulações inchadas, inflamadas ou deformadas podem nunca surgir, a menos que o processo seja deflagrado por proteínas dos grãos. Ou se você tiver suscetibilidade genética à esclerose múltipla (HLA-DRB1*15 e outros), a fadiga, dormência, falta de coordenação motora e descontrole das funções da bexiga e do intestino nunca aparecerão a menos que proteínas dos grãos deem início ao aumento da permeabilidade intestinal que permite a manifestação da suscetibilidade genética. Você não tem um defeito genético. Você vem comendo algo que jamais deveria ter entrado por sua boca, e que agora é responsável por todo tipo de fenômeno imunológico perturbador, desordenado e destrutivo.

Lembre-se de que o trigo também contém uma coleção de alérgenos em potencial, como os inibidores da α-amilase, as várias formas de proteínas gliadinas e as tiorredoxinas. Embora o mais comum seja que eles causem asma e erupções cutâneas, eles também podem ser responsáveis por uma variedade de questões gastrointestinais, em especial a dor abdominal, o inchaço e a diarreia[20].

Então, o que é mesmo que estavam dizendo sobre "grãos integrais saudáveis"?

O CAMPO DE BATALHA DE NOVE METROS

Se fosse possível levar o trigo a julgamento por lesões corporais, você poderia condená-lo à prisão perpétua, levando em conta a pancadaria que os nove metros de seu trato gastrointestinal tiveram de suportar.

Na batalha entre o trigo e seu trato GI, você não tem a menor chance. Se você se exercitou, não fumou nem bebeu em excesso, seguiu as orientações para reduzir a gordura e consumiu grãos integrais saudáveis, e ainda assim acabou tendo uma série de dificuldades gastrointestinais, agora você sabe por que a saúde e a vida não saíram de acordo com o prometido. Deixe de lado a ciência superficial e o *marketing* sobre vitaminas B, fibras e desjejuns salutares, e você descobrirá que andou consumindo uma quantidade de alimentos tóxicos que deixaram arrasados sua vesícula biliar, seu pâncreas e seu intestino. Como um casamento que azedou, todos os sorrisos, promessas e beijos já ficaram muito para trás, deixando-o cansado, com sobrepeso, tomando medicamentos, com a esperança de que o médico talvez tenha alguma solução, só para voltar para casa com seu agressor pretensioso.

Vamos relacionar os efeitos gastrointestinais do consumo das sementes de gramíneas:

- **Refluxo gastroesofágico, esofagite ácida** – Milhões de pessoas sofrem com o desconforto do refluxo gastroesofágico, da inflamação do esôfago e da medicação antiácida prescrita, como o omeprazol, o lansoprazol e o pantoprazol, tomada todos os dias por anos a fio. Desde o surgimento desses medicamentos no mercado há 35 anos, eles foram prescritos para mais de um bilhão de pessoas – uma a cada sete pessoas no planeta.

    Embora os médicos encarem medicamentos dessa classe como benignos, eles não o são. Já foram associados a deficiências da vitamina B_{12} e do magnésio; ao comprometimento da absorção do cálcio, à osteoporose, ao aumento do risco de fraturas e ao aumento do risco de pneumonia[21]. Eles foram associados a alterações na flora intestinal e aumento do potencial para infecção por *Clostridium difficile*, que é quase sempre de difícil tratamento e pode ser fatal (gerando esforços como o transplante fecal)[22]. Acredita-se que a disbiose (desequilíbrio da flora intestinal) provocada por esses medicamentos explique, por exemplo, a deterioração da esclerose múltipla que costuma se desenvolver com seu uso[23]. Basta que deem adeus às sementes de gramíneas, e a maioria das pessoas sentirá alívio do refluxo gastroesofágico e da esofagite ácida em questão de *dias*.

- **Incontinência fecal, diarreia** – Milhões de pessoas lutam para lidar com a necessidade urgente de defecar, que oferece apenas segundos de aviso e enche de ansiedade a vida dos que sofrem com ela, quando estão em situações sociais, viajando ou só indo ao mercado. Não deixa de ser uma ironia que o trigo e os grãos costumem ser descritos como benéficos para a saúde intestinal por causa de suas fibras, que se consideram necessárias para manter o controle sobre o colesterol e os hábitos intestinais regulares. É claro que a verdade é que os componentes do trigo geram sensações de necessidade urgente de defecar, muitas vezes rotuladas como síndrome do intestino irritável (SII). A incontinência fecal é a forma usada por seu corpo para lhe dizer que está tentando se livrar de uma toxina irritante. Exatamente como você daria ouvidos ao conselho de um terapeuta que lhe diz para sair de um relacionamento abusivo, é sensato levar em consideração a sabedoria de seu intestino quando ele lhe diz para parar com os grãos. A SII também está se provando ser mais semelhante à doença celíaca do que se suspeitava anteriormente, na medida em que ela está associada ao aumento da permeabilidade intestinal e a uma alta probabilidade de disbiose, aí incluída uma manifestação grave denominada supercrescimento bacteriano no intestino delgado (SBID), na qual microrganismos geralmente restritos ao cólon sobem até os cerca de seis metros do intestino delgado, chegando até mesmo ao estômago, uma infecção considerável que é altamente inflamatória e apresenta inúmeras implicações para a saúde[24, 25]. A SII e/ou a "sensibilidade ao glúten" não são, portanto, tão benignas como divulgado anteriormente, considerando o potencial que o aumento da permeabilidade intestinal tem para problemas como a deflagração de processos autoimunes.

- **Disbiose** – Os grãos desequilibram a flora intestinal, permitindo a proliferação de espécies de bactérias nocivas à saúde enquanto reprimem espécies salutares, com efeitos que se estendem além da SII. Em sua forma mais grave, o SBID, os sintomas da SII incluem náuseas, dor abdominal, diarreia, fadiga e baixa energia, inflamação das articulações, erupções cutâneas, como o eczema e a psoríase, dor muscular difusa (com frequência rotulada como "fibromialgia"), deficiências de nutrientes, ansiedade, depressão e doenças autoimunes. É inacreditável que a maioria dos gastroenterologistas declare que pessoas com esses sintomas estejam "bem" porque não há nenhuma úlcera observável e a endoscopia não detectou um câncer, e então prescreva – o que acontece todos os dias – um antiácido e grande quantidade de fibras, bem como um antidiarreico.
- **Doença da vesícula biliar, falta de enzimas pancreáticas** – A aglutinina do germe de trigo (AGT) é um poderoso ligante de glicoproteínas (proteínas com uma molécula de açúcar ligada). Por ainda mais uma estranha colisão entre humanos e o trigo, os receptores da colecistoquinina (CCK) na vesícula biliar e no pâncreas são glicoproteínas, o tipo de proteína com que a AGT adora se ligar[26, 27]. A AGT bloqueia o sinal da CCK recebido pela vesícula biliar para liberar a bile e pelo pâncreas para liberar enzimas digestivas. Resultado: digestão incompleta, ineficiente. O alimento não digerido fermenta e se decompõe na presença de bactérias, efeitos que se manifestam como distensão abdominal, gases e alterações no aspecto das fezes, como coloração mais clara

ou o fato de boiarem (decorrentes de óleos e gorduras não digeridos). Com o tempo, a disbiose se agrava, à medida que o alimento em decomposição estimula o crescimento de bactérias putrefacientes, resultando com frequência na SBID. Para completar, a falta de liberação da bile pela vesícula leva à estase biliar, que permite a formação de cálculos biliares.

- **Agravamento de doenças inflamatórias do intestino** – A colite ulcerativa e a doença de Crohn podem ser ativadas por toxinas presentes no trigo, apresentando complicações a mais por conta de disbiose, piorando a diarreia, o sangramento, o comprometimento da absorção de nutrientes, a dor e o risco a longo prazo de um câncer de cólon na colite ulcerativa, e de linfoma do intestino delgado e fístulas (ligações anormais, por exemplo, entre o intestino e a bexiga, uma complicação gravíssima) na doença de Crohn.
- **Prisão de ventre** – Ponha comida na boca e os restos deveriam sair sem convite, de preferência hoje mesmo; sem dúvida no máximo amanhã. Quem leva uma vida primitiva sem grãos, açúcares e refrigerantes goza de um comportamento intestinal com essa previsibilidade: coma peixe, carne de alpaca, cogumelos ou nozes de mongongo no desjejum e tudo sai naquela tarde ou noite, na forma de matéria fecal volumosa e quente, repleta de restos não digeridos e quantidades substanciais de bactérias – sem esforço, sem laxantes, sem a necessidade de pilhas de revistas. No entanto, leve uma vida moderna e coma seu cereal matinal, até mesmo cereal com farelo, e você terá sorte se conseguir se livrar dos restos amanhã ou no dia seguinte, talvez mesmo na semana seguinte – e com frequência em fragmentos duros e doloridos. Os efeitos combinados da sinalização prejudicada da CCK, da redução de liberação da bile, da insuficiência de enzimas pancreáticas e da disbiose arrasam com a passagem metódica dos restos dos alimentos digeridos.

A resposta convencional à prisão de ventre decorrente do trigo e dos grãos consiste em incluir mais fibras, sobretudo a celulose – que em sua essência é fibra de madeira – dos cereais. Essa estratégia de fato funciona para alguns, já que as fibras indigeríveis da celulose produzem volume que as pessoas confundem com a evacuação saudável, pouco importando todas as outras agressões à digestão.

Embora seja banal, desinteressante e comum, a prisão de ventre contém uma enorme quantidade de lições importantes a nos dar sobre nosso relacionamento com as sementes de gramíneas. A passagem mais lenta de fezes em putrefação vem sendo associada ao aumento de risco de câncer, em especial do reto[28]. Com o tempo, a prisão de ventre e o maior esforço para evacuar que a acompanha levam a hemorroidas, fissuras anais, prolapso do útero, da vagina e do reto, e até mesmo obstrução intestinal, uma emergência cirúrgica. Mais uma vez, o sistema de atendimento de saúde, com seu entusiasmo por procedimentos dispendiosos, tem soluções. Sim, existem ordem e justiça no mundo da digestão, mas você não as encontrará naquela caixa de cereal rico em fibras.

FLORA INTESTINAL: ERVAS DANINHAS NA HORTA

Você pode visualizar a flora intestinal como uma horta: se você adubá-la adequadamente, fornecer água suficiente, manter os coelhos longe dali e evitar herbicidas e pesticidas que destroem o equilíbrio natural, sua horta produzirá uma quantidade saudável de abobrinhas e tomates. Se você não a irrigar nem a adubar corretamente, ou se deixar as crianças pisotearem as plantas para lá e para cá, é provável que tenha pouca produção, para não falar em montes de ervas daninhas. A flora intestinal funciona de acordo com princípios semelhantes.

> ## Se grasnar como um pato...
>
> Defensores dos grãos gostariam que acreditássemos que o único problema com o consumo das sementes de gramíneas é o de que ele pode causar a doença celíaca. Mais recentemente, essa noção vem se desfazendo à medida que cresce o consenso indicador de que existe outra forma de intolerância a essas mesmas proteínas, denominada "sensibilidade não celíaca ao glúten" (SNCG), com muitos dos mesmos sintomas vivenciados por pacientes celíacos.
> Essas pessoas sofrem de distensão abdominal, diarreia, dor abdominal, fadiga e dor de cabeça. A biópsia revela a ausência de anticorpos antitransglutaminase ou antiendomísio e a falta de anormalidades celíacas, apesar de elas terem sintomas ativados em termos confiáveis pela reexposição aos grãos. Em razão de diferenças em como esse problema é definido, estima-se que qualquer proporção entre alguns por cento a 30% da população tenha SNCG[29]. Pessoas com SNCG têm maior probabilidade de apresentar anticorpos para a gliadina. Até 56% apresentam esses anticorpos, o que sugere que um processo autoimune esteja em andamento[30]. Outro descuido fundamental é que a SNCG pode indicar reações tóxicas a outros componentes dos grãos, como a AGT ou as dezenas de outras toxinas em potencial encontradas nas sementes de gramíneas.
> Sob ataque, o *lobby* dos cereais, tendo suportado anos difíceis em que críticos do consumo de trigo e cereais (como o que escreveu este livro) ganharam influência, vem tentando conferir um aspecto positivo a "grãos sem glúten", como o amaranto, o arroz e o painço, na esperança de se esquivar das crescentes críticas ao glúten e ao mesmo tempo conservar seu mercado.

Sabemos que a dieta desempenha papel crucial em determinar a composição da flora intestinal. Microrganismos em nosso trato gastrointestinal variam de um indivíduo para outro, alteram-se com a idade e com a situação hormonal e são modificados pela exposição a antibióticos, herbicidas, pesticidas, medicamentos prescritos, estresse e outros fatores.

Uma série de questões de saúde vem sendo associada a desequilíbrios na flora intestinal, como a esclerose múltipla, a fibromialgia, o diabetes (tanto do tipo 1 como do tipo 2), a síndrome do intestino irritável, os cálculos biliares, o refluxo gastroesofágico/esofagite, a colite ulcerativa, a doença de Crohn e alergias alimentares[31]. O curioso é que todas essas questões e cada uma delas também está associada ao consumo de grãos, em especial o trigo, o centeio, a cevada e o milho. O SBID, em particular, apresenta forte associação a alguns desses problemas, principalmente a fibromialgia, a síndrome do intestino irritável, a doença de Crohn e a colite ulcerativa[32]. Quando pessoas "normais" são avaliadas para detectar SBID, 35% demonstram indícios de infestações intestinais anormais, mesmo que não esteja presente sintoma algum[33]. Quando é diagnosticado o SBID, o tratamento convencional consiste em prescrever antibióticos, como a rifaximina, que extermina a flora intestinal, tanto a benéfica quanto a nociva. E funciona, apesar de ignorar a pergunta: para começo de conversa, por que motivo o SBID se desenvolveu? E é claro que eliminar a flora intestinal não garante que o intestino será repovoado com bactérias saudáveis, especialmente se as causas que instigaram o SBID permanecerem sem correção.

Uma tendência preocupante é a crescente incidência da infecção por *Clostridium difficile*, uma linhagem de bactérias capaz de infligir grave lesão ao cólon, chamada colite pseudomembranosa, que envolve sepse (entrada de bactérias na corrente sanguínea) e morte. Em circunstâncias normais, *C. difficile* habita tranquilamente o cólon de pessoas saudáveis em pequena quantidade, já que compete com outras bactérias por nutrientes e é reprimida por fatores expressos por outras espécies bacterianas. Sabemos que *C. difficile* pode surgir após o uso de antibióticos que destroem indiscriminadamente a flora intestinal, boa ou ruim, exigindo o uso de mais antibióticos. Mais recentemente, *C. difficile* vem se provando uma fonte de problemas mesmo *sem* um tratamento prévio com antibióticos, ocorrendo de modo "espontâneo". As razões para explicar por que esse organismo está se tornando cada vez mais agressivo não são claras. Será que as distorções provocadas na flora intestinal pelos grãos modificados pelo agronegócio teriam seu papel nisso?

Mudanças na composição de bactérias ocorrem rapidamente, de dias a semanas após uma mudança na dieta[34, 35]. Neste exato momento, o entendimento da flora intestinal é incompleto, mas está se abrindo rapidamente para estudos. Mais adiante no livro examinaremos medidas que você pode tomar para restabelecer uma flora intestinal saudável.

ENCRENQUEIROS NA DIETA

Se, ao final dessa discussão sobre os efeitos gastrointestinais dos grãos, você concluir que, além de *não* serem benéficos para a saúde intestinal e a nutrição, os grãos também são uma coleção terrível, detestável e encrenqueira de toxinas intestinais, você terá em mãos a chave para entender por que as pessoas são atormentadas por queixas gastrointestinais crônicas, inflamações, erupções, problemas com as articulações, não importa quanto sua dieta seja "equilibrada", o vigor com que se exercitem ou quantos suplementos nutricionais elas tomem. Você estará também a caminho do entendimento de como solucionar esse enorme enigma da saúde.

Embora o sistema gastrointestinal seja o marco zero na batalha do corpo humano contra os grãos, ele não é de modo algum o único campo de batalha. Examinemos o resto dessa devastação árida, castigada, juncada de minas terrestres que o trigo e os grãos aparentados deixam para trás.

CAPÍTULO 8

UM PAÍS DE DIABÉTICOS: O TRIGO E A RESISTÊNCIA À INSULINA

EU JÁ A AGREDI, já a arrasei e a ataquei com palavrões. Vamos agora enfrentar essa coisa chamada diabetes.

O DONO DA BOLA

Quando eu era criança, em Lake Hiawatha, Nova Jersey, minha mãe costumava apontar para uma pessoa ou outra e declarar que ele ou ela era "o(a) dono(a) da bola". Esse era o título que ela dava às pessoas dali que acreditavam ser muito importantes em nossa pequena cidade de 5 mil habitantes. Uma vez, por exemplo, o marido de uma de suas amigas não parava de falar sobre como poderia resolver todos os males do país se conseguisse ser eleito presidente – apesar de estar desempregado, ter perdido dois dentes incisivos e, ao longo de dois anos, ter sido preso duas vezes por dirigir alcoolizado. Por isso minha mãe gentilmente passou a chamá-lo de "o dono da bola".

O trigo também é o líder de um grupo invejável, o pior carboidrato da turma, aquele com maior probabilidade de nos levar pelo caminho do diabetes. O trigo é o dono da bola, o chefão entre os carboidratos. Bêbado, com mau hálito, sem tomar banho e ainda com a mesma camiseta da semana passada, o trigo é alçado à categoria especial de "grão integral saudável", "carboidrato complexo" e "rico em fibras" por todos os órgãos oficiais que dão conselhos sobre dietas e pelos fabricantes de alimentos que lucram com ele.

Como o trigo possui a incrível capacidade de aumentar de imediato os níveis de glicose no sangue – o que dá início à montanha-russa de glicose e insulina que estimula o apetite –, de produzir exorfinas que atuam no cérebro e geram dependência e de provocar o aumento da gordura visceral, ele é o único alimento essencial a ser eliminado da dieta em um esforço sério de prevenção, redução ou erradicação do diabetes. Você poderia eliminar nozes ou pecãs de sua vida, mas isso não diminuiria o risco de diabetes. Poderia eliminar o espinafre ou os pepinos, sentir falta deles nas saladas, sem efeito algum sobre o risco de diabetes. Poderia banir de seu cardápio toda carne de porco ou de boi, e ainda assim não obteria nenhum resultado nesse sentido.

Mas você poderia eliminar o trigo de sua dieta, deflagrando assim todo um efeito dominó de mudanças: menos crises de aumento da glicose no sangue, nenhuma exorfina para estimular o impulso de comer mais, nenhum acionamento do ciclo do apetite regulado pela glicose e pela insulina. E, se não houver opiáceos nem ciclos descontrolados de glicose-insulina, o apetite não é estimulado, a não ser pela genuína necessidade fisiológica de alimentação. Se o apetite diminui, a ingestão calórica também diminui sem esforço, a gordura visceral desaparece, a resistência à insulina é atenuada e os níveis de glicose no sangue caem. Diabéticos podem tornar-se não diabéticos; pré-diabéticos podem deixar de sê-lo. Todos os fenômenos associados ao metabolismo falho da glicose regridem, aí incluídos a hipertensão, fenômenos inflamatórios, glicação, níveis de partículas pequenas de LDL, triglicerídeos, bem como calças e saias do ano passado apertadas demais para usar este ano.

Em suma, basta eliminar o trigo da dieta para reverter uma *constelação* de fenômenos que, caso contrário, resultariam em diabetes, com todas as consequências desse transtorno para a saúde, mais três ou quatro medicamentos, quando não sete, e menos alguns anos de vida.

Pense um pouco nisso: são substanciais os custos em termos pessoais e sociais de alguém que desenvolve o diabetes. Em média, uma pessoa com diabetes cuja doença foi diagnosticada aos 50 anos de idade tem despesas diretas e indiretas com atendimentos de saúde entre 180 mil e 250 mil dólares[1] e morre oito anos mais cedo do que alguém sem esse transtorno[2]. Você sacrifica a essa doença o equivalente, em dinheiro, a um quarto de milhão de dólares e, em anos de vida, a metade do tempo que passou acompanhando o crescimento de seus filhos, uma doença causada em grande parte pelos alimentos – em particular, uma lista específica de alimentos que órgãos governamentais, médicos e nutricionistas recomendam que você coma. E o dono da bola desse time é o trigo.

Em geral, as pessoas que se preocupam com a saúde e seguem as recomendações dietéticas convencionais de reduzir as gorduras e ingerir mais "grãos integrais saudáveis" consomem aproximadamente 75% de suas calorias de carboidratos na forma de produtos do trigo. Essa confraternização com a turma do dono da bola é mais que suficiente para levá-lo pelo caminho dos elevados custos médicos, complicações para a saúde e redução do tempo de vida resultantes do diabetes. No entanto, também significa que, se você nocautear o chefe, o bando se dispersa.

URINA COM SABOR DE MEL

O trigo e o diabetes estão entrelaçados. Em muitos aspectos, a história do trigo é também a história do diabetes. Onde existe trigo, existe diabetes. Onde existe diabetes, existe trigo. É um relacionamento tão íntimo quanto o da rede McDonald's com os hambúrgueres. Contudo, foi só na Idade Moderna que o diabetes deixou de ser uma doença exclusiva de ricos ociosos para atingir todas as classes da sociedade. O diabetes tornou-se a Doença do Homem Comum.

No Neolítico, quando os natufianos começaram a colher o trigo selvagem *einkorn*, o diabetes era praticamente desconhecido. Sem dúvida, ele também era desconhecido no Paleolítico, nos milhões de anos que precederam as ambições agrícolas dos natufianos do Neolítico. Os registros arqueológicos e as observações de sociedades de caçadores-coletores contemporâneos sugerem que os humanos quase nunca desenvolviam diabetes nem morriam de complicações diabéticas, antes que os grãos se tornassem presentes na dieta[3, 4]. Há evidências arqueológicas de que a adoção de grãos na dieta humana foi acompanhada do aumento no número de casos de infecções e doenças ósseas, como a osteoporose e a artrite, de maior mortalidade infantil e de redução no tempo de vida, bem como do diabetes[5].

O Papiro de Ebers, por exemplo, de 1534 a.C., descoberto na Necrópole de Tebas, no Egito, remontando ao período em que os egípcios incorporaram o trigo à sua dieta, descreve a excessiva produção de urina, característica do diabetes. O diabetes do adulto (tipo 2) foi descrito no século V a.C. pelo médico indiano Sushruta, que o chamou de *madhumeha*, ou "urina semelhante ao mel", por causa de seu sabor doce (sim, ele diagnosticava o diabetes provando a urina) e da atração que a urina dos diabéticos exercia sobre formigas e moscas. Sushruta também, de modo premonitório, atribuía o diabetes à obesidade e à inatividade, recomendando tratamento com exercícios físicos.

O médico grego Areteus deu a esse misterioso transtorno o nome de diabetes, que significa "urinar como um sifão". Muitos séculos mais tarde, outro especialista em diagnósticos que provava a urina, o doutor Thomas Willis, acrescentou *"mellitus"*, cujo significado é "com sabor semelhante ao do mel". Isso mesmo, produzir urina como um sifão, e urina doce como mel. Você nunca mais vai olhar do mesmo jeito para sua tia diabética.

A partir da década de 1920, o tratamento do diabetes deu um enorme passo adiante com a administração de insulina, o que, de fato, salvou a vida de crianças diabéticas. As crianças diabéticas apresentam lesões nas células beta do pâncreas, as células produtoras de insulina, o que prejudica sua capacidade de produzir esse hormônio. Sem controle, a glicose no sangue sobe a níveis perigosos, atuando como diurético (provocando a perda de água pela urina). O metabolismo fica prejudicado, já que a glicose não consegue entrar nas células do corpo em decorrência da falta de insulina. A menos que a insulina seja administrada, desenvolve-se um transtorno chamado cetoacidose diabética, seguido de coma e morte. A descoberta da insulina rendeu ao médico canadense Sir Frederick Banting o prêmio Nobel em 1923, e deu início a um período em que todos os diabéticos, crianças e adultos, eram medicados com insulina.

Embora a descoberta da insulina tenha realmente salvado a vida de crianças, ela direcionou a compreensão do diabetes de adultos para um rumo equivocado por muitas décadas. Depois que a insulina foi descoberta, permaneceu pouco nítida a distinção entre o diabetes do tipo 1 e o do tipo 2. Foi uma surpresa, portanto, quando, na década de 1950, descobriu-se que os diabéticos adultos do tipo 2, enquanto não atingem fases avançadas da doença, não são carentes de insulina. Na realidade, a maioria dos diabéticos adultos do tipo 2 produz grande quantidade desse hormônio (em níveis muito superiores ao normal). Foi somente na década de 1980 que o conceito de resistência à insulina foi descoberto, o que explicou por que diabéticos adultos apresentavam níveis anormalmente altos de insulina[6].

Infelizmente, a descoberta da resistência à insulina não conseguiu iluminar o mundo médico, quando, a partir da década de

1980, a teoria de que se deve reduzir as gorduras totais e as gorduras saturadas da dieta levou a uma procura nacional pelos carboidratos. Em especial, essa teoria fez surgir a ideia de que o consumo dos "grãos integrais saudáveis" resgataria a saúde dos estadunidenses, que estaria ameaçada pelo consumo excessivo de gorduras, e, inadvertidamente, levou a uma experiência de cinquenta anos de duração acerca do que pode acontecer com as pessoas que reduzem as gorduras da dieta mas substituem as calorias da gordura por "grãos integrais saudáveis", como o trigo.

Resultado: ganho de peso, obesidade, abdomes protuberantes por causa da gordura visceral, pré-diabetes e diabetes numa escala jamais vista até então, afetando igualmente homens e mulheres, ricos e pobres, herbívoros e carnívoros, estendendo-se a todas as raças e idades, todos produzindo "urina como um sifão, urina doce como mel".

O PAÍS DOS GRÃOS INTEGRAIS

Ao longo dos séculos, o diabetes em adultos ocorria principalmente entre os privilegiados que não precisavam caçar para comer, cultivar a terra nem preparar as próprias refeições. Pense em Henrique VIII, obeso e com gota, ostentando uma cintura de 1,37 m, empanturrando-se todas as noites com banquetes complementados com marzipãs, pães, sobremesas e cerveja. Foi somente durante a segunda metade do século XIX e o início do século XX, quando o consumo de sacarose (o açúcar comum) aumentou em todas as camadas sociais, desde o operariado, que o diabetes se tornou mais disseminado[7].

A transição do século XIX para o século XX, portanto, assistiu a um aumento no número de casos de diabetes, que então permaneceu estável por muitos anos. Na maior parte do século XX, a incidência de diabetes do adulto nos Estados Unidos manteve-se relativamente constante – até meados da década de 1980.

UM PAÍS DE DIABÉTICOS: O TRIGO E A RESISTÊNCIA À INSULINA | 159

Foi então que a situação, de repente, se deteriorou (fig. 8.1).

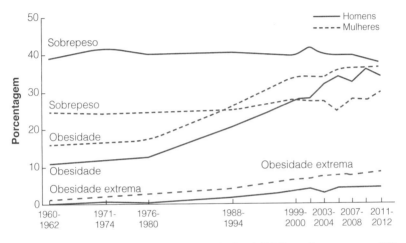

Fig. 8.1. Tendências de sobrepeso, obesidade e obesidade extrema entre homens e mulheres entre 20 e 74 anos de idade: Estados Unidos, anos selecionados 1960-1962 até 2011-2012

NOTAS: Ajustado por idade pelo método direto para as estimativas do U.S. Census Bureau para o ano 2000, com o uso das faixas etárias de 20-39, 40-59 e 60-74. Grávidas foram excluídas. O sobrepeso corresponde a um IMC de 25 ou mais, mas inferior a 30; a obesidade, ao IMC ≥ 30; a obesidade extrema, ao IMC ≥ 40.
FONTE: CDC/NCHS. National Health Examination Survey 1960-1962; e National Health and Nutrition Examination Surveys 1971-1974, 1976-1980, 1988-1994, 1999-2000, 2001-2002, 2003-2004, 2005-2006, 2007-2008, 2009-2010 e 2011-2015.

Atualmente o diabetes é epidêmico, tão comum como fofocas de jornais sensacionalistas. Em 2015, 30 milhões de estadunidenses eram diabéticos, número que representa um aumento explosivo em comparação com apenas alguns anos antes[8]. O número de estadunidenses com diabetes está crescendo mais rápido que o de qualquer outra doença, com exceção da obesidade (se você considerar a obesidade uma doença). Se você mesmo não for diabético, é provável que tenha amigos, colegas de trabalho, vizinhos que são diabéticos. Dada a incidência extremamente alta entre os idosos, é provável que seus pais sejam (ou tenham sido) diabéticos.

E o diabetes é apenas a ponta do *iceberg*. Para cada diabético, estão esperando nos bastidores três ou quatro pessoas com pré-diabetes (o que inclui as seguintes perturbações: alteração da glicose em jejum, alteração da tolerância à glicose e síndrome metabólica). Isso quer dizer que 29,3% de todas as mulheres têm pré-diabetes; e 36,6% de todos os homens. A soma de todas as pessoas com pré-diabetes em 2015 era de 84 milhões, o que corresponde a um em cada três adultos com mais de 18 anos, elevando o total de pessoas com diabetes ou pré-diabetes para bem acima de 100 milhões[9]. Isso é mais do que a população total dos Estados Unidos em 1900, considerando adultos e crianças, diabéticos e não diabéticos.

Se somarmos também as pessoas que ainda não se encaixam em todos os critérios para diagnóstico de pré-diabetes, mas que apresentam altos níveis de glicose no sangue pós-prandial, nível elevado de triglicerídeos, partículas pequenas de LDL e baixa resposta à insulina (resistência à insulina) – fenômenos que podem ainda resultar em doença cardíaca, catarata, doenças dos rins e, com o tempo, diabetes –, descobriríamos poucas pessoas nos tempos atuais que *não* estão nesse grupo, incluídas as crianças.

Essa doença, o diabetes, não se resume a ser gordo e precisar tomar medicamentos. Ela leva a complicações graves, como a falência renal (40% das falências renais são causadas por diabetes) e a amputação de membros (são realizadas mais amputações de membros em razão do diabetes do que por qualquer outra doença não traumática). O assunto é *realmente* sério.

A ampla democratização de uma doença anteriormente incomum é um fenômeno moderno assustador. A recomendação generalizada para detê-la? Faça mais exercícios, belisque menos... e consuma mais "grãos integrais saudáveis".

AGRESSÃO AO PÂNCREAS

Em paralelo à explosão de diabetes e pré-diabetes, houve um aumento no número de pessoas com sobrepeso ou obesas.

Na realidade, seria mais correto dizer que a explosão de diabetes e pré-diabetes foi em grande parte *causada* pela explosão dos casos de sobrepeso e obesidade, já que o ganho de peso leva a uma alteração na sensibilidade à insulina e a uma probabilidade maior de deposição excessiva de gordura visceral, condições fundamentais para o surgimento do diabetes[10]. Quanto mais os estadunidenses engordarem, maior será o número dos que desenvolverão pré-diabetes e diabetes. Em 2013-2014, 36,5% dos adultos estadunidenses, ou 119 milhões de pessoas, se encaixavam na categoria obeso, isto é, tinham um índice de massa corporal (IMC) superior ou igual a 30 – e uma quantidade ainda maior de pessoas estava na categoria sobrepeso (IMC de 25 a 29,9)[11]. Nenhum estado dos Estados Unidos conseguiu cumprir, nem está perto de cumprir, a meta de 15% para a obesidade da população proposta na *Call to Action to Prevent and Decrease Overweight and Obesity* [Convocação para a ação no sentido de prevenir e reduzir o sobrepeso e a obesidade] emitida pelo U.S. Surgeon General, departamento de saúde pública dos Estados Unidos. (Em consequência disso, o departamento de saúde pública vem ressaltando repetidamente que os estadunidenses precisam aumentar seu nível de atividades físicas, comer mais alimentos com menos gorduras e, isso mesmo, aumentar seu consumo de grãos integrais.)

O ganho de peso, pode-se prever, deve ser acompanhado da manifestação do diabetes e do pré-diabetes (fig. 8.2), embora o peso exato em que essas condições se desenvolvem, fator de risco genético, possa variar de um indivíduo para outro. Uma mulher de 1,65 m poderia desenvolver o diabetes ao atingir o peso de 109 quilos, enquanto outra mulher da mesma altura poderia manifestar a doença quando chegasse aos 64 quilos. Esse tipo de variação é determinado por fatores genéticos, bem como por outros fatores, como os níveis de vitamina D e a flora intestinal.

Os custos econômicos desse tipo de tendência são estarrecedores. Ganhar peso tem um custo extraordinariamente elevado, seja pelos gastos com atendimento de saúde, seja pelos danos à saúde individual[12]. Algumas estimativas indicam que, ao longo dos próximos vinte anos, uma incrível porcentagem de 16% a 18% de todos os custos com atendimento de saúde será despendida com problemas que são consequência do excesso de peso: não com anomalias genéticas, defeitos de nascença, doenças psiquiátricas, queimaduras ou com o transtorno do estresse pós-traumático em virtude dos horrores da guerra. Não, simplesmente porque as pessoas engordaram. O custo decorrente do fato de os estadunidenses estarem se tornando obesos agiganta-se em comparação com os gastos com o câncer. Será gasto mais dinheiro com as consequências da obesidade sobre a saúde do que com a educação.

Fig. 8.2. Número e porcentagem da população dos Estados Unidos com diabetes diagnosticada, 1958-2015

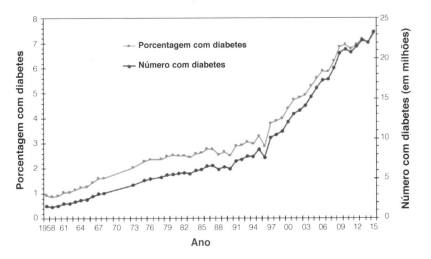

CDC's Division of Diabetes Translation. United States Diabetes Surveillance System, disponível em http://www.cdc.gov/diabetes/data.

Existe, porém, outro fator que segue paralelamente às tendências do diabetes, pré-diabetes e ganho de peso. Você já adivinhou: o consumo de trigo. Seja por conveniência, por causa do sabor ou em nome da "saúde", os estadunidenses tornaram-se irremediáveis "triticólicos" (consumidores compulsivos de trigo), com um aumento de 9,9 quilos, desde 1972, no consumo anual *per capita* de produtos do trigo (pão branco ou com farinha integral, macarrão feito de trigo duro)[13]. Se calcularmos a média de consumo nacional de trigo, incluindo todos os estadunidenses – bebês, crianças, adolescentes, adultos, idosos –, o estadunidense médio consome 60 quilos de trigo por ano. (Ressalte-se que 60 quilos de farinha de trigo equivalem a, aproximadamente, duzentos pães de forma, ou um pouco mais que meio pão de forma por dia.) É claro que isso significa que muitos adultos comem bem mais que isso, já que nenhum bebê ou criança pequena incluídos no cálculo da média consome 60 quilos de trigo por ano.

Mesmo assim, os bebês comem trigo, as crianças comem trigo, os adolescentes, adultos e idosos comem trigo. Cada grupo tem suas preferências – comida pronta para bebês e biscoitos no formato de bichinhos, biscoitos e sanduíches recheados com manteiga de amendoim, *pizzas* e biscoitos de chocolate com recheio de creme branco, macarrão integral e pão de grãos integrais, torradas e bolachas salgadas –, no fim, porém, é tudo a mesma coisa. Paralelamente ao aumento do consumo, temos também a silenciosa substituição do trigo produzido pela espécie *Triticum aestivum*, de 1,50 m de altura, por linhagens de trigo semianão de elevada produtividade, com novas estruturas de gliadinas/glúten não consumidas anteriormente por seres humanos.

Em termos fisiológicos, a relação entre o trigo e o diabetes faz todo o sentido. Produtos feitos com trigo dominam nossa dieta e fazem a concentração de glicose no sangue subir a níveis mais altos do que o fazem praticamente todos os outros alimentos. Isso torna mais altos os valores medidos, como o da HbA1c (que reflete a média de glicose no sangue nos sessenta a noventa dias anteriores). Se o ciclo da glicose e da insulina atinge altos níveis algumas vezes por dia, ocorre deposição de gordura visceral. A gordura visceral – barriga de trigo – está intimamente associada à resistência à insulina, que, por sua vez, eleva ainda mais os níveis de glicose e de insulina[14].

A fase inicial do aumento de gordura visceral e do diabetes é acompanhada de um *aumento* de 50% no número de células beta do pâncreas, as células responsáveis pela produção da insulina, uma adaptação fisiológica para atender às enormes exigências de um corpo com resistência a esse hormônio. Mas essa adaptação tem limite.

Altos níveis de açúcar no sangue, como os que ocorrem depois que consumimos um delicioso bolinho recheado com *cranberry*, na viagem de carro até o trabalho, provocam o fenômeno da "glicotoxicidade", danos reais às células beta do pâncreas, produtoras de insulina, resultantes do alto nível de glicose no sangue[15]. Quanto mais alta a glicemia, maior o dano às células beta. O efeito é progressivo e tem início a partir de um nível de glicose de 100 mg/dL, valor que muitos médicos classificam como normal. Depois de duas fatias de pão de trigo integral com peito de peru de baixo teor de gordura, uma medição característica da glicose no sangue, num adulto não diabético, seria de 140 a 180 mg/dL, mais que suficiente para dar cabo de algumas preciosas células beta – que nunca serão substituídas.

Suas pobres e vulneráveis células beta do pâncreas também são destruídas pelo processo da lipotoxicidade, isto é, a perda de células beta em decorrência do aumento de concentração no sangue de triglicerídeos e de ácidos graxos, como os que se desenvolvem a partir da ingestão repetida de carboidratos. Lembre-se de que uma dieta que privilegie os carboidratos resulta no aumento dos triglicerídeos, que persiste tanto logo após a refeição como no intervalo entre as refeições, condições que exacerbam ainda mais o desgaste lipotóxico das células beta do pâncreas.

Os danos ao pâncreas são ainda agravados por fenômenos inflamatórios como a lesão oxidativa, a leptina, várias interleucinas e o fator de necrose tumoral, todos resultantes do viveiro de inflamações que é a gordura visceral, todos característicos de estados pré-diabéticos e diabéticos[16].

Com o tempo e a repetição dos golpes traiçoeiros da glicotoxicidade, lipotoxicidade e destruição inflamatória, as células beta murcham e morrem, e aos poucos o número de células fica reduzido a menos de 50% da quantidade normal inicial[17]. É nesse momento que o diabetes se estabelece de modo irreversível, e as injeções de insulina se tornam inevitáveis.

Resumindo, os carboidratos, especialmente aqueles semelhantes aos dos produtos do trigo, que aumentam mais drasticamente os níveis de glicose e de insulina no sangue, acionam uma série de fenômenos metabólicos que acabam por levar a uma perda irreversível da capacidade do pâncreas de fabricar insulina: o diabetes. Seu pâncreas, coitadinho, não tem a menor chance, com as surras diárias que leva de cereais matinais ricos em fibras e pratos transbordando com massas de baixo teor de gordura.

COMBATER OS CARBOIDRATOS COM CARBOIDRATOS

Um desjejum humano paleolítico ou neolítico poderia ser composto de peixes, répteis, aves ou outro tipo de caça (nem sempre cozida), ovos de aves, folhas, raízes, frutas silvestres ou insetos. Hoje é mais provável que o desjejum seja uma tigela de cereais matinais feitos de farinha de trigo, amido de milho, aveia, xarope de milho rico em frutose e sacarose. É claro que eles não são chamados de "farinha de trigo, amido de milho, aveia, xarope de milho rico em frutose e sacarose", mas de algum nome muito mais sedutor, como Pedaços Crocantes de Saúde ou Quadradinhos Saborosos de Frutas. Ou talvez sejam *waffles* e panquecas com xarope de bordo. Ou ainda um pãozinho torrado com uma camada de geleia, ou um *pumpernickel* com requeijão de baixo teor de gordura. Para a maioria das pessoas, o exagero no consumo de carboidratos começa cedo, e continua pelo dia todo.

Quando foi a última vez que você esfolou um animal, que você o abateu, partiu lenha que durasse o inverno inteiro ou lavou sua roupa no rio? À medida que diminuíram as exigências físicas em nossa vida e proliferaram alimentos que são rapidamente metabolizados e proporcionam conveniência e prazer, não deveríamos nos escandalizar nem um pouco se tudo isso resultou em doenças decorrentes de excessos.

Ninguém se torna diabético empanturrando-se do javali que ele mesmo caçou, de alho silvestre ou de frutas silvestres que ele mesmo colheu... Nem de um excesso de omelete de legumes, de salmão, de couve, de tirinhas de pimentão nem de pasta de pepino. Mas muita gente desenvolve diabetes em razão de um excesso de pãezinhos, *bagels*, cereais matinais, panquecas, *waffles*, *pretzels*, bolachas, bolos, *cupcakes*, *croissants*, sonhos e tortas.

Como já falamos, alimentos que aumentam ao máximo a glicose no sangue também causam o diabetes. A sequência é simples: os carboidratos ativam a liberação de insulina pelo pâncreas, causando o aumento da gordura visceral; a gordura visceral causa inflamação e resistência à insulina. Altos níveis de glicose no sangue, triglicerídeos, ácidos graxos e inflamação prejudicam o pâncreas. Depois de anos de sobrecarga, o pâncreas sucumbe ao ataque que sofreu por parte da glicotoxicidade, lipotoxicidade e inflamação, praticamente "entrando em estafa", deixando uma deficiência de insulina e um aumento da glicose no sangue: o diabetes.

Os tratamentos para o diabetes refletem essa progressão. Medicamentos como a pioglitazona, que reduz a resistência à insulina, são prescritos na fase inicial do diabetes. A metformina, também prescrita na fase inicial, reduz a produção de glicose pelo fígado. Quando o pâncreas já está esgotado, depois de anos de agressões glicotóxicas, lipotóxicas e inflamatórias, ele não consegue mais produzir insulina, e, então, são prescritas injeções de insulina.

Parte do procedimento corrente de atendimento para prevenir e tratar o diabetes, doença causada principalmente pelo consumo de carboidratos, consiste em aconselhar aumento do consumo de carboidratos.

Anos atrás, usei a dieta da ADA (Associação Americana de Diabetes) com pacientes diabéticos. Seguindo a recomendação de ingestão de carboidratos da associação, observei que meus pacientes ganhavam peso, experimentavam uma deterioração do controle da glicose no sangue e uma necessidade maior de medicação, além de desenvolverem complicações diabéticas como doença renal e neuropatias. Exatamente como Ignaz Semmelweis, que quase eliminou os casos de febre puerperal no hospital em que trabalhava apenas lavando as mãos, *descartar* a recomendação dietética da ADA e cortar a ingestão de carboidratos leva a um progresso no controle da glicose no sangue, a uma redução da HbA1c, a uma impressionante perda de peso e a uma melhora do caos metabólico que acompanha o diabetes, como a hipertensão e o aumento dos triglicerídeos.

A ADA aconselha os diabéticos a eliminar as gorduras da dieta, reduzir o consumo de gorduras saturadas e incluir de 45 a 60 gramas de carboidratos – de preferência "grãos integrais saudáveis" – em cada refeição, ou de 135 a 180 gramas de carboidratos por dia, sem incluir os petiscos. É, em essência, uma dieta lipofóbica, centrada em carboidratos, com 55% a 65% das calorias provenientes de carboidratos. Se eu fosse resumir as opiniões da ADA com relação a dietas, seria assim: vá em frente e coma açúcar e alimentos que aumentam a glicose no sangue. Certifique-se apenas de ajustar sua medicação para compensar.

Contudo, embora "combater o fogo com fogo" possa funcionar no controle de insetos e com vizinhos do tipo passivo-agressivo, você não consegue se livrar da dívida de seu cartão de crédito fazendo mais despesas com ele. Do mesmo modo, você não vai conseguir escapar do diabetes com a ingestão de carboidratos.

A ADA exerce uma forte influência sobre a elaboração das atitudes nacionais para com a nutrição. Quando é diagnosticado diabetes num paciente, ele é encaminhado a um orientador ou enfermeiro especialista em diabetes, que lhe transmitirá os princípios dietéticos da ADA. Se um paciente internado num hospital for diabético, o médico ordenará uma "dieta da ADA". Essas "diretrizes" dietéticas podem, na verdade, ser impostas, transformando-se numa "lei" de saúde. Conheci orientadores e enfermeiros espertos que, tendo compreendido que os carboidratos causam o diabetes, resistem às recomendações da ADA e aconselham os pacientes a reduzir o consumo de carboidratos. Como esse tipo de aconselhamento é um desafio declarado às diretrizes da ADA, o *establishment* médico demonstra sua incredulidade, demitindo esses funcionários rebeldes. Nunca subestime as convicções dos que se aferram às convenções, especialmente na medicina.

A lista de alimentos recomendados pela ADA inclui os seguintes:

- pães integrais, de trigo integral ou de centeio;
- cereal matinal de grãos integrais e alto teor de fibras;
- cereais cozidos, como aveia, canjiquinha, canjica ou creme de trigo;
- arroz, macarrão, tortilhas;
- ervilhas e feijões cozidos, como feijão-mulatinho ou feijão-fradinho;
- batatas, ervilhas frescas, milho, feijões-de-lima, batatas-doces, abóbora-menina;
- bolachas e *chips* com baixo teor de gordura, *pretzels* e pipoca sem gordura.

Em suma, coma trigo, trigo, milho, arroz e trigo.

Pergunte a qualquer diabético que espete o dedo para monitorar sua glicose no sangue a respeito dos efeitos dessa abordagem dietética e ele lhe dirá que qualquer um desses alimentos aumenta o nível de glicose no sangue até a faixa de 200 a 300 mg/dL, ou acima disso. Segundo a recomendação da ADA, não há nada de errado nisso, mas certifique-se de fazer o monitoramento de sua glicose no sangue e fale com seu médico sobre como fazer ajustes na insulina ou na medicação.

A dieta da ADA contribui para uma cura do diabetes? Há a vazia afirmação do *marketing* da ADA de um "trabalho rumo à cura". Mas onde está um debate *verdadeiro* sobre uma cura?

Em defesa delas, acredito que, em sua maioria, as pessoas por trás da ADA são boas. Muitas são, de fato, dedicadas a conseguir financiamento para os esforços dedicados à descoberta da cura do diabetes infantil. Creio, porém, que elas se deixaram iludir pelo equívoco da dieta de baixo teor de gordura, que desviou o país inteiro do rumo certo. Não sinta pena – elas têm todo aquele dinheiro que recebem da Sanofi, Novo Nordisk, Merck e Eli Lilly para alegrar sua vida.

Até hoje persiste a noção de tratar o diabetes aumentando o consumo dos mesmos alimentos que causaram a doença, para então controlar o problema da glicose no sangue por meio de medicação.

Naturalmente, agora temos a vantagem de olhar retrospectivamente as coisas e assim podemos enxergar os efeitos desse colossal erro dietético como se fosse um filme B ruim visto em um videocassete. Vamos rebobinar tudo o que esse filme tremido e cheio de chuviscos nos mostra. Removam-se os carboidratos da dieta, especialmente os provenientes de "grãos integrais saudáveis", e toda uma constelação de transtornos modernos será revertida.

REPETINDO, AINDA MAIS UMA VEZ

O médico indiano do século V a.C. Sushruta prescrevia exercícios para seus pacientes obesos e diabéticos, numa época em que seus

> ## Adeus ao trigo, adeus ao diabetes
>
> Maureen, com 63 anos de idade, três filhos adultos e cinco netos, veio a meu consultório em busca de uma opinião sobre seu programa de prevenção de doença cardíaca. Ela já tinha se submetido a dois cateterismos e nos dois últimos anos recebera três *stents*, apesar de tomar estatina, medicação para redução do colesterol.
> A avaliação laboratorial de Maureen incluía uma análise de lipoproteínas que, além do baixo nível de colesterol HDL – 39 mg/dL – e do alto nível de triglicerídeos – 233 mg/dL –, revelou um excesso de partículas pequenas de LDL; 85% das partículas de LDL de Maureen foram classificadas como pequenas – uma anormalidade grave.
> Maureen também tivera um diagnóstico de diabetes, detectado dois anos antes em uma de suas hospitalizações. Ela tinha recebido aconselhamento quanto às restrições alimentares, tanto da Associação Americana de Cardiologia, para uma dieta "saudável" para o coração, como da Associação Americana de Diabetes. O primeiro medicamento que tomou para o diabetes foi a metformina. No entanto, após alguns meses, para manter seu nível de glicose no sangue na faixa desejada foi necessário acrescentar outro medicamento, e depois mais outro (sendo que a medicação mais recente era aplicada na forma de injeção duas vezes ao dia). Recentemente, o médico de Maureen tinha começado a falar sobre a possibilidade de injeções de insulina.

colegas procuravam presságios na natureza ou examinavam a posição dos astros para diagnosticar as enfermidades dos pacientes. O médico francês do século XIX Apollinaire Bouchardat observou que o açúcar na urina de seus pacientes diminuiu durante os quatro meses do cerco de Paris pelo exército da Prússia, em 1870, quando houve falta de alimentos, especialmente de pão. Quando o cerco terminou, ele reproduziu o efeito aconselhando os pacientes a reduzir o consumo de pães e de outros amidos, e a jejuar de modo intermitente para tratar do diabetes, apesar da prática de outros médicos, que aconselhavam um aumento do consumo de amidos.

> Como o padrão de partículas pequenas de LDL, associado a um nível de HDL baixo e de triglicerídeos alto, está intimamente ligado ao diabetes, orientei Maureen sobre como empregar a dieta para corrigir todo o espectro de anormalidades. A pedra angular da dieta: a remoção do trigo. Por causa da gravidade de seu padrão de partículas pequenas de LDL e do diabetes, pedi também que ela estendesse a restrição a outros carboidratos, especialmente o amido de milho e outros derivados do milho, a aveia, o arroz e as batatas, bem como o açúcar.
> Durante os três primeiros meses da dieta, Maureen perdeu 12 de seus 112 quilos iniciais. Essa perda de peso inicial permitiu que ela parasse com as injeções duas vezes ao dia. Três meses depois e 7 quilos a menos, Maureen reduziu sua medicação à metformina inicial.
> Um ano depois, Maureen tinha perdido um total de 23 quilos, fazendo a balança mostrar um peso abaixo de 90 quilos pela primeira vez em vinte anos. Como os valores da glicose no sangue de Maureen estavam constantemente abaixo de 100 mg/dL, recomendei-lhe então que parasse com a metformina. Ela manteve a dieta, acompanhada de uma perda de peso gradual e contínua. E manteve seus níveis de glicose no sangue tranquilamente na faixa dos não diabéticos.
> Bastou um ano, e 23 quilos a menos, para Maureen dar adeus ao diabetes. Desde que ela não retome seus velhos hábitos, entre eles "grãos integrais saudáveis", ela está essencialmente *curada*.

Já no século XX, o respeitado *The Principles and Practice of Medicine* [Princípios e prática da medicina], de autoria do doutor William Osler, exemplar professor de medicina e um dos quatro fundadores do Johns Hopkins Hospital, aconselhava uma dieta para diabéticos com 2% de carboidratos. Nas publicações originais do doutor Frederick Banting, de 1922, em que são descritas suas experiências iniciais com a injeção de extrato pancreático em crianças diabéticas, ele ressalta que a dieta hospitalar usada para ajudar a controlar a glicose na urina consistia numa rigorosa limitação de carboidratos a 10 gramas por dia[18].

Pode ser impossível criar uma cura com base em métodos primitivos como observar se moscas se reúnem em torno da urina, métodos que não contavam com recursos modernos como o exame da glicose no sangue e o da hemoglobina A1c. Se estivessem disponíveis esses métodos de exame, creio que resultados melhores teriam de fato ficado evidentes. A era moderna, favorável a cortar gorduras e ingerir mais grãos integrais saudáveis, fez com que nos esquecêssemos das lições aprendidas por observadores sagazes como Osler e Banting. Como muitas outras, a noção da restrição de carboidratos para tratamento do diabetes é uma lição que precisará ser reaprendida.

Vejo, porém, um vislumbre de luz no fim do túnel. O conceito de que o diabetes deve ser encarado como uma doença de *intolerância a carboidratos* está começando a ganhar terreno na comunidade médica. Médicos e pesquisadores sem papas na língua como o doutor Eric Westman da Universidade Duke e o doutor Jeff Volek da Universidade Estadual de Ohio realizaram cada um uma série de estudos sobre o valor da limitação de carboidratos. O doutor Westman relata, por exemplo, que ele normalmente precisa reduzir a dose de insulina à metade no *primeiro dia* em que um paciente se dedica a reduzir os carboidratos, para evitar níveis excessivamente baixos de glicose no sangue[19]. O doutor Volek e sua equipe mostraram repetidamente, tanto em seres humanos como em animais, que uma severa redução de carboidratos faz regredir a resistência à insulina e a gordura visceral[20, 21].

Em um dos estudos do doutor Westman, 84 diabéticos obesos seguiram uma rigorosa dieta de baixo teor de carboidratos – sem trigo, amido de milho, açúcares, batatas, arroz ou frutas, reduzindo a ingestão de carboidratos para 20 gramas por dia (o que também recomendavam os doutores Osler e Banting, no início do século XX). Depois de seis meses, as medidas da cintura (indicadoras de gordura visceral) estavam 12 cm menores e o nível dos triglicerídeos 70 mg/dL mais baixo; o peso se reduzira em quase 11 quilos e a HbA1c tinha caído de 8,8% para 7,3%. Além disso, 95% dos participantes puderam reduzir sua medicação para o diabetes, enquanto 25% conseguiram *parar* completamente com a medicação, incluindo a insulina[22].

Em outro estudo, os efeitos de uma dieta de baixo teor de carboidratos foram comparados com a dieta da Associação Americana de Diabetes em diabéticos do tipo 2 com sobrepeso. Após oito meses, a HbA1c de 55% do grupo do baixo carboidrato já não estava na faixa do diabetes, enquanto ninguém que estava seguindo a dieta da ADA chegou a cair para a faixa dos não diabéticos[23].

Vários outros estudos realizados ao longo das duas últimas décadas mostraram que a redução de carboidratos leva à perda de peso e a uma melhora dos níveis de glicose no sangue em diabéticos[24, 25, 26, 27]. Um estudo da Universidade Temple com diabéticos obesos revelou que a redução dos carboidratos para 21 gramas por dia gerava uma perda de peso média de 1,6 quilo ao longo de duas semanas, associada a uma redução de HbA1c de 7,3% para 6,8% e uma melhora de 75% na resposta à insulina[28]. Uma recente ("meta-") análise combinada de onze estudos confirmou essas conclusões: pessoas com diabetes do tipo 2 que efetuaram uma redução acentuada da ingestão de carboidratos derivados de grãos, frutas e açúcares obtiveram maior perda de peso e redução na HbA1c em comparação com os que restringiram as gorduras[29].

Os estudos até o momento obtiveram prova de conceito: a redução de carboidratos na dieta melhora a glicose no sangue, reduzindo a tendência ao diabetes. É possível *suprimir* os medicamentos para o diabetes até mesmo num prazo de algumas semanas a alguns meses. Em muitos casos, creio que isso pode ser chamado, com segurança, de cura, desde que o excesso de carboidratos não volte a fazer parte da dieta. Vou repetir: se restarem células beta pancreáticas em quantidade suficiente, se essas células não tiverem sido completamente dizimadas pela glicotoxicidade, lipotoxicidade e inflamação presentes há muito tempo no organismo, é perfeitamente

O trigo e o diabetes infantil (tipo 1)

Antes da descoberta da insulina, o diabetes infantil ou do tipo 1 era fatal no prazo de alguns meses após sua manifestação. A descoberta da insulina pelo doutor Frederick Banting foi realmente um marco decisivo, de significado histórico. Mas, para início de conversa, por que o diabetes se desenvolve em crianças?

Anticorpos contra a insulina, contra as células beta e contra outras proteínas do próprio organismo levam à destruição autoimune do pâncreas. Crianças com diabetes também desenvolvem anticorpos contra outros órgãos do corpo. Um estudo revelou que 24% das crianças com diabetes do tipo 1 apresentavam níveis aumentados de "autoanticorpos", isto é, anticorpos contra proteínas do próprio organismo, em comparação com 6% em crianças não diabéticas[30].

A incidência do chamado diabetes adulto (tipo 2) está aumentando em crianças em decorrência do sobrepeso, da obesidade e da falta de atividade física, exatamente os mesmos motivos pelos quais ela está subindo vertiginosamente entre os adultos. Entretanto, a incidência do diabetes do tipo 1 também está aumentando. Os National Institutes of Health e os Centers for Disease Control and Prevention copatrocinaram a Pesquisa pelo Diabetes em Jovens [Search for Diabetes in Youth], que revelou que, de 1978 a 2004, a incidência de diabetes do tipo 1 recém-diagnosticado aumentou em 2,7% por ano. A taxa está aumentando mais velozmente em crianças abaixo dos 4 anos de idade[31]. Registros de doenças do período entre 1990 e 1999 na Europa, na Ásia e na América do Sul mostram um aumento semelhante[32].

O que estaria provocando o aumento do número de casos de diabetes do tipo 1? É provável que nossas crianças estejam sendo expostas a alguma coisa. Alguma coisa que aciona uma ampla resposta imunológica anormal nessas crianças. Alguns especialistas sugeriram que uma infecção viral esteja deflagrando o processo, enquanto outros apontaram para fatores que revelam a expressão de respostas autoimunes nos que são geneticamente suscetíveis.

Poderia ser o trigo?

Será que as mudanças na genética do trigo ocorridas desde 1960, como as das linhagens semianãs de alta produtividade, não podem explicar o recente aumento na incidência do diabetes do tipo 1? Sua introdução coincide com o aumento no número de casos da doença celíaca e de outras doenças.

Uma ligação evidente se destaca: crianças com a doença celíaca têm probabilidade dez vezes maior de desenvolver o diabetes do tipo 1; crianças com diabetes do tipo 1 têm probabilidade de dez a vinte vezes maior de apresentar anticorpos contra o trigo e/ou de ter a doença celíaca[33, 34]. Os dois transtornos compartilham resultados com uma probabilidade muito maior que a que poderia ser explicada pelo mero acaso.

O relacionamento íntimo entre o diabetes do tipo 1 e a doença celíaca também aumenta com o tempo. Enquanto algumas crianças diabéticas apresentam sinais indicativos da doença celíaca logo que o diabetes é diagnosticado, outras crianças manifestarão sinais celíacos ao longo dos anos seguintes[35].

Uma pergunta provocadora: a exclusão do trigo da dieta a partir do nascimento pode prevenir o desenvolvimento do diabetes do tipo 1? Afinal de contas, estudos em camundongos geneticamente suscetíveis ao diabetes do tipo 1 revelam que a eliminação do glúten do trigo da dieta reduz de 64% para 15% o desenvolvimento de diabetes[36] e impede as lesões intestinais características da doença celíaca[37]. O mesmo estudo não foi realizado com bebês ou crianças. Portanto, essa pergunta crucial permanece sem resposta.

Embora eu discorde de muitas das políticas da Associação Americana de Diabetes, nesse ponto nós concordamos: crianças com diagnóstico de diabetes do tipo 1 deveriam ser submetidas a exames para a doença celíaca. Eu acrescentaria que elas deveriam ser submetidas a esse exame a intervalos regulares de alguns anos, para descobrir se a doença celíaca não se desenvolverá mais tarde, ainda na infância ou até mesmo na idade adulta. Apesar de nenhum órgão oficial aconselhar isso, acredito que não seria exagero sugerir que pais de crianças com diabetes pensem seriamente em eliminar da dieta de seus filhos o glúten do trigo, assim como outros grãos e fontes de glúten.

As famílias que têm um de seus membros, ou mais de um, afetado pelo diabetes do tipo 1 não deveriam evitar o trigo e grãos aparentados desde o início da vida para impedir o acionamento do efeito autoimune que leva a essa doença que dura a vida toda? Essa é uma pergunta que precisa ser respondida, já que a incidência crescente desse transtorno vai tornar a questão mais urgente nos anos vindouros. Mas você sabe minha resposta: como o trigo e grãos aparentados são tão destrutivos de muitas formas para crianças e para adultos, praticamente não há desvantagens, mas muitas vantagens, em se evitarem as sementes de gramíneas por toda a vida.

possível que alguns pré-diabéticos e diabéticos, se não a maioria deles, curem-se desse transtorno, algo que praticamente nunca acontece com as dietas convencionais de baixo teor de gorduras e grande quantidade de grãos, como a defendida pela Associação Americana de Diabetes.

Esse resultado também sugere que a *prevenção* do diabetes, melhor que sua *reversão*, pode ser realizada com esforços dietéticos menos rigorosos. Afinal de contas, algumas fontes de carboidratos, como mirtilos, framboesas, pêssegos e batatas-doces, fornecem nutrientes importantes e não aumentam o nível de glicose no sangue tanto quanto os carboidratos mais "indesejáveis". (Você sabe de quem estou falando.)

E o que aconteceria se seguíssemos um programa nutricional não tão rigoroso quanto o do estudo de Westman, da "cura do diabetes", mas apenas eliminássemos o alimento onipresente, que domina nossa dieta e, entre todos, é o que mais aumenta a glicose no sangue? Ocorrerá uma redução da glicose no seu sangue e da HbA1c, você perderá gordura visceral e se livrará do risco de fazer parte dessa epidemia nacional de obesidade, pré-diabetes e diabetes. Essa dieta faria o diabetes voltar a seus níveis anteriores a 1985, recuperaria os tamanhos de vestidos e calças da década de 1950 e até mesmo permitiria que você voltasse a se sentar com conforto em poltronas de avião ao lado de pessoas de peso normal.

"INOCENTE ATÉ QUE SE PROVE O CONTRÁRIO"

O trigo como réu culpado de causar a obesidade e o diabetes faz com que me lembre do julgamento de O. J. Simpson por homicídio. Provas encontradas no local do crime, comportamento suspeito por parte do acusado, luva ensanguentada que ligaria o assassino à vítima, motivo, oportunidade... mas o acusado foi absolvido, graças à inteligente destreza jurídica.

O trigo tem toda a aparência de culpado de causar o diabetes: ele tem papel predominante no café da manhã, no almoço, no jantar e no lanche da maioria dos estadunidenses, exatamente como recomendam as orientações do governo. Ele aumenta o nível da glicose no sangue mais que praticamente todos os outros alimentos, proporcionando muitas oportunidades para a glicotoxicidade, a lipotoxicidade e as inflamações. Ele estimula o acúmulo de gordura visceral. Há uma perfeita correlação entre ele e as tendências de ganho de peso e obesidade ao longo dos últimos quarenta anos. No entanto, ele foi absolvido de todos os crimes pelo *Dream Team*, formado pelo Departamento de Agricultura dos Estados Unidos, pela Associação Americana de Diabetes e pela Academia de Nutrição e Dietética, entre outros, todos favoráveis ao consumo do trigo e dos grãos seus primos em generosas quantidades. Creio que nem Johnnie Cochran* teria feito melhor.

Pode-se falar em "processo viciado"?

No tribunal da saúde humana, porém, você tem a oportunidade de corrigir os erros, condenando o culpado e banindo de sua vida o trigo e seus comparsas.

---

* Chefe da equipe de advogados de defesa de O. J. Simpson. (N. da T.)

CAPÍTULO 9

CATARATA, RUGAS E COSTAS ENCURVADAS: O TRIGO E O PROCESSO DE ENVELHECIMENTO

O segredo para se manter jovem consiste em viver com honestidade, comer devagar e mentir a idade.

– Lucille Ball

O VINHO E O QUEIJO PODEM SE BENEFICIAR com o envelhecimento. Mas no caso dos seres humanos o passar dos anos pode levar a tudo, desde mentirinhas insignificantes até o desejo por uma cirurgia plástica radical.

O que significa envelhecer?

Embora muitos se esforcem para descrever as características específicas do envelhecimento, é provável que todos concordem que, como acontece com a pornografia, reconhecemos o envelhecimento quando estamos diante dele.

O ritmo do envelhecimento varia de pessoa para pessoa. Todos nós conhecemos um homem ou uma mulher que, digamos, aos 65 anos, ainda poderiam passar por 45 – mantendo a flexibilidade da juventude e a destreza mental, menos rugas, coluna mais reta, cabelos mais densos. A maior parte de nós também já conheceu pessoas que exibem disposição contrária, aparentando ser mais velhas do que são na realidade. A *idade biológica* nem sempre corresponde à *idade cronológica*.

Mesmo assim, o envelhecimento é inevitável. Todos nós envelhecemos. Ninguém escapa, embora cada um avance segundo um ritmo um pouco diferente. E, apesar de a determinação da idade cronológica ser uma simples questão de verificar a data de nascimento, identificar a idade biológica exata é muito diferente. Como se pode avaliar até que ponto o corpo manteve a juventude ou, ao contrário, se sujeitou ao declínio da idade?

Digamos que você tenha acabado de conhecer uma mulher. Quando lhe pergunta sua idade, ela responde que tem 25 anos. Você dá mais uma boa olhada, porque ela tem rugas profundas em torno dos olhos, manchas senis no dorso das mãos e um leve tremor ao movê-las. Suas costas estão encurvadas para a frente (característica que recebe o desagradável nome de "corcunda"), o cabelo é grisalho e ralo. Ela parece pronta para ir para o asilo, não alguém no viço da juventude. Contudo, ela é enfática. Não está com sua certidão de nascimento nem com outra prova oficial de sua idade, mas repete que tem 25 anos – e até mostra as iniciais de seu novo namorado tatuadas no pulso.

Você pode provar que ela está errada?

Não é muito fácil. Se ela fosse uma rena, você poderia medir a largura da galhada. Se fosse uma árvore, seria possível cortá-la e contar os anéis anuais de crescimento.

Seres humanos, é claro, não têm anéis de crescimento nem galhadas que nos forneçam um marcador biológico da idade com precisão e objetividade, o que provaria que essa mulher, de fato, está com seus setenta e poucos anos, não vinte e poucos, com ou sem tatuagem.

Até agora ninguém identificou um marcador visível de idade que lhe permitisse saber exatamente quantos anos sua nova amiga tem.

E não foi por falta de tentativa. Pesquisadores do envelhecimento há muito tempo buscam esse tipo de marcador biológico, medidas que possam ser rastreadas, que avancem um ano para cada ano cronológico de vida. Foram identificados alguns parâmetros rudimentares para avaliação da idade que envolvem medidas como: a máxima absorção de oxigênio, quantidade de oxigênio consumido durante um exercício a níveis próximos da exaustão; a pulsação cardíaca máxima durante exercícios controlados; a velocidade de pulso de onda arterial, o tempo necessário para um pulso de pressão ser transmitido ao longo de uma artéria, fenômeno que reflete a flexibilidade arterial. Todas essas medidas sofrem um declínio com o passar dos anos, mas nenhuma delas apresenta uma correlação perfeita com a idade.

Não seria ainda mais interessante se os pesquisadores do envelhecimento identificassem um medidor de idade biológica de uso individual? Você poderia ficar sabendo, por exemplo, que, aos 55 anos de idade, graças a exercícios e alimentação saudável, está com 45 anos em termos biológicos. Ou que vinte anos de cigarros, bebida e batatas fritas o deixaram com 67 anos biológicos e que já está na hora de retomar seus hábitos saudáveis. Embora existam elaborados esquemas de exames que afirmam fornecer um índice de envelhecimento desse tipo, não existe uma única medição simples, que cada um possa fazer por conta própria, que lhe diga com segurança qual a real correspondência entre sua idade biológica e sua idade cronológica.

Os pesquisadores do envelhecimento buscam diligentemente um marcador prático para a idade porque, para poderem manipular o processo de envelhecimento, eles precisam ter um parâmetro mensurável como base. Pesquisas sobre a desaceleração do processo do envelhecimento não podem depender simplesmente de *aparências*. É preciso que haja algum marcador biológico objetivo, que possa ser rastreado ao longo do tempo.

Sem dúvida, há uma série de teorias divergentes – alguns diriam complementares – a respeito do envelhecimento, bem como diferentes opiniões sobre o marcador biológico que proporcionaria a melhor medição para o envelhecimento biológico. Alguns pesquisadores acreditam que as lesões oxidativas são o principal processo subjacente ao envelhecimento e que um marcador de idade biológica deveria detectar uma medida do dano oxidativo acumulado. Outros propuseram que o acúmulo de resíduos celulares de leituras genéticas erradas leva ao envelhecimento; seria necessário, portanto, medir os resíduos celulares para a revelação da idade biológica. Para outros, ainda, o envelhecimento é geneticamente pré-programado e inevitável, determinado por uma sequência programada de diminuição de hormônios e outros fenômenos fisiológicos.

A maioria dos pesquisadores dessa área não acredita que uma teoria única explique todas as variadas experiências do envelhecimento, da agilidade, do vigor e da sensação de onisciência da adolescência à rigidez, ao cansaço e à sensação de esquecimento da oitava década de vida. Eles sugerem que as manifestações do envelhecimento humano só podem ser explicadas pela evolução de mais de um processo.

Poderíamos ter uma melhor compreensão do processo do envelhecimento se tivéssemos condições para observar os efeitos do envelhecimento *acelerado*. Não precisamos recorrer a nenhum modelo experimental com camundongos para observar esse tipo de envelhecimento rápido; basta olharmos para seres humanos com diabetes. O diabetes proporciona um verdadeiro campo de provas para o envelhecimento acelerado, com todos os fenômenos do envelhecimento chegando mais rápido e ocorrendo mais cedo na vida – doenças cardíacas, derrames, hipertensão, doenças renais, osteoporose, artrite, demência, câncer. Para ser mais específico: a pesquisa sobre o diabetes associou o alto nível de glicose no sangue, do tipo que ocorre após o consumo de carboidratos, a uma tendência de aceleração de sua ida para a cadeira de rodas de uma casa de repouso.

NÃO É UM PAÍS PARA IDOSOS CONSUMIDORES DE PÃO

Ultimamente os estadunidenses vêm sendo bombardeados com uma enxurrada de termos novos e complexos, desde obrigações de dívidas com garantia até derivativos negociados em bolsa, o tipo de coisa que você preferiria deixar para os especialistas, como seu amigo que trabalha num banco de investimentos. E aqui vai mais um termo complexo, do qual você vai ouvir falar muito nos próximos anos: AGE*.

"Produto final da glicação avançada", cuja sigla, AGE, é muito apropriada, é o nome dado àquilo que enrijece as artérias (aterosclerose), deixa embaciadas as lentes dos olhos (catarata) e confunde as ligações sinápticas do cérebro (demência), tudo encontrado em abundância em pessoas mais velhas[1]. Quanto mais envelhecemos, mais AGEs acumulam-se nos rins, nos olhos, no fígado, na pele e em outros órgãos. Embora possamos ver alguns efeitos dos AGEs, como as rugas em nossa amiga de supostos 25 anos, que segue o conselho de Lucille Ball, eles ainda não fornecem um parâmetro preciso da idade que possa comprovar que ela está mentindo. Apesar de vermos provas de alguma acumulação dos AGEs – as rugas e a pele flácida, a opacidade leitosa dos olhos, as mãos nodosas por causa da artrite –, nada disso é realmente quantitativo. Mesmo assim, os AGEs, pelo menos de um modo qualitativo, identificados por meio de biópsia ou a olho nu, fornecem um indicador de degeneração biológica.

Os AGEs são resíduos inúteis que provocam a deterioração dos tecidos à medida que se acumulam. Eles não têm nenhuma função útil: não podem ser queimados para gerar energia, não têm função de lubrificação ou de comunicação, não oferecem nenhuma

....

* Sigla em inglês para produtos finais da glicação avançada (*advanced glycation end products*), que também forma a palavra *age*, "idade" em inglês. (N. da T.)

ajuda a enzimas ou hormônios das redondezas nem servem para você se aconchegar a eles numa noite fria de inverno. Além dos efeitos que você pode ver, o acúmulo de AGEs também significa: perda da capacidade dos rins de filtrar o sangue, removendo dejetos e retendo proteínas; enrijecimento das artérias e acúmulo da placa aterosclerótica; fragilidade e deterioração da cartilagem das articulações, como o joelho e o quadril; e perda de células funcionais do cérebro, com amontoados de resíduos de AGEs ocupando seu lugar. Como terra na salada de espinafre ou cortiça no Cabernet, os AGEs podem acabar com uma boa festa.

Embora alguns AGEs entrem direto no corpo com os alimentos, pois estão presentes em vários deles, eles também são um subproduto dos altos níveis de açúcar (glicose) no sangue, fenômeno que define o diabetes.

A sequência de acontecimentos que leva à formação de AGEs é a seguinte: são ingeridos alimentos que aumentam a taxa de glicose no sangue; a maior disponibilidade de glicose nos tecidos do corpo permite que a molécula desse açúcar reaja com proteínas, criando uma molécula combinada de glicose e proteína. Os químicos falam em produtos reativos complexos, como os produtos de Amadori e as bases de Schiff, que geram um grupo de combinações de glicose-proteína que, coletivamente, recebem o nome de AGEs. Uma vez formados, os AGEs não podem ser desfeitos, eles são irreversíveis. Eles também se agrupam em cadeias de moléculas, formando polímeros de AGEs, que são especialmente destrutivos[2]. Os AGEs têm a má reputação de se acumular exatamente onde se encontram, formando amontoados de refugos inúteis que resistem a quaisquer processos digestivos ou de limpeza do organismo.

Portanto, os AGEs resultam de um efeito dominó, que se inicia sempre que o nível de glicose no sangue se eleva. Onde quer que essa glicose vá (que é praticamente a qualquer parte do corpo), os AGEs irão atrás. Quanto mais elevada a taxa de açúcar no sangue, mais AGEs se acumularão, e mais depressa avançará a deterioração do envelhecimento.

O que acontece quando você é exposto aos AGEs?

Além das complicações do diabetes, graves transtornos de saúde estão associados à produção excessiva ou acelerada de AGEs.

Doenças renais – Quando AGEs são administrados a um animal, num experimento científico, o animal desenvolve todos os sinais característicos de uma doença renal[6]. Os AGEs também podem ser encontrados nos rins de seres humanos que sofrem de doença renal.

Aterosclerose – A administração oral de AGEs, tanto em animais como em seres humanos, provoca a constrição das artérias, o tônus excessivo e anormal das artérias (disfunção endotelial) que proporciona a base para a instalação da aterosclerose[7]. Os AGEs também modificam as partículas do colesterol LDL, impedindo sua absorção normal pelo fígado e encaminhando-as para absorção por células inflamatórias nas paredes arteriais, no processo de desenvolvimento da placa aterosclerótica[8]. Os AGEs podem ser recuperados de tecidos e sua presença está relacionada à gravidade da placa: quanto maior o teor de AGEs de alguns tecidos, mais grave será a aterosclerose[9].

Demência – No cérebro de pessoas afetadas pela doença de Alzheimer, o teor de AGEs é três vezes maior que no cérebro de pessoas saudáveis; os AGEs acumulam-se nas placas amiloides e nos emaranhados neurofibrilares característicos do transtorno[10]. Em conformidade com o aumento

O diabetes é o exemplo concreto do que acontece quando a taxa de glicose no sangue permanece alta, uma vez que os diabéticos costumam apresentar taxas de glicose na faixa de 100 a 300 mg/dL ao longo de um dia inteiro, enquanto tentam controlar seus açúcares com insulina ou com medicação por via oral. (A taxa normal de glicose em jejum é de 70 a 90 mg/dL.) A taxa de açúcar no sangue pode atingir valores muito mais altos, às vezes: depois de uma tigela de aveia orgânica, sem açúcar, cozida em fogo brando, por exemplo, a glicose pode facilmente atingir uma faixa de 200 a 400 mg/dL.

acentuado na formação de AGEs em diabéticos, a demência é 500% mais comum nas pessoas diabéticas[11].

Câncer – Embora os dados sejam inconsistentes, a relação entre AGEs e câncer pode se revelar um dos mais importantes de todos os fenômenos associados aos AGEs. Foram encontradas evidências de acúmulo anormal de AGEs em cânceres de pâncreas, mama, pulmão, cólon e próstata[12].

Disfunção erétil – Se eu ainda não consegui atrair a atenção dos leitores do sexo masculino, isto deve fazê-lo: os AGEs prejudicam a capacidade de ereção. Eles se depositam no tecido peniano responsável pela reação erétil (*corpus cavernosum*), impedindo que o pênis se encha de sangue, processo que leva à ereção[13].

Saúde dos olhos – Os AGEs danificam os tecidos oculares, desde a lente (catarata) e a retina (retinopatia) até as glândulas lacrimais (olhos ressecados)[14].

Muitos dos efeitos danosos dos AGEs ocorrem por meio do aumento do estresse oxidativo e de inflamações, dois mecanismos subjacentes a numerosos processos que resultam em doenças[15]. Por outro lado, estudos recentes têm revelado que a redução da exposição aos AGEs leva a uma expressão reduzida de marcadores inflamatórios como a proteína C-reativa (PCR) e o fator de necrose tumoral[16].

O acúmulo de AGEs é uma explicação adequada para o desenvolvimento de muitos dos fenômenos do envelhecimento. O controle sobre a glicação e sobre o acúmulo de AGEs fornece, portanto, um meio em potencial para reduzir as consequências do acúmulo de AGEs.

Se a frequente elevação da taxa de glicose no sangue causa problemas de saúde, nós devemos observar a manifestação exacerbada desses problemas em diabéticos... E, de fato, observamos. Por exemplo, a probabilidade de um diabético ter doença coronariana ou sofrer ataques cardíacos é de duas a cinco vezes maior que a de um não diabético; 44% dos diabéticos desenvolverão aterosclerose das carótidas ou de outras artérias, fora do coração; e de 20% a 25% deles desenvolverão insuficiência renal ou terão falência renal num prazo médio de onze anos após o diagnóstico do diabetes[3]. Na realidade, altas taxas de glicose no sangue, mantidas ao longo de vários anos, praticamente *garantem* complicações.

Com a repetição de altas taxas de glicose no sangue no diabetes, também se esperaria encontrar altos níveis de AGEs no sangue; e na realidade é isso que ocorre. Os diabéticos apresentam níveis 60% mais altos de AGEs no sangue em comparação com os não diabéticos[4].

Os AGEs resultantes de altas taxas de glicose no sangue são responsáveis pela maior parte das complicações do diabetes, desde a neuropatia (lesões nos nervos que levam à perda de sensibilidade nos pés) e a retinopatia (defeitos da visão e cegueira) até a nefropatia (doenças dos rins e falência renal). Quanto mais alta for a hiperglicemia e quanto mais tempo ela permanecer alta, mais produtos AGE vão se acumular, resultando em mais lesões aos órgãos.

Diabéticos com baixo controle da glicose no sangue, cujas taxas permanecem altas por muito tempo, são especialmente propensos a sofrer complicações diabéticas, todas decorrentes da formação de AGEs em abundância, mesmo pacientes jovens. (Quando a importância de um controle "rigoroso" da glicose no sangue no diabetes do tipo 1, ou infantil, ainda não tinha sido reconhecida, não era raro ver insuficiência renal e cegueira em diabéticos antes dos 30 anos de idade. Com o aperfeiçoamento do controle da glicose, essas complicações podem ser postergadas.) Estudos extensos, como o Diabetes Control and Complications Trial (DCCT) [Ensaio Clínico sobre Controle e Complicações do Diabetes][5], mostraram que reduções rigorosas na taxa de glicose do sangue resultam em redução do risco de complicações diabéticas.

Isso ocorre porque a taxa de formação de AGEs depende do nível de glicose no sangue. Quanto mais alta a taxa de glicose, mais AGEs são produzidos.

Os AGEs formam-se mesmo quando a taxa de glicose no sangue é normal, embora, nesse caso, sua formação ocorra a uma velocidade muito menor do que quando a glicose está alta. Logo, a formação de AGEs caracteriza o envelhecimento normal, do tipo que faz uma pessoa de 60 anos de idade parecer ter 60 anos. Entretanto, os AGEs acumulados pelo diabético que não controla bem a taxa de glicose no sangue *aceleram* o envelhecimento. O diabetes vem servindo, portanto, como um modelo vivo para a observação, pelos pesquisadores do envelhecimento, dos efeitos aceleradores do envelhecimento decorrentes da hiperglicemia. Assim, as complicações do diabetes, como a aterosclerose, as doenças renais e a neuropatia, são também as doenças do envelhecimento, cada vez mais comuns em pessoas em sua sexta, sétima ou oitava década, mas incomuns em pessoas mais jovens, em sua segunda ou terceira década de vida. Portanto, o diabetes ensina o que acontece com as pessoas quando a glicação ocorre num ritmo mais acelerado, permitindo que se acumulem AGEs. Não é nada agradável.

A história não termina assim. No sangue, os níveis mais elevados de AGEs deflagram a expressão do estresse oxidativo e de marcadores inflamatórios[17]. O receptor dos AGEs, ou RAGE, funciona como o porteiro para uma variedade de reações oxidativas e inflamatórias (como citocinas inflamatórias, o fator de crescimento do endotélio vascular e o fator de necrose tumoral)[18]. Logo, os AGEs põem em movimento um exército de efeitos oxidativos e inflamatórios que levam a doenças cardíacas, câncer, diabetes e outros males.

A formação dos AGEs é consequentemente um *continuum*. Contudo, embora eles se formem até mesmo com níveis normais de glicose no sangue, o processo torna-se mais rápido quando os níveis glicêmicos são mais altos. Quanto mais alta a glicemia, mais AGEs são formados. Basta um pouco de glicose a mais no sangue, só alguns miligramas acima do normal, e – pronto – você já tem AGEs fazendo seu trabalho sujo, obstruindo seus órgãos.

Os mais de 100 milhões de diabéticos e pré-diabéticos nos Estados Unidos hoje estão, portanto, envelhecendo antes da hora com o excesso de bagagem dos altos níveis de glicose no sangue e da glicação[19]. Existem também muitos outros estadunidenses que ainda não se encaixam nos critérios para o pré-diabetes mas que ainda assim apresentam alta glicemia depois de consumir carboidratos que elevem a taxa de glicose no sangue – isto é, elevação suficiente para deflagrar uma produção de AGEs maior que a normal. (Se você duvida que a glicose no sangue aumenta depois que você come, digamos, uma maçã ou um pedaço de *pizza*, é só comprar um simples medidor de glicose na farmácia. Meça sua taxa de glicose uma hora depois de consumir o alimento em questão. Você muito provavelmente ficará chocado ao ver como seu nível de glicose no sangue dispara. Lembra-se de meu "experimento" com duas fatias de pão de trigo integral? A glicose no sangue foi para 167 mg/dL. Isso em geral acontece.)

Enquanto os ovos não aumentam o nível de glicose em seu sangue, e tampouco o fazem as castanhas e sementes cruas, o azeite de oliva, as costeletas de porco ou o salmão, os carboidratos aumentam – todos os carboidratos, desde maçãs e laranjas até balas de goma e cereal de sete grãos. Como analisamos anteriormente, do ponto de vista da glicemia os produtos do trigo são piores que praticamente todos os outros alimentos, pois fazem a glicemia disparar a níveis que se comparam com os de um verdadeiro diabético – mesmo que você não seja diabético.

Lembre-se: o carboidrato "complexo" contido no trigo é aquela variedade única de amilopectina, a amilopectina A, que é diferente da amilopectina de outros alimentos ricos em carboidratos, como o feijão-preto e as bananas. A amilopectina do trigo é a forma digerida com maior rapidez pela enzima amilase, o que explica a maior capacidade dos produtos do trigo para aumentar a glicemia. A digestão mais rápida e eficiente da amilopectina do trigo reflete em taxas mais elevadas de glicose no sangue ao longo das duas horas seguintes ao consumo de produtos do trigo, o que, por sua vez, significa maior acionamento da formação de AGEs. Se houvesse um concurso para ver quem forma mais AGEs, o trigo venceria quase sempre, derrotando outras fontes de carboidratos, como maçãs, laranjas, batatas-doces, sorvete e barras de chocolate.

Portanto, os produtos do trigo, como seu bolinho com sementes de papoula ou sua *focaccia* de legumes tostados, são deflagradores de uma produção extraordinária de AGEs. Tire suas conclusões: o trigo, devido a sua incomparável capacidade de aumentar a taxa de glicose no sangue, faz com que você envelheça mais depressa. Por meio da elevação dos AGEs e da glicose no sangue, o trigo acelera a velocidade com que você desenvolve sinais de envelhecimento da pele, disfunção renal, demência, aterosclerose e artrite.

A GRANDE CORRIDA DA GLICAÇÃO

Existe um exame amplamente disponível que, apesar de não fornecer um indicador da idade biológica, oferece uma medida do *ritmo* do envelhecimento biológico decorrente da glicação. Saber com que velocidade as proteínas de seu corpo estão sofrendo glicação ajuda a descobrir se o envelhecimento biológico está mais rápido ou mais lento que o envelhecimento cronológico. Embora os AGEs possam ser avaliados por meio de uma biópsia da pele ou de órgãos internos, é compreensível que a maioria das pessoas não se entusiasme muito com a ideia da introdução de uma pinça em alguma cavidade do corpo para coleta de um pedaço de tecido. Ainda bem que é possível avaliar a velocidade de formação dos AGEs por meio de um simples exame de sangue: o exame da hemoglobina A1c, ou HbA1c. O HbA1c é um exame de sangue comum que, embora costume ser usado com o objetivo de controlar o diabetes, também pode servir como um indicador de glicação.

A hemoglobina é a proteína encontrada no interior dos glóbulos vermelhos do sangue, responsável por transportar o oxigênio. Como todas as outras proteínas do corpo, a hemoglobina está sujeita à glicação, ou seja, a modificação da molécula de hemoglobina

AGEs: endógenos e exógenos

Embora tenhamos nos concentrado até aqui em AGEs que se formam no organismo e são, em grande parte, derivados do consumo de carboidratos, existe uma segunda fonte de AGEs: a dieta com produtos de origem animal preparados a altas temperaturas. Isso pode se tornar muito confuso. Vamos então começar do início.

Há duas fontes principais de AGEs:

AGEs ENDÓGENOS

São os AGEs que se formam no interior do corpo, como já vimos. O principal caminho para a formação de AGEs endógenos começa com a taxa de glicose no sangue. Alimentos que elevam o nível de glicose no sangue aumentam a formação de AGEs endógenos. Os alimentos que mais elevam o nível de glicose no sangue são os que acionam a maior formação de AGEs. Isso significa que todos os carboidratos, todos aqueles que elevam a taxa de glicose no sangue, acionam a formação de AGEs endógenos. Alguns carboidratos aumentam a glicemia mais que outros. De um ponto de vista endógeno, uma barra de chocolate recheado aciona apenas discretamente a formação de AGEs, ao passo que o pão de trigo integral aciona com vigor a formação dos AGEs, tendo em vista o maior efeito de aumento glicêmico do pão de trigo integral.

O interessante é que a frutose, outro açúcar que explodiu em popularidade como ingrediente dos alimentos industrializados modernos, aumenta a formação de AGEs no organismo até algumas *centenas de vezes mais* que a glicose[20]. Na forma de xarope de milho com alto teor de frutose, esse açúcar frequentemente acompanha o trigo em pães e produtos de confeitaria. Você terá enorme dificuldade para encontrar alimentos industrializados que *não* contenham alguma forma de frutose, desde o molho para churrasco até as conservas de pepino com endro. Veja também que o açúcar comum, ou sacarose, é 50% frutose, sendo que os outros 50% são glicose. O xarope de bordo, o mel e o xarope de agave são outros adoçantes com alto teor de frutose.

AGEs EXÓGENOS

Em contraste com os AGEs endógenos, AGEs exógenos não se formam no corpo, mas são ingeridos já formados em alimentos cozidos.

O teor de AGEs dos alimentos varia muito. Em especial as carnes e produtos animais aquecidos a elevadas temperaturas – por exemplo, grelhar e fritar aumenta em mais de mil vezes o teor de AGEs de um alimento[21]. Além disso, quanto maior for o período de cozimento de um produto animal, mais alto se torna seu teor de AGEs.

O impressionante poder dos AGEs exógenos de prejudicar a função arterial ficou evidente quando dietas idênticas de peito de frango, batatas, cenouras, tomates e óleo vegetal foram consumidas por dois grupos de voluntários diabéticos. A única diferença entre elas: a refeição do primeiro grupo foi preparada por cozimento no vapor ou em água fervente por dez minutos, enquanto a do segundo grupo foi frita ou grelhada a 230 °C por 20 minutos. O grupo que recebeu o alimento preparado por mais tempo e a uma temperatura mais elevada apresentou uma redução de 67% na capacidade de relaxamento arterial, bem como maior incidência de AGEs e de marcadores oxidativos no sangue[22].

Os AGEs exógenos são encontrados em carnes que são também ricas em gorduras saturadas. Isso significa que a gordura saturada foi acusada injustamente de ser pouco saudável para o coração, porque ela muitas vezes estava presente na companhia dos verdadeiros culpados: os AGEs. Carnes curadas (isto é, as que contêm nitrito de sódio), como *bacon*, linguiças, salames e salsichas, são extraordinariamente ricas em AGEs. Portanto, as carnes não são intrinsecamente nocivas; mas podem se tornar pouco saudáveis por meio de preparações que aumentam a formação de AGEs (e de outros subprodutos da temperatura elevada).

Em adição à prescrição dietética embutida na filosofia Barriga de Trigo, isto é, eliminar o trigo e restringir a ingestão de carboidratos, é prudente evitar fontes de AGEs exógenos – a saber, carnes que contenham nitrito de sódio, carnes aquecidas a temperaturas elevadas (>180 °C) por períodos prolongados e qualquer alimento frito por imersão. Sempre que possível, evite carnes bem passadas e prefira as malpassadas ou ao ponto. (Será o sashimi a carne perfeita?) O cozimento em água, em vez de em óleo, também ajuda a limitar a exposição aos AGEs.

Finalmente, devo dizer que o conhecimento científico sobre os AGEs está começando a se desenvolver e ainda há muitos detalhes a serem descobertos sobre eles. Entretanto, considerando o que sabemos a respeito de seus potenciais efeitos a longo prazo sobre a saúde e o envelhecimento, não creio ser prematuro você começar a pensar em como reduzir sua exposição pessoal aos AGEs. Talvez você me agradeça no dia de seu aniversário de 100 anos.

pela glicose. A reação ocorre prontamente e, como outros mecanismos dos AGEs, é irreversível. Quanto mais elevada a taxa de glicose no sangue, maior a proporção de hemoglobina que sofrerá glicação.

Os glóbulos vermelhos têm uma expectativa de vida de sessenta a noventa dias. A medida da porcentagem de moléculas de hemoglobina do sangue que sofreram glicação é um indicador de até que ponto a glicemia subiu ao longo dos últimos sessenta a noventa dias, uma ferramenta útil para aferir a adequação do controle da glicose no sangue nos diabéticos, ou para diagnosticar o diabetes.

Uma pessoa magra que tenha reação normal à insulina e consuma uma quantidade limitada de carboidratos terá, aproximadamente, de 4% a 4,8% de toda a sua hemoglobina glicada (isto é, um HbA1c de 4% a 4,8%), refletindo a inevitável taxa normal de glicação, de menor gravidade. Os diabéticos geralmente têm 8%, 9% e até mesmo 12% ou mais de hemoglobina glicada – o dobro, ou mais, da taxa normal. Na maioria dos estadunidenses não diabéticos a taxa de glicação está em algum ponto intermediário, em grande parte deles está na faixa de 5% a 6,4%, acima da ideal mas ainda abaixo do limiar "oficial" do diabetes, de 6,5%[23, 24]. Na verdade, uma incrível porcentagem de 70% dos adultos tem um HbA1c entre 5% e 6,9%[25].

A HbA1c não precisa chegar a 6,5% para gerar consequências adversas à saúde. A faixa "normal" de HbA1c está associada a um aumento no risco de ataques cardíacos e câncer e a 28% de aumento na taxa de mortalidade para cada 1% de aumento na taxa de HbA1c[26, 27]. Aquela refeição no restaurante de rodízio de massas, acompanhada de umas duas fatias de pão italiano e encerrada com um pouquinho de pudim de pão, eleva sua glicemia até a faixa de 150 a 250 mg/dL ou mais por três ou quatro horas. Se mantido por um período prolongado, o alto teor de glicose causa a glicação da hemoglobina, que reflete numa taxa mais elevada de HbA1c.

Ei, está meio nublado aqui

A lente dos olhos é o dispositivo óptico maravilhoso e naturalmente projetado que, como parte do sistema ocular, permite ver o mundo. As palavras que você está lendo agora são imagens que, focalizadas pela lente na retina e transformadas em impulsos nervosos, são interpretadas pelo cérebro como letras pretas sobre um fundo branco. A lente é como um diamante. Sem falhas, é cristalina, permitindo a passagem da luz sem obstáculos. É realmente espantoso, se a gente pensar bem.

Basta haver defeitos, porém, e a luz, ao atravessá-la, sofrerá distorção.

A lente dos olhos é constituída de proteínas estruturais denominadas cristalinas, que, como todas as outras proteínas do corpo, estão sujeitas à glicação. Quando as proteínas da lente se tornam glicadas e formam AGEs, os AGEs se interligam e se amontoam. Como os pontos minúsculos observados num diamante defeituoso, pequenos defeitos vão se acumulando na lente. Ao atingi-los, a luz se dispersa. Depois de anos de formação de AGEs, os defeitos acumulados causam a opacidade da lente, também chamada de catarata.

Está bem definida a relação entre glicemia, AGEs e catarata. É possível produzir catarata em animais de laboratório, até mesmo num prazo de apenas noventa dias, simplesmente mantendo elevada sua glicemia[28]. Os diabéticos são especialmente propensos à catarata (nenhuma surpresa), com um risco até cinco vezes maior em comparação com não diabéticos[29].

Nos Estados Unidos, a catarata é comum, afetando 42% dos homens e mulheres entre os 52 e os 64 anos de idade; e aumentando para 91% entre os 75 e os 85 anos[30]. Na realidade, nenhuma estrutura do olho escapa aos efeitos danosos dos AGEs, incluindo a retina (causando a degeneração macular), o corpo vítreo (líquido gelatinoso que preenche o globo ocular) e a córnea[31].

Qualquer alimento que eleve a taxa de glicose no sangue tem, portanto, potencial para causar a glicação das proteínas que constituem a lente de seus olhos. Em algum momento, a lesão supera a capacidade limitada de reabsorção de defeitos e renovação da lente. É então que o carro à sua frente fica perdido num borrão enevoado, que não se dissipa quando você força os olhos ou põe os óculos.

O exame da HbA1c – isto é, da hemoglobina glicada – fornece, portanto, um índice constante do controle da glicose. Ele também reflete até que ponto outras proteínas de seu corpo, além da hemoglobina, estão sofrendo glicação. Quanto mais elevada sua HbA1c, mais glicação também estará ocorrendo nas proteínas da lente de seus olhos, de seu tecido renal, das artérias, da pele e de outras partes do corpo[32]. Na verdade, a HbA1c fornece um indicador constante do ritmo de envelhecimento: quanto mais elevada a taxa de HbA1c, mais rápido você está envelhecendo.

Portanto, a HbA1c é muito mais que uma ferramenta de *feedback* para o controle da glicemia em diabéticos. Ela também reflete a velocidade da glicação de proteínas do corpo, a velocidade de seu envelhecimento. Enquanto sua taxa estiver nos 5% ou menos, você estará envelhecendo no ritmo normal; ultrapasse os 5%, e o tempo para você está correndo mais do que deveria, levando-o mais depressa para a enorme casa de repouso lá no céu.

Os alimentos que mais elevam os níveis de glicose no sangue e que são consumidos com maior frequência refletem como níveis mais elevados de HbA1c, que, por sua vez, indicam uma velocidade maior de danos aos órgãos e de envelhecimento. Por isso, se você odeia seu chefe e gostaria que ele ficasse velho e incapacitado mais depressa, faça-lhe um delicioso bolo de frutas e castanhas para acompanhar o café.

A ELIMINAÇÃO DO TRIGO DA DIETA REJUVENESCE

Já vimos que alimentos feitos de trigo elevam a taxa de glicose no sangue mais que quase todos os outros alimentos, incluindo o açúcar comum. Comparar o trigo com a maioria dos outros alimentos para ver quem causa maior glicemia seria como colocar Mike Tyson no ringue para lutar com Truman Capote: não haveria luta; nocaute de glicose no sangue num piscar de olhos. A menos que você seja uma corredora fundista, de 23 anos de idade e manequim 36, que, graças a uma quantidade mínima de gordura visceral, a uma sensibilidade vigorosa à insulina e às vantagens da abundância de estrogênio, apresenta pequena elevação na glicemia, duas fatias de pão de trigo integral provavelmente farão disparar sua taxa de glicose para a faixa de 150 mg/dL, ou mais do que isso – mais que o suficiente para pôr em funcionamento a sequência de formação dos AGEs.

Se a glicação acelera o envelhecimento, será que a *não* glicação pode *desacelerar* o envelhecimento?

Um estudo desse tipo foi realizado num modelo experimental com camundongos, com uma dieta rica em AGEs, que provocou mais aterosclerose, catarata, doenças renais e diabetes e encurtou a vida, em comparação com a vida mais longa e mais saudável dos camundongos que consumiram uma dieta pobre em AGEs[33].

Ainda não se realizou o ensaio clínico necessário para a comprovação desse conceito em seres humanos, ou seja, uma dieta rica em AGEs em contraste com uma dieta pobre em AGEs, seguido de exame dos órgãos para verificar os danos do envelhecimento. Esse é um obstáculo concreto para praticamente toda a pesquisa dedicada a combater o envelhecimento. Imagine a tentativa de recrutar voluntários: "Senhor, nós vamos incluí-lo em um de dois 'ramos' de um estudo. O senhor vai seguir uma dieta com alto teor de AGEs ou com baixo teor de AGEs. Depois de cinco anos, vamos avaliar sua idade biológica." Você aceitaria a possibilidade de ser incluído no grupo do alto teor de AGEs? E como se avaliaria a idade biológica?

Se a glicação e a formação de AGEs estão por trás de muitos dos fenômenos do envelhecimento, e se alguns alimentos acionam a formação de AGEs com mais vigor que outros, parece plausível que uma dieta com baixo teor desses alimentos desacelere o processo de envelhecimento, ou pelo menos desacelere os aspectos do envelhecimento que avançam devido ao processo de glicação. Um baixo valor de HbA1c significa que está acontecendo menos glicação endógena promotora do envelhecimento. Você estará menos propenso a catarata, doenças renais, rugas, artrite, aterosclerose e todos os outros fenômenos da glicação que atormentam os seres humanos, especialmente os que consomem trigo.

Na verdade, a experiência do estilo de vida Barriga de Trigo na vida real já ilustrou os efeitos que ele tem na reversão do envelhecimento. Associem-se os efeitos de desaceleração da glicação aos efeitos de reversão da inflamação com a exclusão do trigo da dieta, e mudanças espetaculares e assombrosas ocorrem. O inchaço em torno dos olhos desaparece, resultando em olhos maiores. A redução do edema no rosto, em especial nas bochechas, altera e emagrece as proporções faciais. Erupções cutâneas e vermelhidão na pele regridem. São revertidas muitas formas de irritação gastrointestinal, acabando com as corridas desesperadas para ir ao banheiro. E a taxa de HbA1c despenca, demonstrando que o ritmo do envelhecimento se desacelerou. As pessoas relatam redução nos edemas nas pernas, aumento da flexibilidade, aumento da força, maior energia, aumento da libido, pele mais lisa – muitas das características da juventude. Comparações por meio de *selfies* de "antes" e "depois" postadas nas mídias sociais da comunidade Barriga de Trigo costumam ser espantosas, sendo muitas delas impressionantes o suficiente para sugerir comentários de que estamos procurando mães e filhas para postar como "antes" e "depois".

Talvez esse estilo de vida até mesmo permita que você seja franco a respeito de sua idade.

CAPÍTULO 10

MINHAS PARTÍCULAS SÃO MAIORES QUE AS SUAS: O TRIGO E A DOENÇA CARDÍACA

EM BIOLOGIA, TAMANHO é documento.

Camarões que se alimentam por filtração e não ultrapassam os 5 cm de comprimento banqueteiam-se com algas microscópicas e plâncton em suspensão na água do oceano. Grandes peixes predadores e aves, por sua vez, consomem os camarões.

No mundo vegetal, as árvores mais altas, como as sumaúmas de 60 metros de altura, das florestas tropicais, ganham vantagem por atingirem uma altura superior ao dossel da selva, em busca da luz necessária para a fotossíntese, lançando sombra sobre as plantas e árvores que, lá embaixo, se esforçam para atingir o sol.

E por aí vai, desde o predador carnívoro até a presa herbívora. Esse princípio simples é anterior aos seres humanos, anterior ao primeiro primata que pisou no planeta e remonta a mais de 1 bilhão de anos atrás, quando organismos multicelulares ganharam vantagem evolutiva em relação aos organismos unicelulares, abrindo caminho através dos mares primordiais. Em inúmeras situações na natureza, maior é melhor.

A Lei do Maior do mundo vegetal e dos oceanos aplica-se também ao microcosmo no interior do corpo humano. Na corrente sanguínea humana, partículas de lipoproteínas de baixa densidade (LDL), o que a maioria das pessoas identifica equivocadamente como "colesterol LDL", seguem as mesmas regras de tamanho válidas para os camarões e o plâncton.

As partículas grandes de LDL são, como seu nome sugere, relativamente grandes. As partículas pequenas de LDL são – você já adivinhou – pequenas. No interior do corpo humano, as partículas grandes de LDL proporcionam uma vantagem de sobrevivência ao hospedeiro humano. Estamos falando de diferenças de tamanho da ordem de 1 nanômetro (nm), um bilionésimo de metro. Partículas grandes de LDL têm um diâmetro de 25,5 nm ou mais, enquanto as partículas pequenas têm menos de 25,5 nm de diâmetro. (Isso significa que as partículas de LDL, tanto as grandes quanto as pequenas, são milhares de vezes menores que um glóbulo vermelho mas maiores do que uma molécula de colesterol. Cerca de 10 mil partículas de LDL caberiam no ponto no final desta frase.)

Para as partículas de LDL, o tamanho, é claro, não representa a diferença entre comer ou ser comido. Ele determina se as partículas de LDL vão se acumular, ou não, nas paredes das artérias, como as artérias de seu coração (as coronárias), de seu pescoço e seu cérebro (artérias carótidas e cerebrais). Em suma, o tamanho das partículas de LDL determina, em grande parte, se você terá um ataque cardíaco ou um AVC (acidente vascular cerebral) aos 57 anos de idade, ou se vai continuar a puxar a alavanca da máquina caça-níqueis aos 87 anos.

As partículas pequenas de LDL são, na realidade, uma causa extraordinariamente comum de doenças cardíacas, que se revelam como ataques cardíacos, necessidade de angioplastias e pontes de safena, colocação de *stents* e muitas outras manifestações de doença coronariana aterosclerótica[1]. Em minha experiência pessoal com milhares de pacientes que sofrem de doença cardíaca, mais de 90% deles expressam o padrão de partículas pequenas de LDL em grau no mínimo moderado, se não grave.

A indústria farmacêutica considerou conveniente e lucrativo classificar esse fenômeno na categoria do "colesterol alto", que é muito mais fácil de explicar. Contudo, o colesterol tem pouco a ver com a doença da aterosclerose. O colesterol é uma forma *conveniente de medição*, um resquício de uma era em que não era possível caracterizar e medir os diferentes tipos de lipoproteínas (isto é, proteínas que transportam lipídios) presentes na corrente sanguínea que provocam lesões, acúmulo da placa aterosclerótica e, com o tempo, ataques cardíacos e derrames cerebrais. Contudo, como os bambolês e o programa *American Bandstand**, o tempo do colesterol já ficou para trás.

A BREVE E FANTÁSTICA VIDA DAS PARTÍCULAS DE LDL

Correndo o risco de parecer enfadonho, vou fornecer alguns detalhes sobre essas lipoproteínas presentes em sua corrente sanguínea. Tudo isso vai fazer sentido daqui a alguns parágrafos. No final, você saberá mais sobre o assunto que 98% dos médicos.

As VLDL, lipoproteínas "mães" das partículas de LDL, entram na corrente sanguínea após liberação pelo fígado, ansiosas por gerar sua prole de LDL. Quando da liberação pelo fígado, as partículas de VLDL estão repletas de triglicerídeos, a moeda corrente de energia em inúmeros processos metabólicos. Dependendo da dieta, um número maior ou menor de VLDLs é produzido pelo fígado. O teor de triglicerídeos das partículas de VLDL varia.

---

* Programa de calouros muito popular da tevê estadunidense que foi produzido de 1952 a 1989.

Bolinhos fazem você "encolher"

"Beba-me."

Então, Alice bebeu a poção e se descobriu com 25 cm de altura, capaz agora de passar pela porta e ir brincar com o Chapeleiro Maluco e o Gato Risonho.

Para as partículas de LDL, o bolinho de farelo ou o *bagel* de dez grãos que você comeu hoje de manhã são iguaizinhos à poção "Beba-me" de Alice: eles as tornarão menores. Bolinhos de farelo e outros produtos feitos com trigo farão com que as partículas de LDL encolham, reduzindo seu diâmetro de, digamos, 29 nm para 23 ou 24 nm[2].

Assim como Alice conseguiu passar pela portinha minúscula quando encolheu até ficar com 25 cm de altura, também a redução do tamanho das partículas de LDL permite que elas enveredem por uma série de desventuras singulares que as partículas de LDL de tamanho normal não têm como experimentar.

Como os seres humanos, as partículas de LDL apresentam uma faixa variada de tipos de personalidade. As partículas grandes de LDL são o funcionário público impassível, que cumpre seu horário de trabalho e recebe seu pagamento, tudo na expectativa de uma confortável aposentadoria sustentada pelo Estado. As partículas pequenas de LDL são as partículas frenéticas, antissociais, perturbadas pela cocaína, que não obedecem às regras, causando danos indiscriminadamente só para se divertir. De fato, se você pudesse projetar uma partícula maléfica, perfeitamente adequada para formar pastosas placas ateroscleróticas nas paredes das artérias, projetaria as partículas pequenas de LDL.

No fígado, as partículas grandes de LDL são absorvidas pelos receptores de LDL, destinadas ao descarte, e obedecem a uma rota fisiológica normal do metabolismo de partículas de LDL. Em comparação, esses receptores não conseguem identificar muito bem as partículas pequenas de LDL, permitindo que elas permaneçam muito mais tempo na corrente sanguínea. Resultado: as partículas pequenas de LDL – que duram em média cinco dias, em contraste com um a três dias de duração das partículas grandes de LDL – têm mais tempo para dar origem à placa aterosclerótica[3]. Ainda que as partículas grandes de LDL sejam produzidas à mesma velocidade que as partículas pequenas, estas últimas estarão em significativa vantagem numérica em relação às grandes, devido a sua maior longevidade. As partículas pequenas de LDL também são capturadas por macrófagos (glóbulos brancos que participam da reação inflamatória) localizados nas paredes das artérias, processo que provoca um rápido crescimento da placa aterosclerótica.

Você já ouviu falar dos benefícios dos antioxidantes? A oxidação, fenômeno que faz parte do processo de envelhecimento, deixa atrás de si proteínas e outras estruturas alteradas (oxidadas) que podem levar ao câncer, à doença cardíaca e ao diabetes. Quando partículas de LDL são expostas a um ambiente oxidante, a probabilidade de sofrer oxidação das partículas pequenas de LDL é 25% maior que a das partículas grandes. Quando oxidadas, as partículas de LDL apresentam maior propensão a causar a aterosclerose[4].

O fenômeno da glicação também ocorre com as partículas pequenas de LDL. Em comparação com as partículas grandes de LDL, as pequenas são oito vezes mais suscetíveis à glicação endógena. As partículas pequenas de LDL glicadas, da mesma forma que o LDL oxidado, têm maior potencial para dar origem à placa aterosclerótica[5]. A atuação dos carboidratos é, portanto, dupla: as partículas pequenas de LDL são formadas quando há carboidratos em abundância na dieta; os carboidratos também elevam a taxa de glicose no sangue, o que causa a glicação das partículas pequenas de LDL. Os alimentos que mais elevam a taxa de glicose no sangue correspondem, portanto, a maiores *quantidades* de partículas pequenas de LDL, propensas à oxidação, e a um aumento da *glicação* das partículas pequenas de LDL.

Logo, a doença cardíaca e o derrame cerebral não são consequência do colesterol alto. Eles são causados por processos como a oxidação, a glicação, a inflamação, a formação de partículas pequenas de LDL... Sim, processos deflagrados e então agravados pela ingestão de carboidratos, especialmente a amilopectina A do trigo.

Por mais que seu médico faça uma defesa estridente das estatinas, o risco da doença cardíaca não está de fato relacionado ao colesterol. Trata-se das partículas que causam a aterosclerose. Hoje, você e eu temos condições para quantificar e caracterizar diretamente as lipoproteínas, relegando o colesterol ao lixão das práticas médicas obsoletas, junto com as lobotomias frontais.

Um grupo importantíssimo de partículas do qual você precisa tomar conhecimento, as vovós de todas elas, é o das lipoproteínas de densidade muito baixa, ou VLDL [sigla para *very low-density lipoproteins*]. O fígado reúne diferentes tipos de proteínas e gorduras e sintetiza as partículas de muito baixa densidade, as VLDL, assim chamadas porque a abundância de gorduras na partícula faz com que sua densidade seja menor que a da água, isto é, densidade muito baixa (a diferença de densidade também explica por que o azeite flutua acima do vinagre no molho de salada). As partículas de VLDL são então liberadas na corrente sanguínea, as primeiras lipoproteínas a entrar na circulação.

As grandes e as pequenas partículas de LDL têm os mesmos genitores, ou seja, partículas de VLDL. Uma série de alterações na corrente sanguínea determina se as VLDL serão convertidas em partículas grandes ou pequenas de LDL. A composição da dieta exerce forte influência sobre o destino das partículas de VLDL, determinando que proporção delas se transformará em partículas grandes de LDL e que proporção se tornará partículas pequenas de LDL. Você não pode escolher os membros de sua família, mas pode facilmente interferir no tipo de prole de suas partículas de VLDL e, com isso, definir se a aterosclerose vai se desenvolver ou não.

Num lipidograma padrão, o excesso de VLDL será indicado por níveis mais elevados de triglicerídeos, uma anormalidade comum.

A partícula de VLDL é extraordinariamente sociável, a alma da festa das lipoproteínas, e interage livremente com outras lipoproteínas que passem por ela. Enquanto as partículas de VLDL repletas de triglicerídeos circulam pela corrente sanguínea, elas transferem triglicerídeos tanto para partículas de LDL como para partículas de HDL (sigla para *high-density lipoproteins*, ou lipoproteínas de alta densidade), em troca de uma molécula de colesterol. As partículas de LDL, agora ricas em triglicerídeos, são então processadas por outra reação, que remove os triglicerídeos fornecidos pelas VLDLs.

As partículas de LDL, que no início do processo são grandes, com um diâmetro de 25,5 nm ou mais, recebem triglicerídeos das VLDL em troca de colesterol. Em seguida, elas perdem esses triglicerídeos. Resultado: as partículas de LDL, que perderam triglicerídeos e foram reforçadas com colesterol, têm seu tamanho reduzido em alguns nanômetros[6, 7].

Não é preciso muito, no que diz respeito a excesso de triglicerídeos provenientes de VLDL, para dar início ao processo de criação de partículas pequenas de LDL. Com uma taxa de triglicerídeos de 133 mg/dL ou superior, dentro do limite considerado "normal", de 150 mg/dL, 80% das pessoas desenvolvem partículas pequenas de LDL[8]. Em um grande levantamento realizado com estadunidenses a partir dos 20 anos de idade, verificou-se que 33% deles apresentam taxas de triglicerídeos de 150 mg/dL ou mais elevadas – mais que suficiente para criar partículas pequenas de LDL. Essa proporção sobe para 42% nas pessoas com 60 anos ou mais[9]. Em pessoas que sofrem de doenças coronarianas, a proporção dos que têm partículas pequenas de LDL ultrapassa a de todas as outras perturbações; as partículas pequenas de LDL são, de longe, o padrão expresso com mais frequência[10].

Isso apenas no que se refere aos triglicerídeos e às partículas de VLDL presentes no costumeiro exame de sangue *em jejum*. Se incluirmos nos cálculos o aumento na taxa de triglicerídeos que geralmente acompanha uma refeição (o período "pós-prandial"), aumento que tipicamente multiplica de duas a quatro vezes os níveis de triglicerídeos por algumas horas, as partículas pequenas de LDL são acionadas num ritmo ainda maior[11]. É provável que esse seja o motivo, ao menos em boa parte, pelo qual os triglicerídeos sem jejum, isto é, a medida da taxa de triglicerídeos sem jejum prévio, estão se revelando uma impressionante ferramenta para prognóstico de ataques cardíacos, com um risco de cinco a dezessete vezes maior de ataques cardíacos em pessoas que apresentam níveis mais elevados de triglicerídeos sem jejum[12].

A lipoproteína de VLDL é, portanto, o ponto de partida crucial para desencadear a série de eventos que leva à produção de partículas pequenas de LDL. Qualquer coisa que faça com que o fígado produza mais partículas de VLDL e/ou aumente o teor de triglicerídeos das partículas de VLDL deflagrará o processo. Quaisquer alimentos que aumentem o nível dos triglicerídeos e do VLDL por algumas horas após a refeição – ou seja, no período pós-prandial – também levarão ao aumento das partículas pequenas de LDL.

ALQUIMIA NUTRICIONAL: CONVERTENDO PÃO EM TRIGLICERÍDEOS

Portanto, o que dá início a todo o processo, causando o aumento das partículas de VLDL e dos triglicerídeos, que, por sua vez, acionam a formação de partículas pequenas de LDL causadoras da placa aterosclerótica?

A resposta a essa questão é fácil: carboidratos. E quem é o principal entre os carboidratos? A amilopectina A do trigo e outros grãos, é claro.

Tomar ou não tomar estatinas: o papel do trigo

Como já ressaltamos, o consumo do trigo aumenta as partículas pequenas de LDL; eliminar o trigo reduz ou elimina as partículas pequenas de LDL. Mas pode ser que isso não fique evidente de início.

É aqui que as coisas começam a ficar confusas – confusas o suficiente para deixar seu/sua médico/a perplexo/a e abrir a porta para a indústria farmacêutica convencê-lo/la de coisas como "o colesterol deve ser reduzido com uma estatina", exatamente como a indústria do tabaco no passado convenceu o *establishment* médico de que a respiração profunda estimulada pelo ato de fumar era benéfica para a saúde pulmonar.

O lipidograma padrão com que seu médico conta para avaliar aproximadamente o seu risco de doenças cardíacas usa um valor de colesterol LDL *calculado* – não um valor medido. Você só precisa de uma calculadora para chegar ao valor do colesterol LDL a partir da seguinte equação (chamada de cálculo de Friedewald):

colesterol LDL = colesterol total – colesterol HDL – (triglicerídeos ÷ 5)

Os três valores no lado direito da equação – o colesterol total, o colesterol HDL e os triglicerídeos – são de fato medidos. Somente o colesterol LDL é calculado.

O problema é que essa equação foi criada a partir de alguns pressupostos. Para que ela funcione e resulte em valores confiáveis para o colesterol LDL, é necessário, por exemplo, que o valor do HDL seja igual a 40 mg/dL ou maior que isso; que o valor dos triglicerídeos seja de 100 mg/dL, ou menor que isso. Se houver qualquer desvio em relação a esses valores, o cálculo do LDL ficará comprometido[13, 14]. O diabetes, em especial, prejudica a precisão do cálculo de modo imprevisível; não são raras as imprecisões da ordem de 50%. Um valor de 200 mg/dL poderia na realidade ser de 100; 100 mg/dL poderia ser de fato 150. Variantes genéticas também podem prejudicar o cálculo (por exemplo, as variantes da apolipoproteína E), assim como qualquer mudança na dieta. Em outras palavras, confiar no valor calculado do colesterol LDL é como perguntar a uma criança de 4 anos sobre os movimentos previstos na bolsa de valores – a resposta poderá ser engraçadinha, mas dificilmente será correta.

Outro problema: se as partículas de LDL forem pequenas, o valor calculado do LDL *subestimará* de modo acentuado o verdadeiro LDL. Por outro lado, se as partículas de LDL forem grandes, o valor calculado do LDL *superestimará* o LDL real (fazendo com que as pessoas expostas ao menor risco tenham maior probabilidade de ser forçadas a consumir estatinas).

Para tornar a situação ainda mais confusa, se você conseguir modificar as partículas de LDL do indesejável tamanho pequeno para o salutar tamanho grande, por meio de alguma mudança na dieta – o que é bom – o valor calculado do LDL muitas vezes parecerá *subir*, enquanto o valor real está de fato *descendo*. Apesar de você ter conseguido uma alteração genuinamente benéfica, reduzindo a quantidade de partículas pequenas de LDL, seu médico tenta convencê-lo a consumir estatinas, por causa do colesterol LDL *aparentemente* alto. (É por esse motivo que chamo o colesterol LDL de "LDL fictício", uma crítica que não impediu a indústria farmacêutica, sempre empreendedora, de obter bilhões de dólares em faturamento anual com a venda de estatinas. Pode ser que elas lhe façam bem, mas é provável que não. O valor calculado do colesterol LDL não basta para essa indicação, muito embora essa seja a recomendação aprovada pela FDA para altas taxas de colesterol LDL calculado.) O colesterol LDL é um valor praticamente inútil, um bicho-papão da saúde cardiovascular, apesar de ser a base para o atendimento médico predominante e para bilhões de dólares de faturamento para a indústria farmacêutica, isso sem falar na explosão de alimentos e suplementos que alegam "reduzir o colesterol".

O único meio para você e seu médico realmente saberem qual é sua situação consiste em medir de fato as partículas de LDL de algum modo – por exemplo, medindo o número de partículas de LDL (por um método de laboratório denominado análise de lipoproteínas por ressonância magnética nuclear, RMN, ou eletroforese) ou medindo as apoproteínas B. (Como há uma molécula de apoproteína B para cada partícula de LDL, a medição da apoproteína B proporciona, para todos os efeitos, uma contagem das partículas de LDL.) Não é assim tão difícil, mas exige um profissional de saúde disposto a investir um pouco mais em estudos destinados a compreender essas questões e a se recusar a receber o representante de laboratório farmacêutico que visita seu consultório – provavelmente o mesmo médico que reconhece que o trigo e os grãos *causam* a doença cardíaca e não a previnem.

Por muitos anos, esses simples fatos escaparam aos cientistas da nutrição. Afinal de contas, as gorduras de uma dieta, difamadas e temidas, são compostas de triglicerídeos. Pela lógica, uma maior ingestão de alimentos gordurosos, como carnes gordas e manteiga, deveria aumentar os níveis de triglicerídeos no sangue. Isso se revelou verdadeiro – mas esse aumento é transitório e apresenta pequena intensidade.

Mais recentemente, tornou-se claro que, embora o aumento na ingestão de gorduras de fato encaminhe maior quantidade de triglicerídeos para o fígado e para a corrente sanguínea, ele também interrompe a produção de triglicerídeos pelo próprio corpo. Como o corpo é capaz de produzir grandes quantidades de triglicerídeos que facilmente superam a pequena quantidade ingerida durante uma refeição, o resultado é que o alto consumo de gorduras provoca pequena ou nenhuma alteração nos níveis de triglicerídeos[15].

Alimentos ricos em carboidratos, por outro lado, não contêm praticamente nenhum triglicerídeo. Duas fatias de pão de trigo integral, um *bagel* de cebola ou um *pretzel* de fermentação natural contêm quantidades insignificantes de triglicerídeos (isto é, gorduras). Contudo, os carboidratos têm a capacidade singular de estimular a insulina, que por sua vez aciona a síntese de ácidos graxos no fígado, processo que inunda a corrente sanguínea com triglicerídeos[16]. Dependendo da suscetibilidade genética da pessoa, os carboidratos podem elevar o nível de triglicerídeos até a faixa das centenas ou mesmo milhares de mg/dL. O corpo é tão eficiente na produção de triglicerídeos que elevados níveis – por exemplo, de 300 mg/dL, 500 mg/dL ou mesmo 1000 mg/dL ou mais – podem ser mantidos 24 horas por dia, sete dias por semana, durante anos, desde que o fluxo de carboidratos continue.

De fato, a recente descoberta do processo denominado "lipogênese de novo", a alquimia que converte açúcares em triglicerídeos no fígado, revolucionou a forma pela qual os cientistas da nutrição encaram o alimento e seus efeitos sobre as lipoproteínas e o metabolismo. Um dos fenômenos decisivos para o início dessa cascata metabólica consiste em elevados níveis de insulina na corrente sanguínea[17, 18]. Altas taxas de insulina estimulam o mecanismo da "lipogênese de novo" no fígado, com a eficiente transformação de carboidratos em triglicerídeos, que são, então, acondicionados às partículas de VLDL.

O início do século XXI ficará na história como a Era do Consumo de Carboidratos. Atualmente, a metade ou mais que a metade de todas as calorias consumidas pelos estadunidenses provém de carboidratos[19]. Em um modelo dietético como esse, a "lipogênese de novo" pode atingir graus tão elevados que a gordura excessiva criada se infiltra e se acumula no fígado. É por isso que a chamada doença hepática gordurosa não alcoólica (NAFLD [*nonalcoholic fatty liver disease*]) e a esteatose não alcoólica (NAS [*nonalcoholic steatosis*]) – gordura no fígado – atingiram tais proporções epidêmicas, tanto que os gastroenterologistas têm as próprias e convenientes siglas para elas. A NAFLD e a NAS levam à cirrose hepática, uma doença de caráter irreversível semelhante à que acomete os alcoolistas; daí a ressalva de que tais moléstias não têm origem alcoólica[20].

Patos e gansos também são capazes de encher seu fígado com reservas de gordura, uma adaptação que lhes permite voar longas distâncias sem precisar parar para comer, recorrendo à gordura armazenada no fígado para ter energia durante sua migração anual. Isso é parte de uma adaptação evolutiva dessas aves. Os criadores tiram proveito desse fenômeno quando produzem fígados de gansos e patos repletos de gordura. Alimente as aves com carboidratos provenientes de grãos, e o resultado será a produção do *foie gras* e do patê gorduroso que você passa em bolachas de trigo integral. Para os seres humanos, porém, a gordura no fígado é uma consequência nefasta, e não fisiológica, do fato de se acatarem conselhos para aumentar o consumo de carboidratos, um processo que pode levar à cirrose e à falência hepática. A menos que você esteja jantando com Hannibal Lecter, não vai querer um fígado como um *foie gras* em seu abdome.

Isso faz sentido. Os carboidratos são os alimentos que estimulam o armazenamento de gordura, um meio de conservar a fartura dos tempos de abundância. Se você fosse um ser humano primitivo, saciado por uma refeição de javali recém-abatido e algumas frutas silvestres, você armazenaria o excesso de calorias de carboidratos para a eventualidade de não conseguir pegar outro javali ou outra presa nos dias ou semanas seguintes. A insulina ajuda a armazenar o excesso de energia como gordura, transformando-a em triglicerídeos que enchem o fígado e transbordam para a corrente sanguínea, reservas de energia a serem utilizadas quando faltar caça. Entretanto, com a fartura de nossos tempos modernos, o fluxo de calorias, sobretudo daquelas provenientes de carboidratos, como os grãos, nunca para, prosseguindo incessantemente. Atualmente, *todos* os dias são dias de fartura.

A situação se agrava quando há um excesso de gordura visceral acumulada. A gordura visceral atua como um depósito de triglicerídeos, mas um depósito que gera um fluxo constante de entrada e saída de triglicerídeos em células de gordura, triglicerídeos que entram na corrente sanguínea[21]. O resultado é que o fígado fica exposto a níveis mais elevados de triglicerídeos no sangue, o que estimula ainda mais a produção de VLDL.

O diabetes proporciona um campo de testes conveniente para os efeitos do alto consumo de carboidratos, como numa dieta rica em "grãos integrais saudáveis". A maior parte dos casos de diabetes do adulto (tipo 2) é causada pelo consumo excessivo de carboidratos. Em muitos casos, senão na maioria, a glicemia elevada e o próprio diabetes são revertidos pela redução do consumo de carboidratos[22].

O diabetes está associado a uma "tríade lipídica" característica, formada por uma taxa baixa de HDL e uma taxa elevada de triglicerídeos e de partículas pequenas de LDL, exatamente o mesmo padrão gerado pelo consumo excessivo de carboidratos[23].

Portanto, as gorduras na dieta representam uma contribuição apenas discreta para a produção de VLDL, enquanto os carboidratos trazem uma contribuição muito maior. É por isso que dietas de baixo teor de gordura, ricas em "grãos integrais saudáveis", têm a reputação negativa de aumentar os níveis de triglicerídeos, fato que os defensores dessas dietas costumam camuflar, alegando ser inofensivo. (Minha própria incursão pelas dietas de baixo teor de gordura, muitos anos atrás, na qual restringi a ingestão de todas as gorduras de origem animal e não animal a menos de 10% das calorias – uma dieta muito rigorosa, no estilo da dieta Ornish*, entre outras –, resultou no aumento de minha taxa de triglicerídeos a 350 mg/dL, em decorrência da abundância de "grãos integrais saudáveis", que consumi para compensar a redução das gorduras e das carnes.) As dietas de baixo teor de gordura costumam elevar os níveis de triglicerídeos para a faixa de 150, 200 ou 300 mg/dL. Em pessoas geneticamente suscetíveis, que lutam com o metabolismo dos triglicerídeos, as dietas de baixo teor de gordura podem fazer disparar os triglicerídeos para a faixa de *milhares* de mg/dL, o suficiente para causar a doença hepática gordurosa não alcoólica (NAFLD) e a esteatose não alcoólica (NAS), bem como para causar danos ao pâncreas.

As dietas de baixo teor de gordura não são benignas. O abundante consumo de grãos integrais, de alto teor de carboidratos, resultado inevitável da redução das calorias das gorduras, deflagra elevação da taxa de glicose no sangue, elevação da insulina, maior acúmulo de gordura visceral, gordura no fígado, maior quantidade de partículas de VLDL e de triglicerídeos na corrente sanguínea, tudo isso acabando por gerar maior proporção de partículas pequenas de LDL. Lida-se então com essa péssima orientação nutri-

* Dieta criada pelo cardiologista estadunidense Dean Ornish que proíbe radicalmente o consumo de azeite de oliva e de carnes e seus derivados (carne vermelha, frango, peixes, ovos, leite e seus derivados) e estimula o consumo de muitos grãos. (N. do E.)

cional por meio da prescrição de medicamentos para o diabetes e para o colesterol alto. Sim, é esse o padrão irracional vigente no atendimento de saúde moderno, pouco melhor do que fazer sangrias ou prescrever heroína para a tosse.

Se os carboidratos, como o trigo, deflagram todo esse efeito dominó das partículas de VLDL/triglicerídeos/partículas pequenas de LDL, a redução do consumo de carboidratos deve agir no sentido contrário, sobretudo a redução do carboidrato predominante na dieta: o trigo.

SE O TEU OLHO DIREITO TE FAZ TROPEÇAR...

> *E, se o teu olho direito te faz tropeçar, arranca-o e lança-o de ti; pois te convém que se perca um dos teus membros, e não seja todo o teu corpo lançado no inferno.*
> – Mateus 5:29

O doutor Ronald Krauss e seus colaboradores na Universidade da California, Berkeley, foram pioneiros em traçar a conexão entre a ingestão de carboidratos e as partículas pequenas de LDL[24]. Em uma série de estudos elegantes, eles mostraram que, à medida que a proporção de carboidratos na dieta aumentava, passando de 20% para 65%, e o teor de gorduras era reduzido, havia uma explosão de partículas pequenas de LDL. Mesmo pessoas que tenham *zero* partícula pequena de LDL no início, podem ser forçadas a desenvolvê-las pelo aumento do teor de carboidratos da dieta. Por outro lado, pessoas com grande quantidade de partículas pequenas de LDL apresentarão uma redução acentuada ou eliminação com a diminuição da ingestão de carboidratos e um aumento na ingestão de gorduras ao longo de apenas algumas semanas.

As interpretações equivocadas, descrições enganosas e exageros que cercam a ideia de que as estatinas reduzem o risco

Você disse "estatina"?

Chuck veio me procurar porque tinha ouvido dizer que era possível reduzir o colesterol sem medicação.

Embora seu transtorno tivesse sido classificado erroneamente como "colesterol alto", o que Chuck tinha, de fato, como foi revelado por exames de lipoproteínas, era um enorme excesso de partículas pequenas de LDL. A medição por uma técnica específica (RMN) apresentou o resultado de 2.440 nmol/L para partículas pequenas de LDL em seu sangue. (O desejável é de zero a poucas.) Isso fazia parecer que Chuck tinha um alto nível de colesterol LDL, igual a 190 mg/dL, bem como um baixo nível de colesterol HDL, igual a 39 mg/dL, e alta taxa de triglicerídeos, igual a 173 mg/dL.

Após três meses da experiência sem trigo (ele substituiu as calorias do trigo por alimentos de verdade, como castanhas e sementes cruas, ovos, queijo, legumes e verduras, carnes gordas, *bacon*, abacate, azeite de oliva e óleo de coco), o número de partículas pequenas de LDL de Chuck reduziu-se para 320 nmol/L, uma redução de 87%. Isso refletiu externamente como uma taxa de colesterol LDL de 123 mg/dL, aumento do HDL para 45 mg/dL, queda nos triglicerídeos para 45 mg/dL e redução de 6,3 quilos de peso de sua barriga.

Isso mesmo: uma redução rápida e acentuada do "colesterol", resultante do funcionamento de uma dieta contrária às orientações convencionais. E essas foram apenas as taxas preliminares de Chuck. Ao fim de um período mais longo, taxas extraordinariamente melhores se apresentaram – sem nenhuma estatina por perto.

---

cardiovascular apenas começam com conselhos nutricionais absurdos e métodos de exames imprecisos e ultrapassados. Há outras questões nesse castelo de cartas da indústria farmacêutica. Considere o fato de que os fabricantes da estatina pagaram pela maioria dos ensaios clínicos da estatina, o que equivale a sermos informados pela R. J. Reynolds que, segundo seus estudos, o tabagismo não está associado a doenças cardíacas ou ao câncer de pulmão. Também estão em operação manipulações estatísticas desenfreadas que convertem uma questionável redução de 1% em ataques cardíacos numa alegação de *marketing* de uma redução da ordem de 36% em ataques cardíacos. Isso tem como origem um malabarismo estatístico chamado "risco relativo", no qual um risco de 2% de ataque cardíaco reduzido para 1% é classificado como uma redução de 50% no risco, muito embora o verdadeiro significado seja o de que, na melhor das hipóteses, a proporção de duas pessoas em cem que poderiam ter tido um ataque cardíaco foi reduzida a uma pessoa. Imagine que seu corretor de valores fosse culpado de um raciocínio semelhante e lhe dissesse que poderia fazer seu dinheiro render 36% ao ano. No final do ano, você se descobriria somente 1% mais rico – e ligaria furioso para a CVM. No entanto, receba uma prescrição de estatina porque seu médico tomou a "poção mágica" da *Big Pharma*, sendo levado a acreditar que "reduzir o colesterol" com uma estatina reduz drasticamente o risco de um ataque cardíaco, mas na verdade não reduz, e um telefonema para o Conselho Federal de Medicina ou para um conselho regional de nada vai adiantar.

Concentrar sua atenção na eliminação das gorduras da dieta, na redução do colesterol e no consumo de estatinas não passa de um joguinho enganoso. Em vez de jogar com seu médico e com a *Big Pharma*, tome medidas para reduzir os verdadeiros fatores que baixam o risco cardiovascular, como a redução ou eliminação das partículas pequenas de LDL, do VLDL em excesso e da inflamação – e tudo isso ocorre quando você dá adeus ao trigo e grãos aparentados.

O doutor Volek e seus colaboradores, enquanto na Universidade de Connecticut, também publicaram uma série de estudos em que foram observados os efeitos da redução da ingestão de carboidratos sobre as lipoproteínas. Em um desses estudos foram eliminados carboidratos, incluindo produtos feitos com farinha de trigo, refrigerantes convencionais, alimentos à base de amido de milho e fubá, batata e arroz, reduzindo os carboidratos a 10% das calorias totais. Foi recomendado aos participantes que consumissem, sem restrições, carnes, aves, peixe, ovos, queijos, castanhas e sementes, legumes e verduras e molhos de salada com baixo teor de carboidratos. Ao final de doze semanas, o número de partículas pequenas de LDL tinha se reduzido em 26%[25]. (A quantidade de partículas pequenas de LDL cai de modo ainda mais vertiginoso com períodos mais longos. Isso ocorre porque a perda de peso mobiliza triglicerídeos de células adiposas que entram na corrente sanguínea, "incrementando" temporariamente a quantidade de partículas pequenas de LDL enquanto a perda de peso estiver ativa. Uma vez que a perda de peso atinja um platô, as partículas pequenas de LDL despencam ainda mais.)

Do ponto de vista da análise de partículas pequenas de LDL, é quase impossível isolar os efeitos do trigo em comparação com os de outros carboidratos, como balas, refrigerantes e batatas fritas, já que todos esses produtos acionam a formação de partículas pequenas de LDL. Porém, podemos prever com segurança que os alimentos que mais elevam o nível de glicose no sangue também acionam a insulina em maior grau, o que se faz acompanhar da estimulação mais vigorosa da "lipogênese de novo" no fígado e de um aumento dos depósitos de gordura visceral, tudo isso gerando o aumento de VLDL/triglicerídeos e de partículas pequenas de LDL. O trigo, é claro, encaixa-se perfeitamente nessa descrição, deflagrando maiores picos glicêmicos na corrente sanguínea do que quase todos os outros alimentos.

Desse modo, a redução ou eliminação do trigo gera reduções inesperadamente acentuadas na quantidade de partículas pequenas de LDL, desde que as calorias perdidas sejam substituídas pelas provenientes de alimentos de origem vegetal, gorduras e proteínas.

O QUE É "BOM PARA O CORAÇÃO" PODE **CAUSAR** DOENÇAS CARDÍACAS?

Quem não gosta de uma história de agente duplo, como a do filme *Missão impossível*, em que o companheiro de confiança ou a amante, que na verdade trabalham o tempo todo para o inimigo, de repente traem o agente secreto?

História de sucesso do programa Barriga de Trigo: Niki

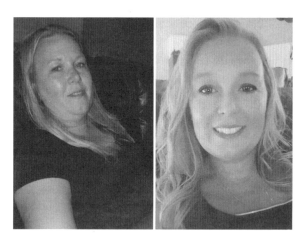

"Faz um ano desde que embarquei na aventura de assumir o controle de minha saúde com as próprias mãos. Os médicos me diziam que algumas pessoas simplesmente têm a predisposição genética para certas questões de peso e de inflamação. E os exames feitos não apresentavam resultados que me satisfizessem. Resolvi procurar o *Barriga de trigo*. Pedi o livro na mesma hora. Iniciei a leitura e fiquei fascinada! Comecei de imediato e adorei os resultados.

E o que dizer do lado prejudicial do trigo? Ele é um alimento que foi retratado como a sua salvação na batalha contra a doença cardíaca; e, no entanto, as pesquisas mais recentes revelam que ele é tudo, menos isso. (Angelina Jolie fez um filme sobre múltiplos níveis de espionagem e traição intitulado *Salt**. Que tal fazer um

---

* *Salt*, ou "sal", em português, é também a sigla em inglês para Tratado de Limitação de Armas Estratégicas. (N. da T.)

> "Dali a um mês e meio, minha família e eu nos mudamos para outro estado. A transição foi estressante e difícil; e, apesar de eu tentar cumprir a dieta, de vez em quando saía do sério. Mas via as consequências negativas daquilo e dava um basta.
>
> "Estava com inchaços horríveis nas pernas, nos pés e tornozelos – o que doía muito. Ficava sempre muito envergonhada para usar *shorts*. Por mais que me esforçasse, não conseguia perder peso. Estava sofrendo com depressão grave, ansiedade e constrangimento. Ia trabalhar todos os dias e, quando voltava para casa, me sentava no sofá e não me mexia até a hora de dormir. Eu praticamente não tinha nenhuma energia. Estava também com fascite plantar. Detestava tirar fotos com minha família. Nunca sentia vontade de olhar roupas novas, sabendo que eu estava com o maior peso da minha vida e acreditando que teria de aceitar o fato de que iria passar o resto da vida daquele jeito.
>
> "Alergias, problemas nos seios da face que costumavam ser constantes, diminuíram. Tenho uma energia enorme para aproveitar cada dia e não estou mais acorrentada a um sofá por causa da depressão, ansiedade e constrangimento. Quando comecei, estava com mais de 100 quilos. Agora, doze meses depois, estou com 80.
>
> "O que me deixa ainda mais empolgada é que só as pessoas à minha volta no estado para onde nos mudamos presenciaram essa transformação. Não vejo meus amigos mais próximos nem minha família desde antes que comecei tudo isso, e também não lhes contei nada. No mês que vem, vou lhes fazer uma visita e mal posso esperar para lhes mostrar tudo o que Barriga de Trigo e seu grupo de apoio fizeram por mim – e por minha saúde e meu peso!

filme semelhante, com Russell Crowe como protagonista, intitulado *Trigo*, sobre um empresário de meia-idade que acha que está comendo alimentos saudáveis, só para descobrir...? Tudo bem, talvez não seja uma boa ideia.)

Enquanto o macio pão de forma afirma "construir corpos fortes por meio de 12 propriedades", as muitas variedades de pães e outros produtos do trigo "saudáveis para o coração" apresentam-se sob uma variedade de disfarces. Mas não importa se foi moído em moinho de pedra, se foi feito de grãos germinados, com fermentação natural ou trigo orgânico, se atende às "boas práticas sociais e ambientais", se foi "feito à mão" ou se é do tipo "caseiro", ainda assim é trigo. Ainda é uma combinação de proteínas do glúten, gluteninas, aglutinina do germe de trigo, fitatos e amilopectina que provoca o quadro exclusivo do trigo, de efeitos inflamatórios, exorfinas ativas no aspecto neurológico e níveis muito elevados de glicose e insulina, deficiências minerais e uma profusão de partículas de VLDL e partículas pequenas de LDL.

Não se deixe enganar por outras referências à saúde em um produto do trigo. Ele pode ser "enriquecido" com vitaminas sintéticas do complexo B, mas ainda é trigo. Pode ser um pão integral de trigo orgânico (logo, isento de herbicidas, como o glifosato), moído em moinho de pedra, com acréscimo de ômega 3 do óleo de linhaça, mas ainda é trigo. Ele poderia ajudá-lo a ter uma regularidade intestinal e sair do banheiro com um sorriso satisfeito, mas ainda é trigo. Ele poderia ser recebido como um sacramento e abençoado pelo papa, mas – santificado ou não – ele ainda é trigo.

É provável que você esteja captando a ideia. Insisto nesse ponto porque ele expõe um ardil comumente usado pela indústria dos alimentos: acrescente ingredientes "saudáveis para o coração" a um alimento e chame esse produto de bolinho, bolacha ou pão "saudável para o coração". A fibra, por exemplo, de fato gera benefícios discretos para a saúde. O mesmo se aplica ao ácido linolênico da linhaça e do óleo de linhaça. Contudo, nenhum ingrediente "saudável para o coração" anulará os efeitos adversos à saúde causados pelo trigo. Um pão "saudável para o coração" repleto de fibras e gorduras ômega 3 ainda deflagrará a elevação do nível de açúcar no sangue, a glicação, o acúmulo de gordura visceral, a gordura no fígado, as partículas VLDL, a formação de partículas pequenas de LDL, a liberação de exorfina, deficiências minerais e respostas inflamatórias.

SE NÃO CONSEGUE TOLERAR O TRIGO, NÃO SE EXPONHA A ELE

Os alimentos que elevam a taxa de glicose no sangue em maior grau também acionam a produção de partículas VLDL pelo fígado. A maior disponibilidade de VLDLs propicia a formação de partículas pequenas de LDL que permanecem por períodos mais longos na corrente sanguínea. A elevada taxa de glicose no sangue estimula a glicação de partículas de LDL, sobretudo daquelas que já estão oxidadas.

A glicação, a oxidação, a longevidade das partículas de LDL, tudo isso resulta num potencial maior para desencadear a formação e o crescimento da placa aterosclerótica nas artérias, aumentando o potencial de risco de um ataque cardíaco. Quem é o chefão, o mandachuva, o maioral na criação de VLDLs, de partículas pequenas de LDL e da glicação? O trigo, é claro.

Há, porém, um pouco de luz nessa sombria situação do trigo: se o consumo desse cereal causa um aumento acentuado do número de partículas pequenas de LDL e todos os fenômenos associados a isso, a eliminação do trigo deve reverter a situação. Na verdade, é isso o que acontece.

Reduções impressionantes no número de partículas pequenas de LDL – acompanhadas de reduções drásticas em partículas VLDL, triglicerídeos, glicemia, gordura no fígado, entre outros – podem ser obtidas com a eliminação dos produtos do trigo, desde que sua dieta seja saudável sob outros aspectos e que você não substitua as calorias perdidas com a eliminação do trigo por outros alimentos que contenham açúcar ou que se convertam prontamente em glicose ao serem consumidos.

CAPÍTULO 11

TUDO ISSO É COISA DA SUA CABEÇA: O TRIGO E O SISTEMA NERVOSO

TUDO BEM. QUER DIZER QUE O TRIGO ATRAPALHA seu intestino, estimula excessivamente seu apetite e faz de você o alvo de piadas por causa da barriga de cerveja. Mas será que ele é assim tão nocivo?

Os efeitos do trigo chegam ao cérebro na forma de peptídios opioides. Mas essas exorfinas polipeptídicas responsáveis por aqueles efeitos entram no cérebro e saem dele, dissipando-se com o tempo. As exorfinas fazem com que seu cérebro lhe passe instruções para comer mais, aumentar o consumo de calorias e raspar, em desespero, as bolachas velhas no fundo do pacote, quando não houver mais nada à mão, além de provocar um efeito que muitos chamam de "confusão mental", uma incapacidade de concentrar totalmente a atenção plena.

Esses efeitos são reversíveis. Pare de comer trigo e os sintomas vão desaparecer em alguns dias, o cérebro vai se recuperar e você se sentirá novamente disposto a ajudar seu filho adolescente a encarar equações de segundo grau.

Mas os efeitos do trigo sobre o sistema nervoso não param por aí. Entre os mais perturbadores efeitos do trigo estão os que ele exerce sobre o próprio tecido cerebral – não "simplesmente" sobre pensamentos e comportamento, mas sobre o próprio cérebro, sobre o cerebelo e sobre outras estruturas do sistema nervoso, com consequências que vão desde a falta de coordenação até a incontinência, de convulsões à demência. E, diferentemente dos fenômenos de dependência, esses efeitos *não* são totalmente reversíveis.

PRESTE ATENÇÃO ONDE PISA: O TRIGO E A SAÚDE DO CEREBELO

Imagine que eu coloque uma venda sobre os seus olhos e o solte num quarto desconhecido, cheio de ângulos e cantos estranhos, com objetos dispostos de modo aleatório. Com alguns passos, é provável que você se descubra batendo de cara na sapateira. Dificuldades desse tipo são enfrentadas por portadores de um transtorno conhecido como ataxia cerebelar. Só que essas pessoas enfrentam problemas como esse estando de olhos abertos.

São aquelas pessoas que você costuma ver usando bengalas e andadores, ou tropeçando numa rachadura na calçada, o que resulta na fratura de uma perna ou do quadril. Alguma coisa prejudicou a capacidade delas de se orientar no mundo, fazendo com que perdessem o controle sobre o equilíbrio e a coordenação, funções centralizadas numa região do sistema nervoso central denominada cerebelo.

A maioria das pessoas que sofrem de ataxia cerebelar consulta um neurologista, e muitas vezes seu transtorno é diagnosticado como idiopático, isto é, sem causa conhecida. Nenhum tratamento é prescrito nem foi desenvolvido nenhum tratamento. O neurologista simplesmente sugere um andador, recomenda que sejam removidos potenciais riscos para tropeços em casa e examina a possibilidade de uso de fraldas para adultos devido à incontinência urinária, que acabará por se desenvolver. A ataxia cerebelar é progressiva, agravando-se a cada ano que passa, até o paciente tornar-se incapaz de pentear o cabelo, escovar os dentes ou ir ao banheiro sozinho. Finalmente, mesmo as atividades mais básicas de cuidados pessoais precisarão ser realizadas com o auxílio de outra pessoa. A essa altura, o paciente está próximo da morte, pois uma debilitação tão extrema acelera complicações como a pneumonia e escaras infectadas.

Entre 10% e 22,5% dos celíacos têm envolvimento do sistema nervoso, mas a ataxia cerebelar pode ocorrer independentemente da doença celíaca[1, 2]. Entre pessoas com ataxia inexplicada – ou seja, em que nenhuma outra causa possa ser identificada – 50% têm anticorpos para o glúten no sangue[3].

O problema: a maioria das pessoas que sofre de ataxia deflagrada pelo glúten do trigo não apresenta sinais nem sintomas de doença intestinal, nenhuma advertência do tipo celíaco que indique o acionamento de um processo de sensibilidade ao glúten.

Embora desde 1966 já se suspeitasse que a relação entre o glúten e o cérebro estava por trás do comprometimento neurológico, acreditava-se que ele fosse decorrente de deficiências nutricionais[4]. Mais recentemente, tornou-se claro que o envolvimento do cérebro e de outras partes do sistema nervoso resulta de um ataque imunológico direto às células nervosas. Os anticorpos antigliadina deflagrados pelo glúten podem unir-se às células nervosas conhecidas como células de Purkinje, exclusivas do cerebelo[5]. As células de Purkinje não têm a capacidade de se regenerar. Uma vez lesionadas, as células de Purkinje cerebelares estão destruídas... para sempre.

Além da falta de equilíbrio e de coordenação, na ataxia cerebelar induzida pelo trigo podem se manifestar fenômenos tão estranhos como, no linguajar hermético da neurologia, o nistagmo (movimento lateral involuntário do globo ocular), a mioclonia (contrações musculares involuntárias) e a coreia (movimentos involuntários caóticos e rápidos dos membros). Um estudo de 104 pessoas com ataxia cerebelar também revelou dificuldades com a memória e com a capacidade verbal, sugerindo que a destruição induzida pelo trigo também pode atingir o tecido cerebral, sede do raciocínio e da memória[6].

A faixa de idade típica para a manifestação de sintomas de ataxia cerebelar induzida pelo trigo é entre os 48 e os 53 anos. Em exames de ressonância magnética do cérebro, 60% dos afetados revelam atrofia do cerebelo, refletindo a destruição irreversível das células de Purkinje[7]. Quando da eliminação do glúten do trigo, ocorre somente uma recuperação limitada das funções neurológicas, em razão da baixa capacidade de regeneração do tecido nervoso. A maioria das pessoas simplesmente deixa de piorar assim que cessa o fluxo de glúten[8].

O primeiro obstáculo no diagnóstico da ataxia provocada pela exposição ao trigo consiste em encontrar um médico que chegue a levar em conta a possibilidade desse diagnóstico. Esse pode ser o pior dos obstáculos, já que grande parte da comunidade médica continua a abraçar a ideia de que o trigo faz bem à saúde. Uma vez que ele seja levado em consideração, porém, o diagnóstico é um pouco complicado, já que a maioria das pessoas faz objeção a uma biópsia do cérebro, o que torna necessário um neurologista bem informado para fazer o diagnóstico. Um marcador em especial está se revelando útil na identificação de muitos casos, embora não todos: o anticorpo antitransglutaminase-6 (TG6) em conjunto com o anticorpo antigliadina[9]. O diagnóstico pode se apoiar em uma combinação de fatores, como a suspeita do problema e a presença de anticorpos e marcadores positivos de HLA DQ, além da observação de melhora ou estabilização quando da eliminação do trigo e do glúten da dieta[10].

> ## Livre-se do trigo sem esforço
>
> Quando conheci Meredith, ela soluçava. Tinha vindo me consultar em razão de uma questão cardíaca sem importância (uma variação no eletrocardiograma que se revelou benigna).
> – Dói tudo. Principalmente meus pés – ela disse. – Já me receitaram todos os tipos de medicação. E eu detesto esses remédios, porque tive uma porção de efeitos colaterais. O que comecei a tomar há apenas dois meses me deixa com tanta fome que não consigo parar de comer. Já engordei 7 quilos!
>
> Meredith descreveu o que estava acontecendo em seu trabalho como professora: ela mal conseguia ficar em pé diante da turma por causa da dor nos pés. Mais recentemente, também tinha começado a duvidar de sua capacidade para andar, já que estava começando a sentir um pouco de falta de equilíbrio e coordenação. O simples ato de se vestir de manhã estava tomando cada vez mais tempo por causa da dor, assim como o fato de ela estar cada vez mais desajeitada, o que atrapalhava atividades banais como vestir uma calça. Embora estivesse com somente 56 anos, ela era forçada a usar uma bengala.
>
> Perguntei-lhe se seu neurologista tinha alguma explicação para suas incapacidades.
> – Nenhuma. Todos eles dizem que não há justificativa para isso. E que a única coisa que posso fazer é me adaptar. Eles podem me dar medicamentos para a dor, mas é provável que a situação piore. – Foi nesse momento que ela se descontrolou e desatou a chorar de novo.

A dolorosa realidade da ataxia cerebelar é que, na grande maioria dos casos, você só sabe que está com o problema quando começa a tropeçar sozinho, a colidir com paredes ou a molhar as calças. Uma vez que o transtorno se manifeste, é provável que seu cerebelo já esteja encolhido e danificado. Interromper totalmente a ingestão de trigo e glúten a essa altura talvez apenas consiga mantê-lo fora da casa de repouso, mas o manterá vivo.

Tudo isso se deve aos bolinhos e *bagels* pelos quais você é louco.

> Só de olhar para Meredith, suspeitei que houvesse algum problema com o trigo. Além da dificuldade evidente que ela teve para entrar no consultório, seu rosto estava inchado e vermelho. Ela descreveu sua luta com o refluxo gastroesofágico, as cólicas e a distensão abdominal, diagnosticadas como síndrome do intestino irritável. Estava com quase 30 quilos de excesso de peso e apresentava um volume discreto de edema (retenção de água) nas panturrilhas e tornozelos, todos esses sinais característicos do consumo de trigo.
> Por isso sugeri a Meredith que enveredasse pelo caminho sem trigo. Àquela altura, ela estava tão desesperada por qualquer conselho positivo que concordou em tentar. Também assumi o risco de marcar para ela um teste de esforço, que exigiria que ela andasse em ritmo moderado numa esteira com elevação.
> Meredith voltou duas semanas depois. Perguntei-lhe se achava que conseguiria fazer o teste de esforço.
> – Tranquilamente! Parei com todo o trigo de imediato, assim que saí da consulta. Levou uma semana, mas a dor começou a diminuir. Neste instante, estou com mais ou menos 10% da dor que eu sentia duas semanas atrás. Eu diria que ela quase sumiu. Já parei com um dos remédios para dor e acho que vou parar o outro ainda nesta semana. – Também estava claro que ela já não precisava da bengala.
> Ela relatou que o refluxo gastroesofágico e os sintomas do intestino irritável também tinham desaparecido totalmente. E que ela havia perdido 4 quilos no período de duas semanas.
> Meredith encarou a esteira sem dificuldade, conseguindo chegar, sem esforço, a 6 quilômetros por hora com uma elevação de 14%.

DA CABEÇA AOS PÉS: O TRIGO E A NEUROPATIA PERIFÉRICA

Enquanto a ataxia cerebelar se deve às reações imunológicas deflagradas pelo trigo no cerebelo, um transtorno paralelo denominado neuropatia periférica ocorre nos nervos das pernas, da pelve e de outros órgãos.

Uma causa comum da neuropatia periférica é o diabetes. A repetição, ao longo de anos, das elevadas taxas de glicose no sangue provoca lesões nos nervos das pernas, o que causa a redução da sensibilidade (permitindo assim que um diabético pise numa tachinha sem perceber), a diminuição do controle sobre a pressão sanguínea e os batimentos cardíacos, bem como a lentidão no esvaziamento do estômago (gastroparesia diabética), entre outras manifestações de um sistema nervoso desorientado.

Um grau semelhante de caos no sistema nervoso ocorre com a exposição ao trigo, sem diabetes. A média de idade da manifestação da neuropatia periférica induzida pelo trigo é 55 anos. Como ocorre no caso da ataxia cerebelar, a maioria dos pacientes não tem a doença celíaca[11].

Diferentemente das células de Purkinje, que são incapazes de se regenerar, os nervos periféricos possuem uma capacidade limitada de regeneração, uma vez que o trigo e o glúten com sua atuação nociva sejam removidos da dieta; nesse caso, a maioria das pessoas tem pelo menos uma reversão parcial da neuropatia. Num estudo com 35 pacientes afetados por neuropatia periférica, com resultados positivos para o anticorpo antigliadina, os 25 participantes que adotaram uma dieta sem trigo e sem glúten melhoraram ao longo de um ano, enquanto os dez participantes do grupo de controle, que não retiraram o trigo e o glúten da dieta, tiveram sua situação agravada[12]. Foram realizados também estudos sistemáticos da condução nervosa, que revelaram melhora da condução nervosa no grupo de pacientes que deixou de consumir trigo e glúten, bem como deterioração dessa função no grupo que continuou a consumi-los.

Como o sistema nervoso humano é uma teia complexa de células e redes nervosas, a neuropatia periférica deflagrada pela exposição ao glúten do trigo pode se manifestar numa variedade de formas, conforme os grupos de nervos afetados. A perda de sensibilidade nas duas pernas, associada ao baixo controle sobre os músculos desses membros, denominada neuropatia periférica axonal sensitivo-motora, é a forma mais comum do transtorno. Com menor frequência, pode ser afetado apenas um lado do corpo (neuropatia assimétrica); ou pode ser afetado o sistema nervoso autônomo, a parte do sistema nervoso responsável por funções automáticas, como a pressão sanguínea, a pulsação cardíaca e o controle do intestino e da bexiga[13]. Se o sistema nervoso autônomo for afetado, podem resultar fenômenos como a perda de consciência e a sensação de tontura quando se está em pé, decorrentes do controle falho da pressão sanguínea, a incapacidade de esvaziar a bexiga ou o intestino e uma pulsação cardíaca inadequadamente rápida quando não se está fazendo nada.

A neuropatia periférica, não importa como se manifeste, é progressiva e vai se agravar cada vez mais, a menos que sejam totalmente removidos da dieta o trigo e o glúten.

CÉREBRO DE GRÃOS INTEGRAIS

Acho que todos estamos de acordo a este respeito: as funções cerebrais "superiores", como o pensamento, o aprendizado e a memória, devem ficar fora do alcance de intrusos. Nossa mente é profundamente pessoal, representando a soma de tudo o que é cada um e suas experiências. Quem vai querer que vizinhos enxeridos ou vendedores agressivos ganhem acesso ao domínio privado da mente? Embora seja fascinante pensar na noção de telepatia, é também realmente assustador imaginar que alguém possa ler nossos pensamentos.

Para o trigo, *nada* é sagrado. Nem seu cerebelo nem seu córtex cerebral. Apesar de não conseguir ler seus pensamentos, ele sem dúvida consegue influir no que acontece em sua mente.

O efeito do trigo sobre o sistema nervoso vai além de uma simples influência sobre o humor, a energia e o sono. É possível ocorrer *lesão* real ao tecido nervoso, como vimos na ataxia cerebelar. Entretanto, o córtex cerebral, o centro da memória e do raciocínio, onde estão armazenados quem você é, sua personalidade e suas lembranças, a "massa cinzenta" do cérebro, também pode ser atraído para a batalha imunológica contra o trigo, resultando em encefalopatia, ou doença do cérebro.

A encefalopatia por glúten manifesta-se na forma de enxaquecas e sintomas semelhantes aos de derrames cerebrais, como a perda de controle sobre um braço ou uma perna, a dificuldade para falar ou dificuldades visuais[14, 15]. No exame de ressonância magnética do cérebro, aparecem evidências características de lesões no tecido cerebral em torno de vasos sanguíneos. A encefalopatia por glúten também provoca muitos dos sintomas relacionados ao equilíbrio e à coordenação que ocorrem na ataxia cerebelar.

Num estudo particularmente perturbador da Clínica Mayo com treze pacientes recém-diagnosticados com doença celíaca, também foi diagnosticada demência. Dessas treze pessoas, nem a biópsia do lobo frontal (isso mesmo, biópsia do cérebro) nem o exame necroscópico do tecido nervoso identificaram alguma outra patologia além da que está associada à exposição ao glúten do trigo[16]. Antes da morte ou da biópsia, os sintomas mais comuns eram perda de memória, incapacidade para fazer cálculos aritméticos simples, confusão e alteração da personalidade. Dos treze pacientes, nove morreram em decorrência de comprometimento progressivo da função cerebral. Isso mesmo: demência fatal decorrente do consumo de trigo.

Em que proporção a deterioração da mente e da memória desses pacientes pode ser atribuída ao trigo? Essa pergunta ainda não foi respondida a contento. No entanto, um grupo de pesquisa britânico dedicado à investigação dessa questão diagnosticou até o momento 61 casos de encefalopatia, aí incluída a demência, decorrentes do glúten do trigo[17].

São crescentes os indícios de que, em muitas pessoas com a chamada sensibilidade não celíaca ao glúten, o aumento da permeabilidade intestinal, a inflamação e perturbações da flora intestinal, ou disbiose, podem do mesmo modo levar ao declínio cognitivo e à demência[18]. O trigo, portanto, com o desencadeamento de uma resposta imunológica que se infiltra e atinge a memória e a mente, está associado à demência e à disfunção cerebral.

A sensibilidade ao glúten pode também se manifestar na forma de convulsões. As convulsões que surgem em resposta ao trigo costumam ocorrer em jovens, com frequência em adolescentes. Essas convulsões costumam ser do tipo do lobo temporal – isto é, originadas no lobo temporal do cérebro, a região desse órgão localizada na altura das têmporas. As pessoas que sofrem convulsões do lobo temporal têm alucinações do olfato e do paladar, têm sentimentos estranhos e inadequados, como medo avassalador sem nenhum motivo e comportamentos repetitivos, como estalar os lábios ou movimentar as mãos. Uma síndrome peculiar de convulsões do lobo temporal, que não reage a medicações para convulsões e é deflagrada pela acumulação de cálcio numa região do lobo temporal denominada hipocampo (responsável pela formação de memórias recentes), foi associada tanto a um resultado positivo para anticorpos antigliadina como a marcadores HLA sem doença intestinal[19].

Pode-se esperar que de 1 a 5,5% dos pacientes celíacos apresentem diagnóstico de convulsões[20, 21]. As convulsões do lobo temporal deflagradas pelo glúten do trigo são atenuadas depois da eliminação do glúten da dieta[22, 23]. Um estudo revelou que epilépticos que sofrem de convulsões generalizadas, muito mais graves (grande mal), tinham uma probabilidade duas vezes maior (19,6% em comparação com 10,6%) de apresentar sensibilidade ao glúten, sem a doença celíaca, na forma de níveis mais elevados de anticorpos antigliadina[24].

O trigo apresenta um ponto de interseção com a doença de Alzheimer e outras formas de demência em ainda mais um aspecto: o diabetes do tipo 3. O conceito de diabetes do tipo 3, ou seja, a incapacidade de resposta à insulina no cérebro, surgiu em 2005 e

É o trigo ou é o glúten?

O glúten é o componente do trigo associado decisivamente à deflagração de fenômenos imunológicos destrutivos no cérebro e no sistema nervoso, quer estes se expressem como ataxia cerebelar, neuropatia periférica, convulsões ou como demência. Contudo, muitos efeitos do trigo sobre a saúde não têm *nada* a ver com o glúten. As propriedades do trigo de gerar dependência, por exemplo, que se expressam como obsessão por comer e tentação avassaladora, não decorrem diretamente do glúten, mas das exorfinas, produto da digestão da gliadina contida no glúten. Embora ainda não tenha sido identificado o componente do trigo responsável por desvios comportamentais em portadores de esquizofrenia e em crianças que sofrem de autismo ou TDAH, é provável que esses fenômenos também sejam decorrentes das exorfinas do trigo, e não de uma resposta imunológica deflagrada pelo glúten. Diferentemente da sensibilidade ao glúten, que em geral pode ser diagnosticada por meio de exames para detecção de anticorpos, ainda não se conhece nenhum marcador que possa ser medido para avaliação dos efeitos das exorfinas.

Os efeitos que não resultam do glúten podem *somar*-se aos efeitos do glúten. A influência psicológica das exorfinas do trigo sobre o apetite e o impulso, ou os efeitos do trigo sobre o ciclo da glicose-insulina-glicação e talvez outros efeitos desse cereal que ainda estão por ser descritos podem

vem ganhando espaço no esforço para explicar a explosão em casos de demência que se manifestou nas duas últimas décadas[25]. Isso quer dizer que qualquer fator que aumente a resistência à insulina no músculo, no fígado e em outros órgãos também fará o mesmo no cérebro. Depressa: qual é o alimento que mais aumenta a glicemia e a insulina, com isso estimulando a resistência à insulina como um processo corporal e acelerando a glicação? Isso mesmo: mais uma vez o trigo parece ser o protagonista por meio de sua amilopectina A, com seu potencial extraordinário de digestibilidade, elevação da glicemia e criação da resistência à insulina. Acrescente-se a tudo isso o processo de glicação que ocorre sempre que sua taxa

> ocorrer independentemente ou em associação com efeitos imunológicos. Alguém que esteja sofrendo de doença celíaca intestinal não diagnosticada pode ter um estranho e insaciável desejo pelo alimento que provoca lesões em seu intestino delgado, mas também pode manifestar, com o consumo do trigo, taxas de glicose no sangue típicas de diabéticos, além de grandes alterações do humor, fragmentação da memória e erupções cutâneas desfigurantes. Outra pessoa, que *não* tenha a doença celíaca, pode acumular gordura visceral e apresentar comprometimento neurológico decorrente do consumo do trigo, agravado pela resistência à insulina no cérebro e pelo acúmulo de resíduos associados à glicação do tecido cerebral, ao mesmo tempo que enfrenta sintomas de intestino irritável e seborreia. Outros podem se tornar diabéticos, adquirir sobrepeso, sofrer com edemas, sentir-se irremediavelmente cansados, mesmo sem os efeitos imunológicos intestinais do glúten do trigo ou aqueles que atingem o sistema nervoso. O emaranhado de consequências para a saúde decorrentes do consumo do trigo é realmente impressionante.
>
> A tremenda variedade de formas com que os efeitos neurológicos do trigo podem se manifestar complica a obtenção do "diagnóstico". Efeitos imunológicos em potencial podem ser aferidos com exames de sangue para detecção de anticorpos. Contudo, efeitos não imunológicos não são revelados por nenhum exame de sangue e são, portanto, mais difíceis de identificar e quantificar.

de glicemia se eleva acima dos níveis normais de jejum que examinamos no capítulo 8, bem como os AGEs encontrados nas placas beta-amiloides no cérebro de pacientes de Alzheimer, e temos a fórmula que explica uma assustadora proporção das perturbações à saúde do cérebro.

É preocupante a ideia de que um sanduíche de *bacon*, alface e tomate ou biscoitinhos de aveia tenham a capacidade de penetrar no sistema nervoso humano e causar alterações mentais, comportamentais e estruturais, chegando, de vez em quando, a provocar demência e convulsões. A pesquisa que investiga a relação entre o trigo e as lesões ao tecido nervoso mal começou, e ainda há muitas perguntas sem resposta, mas o que já sabemos é extremamente perturbador. Tremo só de pensar no que ainda podemos descobrir.

O mundo do "cérebro de trigo" acaba de abrir uma brecha para a entrada de luz. Quanto maior a intensidade da luz, mais feia se apresenta a situação. No entanto, por piores que possam ser os efeitos do trigo sobre o cérebro e o sistema nervoso humano, você tem a solução nas suas mãos.

CAPÍTULO 12

CARA DE CASCA DE PÃO: O EFEITO DESTRUTIVO DO TRIGO SOBRE A PELE

SE O TRIGO PODE AFETAR o cérebro, o intestino, as artérias e os ossos, ele não pode afetar também o maior órgão do corpo, a pele?

De fato, pode. E pode manifestar seus efeitos peculiares numa infinidade de apresentações.

Apesar de sua fachada aparentemente inativa, a pele é um órgão ativo, um canteiro de atividade fisiológica, uma barreira impermeável que rechaça os ataques de bilhões de organismos estranhos enquanto acolhe os que são amistosos, regula a temperatura do corpo por meio da transpiração, suporta batidas e arranhões todos os dias, regenerando-se para repelir as agressões constantes. A pele é a barreira física que separa cada pessoa do resto do mundo. A pele de cada um fornece abrigo para 10 trilhões de bactérias, a maioria das quais vive ali em tranquila simbiose com seu hospedeiro mamífero.

Qualquer dermatologista pode lhe dizer que a pele é o reflexo externo de processos corporais internos. O simples fato de corar de vergonha demonstra esse fato: a vasodilatação (dilatação dos capilares) facial aguda e intensa que ocorre quando você se dá conta de que o cara para quem acabou de fazer um gesto obsceno no trânsito era seu chefe. Mas a pele reflete mais que nossos estados emocionais. Ela também pode exibir sinais de processos físicos internos.

O trigo pode exercer efeitos de aceleração do envelhecimento da pele, como rugas e perda de elasticidade, por meio da formação de produtos finais de glicação avançada. Mas o trigo tem muito mais a dizer acerca da saúde de sua pele do que a aceleração do envelhecimento.

O trigo expressa-se – na realidade, a *reação* do corpo ao trigo expressa-se – por meio da pele. Assim como os subprodutos da digestão do trigo levam a inflamações das articulações, elevação da taxa de glicose no sangue e efeitos no cérebro, eles podem também provocar reações na pele, que variam desde pequenos inconvenientes até ameaças à vida, como úlceras e gangrena.

Alterações na pele não costumam ocorrer isoladamente. Se uma anormalidade decorrente do trigo se manifesta na superfície da pele, geralmente isso significa que a pele não é o único órgão que está experimentando uma reação indesejada. Outros órgãos podem estar comprometidos, desde o intestino até o sistema nervoso – embora você possa não estar consciente disso.

EI, ESPINHENTO!

Acne: o transtorno comum entre adolescentes e jovens adultos, que causa mais aflição que o baile de formatura.

Médicos do século XIX chamavam-na de *stone-pock**, enquanto médicos da Antiguidade costumavam dar muita atenção a uma ma-

---

* Talvez em uma referência ao aspecto das cicatrizes na pele, cuja textura fica toda marcada. Possivelmente designa a "acne indurata". (N. da T.)

nifestação que tinha a aparência de urticária mas não coçava. Praticamente tudo foi considerado causa do transtorno, desde conflitos emocionais, sobretudo os relacionados à vergonha ou à culpa, até o comportamento sexual aberrante. Os tratamentos eram medonhos, incluindo fortes laxantes e enemas, banhos fedorentos com enxofre e exposição prolongada a raios X.

Será que já não bastam as dificuldades da adolescência?

Como se os adolescentes precisassem de mais razões para se sentir constrangidos, a acne atinge a turma entre os 12 e os 18 anos com uma frequência extraordinária. Acompanhada do ataque de efeitos hormonais desnorteantes, ela é um fenômeno quase universal nas culturas ocidentais, afetando mais de 80% dos adolescentes, até 95% dos que se encontram entre os 16 e os 18 anos de idade, às vezes chegando a desfigurá-los. Os adultos não são poupados: 50% dos que têm idade superior a 25 anos têm crises intermitentes[1].

Embora a acne seja quase universal entre os adolescentes estadunidenses, ela não é um fenômeno universal em todas as culturas. Em algumas culturas não há absolutamente nenhum tipo de acne. Culturas geograficamente tão afastadas quanto a dos habitantes da ilha de Kitava, em Papua-Nova Guiné, a do povo aché, caçadores-coletores do Paraguai, a dos nativos do vale do rio Purus no Brasil, a dos bantos e zulus, na África, a dos okinawanos, no Japão, e a dos inuítes, no Canadá, são estranhamente poupadas do tormento e constrangimento da acne.

Será que essas culturas são poupadas do tormento da acne graças a uma imunidade genética exclusiva?

Indícios sugerem que não se trata de genética, mas de dieta. Culturas que dependem somente de alimentos proporcionados por sua localização e clima específicos permitem-nos observar os efeitos de alimentos acrescentados ou retirados da dieta. Populações em que a acne não ocorre, como os moradores de Kitava, na Nova Guiné, subsistem com uma dieta típica de caçadores-coletores, constituída de legumes e verduras, frutos, tubérculos, cocos e peixe.

O povo aché, de caçadores-coletores do Paraguai, segue uma dieta semelhante e também é totalmente poupado da acne[2]. Os okinawanos do Japão, provavelmente o grupo mais longevo no planeta Terra, consumiam, até a década de 1980, uma dieta rica numa incrível variedade de legumes e verduras, batata-doce, soja, carne de porco e peixe; a acne era praticamente desconhecida entre eles[3]. De modo semelhante, a dieta tradicional do povo inuíte, que consiste em peixe, carne de foca e de rena e quaisquer algas, frutos e raízes que sejam encontrados, deixa os inuítes livres da acne. As dietas dos bantos e zulus africanos diferem segundo a estação do ano e o território, mas são ricas em plantas silvestres, além de peixes e de animais que eles caçam. Mais uma vez, sem acne[4].

Em outras palavras, culturas que estão livres da acne consomem pouco ou nenhum trigo, açúcar ou laticínios. À medida que a influência ocidental introduziu amidos processados, como o trigo e os açúcares, em grupos como os habitantes de Okinawa, os inuítes e os zulus, a acne logo se manifestou[5,6,7]. Em outras palavras, culturas que estão livres da acne não têm nenhuma proteção genética especial contra o problema; elas simplesmente seguiam uma dieta à qual faltavam os alimentos que provocam o transtorno. Basta introduzir o trigo, o açúcar e os laticínios para as vendas de peróxido de benzoíla aumentarem vertiginosamente.

Por ironia, era de "conhecimento geral", no início do século XX, que a acne era causada ou agravada pelo consumo de alimentos amiláceos, como panquecas e biscoitos. Essa noção perdeu credibilidade na década de 1980, depois de um único estudo mal elaborado que comparou os efeitos de uma barra de chocolate com os de um doce, sem chocolate e recheado, que seria o "placebo". O estudo concluiu que não houve diferença na manifestação de acne entre os 65 participantes, independentemente do tipo de doce que eles consumissem – exceto pelo fato de que o doce placebo era praticamente idêntico ao chocolate em quantidade de calorias, açúcar e gordura, só que sem o cacau[8]. (Os amantes do cacau têm motivo para se regozijar: o cacau *não* causa acne. Saboreiem seu chocolate com 85% de teor de cacau.) Entretanto, isso não impediu a comunidade dermatológica de, por muitos anos, fazer pouco caso da relação entre a acne e a dieta, com base principalmente nesse único estudo, que foi citado repetidas vezes, demonstrando que a sofisticação nutricional dos dermatologistas nem mesmo chega a ser superficial.

Na verdade, a dermatologia moderna em grande parte alega desconhecer o motivo exato pelo qual tantos adolescentes e adultos modernos sofrem com esse transtorno crônico, às vezes desfigurante. Embora a infecção por *Propionibacterium acnes*, a inflamação e a excessiva produção sebácea estejam no centro das discussões, os tratamentos se voltam para a supressão da erupção, não para a identificação das causas da acne. Desse modo, os dermatologistas são rápidos na prescrição de cremes e pomadas antibacterianas de uso tópico, antibióticos e medicamentos anti-inflamatórios por via oral.

Mais recentemente, estudos voltaram a indicar os carboidratos como os desencadeadores da formação da acne, exercendo seus efeitos promotores da acne por meio do aumento dos níveis de insulina.

O meio pelo qual a insulina leva à formação da acne está começando a se revelar. A insulina estimula a liberação de um hormônio chamado fator de crescimento, semelhante à insulina-1, ou IGF-1 [da sigla em inglês, *insulin-like growth factor*]. O IGF-1, por sua vez, estimula o crescimento de tecido nos folículos capilares e na derme, a camada da pele logo abaixo da superfície[9]. A insulina e o IGF-1 também estimulam a produção, pelas glândulas sebáceas, do sebo, que forma uma película oleosa protetora[10]. A produção de sebo em excesso, associada ao crescimento do tecido da pele, leva à característica espinha avermelhada e protuberante.

Provas indiretas do papel da insulina como causa da acne também vêm de outras experiências. Mulheres afetadas pela síndrome do ovário policístico (SOP) que manifestam produção exagerada de insulina e taxas mais elevadas de glicose no sangue, são extraordinariamente propensas a ter acne[11]. Medicamentos que reduzem os níveis de insulina e glicose em mulheres afetadas pela SOP, como a metformina, também reduzem a ocorrência de acne[12]. Crianças geralmente não fazem uso de medicamentos de administração oral para diabetes, mas foi observado que jovens diabéticos que tomam medicamentos por via oral para reduzir os níveis de glicose e de insulina no sangue de fato têm menos acne[13].

Os níveis de insulina no sangue são mais elevados depois do consumo de carboidratos. Quanto maior o índice glicêmico (IG) do carboidrato consumido, maior a quantidade de insulina liberada pelo pâncreas. É claro que o trigo, com seu índice glicêmico extraordinariamente alto, aciona maiores níveis de glicose no sangue que praticamente todos os outros alimentos, com isso provocando a liberação de mais insulina que quase todos os outros alimentos. Não deveria ser surpresa, portanto, que o trigo, sobretudo na forma de rosquinhas açucaradas e biscoitos – ou seja, trigo, que tem alto índice glicêmico, junto com a sacarose, que também tem alto índice glicêmico –, cause acne. Mas isso também se aplica a seu pão multigrãos, que está sob o disfarce inteligente de "saudável".

Lado a lado com a capacidade da insulina de provocar a formação da acne, os laticínios também exercem seu papel. Embora a maioria dos especialistas em saúde insista no teor de gordura dos laticínios e recomende produtos semidesnatados ou desnatados, a acne não é causada pela gordura. Proteínas características presentes em produtos de origem bovina (especificamente no soro do leite) são as responsáveis pela liberação de insulina em quantidade desproporcional ao teor de açúcar no sangue, uma exclusiva propriedade insulinotrópica que explica a incidência 20% maior da acne severa em adolescentes que consomem leite[14, 15].

Adolescentes com sobrepeso ou obesos não costumam chegar a esse ponto por um consumo excessivo de espinafre ou pimentões nem de salmão ou tilápia, mas de carboidratos, como os dos cereais matinais e refrigerantes. Portanto, os adolescentes com sobrepeso ou obesos deveriam ter mais acne que os adolescentes mais magros, e de fato é isso o que ocorre. Quanto maior o peso de uma pessoa jovem, maior a probabilidade de ela desenvolver acne[16]. (Isso não quer dizer que jovens magros não tenham acne, mas que a probabilidade estatística da acne é maior quanto maior for o peso corporal.)

Como se poderia depreender dessa linha de raciocínio, práticas nutricionais que reduzam os níveis de insulina e de glicose no sangue deveriam reduzir a acne. Um estudo recente comparou uma dieta com alto índice glicêmico a outra de baixo índice glicêmico, consumidas por universitários ao longo de doze semanas. A dieta de baixo índice glicêmico gerou 23,5% menos lesões de acne, em comparação com uma redução de 12% no grupo de controle[17]. Participantes que reduziram ao máximo a ingestão de carboidratos apresentaram uma redução de quase 50% na quantidade de lesões de acne.

Resumindo, alimentos que aumentam as taxas de glicose e insulina no sangue deflagram a formação da acne. O trigo, mais do que praticamente todos os outros alimentos, eleva a taxa de glicose no sangue, e, portanto, a de insulina. O pão integral que você dá a seu filho adolescente em nome da saúde na realidade agrava o problema. Embora por si só a acne não represente uma ameaça à vida, mesmo assim ela pode levar o paciente a recorrer a todos os tipos de tratamento, alguns potencialmente tóxicos, como a isotretinoína, que prejudica a visão noturna, pode alterar pensamentos e comportamento, além de causar malformações congênitas em fetos em desenvolvimento.

Como alternativa, a eliminação do trigo da dieta reduz a acne. Ao eliminar também os laticínios e outros carboidratos industrializados, como batatas fritas, *tacos*, tortilhas e refrigerantes, você basicamente desmantelará a máquina de insulina que aciona a formação da acne. Você talvez até chegue a ter sob seus cuidados um adolescente grato, se é que isso é possível neste mundo.

QUER VER MINHA COCEIRA?

A dermatite herpetiforme (DH), descrita como uma inflamação da pele semelhante ao herpes, é ainda outra forma na qual uma reação imunológica ao glúten do trigo pode se manifestar fora do trato intestinal. É uma erupção cutânea pruriginosa, semelhante ao herpes (o que significa que forma bolhas parecidas com as do herpes, embora não tenha nenhuma relação com o vírus do herpes), que persiste e pode acabar deixando trechos descorados e cicatrizes. As áreas afetadas com maior frequência são cotovelos, joelhos, nádegas, couro cabeludo e costas, geralmente afetando os dois lados do corpo de modo simétrico. Entretanto, a DH também pode se manifestar de outras formas, menos comuns, como lesões na boca, no pênis ou na vagina, ou como estranhas contusões na palma das mãos[18]. Costuma ser necessário fazer uma biópsia da pele para identificar a resposta inflamatória característica.

O curioso é que a maioria dos pacientes de DH não tem os sintomas intestinais da doença celíaca, mas a maioria apresenta inflamação e destruição da parede intestinal, características dos celíacos. Logo, os portadores de DH, se continuarem a consumir glúten do trigo, estarão sujeitos a todas as potenciais complicações compartilhadas pelos portadores da doença celíaca típica, o que inclui linfoma intestinal, doenças inflamatórias autoimunes de outros órgãos e diabetes (tipos 1 e 2)[19].

É óbvio que o tratamento para a DH consiste na rigorosa eliminação do trigo e de outras fontes de glúten da dieta. Em algumas pessoas, a erupção pode apresentar melhora no prazo de dias, enquanto em outras ela vai se dissipando aos poucos, ao longo de meses. Casos particularmente problemáticos, ou DH recorrente, em razão do consumo continuado do glúten do trigo (infelizmente, muito comum), podem ser tratados com o medicamento dapsona. Também usado no tratamento da hanseníase, essa é uma droga potencialmente tóxica, caracterizada por efeitos colaterais como dores de cabeça, fraqueza, lesões ao fígado e, ocasionalmente, convulsões e coma.

Certo, quer dizer que nós consumimos trigo e acabamos apresentando erupções irritantes, que coçam e podem ser desfigurantes. Então empregamos uma medicação potencialmente tóxica, que nos permite continuar a ingerir trigo mas nos expõe a um risco muito alto de cânceres intestinais e doenças autoimunes. Será que isso faz sentido?

Depois da acne, a DH é a manifestação dérmica mais comum de reação ao glúten do trigo. Contudo, um incrível leque de transtornos, além da DH, também é deflagrado pelo glúten e outros componentes do trigo, alguns associados ao aumento dos níveis de anticorpos celíacos, outros não[20, 21]. Como ocorre com a maioria dos transtornos de saúde provocados pelo trigo, não é preciso ter a doença celíaca para apresentar, digamos, descolorações esquisitas ou coceiras irritantes. O trigo, como medicamentos, vírus e câncer, compartilha com outras substâncias e organismos estranhos o potencial para causar essas erupções.

Seguem algumas erupções relacionadas ao trigo:

- **Úlceras orais** – Língua vermelha e inflamada (glossite), queilite angular (lesões dolorosas no canto da boca) e sensação de ardência na boca são formas comuns de erupções orais associadas ao trigo.
- **Eczema** – Erupção cutânea comum, com espessamento, vermelhidão e coceira, que aflige um terço de todos os seres humanos no planeta, em especial as crianças. Embora seja atribuída a todos os tipos de causas, desde o excesso de limpeza à neurose, o trigo e grãos aparentados são os primeiros da lista.
- **Seborreia** – Erupção vermelha comum que ocorre tipicamente ao longo das laterais do nariz e nas sobrancelhas, no peito, nas costas e no couro cabeludo (denominada caspa) relacionada à proliferação de um fungo. É tão constante a

reversão da seborreia, sobretudo no rosto, com a eliminação do trigo da dieta que eu a chamo de erupção "característica" do consumo de trigo.
- **Vasculite cutânea** – Lesões que provocam a elevação da pele, semelhantes a contusões, e que apresentam vasos sanguíneos inflamados, identificados por biópsia.
- **Acantose nigricante** – Escurecimento e espessamento da pele que geralmente surge na nuca, mas também ocorre nas axilas, nos cotovelos e nos joelhos. A acantose nigricante é assustadoramente comum em crianças e adultos com propensão ao diabetes[22].
- **Eritema nodoso** – Lesões de 2,5 cm a 5 cm, de um vermelho brilhante, quentes e dolorosas, que aparecem tipicamente na canela, mas podem ocorrer em praticamente qualquer outro local. O eritema nodoso corresponde a uma inflamação da camada de gordura da pele. Depois de curadas, deixam uma cicatriz afundada, de coloração marrom.
- **Psoríase** – Erupção avermelhada e escamosa que em geral atinge cotovelos, joelhos e couro cabeludo e, ocasionalmente, o corpo inteiro. (A psoríase é complicada por uma afecção comum denominada supercrescimento bacteriano no intestino delgado [SBID], que também exige atenção.)
- **Vitiligo** – Manchas comuns e indolores de pele não pigmentada (branca). O vitiligo costuma ser revertido com a eliminação do trigo da dieta.
- **Doença de Behçet** – Essas úlceras da boca e da genitália geralmente atingem adolescentes e jovens adultos. A doença de Behçet também pode se manifestar sob uma infinidade de outras formas, como psicose, em decorrência de envolvimento do cérebro, fadiga incapacitante e artrite.
- **Dermatomiosite** – Erupção vermelha, acompanhada de inchaço, que ocorre em associação com fraqueza muscular e inflamação de vasos sanguíneos.

- **Dermatose ictiosiforme** – Estranha erupção escamosa (*ictiosiforme* significa "semelhante a um peixe") que costuma atingir a boca e a língua.
- **Pioderma gangrenoso** – Úlceras graves e desfigurantes que atingem o rosto e os membros, causam cicatrizes profundas e podem se tornar crônicas. Os tratamentos incluem agentes imunossupressores, como esteroides e ciclosporina. A doença pode resultar em gangrena, amputação de membros e morte.

Todos esses transtornos foram associados ao consumo do trigo, e sua cura ou melhora foi observada com a remoção do trigo da dieta. Para a maioria deles, não se sabe que proporção do transtorno se deve ao trigo em comparação com outras causas, tendo em vista que o trigo não costuma ser cogitado como uma das possíveis causas. Na verdade, o mais comum é que não se busque a causa; e o tratamento é instituído às cegas, na forma de cremes corticoides e outros medicamentos (um posicionamento irrefletido que, por sinal, define grande parte da medicina moderna).

Acredite ou não, por mais assustadora que pareça essa última listagem, ela é apenas parcial. Há toda uma quantidade de outros transtornos dermatológicos associados ao trigo que não foram mencionados aqui.

Note que os transtornos dermatológicos deflagrados pelo trigo vão desde um simples inconveniente a doenças desfigurantes. Com exceção das úlceras orais e da acantose nigricante, relativamente comuns, a maioria dessas manifestações dermatológicas resultantes da exposição ao trigo é rara. Mas, no todo, elas compõem uma lista impressionante de transtornos que trazem prejuízos sociais, dificuldades emocionais e a possibilidade de desfiguração física.

Você não está começando a ter a impressão de que os seres humanos e o trigo podem ser incompatíveis?

QUEM PRECISA DE CREME DE DEPILAÇÃO?

Em comparação com os outros primatas, como os macacos de grande porte, o moderno *Homo sapiens* é relativamente desprovido de pelos. Por isso prezamos o pouco cabelo que temos.

Meu pai costumava recomendar que eu comesse pimentas, porque isso faria crescer o pelo em meu peito. E se, em vez disso, meu pai me aconselhasse a evitar o trigo porque ele me faria *perder* os cabelos? Mais que cultivar uma selva em meu peito, a ideia de evitar a queda de cabelo teria atraído minha atenção. As pimentas realmente não fazem crescer pelo no peito nem em nenhum outro lugar; mas o trigo pode, sim, acionar a perda capilar.

Para muitas pessoas o cabelo é um assunto íntimo, uma marca pessoal de aparência e personalidade. Para alguns, perder o cabelo pode ser tão devastador quanto perder um olho ou um pé.

Às vezes, a perda de cabelo é inevitável, como resultado dos efeitos de medicamentos tóxicos ou de doenças graves. Pessoas que se submetem a quimioterapia para tratamento do câncer, por exemplo, perdem o cabelo temporariamente, já que os agentes empregados no tratamento, que se destinam a matar células cancerosas que estão se reproduzindo ativamente, inadvertidamente também matam células ativas não cancerosas, como as dos folículos capilares. A doença inflamatória lúpus eritematoso sistêmico, que geralmente leva a doenças renais e artrite, também pode ser acompanhada de perda de cabelo decorrente da inflamação autoimune dos folículos capilares.

É claro que a perda de cabelo pode ocorrer também em situações mais comuns. Homens de meia-idade podem perder o cabelo, o que logo se faz acompanhar de um impulso para dirigir conversíveis esportivos.

Acrescente o consumo de trigo à lista de causas da perda de cabelo. A expressão "*alopecia areata*" refere-se à perda de cabelo que ocorre apenas em algumas regiões, geralmente do couro cabeludo, mas ocasionalmente de outras partes do corpo. A alopecia também

A coceira de sete anos

Kurt veio me consultar porque lhe disseram que ele estava com o colesterol alto. O que seu médico rotulou de "colesterol alto" revelou ser um excesso de partículas pequenas de LDL, um valor baixo para o colesterol HDL e uma taxa elevada de triglicerídeos. Naturalmente, com essa combinação de fatores, recomendei a Kurt que eliminasse de imediato o trigo.

Foi o que ele fez, perdendo 8 quilos ao longo de três meses, todos localizados na barriga. Mas o interessante foi o que a mudança na dieta fez com uma erupção cutânea que ele tinha.

Kurt contou-me que tinha uma erupção marrom-avermelhada sobre o ombro direito, que se espalhava até o cotovelo e a parte superior das costas e o atormentava havia mais de sete anos. Ele havia consultado três dermatologistas, consultas que resultaram em três biópsias, nenhuma das quais produziu um diagnóstico concreto. Todos os três médicos estavam de acordo, porém, quanto a Kurt "precisar" de um creme corticoide para lidar com a erupção. Kurt seguiu as recomendações, já que, às vezes, a erupção lhe causava muita coceira, e os cremes proporcionavam alívio, pelo menos temporário.

Entretanto, com quatro semanas na nova dieta sem trigo, Kurt mostrou-me seu ombro e braço direitos: totalmente livres da erupção.

Sete anos, três biópsias, três diagnósticos equivocados – e a solução era tão simples como (eliminar) uma torta de maçã.

pode se manifestar no corpo inteiro, deixando o paciente totalmente desprovido de pelos, dos pés à cabeça.

O consumo de trigo causa a *alopecia areata* devido a uma inflamação na pele. A inflamação do folículo capilar reduz sua capacidade de segurar o fio de cabelo, o que provoca a queda[23]. No interior dos pontos doloridos onde ocorreu a perda de cabelo encontram-se maiores níveis de mediadores inflamatórios, como o fator de necrose tumoral, interleucinas e interferons[24].

Quando causada pelo trigo, a alopecia pode persistir enquanto continuar o consumo do trigo. Assim como ocorre ao final de um

O caso do padeiro careca

Tive enorme dificuldade para convencer Gordon a largar o trigo. Conheci Gordon porque ele sofria de doença coronariana. Entre as causas: uma abundância de partículas pequenas de LDL, acompanhada do séquito habitual de baixo nível de HDL, triglicerídeos elevados e glicemia nas alturas. Pedi-lhe que eliminasse o trigo de sua dieta para reduzir ou eliminar as partículas pequenas de LDL e, com isso, conseguir melhor controle sobre a saúde de seu coração.

O problema: Gordon tinha uma padaria. Pães, pãezinhos e bolinhos faziam parte de sua rotina diária, três refeições ao dia, sete dias por semana. Era simplesmente natural ele comer seus produtos na maioria das refeições. Durante dois anos insisti com Gordon para que ele abandonasse o trigo – em vão.

Um dia, Gordon veio ao consultório usando um gorro de esquiador. Ele me disse que tinha começado a perder chumaços de cabelo, que deixavam partes do couro cabeludo à mostra. Seu clínico geral tinha diagnosticado alopecia, mas não conseguiu descobrir a causa. Um dermatologista também não conseguiu explicar o dilema de Gordon. A perda do cabelo foi muito perturbadora para ele, que chegou a pedir a seu clínico geral a prescrição de um antidepressivo e passou a esconder com um gorro a situação embaraçosa.

É claro que o trigo foi meu primeiro palpite. Ele se encaixava no quadro da saúde geral de Gordon: partículas pequenas de LDL, configuração do corpo com barriga de trigo, hipertensão, glicemia de pré-diabético, queixas estomacais indefinidas e, agora, perda de cabelo. Fiz mais um esforço para convencer Gordon a eliminar o trigo de sua dieta de uma vez por todas. Depois do trauma emocional pela perda da maior parte do cabelo e de agora precisar esconder as falhas do couro cabeludo, ele finalmente concordou. Passou a levar refeições para a padaria e deixou de consumir os próprios produtos, algo que ele teve dificuldade para explicar a seus funcionários. Mesmo assim, seguiu a dieta à risca.

Em três semanas, Gordon relatou que o cabelo tinha começado a nascer de novo nos locais onde havia falhas. Ao longo dos dois meses seguintes, foi retomado um crescimento vigoroso. Com orgulho de sua cabeça, ele também perdeu 5,5 quilos de peso e 5 cm da cintura. O desconforto abdominal intermitente sumiu, da mesma forma que sua glicemia de pré-diabético. Seis meses depois, uma reavaliação de suas partículas pequenas de LDL mostrou uma redução de 67%.

Provoca alguns contratempos? Pode ser. Mas sem dúvida é melhor que uma peruca e uma ponte de safena.

ciclo de quimioterapia para tratamento do câncer, a eliminação do trigo e de grãos aparentados geralmente resulta em pronta retomada do crescimento capilar, sem cirurgia de implantes nem necessidade de aplicação de cremes.

UM BEIJO DE DESPEDIDA EM MINHA FERIDA

De acordo com minha experiência, acne, lesões na boca, erupções no rosto ou nas costas, perda de cabelo e quase qualquer outra anormalidade da pele deveriam levantar a suspeita de uma reação ao trigo. Esses problemas podem ter menos a ver com a higiene, com os genes de seus pais ou com toalhas compartilhadas com amigos do que com o sanduíche de peru e pão integral que você comeu ontem no almoço.

Quantos outros alimentos já foram associados a uma variedade tão gigantesca de doenças da pele? Sem dúvida, o amendoim e crustáceos podem causar urticária. Mas que outro alimento pode ser culpado por uma faixa tão incrível de doenças da pele, desde a acne e erupções comuns até gangrena, desfiguração e morte? Eu com certeza não sei de outro senão o trigo.

CAPÍTULO 13

ABANDONANDO O ÁCIDO: O TRIGO COMO O GRANDE PERTURBADOR DO pH

O pH DO CORPO HUMANO é rigidamente controlado. Basta um desvio, para cima ou para baixo, da ordem de 0,5 em relação ao pH normal de 7,4, e você... morre.

O estado de equilíbrio ácido-base do corpo é modulado por uma sintonia fina e mantido com rigidez maior do que aquela com que o Banco Central regula a taxa de juros. Graves infecções bacterianas, por exemplo, podem ser fatais porque a infecção gera subprodutos ácidos que excedem a capacidade do corpo de neutralização da carga ácida. Do mesmo modo, as doenças renais levam a complicações de saúde porque comprometem a capacidade dos rins de livrar o corpo de subprodutos ácidos.

No dia a dia, o pH do corpo é mantido em 7,4 pelo elaborado sistema de controle em funcionamento. Alguns subprodutos do metabolismo, como o ácido lático, são ácidos, e fazem cair o pH, deflagrando no corpo uma resposta do tipo pânico para reequilibrá-lo. Em sua reação, o corpo recorre a qualquer reserva alcalina disponível, desde o bicarbonato presente na corrente sanguínea até o carbonato de cálcio e o fosfato de cálcio presentes nos ossos. Como é tão crucial manter um pH normal, o corpo sacrificará a saúde dos ossos para manter o pH estável. No grande sistema de triagem que é seu corpo, seus ossos vão virar mingau antes que o sistema permita que seu pH se afaste do valor correto. Quando um feliz equilíbrio alcalino for atingido, seus ossos vão gostar, suas articulações vão gostar.

Embora ambos os extremos de pH sejam perigosos, o corpo se sente melhor com uma leve tendência para o alcalino. Ela é sutil e não reflete no pH do sangue, mas pode ser evidenciada por alguns métodos, como os que medem a presença de produtos ácidos e alcalinos na urina.

Ácidos que agridem o pH do corpo também podem chegar a ele com a dieta. Há fontes dietéticas de ácido que são óbvias, como os refrigerantes gaseificados que contêm ácido carbônico. Alguns refrigerantes, como as colas, também contêm ácido fosfórico. As enormes cargas de ácido dos refrigerantes gaseificados sobrecarregam a capacidade de seu corpo de neutralizar a acidez até que ela atinja o nível ideal. A constante retirada de cálcio dos ossos, por exemplo, está associada a um número cinco vezes maior de fraturas em alunas do ensino médio que mais consomem colas gaseificadas[1].

Entretanto, certos alimentos podem ser fontes não tão óbvias de ácidos, nesse ambiente de pH estritamente controlado. Não importa qual seja a fonte, o corpo precisa neutralizar a alteração da acidez. A composição da dieta pode determinar se o efeito final é de ataque ácido ou alcalino.

As proteínas de produtos animais devem ser a principal fonte de ataque ácido na dieta humana. Carnes como frango, carne de porco e rosbife são, portanto, importante fonte de ácido na dieta estadunidense comum. Os ácidos produzidos pelas carnes, como o ácido úrico e o ácido sulfúrico (o mesmo que se encontra na bateria de seu carro e na chuva ácida), precisam ser neutralizados pelo organismo. O produto fermentado das glândulas mamárias bovinas (o queijo!) é outro grupo de alimentos altamente ácidos, sobretudo os queijos de baixo teor de gorduras e ricos em proteínas. Resumindo, qualquer alimento derivado de fontes animais, seja ele fresco, fermentado, malpassado, bem passado, com ou sem aquele molho especial, gera um ataque ácido[2].

Contudo, os produtos de origem animal podem não ser tão prejudiciais ao equilíbrio do pH como parece de início. Pesquisas recentes sugerem que carnes ricas em proteínas têm outros efeitos que anulam parcialmente a sobrecarga ácida. A proteína animal exerce um efeito de fortalecimento dos ossos, por meio da estimulação do fator de crescimento semelhante à insulina (IGF-1), hormônio que aciona o crescimento e a mineralização dos ossos. ("Semelhante à insulina" refere-se à semelhança na estrutura, não no efeito.) A ingestão de proteínas de origem animal, apesar de suas propriedades de geração de ácidos, promove a saúde dos ossos. Crianças, adolescentes e idosos, por exemplo, que aumentam a ingestão de proteínas da carne apresentam aumento do teor de cálcio nos ossos e melhoram seus resultados de densitometria óssea[3].

Por outro lado, as frutas, legumes e verduras são os alimentos alcalinos dominantes na dieta. Praticamente tudo o que estiver na seção desses alimentos levará seu pH no sentido alcalino. Da couve--crespa à couve-rábano, um generoso consumo de verduras e frutas é útil na neutralização da sobrecarga ácida proveniente dos produtos de origem animal.

QUEBRA-OSSOS

As dietas dos caçadores-coletores, compostas de vísceras, carnes, legumes, verduras e frutas, bem como castanhas, sementes e raízes relativamente neutras, geram um efeito final alcalino[4]. É claro que, com seu empenho, o caçador-coletor não buscava regular o pH do corpo, mas sim evitar as flechas de um conquistador invasor ou as lesões incontroláveis da gangrena. Por isso talvez o equilíbrio ácido-base não desempenhasse um papel importante na longevidade dos povos primitivos. Mesmo assim, os hábitos nutricionais de nossos antepassados prepararam o terreno bioquímico para a adaptação do homem moderno à dieta.

Cerca de 10 mil anos atrás, com a introdução dos grãos na dieta, especialmente do mais predominante deles, o trigo, o equilíbrio anteriormente alcalino da dieta humana mudou para ácido. A dieta humana moderna, com abundância de "grãos integrais saudáveis", mas carente de legumes, verduras e frutas, é altamente sobrecarregada de ácidos, provocando um transtorno chamado acidose. Ao longo dos anos, a acidose vai causando danos a seus ossos.

Como o Banco Central, os ossos, desde o crânio até o cóccix, funcionam como um depósito, não de dinheiro, mas de sais de cálcio. O cálcio, idêntico ao encontrado em rochas e nas conchas de moluscos, mantém os ossos rígidos e fortes. Os sais de cálcio nos ossos estão em equilíbrio dinâmico com o sangue e os tecidos; e constituem uma fonte rápida de material alcalinizante para compensar algum ataque ácido. Contudo, como o dinheiro, a reserva não é infinita.

Embora passemos mais ou menos nossos primeiros dezoito anos construindo e fazendo crescer o tecido ósseo, passamos o resto da vida destruindo-o, um processo regulado em parte pelo pH do corpo. A leve acidose metabólica crônica decorrente de nossa dieta tem início na adolescência, agrava-se à medida que envelhecemos e persiste durante nossa oitava década[5, 6]. O pH ácido retira dos ossos o carbonato de cálcio e o fosfato de cálcio para que o pH do corpo se mantenha em 7,4. O meio ácido também estimula células de reabsorção no interior dos ossos, conhecidas como osteoclastos, a trabalhar cada vez mais depressa para dissolver o tecido ósseo e liberar o precioso cálcio na corrente sanguínea.

O problema surge quando você ingere habitualmente ácidos na dieta e, então, recorre às reservas de cálcio repetidas vezes para neutralizar esses ácidos. Embora os ossos tenham grande quantidade de reservas de cálcio, elas não são inesgotáveis. Os ossos acabam por se desmineralizar – isto é, suas reservas de cálcio vão se esgotando. É aí que surgem a osteopenia (desmineralização leve), a osteoporose (desmineralização grave), fraqueza e fraturas[7]. (A fraqueza e a osteoporose costumam andar de mãos dadas, já que existe uma sintonia entre a densidade óssea e a massa muscular.) Por sinal, tomar suplementos de cálcio é tão eficaz para prevenir a perda óssea quanto seria eficaz, para construir um novo pátio, jogar aleatoriamente sacos de cimento e tijolos no seu quintal.

Uma dieta excessivamente acidificada acabará por se manifestar em fraturas de ossos. Uma análise impressionante da incidência mundial de fraturas de quadril deixou evidente uma ligação espantosa: quanto maior a proporção entre a ingestão proteica de origem vegetal em relação à ingestão proteica de origem animal, menor a ocorrência de fraturas de quadril[8]. A magnitude da diferença era substancial. Enquanto uma proporção de ingestão de proteína vegetal em relação à de proteína animal de 1:1 ou inferior foi associada a até duzentas fraturas do quadril por 100 mil habitantes, uma proporção de ingestão de proteína vegetal em relação à de proteína animal entre 2:1 e 5:1 foi associada a menos de 10 fraturas do quadril por 100 mil habitantes – uma redução de mais de 95%. (Nos níveis mais altos de ingestão de proteína vegetal, a incidência de fratura do quadril praticamente *desapareceu*.)

As fraturas que resultam de osteoporose não são exatamente o tipo de fratura causada por uma queda na escada. Elas podem também ser fraturas vertebrais causadas por um simples espirro; uma fratura do quadril por causa de um erro de cálculo da altura do meio-fio; uma fratura do antebraço ao manejar um rolo de pastel.

Os modelos alimentares modernos criam, portanto, uma acidose crônica, que por sua vez leva à osteoporose, fragilidade óssea e fraturas. Aos 50 anos de idade, 53,2% das mulheres podem contar com uma fratura no futuro, da mesma forma que 20,7% dos homens[9]. Compare esse dado com o risco de 10% de uma mulher de 50 anos vir a contrair câncer de mama; ou com o risco de 2,6% de ela contrair câncer do endométrio[10].

Até recentemente, acreditava-se que a osteoporose fosse, em grande parte, um transtorno característico de mulheres na pós-menopausa, que perderam os efeitos protetores dos ossos proporcionados pelo estrogênio. Agora, entende-se que o declínio na densidade óssea começa *anos* antes da menopausa. No Canadian Multicentre Osteoporosis Study [Estudo Multicêntrico Canadense sobre Osteoporose], que contou com 9.400 participantes, as mulheres começaram a apresentar um declínio na densidade óssea no quadril, nas vértebras e no fêmur aos 25 anos, com um forte declínio que resultou em perda acelerada aos 40 anos. Os homens apresentaram um declínio menos acentuado a partir dos 40 anos[11]. Tanto homens como mulheres apresentaram outra fase de perda óssea acelerada aos 70 anos ou mais. Aos 80 anos, 97% das mulheres já têm osteoporose[12].

Portanto, nem mesmo a juventude garante uma proteção contra a perda óssea. Na realidade, com o passar do tempo a perda da resistência óssea é a regra, parcialmente em decorrência da leve acidose crônica que criamos com a nossa dieta.

O QUE HÁ EM COMUM ENTRE A CHUVA ÁCIDA, AS BATERIAS DE AUTOMÓVEIS E O TRIGO?

Diferentemente de todos os outros alimentos de origem vegetal, os cereais geram subprodutos ácidos, e são os únicos vegetais a fazer isso. Como o trigo é, de longe, o cereal predominante na dieta da maioria dos estadunidenses, ele contribui em termos substanciais para a sobrecarga ácida de uma dieta que inclui carnes.

O trigo está entre as fontes mais poderosas de ácido sulfúrico, produzindo mais ácido sulfúrico por peso do que qualquer carne[13].

(Em quantidade de ácido sulfúrico produzido, o trigo é suplantado apenas pela aveia.) O ácido sulfúrico é perigoso. Deixe-o tocar sua pele e ele causará uma queimadura grave. Se ele atingir seus olhos, você poderá ficar cego. (Vá dar uma olhada nos avisos dispostos em destaque na bateria de seu carro.) O ácido sulfúrico presente na chuva ácida causa erosão em monumentos de pedra, mata árvores e outras plantas e perturba o comportamento reprodutivo de animais aquáticos. O ácido sulfúrico produzido pelo consumo de trigo é, sem dúvida, pouco concentrado. Contudo, mesmo em concentrações muito reduzidas ele é um ácido avassaladoramente poderoso, que supera rapidamente os efeitos neutralizadores de bases alcalinas.

Cereais como o trigo são responsáveis por 38% da carga ácida do estadunidense médio, mais que o suficiente para provocar um desequilíbrio na acidez. Mesmo numa dieta limitada a 35% de calorias de origem animal, acrescentar o trigo altera a acidez final da dieta, que passa de alcalina para acentuadamente ácida[14].

Uma forma de aferir a extração de cálcio dos ossos induzida pela acidez consiste em medir a perda de cálcio pela urina. Um estudo da Universidade de Toronto examinou o efeito do aumento do consumo de glúten do pão no nível de cálcio eliminado com a urina. Um maior consumo do glúten aumentava a perda de cálcio numa incrível proporção de 63%, associada ao aumento dos marcadores de reabsorção óssea – isto é, marcadores presentes no sangue que indicam o enfraquecimento dos ossos, o que leva a doenças ósseas, como a osteoporose[15].

Então, o que acontece quando você consome uma quantidade substancial de carne e derivados mas não compensa a carga ácida com uma quantidade de produtos vegetais alcalinos como o espinafre, o repolho e os pimentões? Disso resulta uma situação de sobrecarga ácida. O que acontece se os ácidos do consumo de carne não são contrabalançados por vegetais alcalinos e o equilíbrio do pH desloca-se ainda mais para o lado ácido, em decorrência do consumo de cereais, como o trigo, como ocorre com um hambúrguer num pão sem uma grande salada para acompanhar? É nessa hora que a coisa fica feia. A dieta passa rapidamente para a condição de elevado teor de ácidos.

Resultado: uma carga ácida crônica que corrói a saúde dos ossos.

TRIGO, UM TOPETE POSTIÇO E UM CONVERSÍVEL

Lembra-se de Ötzi? Ötzi era o homem de gelo do Tirol cujo corpo mumificado foi descoberto nas geleiras dos Alpes italianos, preservado desde a morte havia mais de 5 mil anos, por volta de 3300 a.C. Embora resíduos de pão ázimo, feito com trigo *einkorn*, tivessem sido encontrados no trato gastrointestinal de Ötzi, grande parte do bolo alimentar era de carnes e plantas. A vida e a morte de Ötzi aconteceram 4.700 anos depois de os seres humanos terem começado a incorporar cereais a sua dieta, como o *einkorn*, tolerante ao frio. Mas na cultura de montanheses de Ötzi, o trigo continuava a ser uma porção relativamente pequena da dieta. Ötzi era basicamente caçador-coletor a maior parte do ano. Na realidade, é provável que ele estivesse caçando, com seu arco e flecha, quando encontrou seu fim violento pelas mãos de outro caçador-coletor.

A abundância de carnes da dieta de humanos caçadores-coletores, como Ötzi, fornecia uma carga substancial de ácido. O maior consumo de carnes por Ötzi em comparação com a maioria dos humanos modernos (de 35% a 55% de calorias provenientes de produtos animais) gerava, portanto, mais ácido sulfúrico e outros ácidos orgânicos.

Apesar do consumo relativamente alto de produtos animais, a abundância de vegetais que não eram cereais na dieta dos caçadores-coletores gerava grandes quantidades de sais de potássio alcalinizantes, como o citrato de potássio e o acetato de potássio, que compensavam a sobrecarga ácida. Estima-se que a alcalinidade das dietas primitivas tenha sido de seis a nove vezes maior que a das dietas modernas, em razão da alta proporção de vegetais[16]. Disso resultava um pH alcalino da urina, que alcançava a faixa de 7,5 a 9, em comparação com a típica faixa ácida dos tempos modernos, de 4,4 a 7[17].

Entretanto, o trigo e outros grãos entraram em cena e mudaram o equilíbrio para ácido, acompanhado da perda de cálcio dos ossos. O consumo relativamente modesto de trigo *einkorn* por Ötzi indica que provavelmente sua dieta era alcalina a maior parte do ano. Em comparação, na fartura de nosso mundo moderno, com estoques ilimitados de alimentos baratos que contêm trigo, presentes em todos os cantos e em todas as mesas, a carga ácida inclina a balança acentuadamente para o lado correspondente à acidez.

Se o trigo e outros cereais são responsáveis por deslocar o pH no sentido da acidez, o que acontece se apenas eliminarmos o trigo da dieta moderna, substituindo as calorias perdidas por outros alimentos vegetais, como verduras, legumes, frutas, feijões e outras leguminosas e castanhas? A balança volta a se inclinar para a faixa do alcalino, simulando o que o caçador-coletor experimentava em relação ao pH[18].

O trigo é, portanto, o grande perturbador. Ele altera a dieta, que passa de uma que esperava produzir resultado alcalino para outra que produz resultado ácido, e acaba provocando uma constante extração de cálcio dos ossos. Some-se a isso o aumento na perda de cálcio pela urina associada ao consumo do trigo, assim como a frequência da deficiência dos principais nutrientes de controle da saúde óssea, as vitaminas D e K_2, e os coitados dos ossos de sua pelve ou seu fêmur não terão a menor chance.

A solução convencional para a dieta ácida dos "grãos integrais saudáveis" e seus efeitos promotores da osteoporose é a prescrição de medicamentos como o alendronato de sódio e o ibandronato de sódio, que alegam reduzir o risco de fraturas decorrentes de osteoporose, especialmente as do quadril. O mercado de medicamentos para a osteoporose já ultrapassou os 11 bilhões de dólares por ano, o que é muito dinheiro, mesmo para os cofres abarrotados da indústria farmacêutica.

Mais uma vez o trigo entra em cena com seus peculiares efeitos de danos à saúde, abraçado pelo Departamento de Agricultura e fornecendo novas e generosas oportunidades de faturamento aos gigantes da indústria farmacêutica.

QUADRIS DE TRIGO PARA ACOMPANHAR SUA BARRIGA DE TRIGO

Você já notou que as pessoas que têm barriga de trigo quase sempre têm também artrite em uma articulação ou em mais de uma? Se não percebeu, observe com que frequência alguém que carrega o característico barrigão também manca ou se encolhe de dor no quadril, no joelho ou nas costas.

A osteoartrite é a manifestação mais frequente da artrite no mundo, mais frequente que a artrite reumatoide, a gota ou qualquer outra variedade do problema. A dolorosa perda de cartilagem entre um osso e outro resultou em artroplastias de joelho e de quadril em 310 mil estadunidenses apenas em 2010[19].

Não se trata de um probleminha qualquer. Estima-se que um total de 91 milhões de pessoas, ou 1 em cada 3,5 estadunidenses, tenham recebido de seu médico o diagnóstico de osteoartrite[20]. Muitos outros andam manquitolando por aí, sem um diagnóstico formal.

Durante anos, o senso comum foi o de que a artrite comum dos quadris e joelhos era o mero resultado do desgaste natural, como um excesso de quilometragem nos pneus de seu carro. Uma mulher de 50 quilos: joelhos e quadris com probabilidade de durar a vida inteira. Uma mulher de 100 quilos: joelhos e quadris são sacrificados e se desgastam. O excesso de peso em qualquer parte do corpo – nádegas, barriga, tórax, pernas, braços – representa um esforço mecânico que pode danificar as articulações.

A questão, porém, é mais complexa do que parece. A mesma inflamação que tem origem na gordura visceral da barriga de trigo e resulta em diabetes, doença cardíaca, câncer e doença de Alzheimer também gera inflamação nas articulações. Já se mostrou que mediadores hormonais inflamatórios como o fator de necrose tumoral alfa, as interleucinas e a leptina inflamam e desgastam o tecido das articulações[21]. A leptina, em particular, revelou efeitos destrutivos diretos sobre as articulações: quanto maior o grau de sobrepeso (isto é, IMC mais alto), maior a quantidade de leptina *no líquido sinovial* e maior a gravidade das lesões nas cartilagens e nas articulações[22]. O nível de leptina nas articulações espelha com exatidão o nível dessa substância encontrado no sangue.

O risco da artrite é, portanto, ainda maior para alguém que tenha gordura visceral do tipo barriga de trigo, como fica evidente pela probabilidade três vezes maior de artroplastia de joelho e quadril em pessoas que tenham uma circunferência maior na altura da cintura[23]. Isso também explica por que articulações que não sofrem com o excesso de peso, como as das mãos e as dos dedos, também desenvolvem artrite, tudo fazendo parte da inflamação que atinge o corpo inteiro dos que consomem trigo.

Perder peso, e com ele a gordura visceral, alivia a artrite mais do que se poderia esperar da simples redução da carga representada pelo excesso de peso[24]. Num estudo realizado com participantes obesos com osteoartrite, houve 10% de melhora nos sintomas e na função das articulações a cada 1% de redução da gordura corporal[25].

A preponderância da artrite, as imagens comuns de pessoas massageando as mãos e joelhos doloridos ou de pessoas sendo conduzidas em cadeiras de rodas em lojas e aeroportos, leva-nos a acreditar que a artrite é uma consequência forçosa do envelhecimento, tão inevitável quanto a morte, os impostos e as hemorroidas. Não é verdade. As articulações têm, de fato, potencial para nos servir pelas oito ou mais décadas de nossa vida... A menos que as destrocemos com agressões repetidas, como a acidez excessiva e as moléculas inflamatórias – por exemplo, a leptina – produzidas pelas células da gordura visceral.

Outro fenômeno que se soma aos ataques induzidos pelo trigo às articulações ao longo dos anos: a glicação. Você deve se lembrar que os produtos de trigo, mais que praticamente todos os outros alimentos, aumentam o nível de açúcar, isto é, de glicose, no sangue. Quanto mais produtos de trigo você consumir, mais sobem, e com maior frequência, as taxas de glicose no seu sangue, e mais glicação ocorre. A glicação representa uma modificação irreversível das proteínas na corrente sanguínea e nos tecidos do corpo, incluídas as articulações, como as dos joelhos, quadris, punhos e dedos.

A cartilagem nas articulações é particularmente suscetível à glicação, pois as células das cartilagens têm uma vida muito longa e não se reproduzem. Uma vez lesionadas, não se recuperam. Exatamente as mesmas células cartilaginosas que estão em seu joelho aos 25 anos de idade estarão aí (esperamos) quando você estiver com 80 anos. Logo, essas células são suscetíveis a todos os altos e baixos bioquímicos de sua vida, entre eles suas aventuras com a glicose no sangue. Se as proteínas das cartilagens, como o colágeno e o agrecan, se tornarem glicadas, elas ficarão anormalmente rígidas. Os danos da glicação são cumulativos, tornando a cartilagem quebradiça e inflexível, até ela acabar por se esfarelar[26]. Resultado: inflamação, dor e destruição das articulações, características principais da artrite. Em sua manifestação extrema, a cartilagem é totalmente desgastada, provocando a artrite de osso contra osso que de modo tão generalizado resulta em dor constante e necessidade de artroplastias.

Portanto, os altos níveis de açúcar no sangue que estimulam o crescimento de uma barriga de trigo, associados à atividade inflamatória das células da gordura visceral e à glicação da cartilagem, levam à destruição dos ossos e do tecido cartilaginoso nas articulações.

Homem anda depois da eliminação do trigo

Jason era um programador de computadores de 26 anos de idade, inteligente e rapidíssimo para captar ideias. Ele veio a meu consultório com sua jovem mulher porque queria ajuda para, simplesmente, ficar "saudável".

Quando me disse que, ainda bebê, tinha sido submetido a uma complexa cirurgia para reparar um defeito congênito no coração, eu o interrompi de imediato.

– Espere aí, Jason. Acho que você está no consultório errado. Essa não é minha especialidade.

– É, eu sei. Só preciso de sua ajuda para melhorar minha saúde. Estão me dizendo que talvez eu precise fazer um transplante do coração. Estou sempre sem fôlego, e já precisei ser internado para tratar de insuficiência cardíaca. Gostaria de saber se há alguma coisa que se possa fazer para evitar o transplante ou, se eu realmente precisar fazê-lo, gostaria que me ajudasse a ter uma saúde melhor depois.

Achei que isso era razoável e fiz um gesto para Jason ir até a mesa de exames.

– Certo, entendi. Deixe-me auscultá-lo.

Jason levantou-se da cadeira devagar, encolhendo-se visivelmente, e foi se aproximando da mesa em câmara lenta, nitidamente sentindo dor.

– Qual é o problema? – perguntei. Jason sentou-se na mesa de exames e deu um suspiro.

– Dói tudo. Todas as minhas articulações doem. Mal consigo andar. Às vezes, mal consigo sair da cama.

– Você já consultou um reumatologista? – perguntei.

– Já. Três. Nenhum deles conseguiu descobrir o que há de errado comigo, por isso eles só prescreveram anti-inflamatórios e analgésicos.

– Você já pensou em modificar sua dieta? – perguntei-lhe. – Já vi muita gente conseguir alívio com a simples eliminação do trigo da dieta.

Ao longo dos anos, isso resulta nos conhecidos sintomas de dor e inchaço nos quadris, joelhos e mãos. Respostas convencionais incluem medicação anti-inflamatória, próteses das articulações atingidas e

– Trigo? Quer dizer, pão e macarrão? – perguntou Jason, confuso.
– É, trigo: pão branco, pão integral, pão multigrãos, *bagels*, bolinhos, *pretzels*, bolachas, cereais matinais, macarrão, panquecas e *waffles*. Apesar de parecer que isso é a maior parte do que você come, pode confiar em mim, ainda sobra muita coisa para você comer. – Entreguei-lhe um folheto com detalhes de como orientar sua dieta sem o trigo. – Faça uma experiência. Elimine todo o trigo por apenas quatro semanas. Se você se sentir melhor, já terá sua resposta. Se não sentir nada de diferente, talvez essa não seja a solução para seu caso.

Jason voltou a meu consultório três meses depois. O que me surpreendeu foi o fato de ele entrar na sala com agilidade, sem nenhum sinal de dor nas articulações.

A melhora experimentada por ele tinha sido profunda e quase imediata.

– Depois de cinco dias, eu não conseguia acreditar. Não sentia absolutamente nenhuma dor. Não acreditei que fosse verdade. Tinha de ser uma coincidência. Então comi um sanduíche. Em cinco minutos, quase 80% da dor tinha voltado. Agora, aprendi a lição.

Além disso, outro fato que me impressionou foi que, quando o examinei pela primeira vez, Jason na realidade apresentava uma leve insuficiência cardíaca. Nessa segunda consulta ele já não mostrava o menor sinal de insuficiência cardíaca. Com o alívio das dores articulares, ele me disse, também sua respiração melhorara a ponto de ele conseguir correr distâncias curtas e até mesmo jogar uma partida de basquete de baixa intensidade, coisas que não fazia havia anos. Começamos então a reduzir gradativamente as medicações que ele estava tomando para a insuficiência cardíaca.

É óbvio que sou um grande defensor de uma vida sem trigo. Mas, quando se assiste a experiências de reviravolta na vida como a de Jason, ainda fico arrepiado de saber que existia uma solução tão simples para problemas de saúde que tinham deixado um homem jovem praticamente inválido.

Essa baguete pode parecer inocente, mas ela faz muito mais mal às articulações do que você imagina.

uma bengala ou andador; mas você tem o poder de dizer não a panquecas e *ciabattas* para manter em perfeita forma suas articulações, desde que comece cedo o suficiente na vida.

AS DOBRAS DA BARRIGA ESTÃO RELACIONADAS À ARTICULAÇÃO DO QUADRIL

Como no caso da perda de peso e do sistema nervoso central, os portadores de doença celíaca podem nos ensinar algumas coisas acerca dos efeitos do trigo sobre os ossos e as articulações.

A osteopenia e a osteoporose são comuns em pessoas que têm doença celíaca e podem estar presentes ainda que não haja sintomas intestinais, afetando até 70% dos portadores de anticorpos celíacos[27, 28]. Pelo fato de a osteoporose ser tão comum entre os pacientes celíacos, alguns pesquisadores defendem a ideia de que qualquer pessoa com osteoporose deveria se submeter a exames para verificar a presença da doença celíaca. Um estudo da Clínica de Ortopedia da Universidade de Washington encontrou a doença celíaca não diagnosticada em 3,4% dos participantes com osteoporose, em comparação com 0,2% daqueles que não tinham osteoporose[29]. A eliminação do glúten da dieta de participantes celíacos que tinham osteoporose produziu uma rápida melhora nos valores da densidade óssea – sem o uso de medicamentos para osteoporose.

As razões para a baixa densidade óssea incluem a absorção deficiente de nutrientes, em especial da vitamina D e do cálcio, além do aumento da inflamação que aciona a liberação de citocinas, como as interleucinas, que atuam na desmineralização dos ossos[30]. A eliminação do trigo da dieta não só reduziu a inflamação, como também permitiu uma melhor absorção de nutrientes.

A gravidade das consequências do enfraquecimento dos ossos é realçada por histórias de horror como a da mulher que sofreu dez fraturas da coluna e das extremidades ao longo de 21 anos, a partir dos 57 anos de idade, todas de ocorrência espontânea. Quando ela se tornou inválida em consequência das fraturas, finalmente foi diagnosticada como celíaca[31]. Em comparação com pessoas que não têm a doença celíaca, os pacientes celíacos têm um risco três vezes maior de sofrer fraturas[32].

A questão espinhosa de indivíduos sem sintomas intestinais que apresentam resultados positivos nos exames para anticorpos antigliadina aplica-se também à osteoporose. Num estudo, 12% das pessoas que tinham osteoporose apresentaram resultado positivo nos testes de detecção do anticorpo antigliadina, embora não tivessem nenhum sintoma ou sinal da doença celíaca[33].

O trigo pode manifestar-se em transtornos inflamatórios dos ossos, além da osteoporose e das fraturas. A artrite reumatoide, uma artrite autoimune dolorosa e incapacitante que pode deformar as articulações das mãos e dos joelhos, quadris, cotovelos e ombros, pode também ser atribuída à sensibilidade ao trigo. Em um estudo em que pacientes que sofriam de artrite reumatoide, nenhum deles celíaco, submeteram-se a uma dieta vegetariana, sem glúten, foram observados sinais de melhora da artrite em 40% deles, bem como níveis reduzidos de anticorpos antigliadina[34]. Lembre-se também de que agora sabemos que a proteína gliadina do trigo e proteínas aparentadas de outros grãos são o que dá início ao aumento da permeabilidade intestinal, a primeira etapa acionada, após o consumo de *cupcakes* e rocamboles de canela, para dar origem a doenças autoimunes.

Segundo minha experiência, a artrite não acompanhada por anticorpos da doença celíaca costuma responder bem à eliminação do trigo da dieta. Algumas das mais impressionantes reviravoltas que já presenciei em saúde dizem respeito à obtenção de alívio de dores articulares incapacitantes. Como os exames convencionais para detecção de anticorpos para doença celíaca deixam de identificar a maioria dessas pessoas, é difícil quantificar e comprovar esse fato, para além da melhora que as pessoas alegam sentir. Mas isso pode ser uma pista para fenômenos que se mostram mais promissores para o alívio da artrite para o maior número de pessoas.

Será que o risco fora do comum para a osteoporose e as doenças inflamatórias das articulações em pacientes celíacos corresponde a uma *exacerbação* da situação em consumidores de trigo não celíacos ou que não apresentam anticorpos ao glúten? Minha suspeita é de que sim, *qualquer* ser humano que consuma trigo sofre seus efeitos diretos e indiretos de destruição de ossos e articulações, efeitos que apenas se expressam com mais vigor nos celíacos e nos que apresentam resultados positivos para anticorpos ao glúten.

E se, em vez de uma artroplastia total de quadril ou joelho, aos 62 anos de idade, você optasse por substituir totalmente o trigo de sua dieta?

Os efeitos de maior abrangência da perturbação do equilíbrio ácido-base sobre a saúde estão apenas começando a ser avaliados. Qualquer um que tenha assistido a aulas de química elementar entende que o pH é um fator poderoso na determinação de como reações químicas se desenvolverão. Uma pequena mudança no pH pode ter uma influência profunda no equilíbrio de uma reação. O mesmo vale para o corpo humano.

"Grãos integrais saudáveis", como o trigo, são a causa de grande parte da natureza altamente ácida da dieta moderna. Além da saúde dos ossos, experiências recentes sugerem que uma dieta que privilegie alimentos alcalinos tem o potencial de reduzir o desgaste muscular relacionado à idade, os cálculos renais, a hipertensão sensível ao sal, a infertilidade e doenças renais.

Remova o trigo e experimente uma redução da inflamação nas articulações, redução da perda urinária de cálcio e uma menor ocorrência de "picos" de glicose no sangue, que provocam a glicação das cartilagens, e com isso desloque o equilíbrio do pH para alcalino. Sem dúvida é melhor que tomar rofecoxib*.

---

* Medicamento anti-inflamatório retirado de circulação desde 2004 após comprovada associação com problemas de saúde. (N. do E.)

TERCEIRA PARTE

DÊ ADEUS AO TRIGO

CAPÍTULO 14

ADEUS, TRIGO: CRIE UMA VIDA SAUDÁVEL E DELICIOSA, SEM TRIGO

É AQUI QUE VAMOS entrar nos detalhes práticos da realidade. Assim como tentar tirar a areia do maiô, pode ser difícil eliminar de nossos hábitos alimentares esse alimento onipresente, esse ingrediente que parece estar grudado a cada fresta e cantinho escondido das dietas estadunidenses.

As pessoas às vezes entram em pânico quando percebem o tamanho da transformação que precisarão fazer no conteúdo de sua despensa e de seus refrigeradores, em seus hábitos arraigados de comprar, cozinhar e comer. "Não sobrou nada para comer! Vou morrer de fome!" Muitos também reconhecem que mais de duas horas sem um produto de trigo aciona fissuras insaciáveis e a ansiedade da abstinência. Quando você vê Bob e Jillian, no programa *The Biggest Loser*, segurar pacientemente as mãos dos concorrentes, que soluçam de agonia por terem perdido apenas menos de 1,5 quilo na semana, você tem uma ideia de como a eliminação do trigo pode ser para algumas pessoas.

Pode confiar em mim, vale a pena. Se você chegou até aqui, suponho que, no mínimo, esteja pensando em se divorciar desse parceiro infiel e violento. Meu conselho: não tenha pena. Não fique pensando nos bons tempos de vinte anos atrás, quando pão de ló e profiteroles foram um consolo quando você perdeu o emprego nem no lindo bolo de sete camadas do seu casamento. Pense nas surras que sua saúde levou, nos chutes emocionais que seu estômago suportou, não importa quantas vezes ele lhe tenha implorado que o aceitasse de volta porque ele tinha realmente mudado.

Esqueça. Não vai acontecer. Não existe reabilitação, somente a eliminação. Poupe-se das cenas do divórcio judicial: declare-se livre do trigo, não peça pensão alimentícia, não olhe para trás nem fique pensando nos bons momentos que vocês passaram juntos. Simplesmente *fuja correndo*.

PREPARE-SE PARA A SAÚDE

Esqueça tudo o que você aprendeu sobre os "grãos integrais saudáveis". Há anos estão nos dizendo que eles devem predominar em nossa dieta. Segundo essa linha de raciocínio, uma dieta repleta de "grãos integrais saudáveis" vai torná-lo uma pessoa vibrante, simpática, de boa aparência, *sexy* e bem-sucedida. Você também desfrutará de níveis saudáveis de colesterol e do funcionamento regular dos intestinos. Se deixar de consumir ou reduzir o consumo dos grãos integrais, você não terá saúde, ficará desnutrido, terá prisão de ventre e sucumbirá a doenças cardíacas ou ao câncer. Será expulso de seu clube, barrado na liga de boliche, condenado ao ostracismo pela sociedade e destinado a toda uma vida de pomadas para hemorroidas e doenças incapacitantes.

Lembre-se, sim, de que a necessidade de "grãos integrais saudáveis" é pura ficção. Grãos como o trigo são tão essenciais para a dieta humana quanto advogados especializados em lesões corporais são essenciais para uma festa ao ar livre.

Vou descrever uma pessoa típica com deficiência de trigo: magra, sem barriga, baixo nível de triglicerídeos, colesterol HDL ("bom") alto, taxa de glicose no sangue normal, pressão sanguínea normal, cheia de energia, com bom sono, lúcida e com a função intestinal normal. Doenças cardíacas, diabetes do tipo 2, obesidade, colite ulcerativa, doença de Crohn, erupções cutâneas e doenças autoimunes são uma raridade.

Em outras palavras, o sinal de que você está com a "síndrome da deficiência de trigo" é que você é normal, esbelto e saudável.

Ao contrário do que diz a sabedoria popular, incluindo a opinião de seu simpático vizinho nutricionista, não existe nenhuma deficiência que se desenvolva a partir da eliminação do trigo da dieta – desde que as calorias perdidas sejam substituídas pelos alimentos corretos.

Se a lacuna deixada pelo trigo for preenchida com legumes e verduras, castanhas e sementes, carnes, ovos, abacates, azeitonas e queijos – isto é, alimentos *de verdade* –, não só você *não* desenvolverá deficiência nutricional, mas também gozará de melhor saúde, terá mais energia, melhor sono, perderá peso e reverterá todos os fenômenos anormais que estamos examinando aqui. Mas se você preenchê-la com salgadinhos de milho, barras de cereais e bebidas à base de frutas, nesse caso, sim, terá simplesmente substituído um grupo de alimentos indesejáveis por outro grupo de alimentos indesejáveis; e a substituição terá pouco resultado. Assim você poderá de fato apresentar carência de alguns nutrientes importantes, além de continuar a fazer parte da singular experiência estadunidense de ganhar peso, tornar-se diabético e aumentar sua dependência do atrapalhado sistema de atendimento de saúde.

Portanto, eliminar o trigo é o primeiro passo. O segundo é procurar substitutos adequados para preencher a lacuna nas calorias ingeridas, cuja quantidade agora é menor – lembre-se, as pessoas que não consomem trigo ingerem, naturalmente e sem se dar conta disso, 400 ou mais calorias a menos por dia. Como uso o termo "trigo" para designar todos os grãos aparentados, esse passo também consiste em eliminar da dieta o centeio, a cevada, o *emmer*, o *einkorn*, a espelta, o triguilho, o triticale, a aveia, o painço, o sorgo e o arroz, considerando os muitos aspectos pelos quais esses grãos apresentam efeitos que se sobrepõem.

Em sua forma mais simples, uma dieta na qual você elimine o trigo mas aumente a quantidade de todos os outros alimentos de modo proporcional, para preencher a lacuna, embora não seja perfeita, ainda é muito melhor do que a mesma dieta com o trigo. Em outras palavras, retire da dieta o trigo e simplesmente coma um pouco mais dos alimentos que permanecerem. Coma uma porção maior de frango assado, vagens, ovos mexidos, salada mista, e assim por diante. Você ainda poderá obter muitos dos benefícios analisados neste livro. No entanto, eu estaria simplificando demais se sugerisse que eliminar da dieta o trigo e grãos aparentados é o suficiente. Se o seu objetivo for a saúde *ideal*, os alimentos que você vai escolher para preencher a lacuna deixada pela eliminação do trigo realmente são importantes.

Se você escolher ir além da simples eliminação do trigo, deverá substituir as calorias perdidas do trigo por alimentos *de verdade*. Faço uma distinção entre alimentos de verdade e produtos altamente processados, tratados com herbicidas, geneticamente modificados, prontos para comer, cheios de xarope de milho rico em frutose, alimentos aos quais basta acrescentar água, aqueles cuja embalagem mostra personagens de desenhos animados, figuras dos esportes e outros inteligentes recursos de *marketing*.

Esta é uma batalha que precisa ser travada em todas as frentes, pois são incríveis as pressões da sociedade para que não se consuma comida de verdade. Ligue a televisão e você não verá anúncios de pepinos, queijos artesanais ou ovos caipiras. Você será *coberto* por anúncios de batatas fritas, pratos congelados, refrigerantes, e pelo resto do mundo dos alimentos industrializados, com seus ingredientes baratos e preço final elevado, acompanhados de anúncios diretos ao consumidor dos medicamentos para "tratar" as consequências do consumo daqueles alimentos.

Um monte de dinheiro é gasto para promover os produtos que você precisa evitar. A Kellogg's, conhecida pelo grande público por seus cereais matinais (cerca de 5 bilhões de dólares em vendas de cereais matinais em 2017), também está por trás do iogurte Yoplait®, do sorvete Häagen-Dazs®, das barras de cereais Lärabar®, dos *crackers* de Graham Keebler, dos biscoitos com gotas de chocolate Famous Amos®, das bolachas Cheez-It®, bem como dos cereais matinais Cheerios® e Apple Jacks®. Esses alimentos enchem as prateleiras dos supermercados, são colocados em destaque nas extremidades de gôndolas, são dispostos estrategicamente ao nível dos olhos e dominam os comerciais diurnos e noturnos na televisão. Eles representam o maior volume de anúncios em revistas. E a Kellogg's é apenas uma das várias empresas do setor alimentício. As gigantes do setor alimentício também pagam por grande parte da "pesquisa" realizada por nutricionistas e cientistas da nutrição. Elas patrocinam cátedras em universidades e faculdades e influem no conteúdo da mídia. Em suma, estão por toda parte.

E são extremamente eficazes. A grande maioria dos estadunidenses já engoliu totalmente seu *marketing*. Torna-se ainda mais difícil não lhes dar atenção quando a Associação Americana de Cardiologia e outras organizações voltadas para a saúde endossam seus produtos. (O selo de aprovação, em forma de coração, da Associação Americana de Cardiologia, por exemplo, foi concedido a mais de oitocentos alimentos, entre eles os cereais matinais Honey Nut Cheerios® e, até recentemente, Cocoa Puffs®.)

E cá está você, tentando ignorá-los, tentando desligar-se de sua mensagem e agir por sua própria vontade.

Um ponto está claro. *Você não desenvolve nenhuma deficiência nutricional quando para de consumir trigo e outros alimentos industrializados.* Além disso, você ao mesmo tempo se exporá menos à sacarose, ao xarope de milho rico em frutose, a corantes e flavorizantes artificiais, ao amido de milho, a herbicidas como o glifosato e à lista de termos impronunciáveis presentes no rótulo dos produtos. Repito: *nenhuma deficiência nutricional* decorre da eliminação de nenhum deles de sua dieta. Contudo, isso não impediu a indústria de alimentos e seus amigos do Departamento de Agricultura dos Estados Unidos, da Associação Americana de Cardiologia, da Academia de Nutrição e Dietética e da Associação Americana de Diabetes de sugerir que esses alimentos são necessários à saúde de algum modo, e que passar sem eles não é saudável e resulta em deficiências nutricionais. Um absurdo. Um absurdo puríssimo, legítimo, integral.

Algumas pessoas, por exemplo, preocupam-se com o fato de não consumir fibra suficiente se eliminarem o trigo da dieta. Por ironia, se você substituir as calorias do trigo por calorias de legumes e verduras e castanhas cruas, sua ingestão de fibras *aumentará*. Se duas fatias de pão de trigo integral, que contêm 138 calorias, forem substituídas por um punhado de castanhas e sementes cruas, como amêndoas ou nozes (aproximadamente 24 unidades), equivalente em termos calóricos, você igualará ou superará os 3,9 gramas de fibras do pão. Do mesmo modo, uma salada com valor equivalente em calorias, composta de verduras variadas, cenouras e pimentões, igualará ou superará o volume de fibras do pão. Afinal de contas, era assim que as culturas primitivas de caçadores-coletores – as culturas que nos ensinaram a importância da fibra na dieta – obtinham suas fibras: por meio do consumo abundante de alimentos vegetais, não de cereais enriquecidos com farelo nem de outras fontes industrializadas de fibras. E as fibras provenientes de fontes como o alho, as cebolas, folhas de dente-de-leão e leguminosas são da variedade prebiótica, isto é, fibras que nutrem a flora intestinal presente no cólon, a forma de fibra realmente essencial para a saúde, não a fibra inerte da celulose – o "volumoso" – dos grãos que você larga no vaso sanitário. Logo, a ingestão de fibras não deve ser motivo de preocupação se a eliminação do trigo for acompanhada do aumento do consumo de alimentos saudáveis.

A comunidade dietética supõe que você vive de salgadinhos de milho, balas de goma e refrigerantes; e, por isso, necessita de alimentos "enriquecidos" com várias vitaminas. Entretanto, essas suposições cairão por terra se, em vez de viver do que pode adquirir na loja de conveniências mais próxima, você consumir, sim, alimentos de verdade. As vitaminas do complexo B, como a B_6, a B_{12}, o ácido fólico e a tiamina, são acrescentadas a produtos de trigo industrializados. Os especialistas em nutrição advertem, portanto, para o fato de que se abster desses produtos provoca deficiência de vitamina B. Também não é verdade. As vitaminas B estão presentes em quantidades mais do que abundantes em carnes, produtos de origem vegetal, leguminosas, nozes e outras castanhas. Embora a lei exija que o pão e outros produtos do trigo sejam enriquecidos com ácido fólico, você excederá em muitas vezes o teor de ácido fólico de produtos de trigo ao consumir um punhado de sementes de girassol ou aspargos. Um quarto de xícara de espinafre ou quatro hastes de aspargos, por exemplo, têm a mesma quantidade de ácido fólico que a maioria dos cereais matinais. (Ademais, os *folatos* de fontes naturais são superiores ao *ácido fólico* sintético presente em alimentos industrializados enriquecidos.) Castanhas e verduras são fontes excepcionalmente ricas em folato e constituem o modo pelo qual os seres humanos deveriam obtê-lo. (Mulheres grávidas ou lactantes ainda podem se beneficiar de suplementação com folato para atender a sua maior necessidade desse nutriente, a fim de evitar defeitos do tubo neural.) De modo semelhante, a vitamina B_6 e a tiamina estão presentes em quantidades muito maiores em 100 gramas de frango ou de carne de porco, em um abacate ou em ¼ de xícara de semente de linhaça moída, do que em um peso equivalente de produtos de trigo.

Além disso, eliminar o trigo de sua dieta de fato melhora a absorção da vitamina B. Não é incomum ocorrer, por exemplo, um *aumento* das quantidades de vitamina B_{12} e folato, junto com o aumento dos níveis de ferro, zinco, cálcio e magnésio, uma vez que, com a remoção do trigo, a saúde gastrointestinal melhora, os fitatos dos grãos são excluídos e, com isso, aumenta a absorção de nutrientes.

A eliminação do trigo pode causar alguns contratempos, mas sem dúvida não prejudica a saúde.

AGENDE SUA **TRIGO**TOMIA RADICAL

Felizmente, eliminar completamente o trigo de sua dieta não é tão ruim quanto preparar espelhos e bisturis para remover seu próprio apêndice sem anestesia. Para algumas pessoas, é uma simples questão de não entrar na padaria ou recusar os pães doces. Para outras, pode ser uma experiência decididamente desagradável, comparável a um tratamento de canal ou a morar com os sogros por um mês.

Segundo minha experiência, o método mais eficaz e, no final das contas, o mais fácil para eliminar o trigo da dieta é agir de modo súbito e total. A montanha-russa de glicose e insulina provocada pelo trigo, associada aos efeitos das exorfinas que causam dependência, torna difícil a redução gradual do trigo para algumas pessoas, de maneira que a parada repentina é preferível. A eliminação repentina e total do trigo acionará, nos suscetíveis, os sintomas da síndrome de abstinência. Mas superar os sintomas de abstinência que acompanham a cessação repentina pode ser mais fácil que enfrentar o tormento das flutuações da avidez que costumam acompanhar a simples redução – mais ou menos o que sente um alcoólatra que está tentando parar de beber. Ainda assim, algumas pessoas ficam mais à vontade com a redução gradual que com a eliminação repentina. Seja como for, no final o resultado é o mesmo.

A esta altura, tenho certeza de que você está consciente do fato de que o trigo não é apenas pão. O trigo é onipresente. Ele está em tudo.

Quando começam a tentar identificar os alimentos que contêm trigo, muitas pessoas o descobrem em praticamente todos os alimentos industrializados que vêm consumindo, até mesmo nos mais improváveis, como sopas enlatadas "cremosas" e refeições congeladas "saudáveis". O trigo está ali por três razões. A primeira, como o açúcar, seu sabor é bom. A segunda, ele estimula o apetite. A terceira, ele é um ingrediente barato que proporciona a aparência de quantidade a baixo custo. Essas duas últimas razões não resultam em nenhum benefício para *você*, é claro, mas sim para a indústria de alimentos. Para essa indústria, o trigo é como a nicotina nos cigarros: a principal garantia que eles têm de estímulo ao consumo contínuo. (Por sinal, entre outros ingredientes comuns em alimentos industrializados que também estimulam o aumento do consumo, ainda que o efeito deles não seja tão potente quanto os do trigo, estão o xarope de milho rico em frutose, a sacarose e o amido de milho.)

Não há dúvida de que remover o trigo da dieta exige alguma programação. Os alimentos feitos com trigo têm a vantagem inquestionável da conveniência. Os sanduíches e os *wraps*, por exemplo, são fáceis de transportar, guardar e comer, sem a necessidade de talheres. Evitar o trigo significa levar a própria refeição para o trabalho e usar um garfo ou colher para comê-la, ou recriar o pão para sanduíche com ingredientes não derivados de grãos (como nas receitas neste livro) e recheá-lo com *bacon*, alface e tomate. Pode envolver a necessidade de fazer compras com maior frequência e – Deus o livre – de cozinhar. Uma dependência maior de legumes, verduras e frutas frescas também pode significar umas duas idas por semana à mercearia, à feira ou à quitanda.

No entanto, o fator contratempo está longe de ser insuperável. Talvez signifique alguns minutos de preparação, como cortar e embalar um pedaço de queijo e guardá-lo num saquinho para levar para o trabalho, com alguns punhados de amêndoas cruas e sopa de legumes num pote. Talvez signifique reservar um pouco da salada de espinafre do jantar para comer no café da manhã do dia seguinte. (Isso mesmo: jantar no café da manhã, uma estratégia útil.)

As pessoas habituadas a consumir trigo sentem irritabilidade, confusão mental e cansaço depois de apenas duas horas sem consumir algum produto com esse cereal; e muitas vezes começam a procurar desesperadamente um pedacinho ou migalha de pão para aliviar o sofrimento, fenômeno que observei com certa ironia da confortável e privilegiada posição de alguém livre do trigo. Uma vez que você tenha eliminado o trigo de sua dieta, porém, o apetite já não é determinado pela montanha-russa de saciedade e fome provocada pela variação de glicose e insulina; e você não vai precisar de sua "dose" seguinte de exorfinas que estimulam o cérebro. Depois de um café da manhã, às 7h, de dois ovos mexidos com legumes, pimentões e azeite de oliva, por exemplo, é provável que você só sinta fome às 12h ou às 13h, ou mesmo às 15h ou às 17h. Compare essa situação com o ciclo de 90 a 120 minutos de fome insaciável pelo qual a maioria das pessoas passa depois de uma tigela de cereais matinais com alto teor de fibra às 7h, que as força a fazer um lanchinho às 9h e outro às 11h, ou a antecipar o almoço. Dá para ver como é fácil cortar 400 calorias ou mais por dia de seu consumo calórico total, o resultado natural e inconsciente da eliminação do trigo da dieta. Você também evitará aquela moleza que muita gente sente por volta das 14h ou 15h, a cabeça anuviada, sonolenta e preguiçosa que se segue a um almoço de sanduíche com pão integral, o colapso mental que ocorre por causa do pico de glicose seguido de sua queda. Um almoço composto de, por exemplo, atum (sem pão) temperado com maionese ou com um molho à base de azeite de oliva, acompanhado por fatias de abobrinha e um punhado (ou alguns punhados) de nozes de modo algum causará altos e baixos nos níveis de glicose e insulina; apenas manterá estáveis os níveis de açúcar no sangue, o que não produz nenhum efeito soporífero ou de obscurecimento mental.

A maioria das pessoas acha difícil acreditar que a eliminação do trigo possa, a longo prazo, tornar sua vida mais fácil, não mais difícil.

Jejum: mais fácil do que você imagina

O jejum pode ser uma arma poderosa para a recuperação da saúde: perda de peso, redução na pressão sanguínea, melhora nas respostas à insulina, reversão acelerada do diabetes tipo 2 e da gordura no fígado, longevidade, bem como recuperação de uma série de outros transtornos da saúde[1]. Com rapidez e de modo impressionante, o jejum reverte a resistência à insulina, o processo subjacente a muitas questões modernas de saúde.

Entretanto, para a média das pessoas que consomem uma dieta estadunidense típica, que inclui o trigo, o jejum é uma provação dolorosa, que exige uma força de vontade monumental. As pessoas que consomem produtos de trigo com regularidade raramente conseguem jejuar por mais que algumas horas, e em geral desistem em meio a uma ansiedade louca de comer tudo o que encontram pela frente.

O que é interessante é que a eliminação do trigo da dieta torna muito mais fácil jejuar, quase não é preciso fazer esforço.

Jejuar significa não comer nada, somente beber água (uma hidratação eficaz é também o segredo de um jejum seguro – ainda melhor é salgar ligeiramente a água, pois você precisa de sal durante um jejum) por um período qualquer entre 18 horas e alguns dias. Pessoas que não consomem trigo são capazes de jejuar por 18, 24, 36, 72 horas ou mais com pouco ou nenhum desconforto. Está claro que a capacidade para jejuar imita a situação natural de um caçador-coletor, que pode passar dias sem se alimentar, quando a caça não é bem-sucedida ou quando surge algum outro obstáculo natural à disponibilidade de alimentos.

Jejuns curtos e intermitentes – mais recomendados a partir do fim de quatro semanas de você ter conseguido suportar e completar a retirada de todo o trigo e grãos de sua dieta – podem ser usados para superar um platô na perda de peso ou para acelerar a reversão de transtornos como o diabetes tipo 2, a gordura no fígado e transtornos autoimunes.

A capacidade de jejuar sem problemas é *natural*; a incapacidade para aguentar mais que algumas horas antes de sair enlouquecido em busca de calorias é que *não é natural*.

Quem vive numa dieta sem trigo está livre da desesperada luta cíclica por alimentos de duas em duas horas, e consegue passar tranquilamente longos períodos sem alimento. Quando, por fim, se senta para comer, contenta-se com menos. A vida fica mais simples.

Muitas pessoas são de fato escravizadas pelo trigo, com seus hábitos e horários determinados pela disponibilidade desse alimento. A *trigo*tomia radical, portanto, significa mais que a simples remoção de um componente de sua dieta. Ela remove de sua vida um potente estimulante do apetite, que, com frequência e de modo implacável, comanda seu comportamento e seus impulsos. Remover o trigo da dieta será, para você, a liberdade.

A COMPULSÃO E A SÍNDROME DE ABSTINÊNCIA RELACIONADAS AO TRIGO

Em torno de 40% das pessoas que retiram os produtos do trigo de modo repentino de sua dieta vão passar por um efeito de abstinência. Diferentemente do que ocorre na retirada de drogas opiáceas ou do álcool, a retirada do trigo não resulta em convulsões, alucinações, perda de consciência ou outros fenômenos perigosos, mas ainda assim ela pode ser desagradável.

As pessoas que mais sofrem com a abstinência são geralmente as mesmas que sentiam ansiedades incríveis por produtos de trigo. São aquelas que, por hábito, consomem *pretzels*, bolachas e pães muitas vezes por dia, em consequência do poderoso impulso acionado pelo trigo. Deixar de fazer um lanche ou pular uma refeição causa perturbações a essas pessoas, com tremores, nervosismo, dor de cabeça, fadiga e fome intensa, sintomas que podem persistir enquanto durar o período de abstinência.

Qual é a causa dos sintomas de abstinência de trigo? Privar o cérebro das exorfinas derivadas da gliadina do trigo aciona uma síndrome de abstinência de opiáceos (que, por sinal, pode ser simulada com a administração de um medicamento bloqueador de opiáceos, como a naltrexona). Mau humor, náusea, dor de cabeça e fadiga incapacitante fazem pensar na síndrome de abstinência da morfina ou da oxicodona. Anos de elevado consumo de carboidratos de grãos também fazem com que o metabolismo confie num fornecimento constante de açúcares de rápida absorção. A remoção dessas fontes de açúcar força o corpo a se adaptar à mobilização e queima de ácidos graxos armazenados em células adiposas, um processo que exige alguns dias para se instalar (quatro a seis semanas para atingir a capacidade total, como os atletas costumam descobrir). Entretanto, esse passo é necessário para passar de uma situação de *armazenamento* de gorduras para outra de *mobilização* de gorduras, que reduzirá a gordura visceral da barriga de trigo. (Os adeptos da dieta de Atkins chamam esses sintomas de "gripe da indução", os seguidores da dieta cetogênica os chamam de "gripe ceto", o que reflete seu entendimento incompleto do processo.)

Há uma série de maneiras de amenizar esse golpe. A primeira consiste em reduzir o trigo aos poucos durante uma semana, o que funciona somente para algumas pessoas. Tome cuidado, porém: há quem seja tão dependente do trigo que considere arrasador até mesmo esse processo gradual, por causa da instigação repetitiva dos fenômenos de dependência a cada mordida num *bagel* ou num pão. Para quem sofre de forte dependência em relação ao trigo, a retirada sumária pode ser a única forma de romper o ciclo. É semelhante ao que acontece no alcoolismo. Se seu amigo toma um litro e meio de *bourbon* por dia e você insiste com ele para reduzir o consumo a dois copos por dia, ele certamente teria mais saúde e viveria mais tempo – mas é praticamente impossível para ele seguir seu conselho.

A segunda maneira: se você acha que está entre aqueles que experimentarão sintomas de abstinência, é importante escolher a hora certa para fazer a transição para uma vida sem trigo. Escolha um período em que você não precise estar em sua melhor forma – por exemplo, uma semana de licença do trabalho ou um fim de semana prolongado. A lentidão e a confusão mental que algumas pessoas manifestam podem ser significativas, tornando difícil manter a concentração e o desempenho no trabalho. (Você certamente não deve contar com nenhum tipo de solidariedade de seu chefe ou de seus colegas de trabalho, que provavelmente zombarão de sua explicação e dirão coisas do tipo "Tom está com medo dos *bagels!*".)

Como pelo menos parte do peso perdido durante essa fase inicial da eliminação do trigo da dieta envolve a perda do edema inflamatório (retenção de água), é importante hidratar-se mais do que de costume. Cheguei a ver pessoas desmaiarem durante a primeira semana, por conta da hidratação insuficiente. É também importante salgar os alimentos para compensar a perda de sal pela urina que ocorre quando a proteína gliadina do trigo é eliminada da dieta e os níveis de insulina no sangue caem, dois fenômenos que revertem a retenção de sódio resultante do consumo anterior de grãos.

Essa também não é uma boa hora para se exercitar. Tente fazer uma corrida leve ou nadar, por exemplo, e você se sentirá muito mal, como quando se tenta praticar alguma atividade durante uma gripe. Você não conseguirá se exercitar de nenhuma forma significativa, e será contraproducente tentar. Em geral, você conseguirá realizar atividades tranquilas, como uma caminhada na vizinhança ou um relaxante passeio de bicicleta, mas não force a barra. E não sinta culpa por interromper sua rotina de sua corrida de, digamos, 8 km três vezes por semana. Retome as atividades depois de terminado o processo da abstinência e descobrirá como tudo fica mais fácil, especialmente depois das quatro a seis semanas da conversão para uma mobilização aumentada das gorduras.

Nem todos experimentam uma síndrome de abstinência completa. Alguns não chegam a sentir nada, e se perguntam qual é o motivo para tanta reclamação. Algumas pessoas são capazes de simplesmente parar de fumar de uma vez, sem nunca olhar para trás. O mesmo pode ocorrer com o trigo.

Embora os sintomas da abstinência do trigo possam ser irritantes e até fazer você ser grosseiro com seus familiares e colegas de trabalho, eles não são prejudiciais à saúde. Nunca vi nenhum efeito verdadeiramente nocivo, e nunca houve nenhum relato desse tipo de efeito, além dos efeitos passageiros já descritos. Para algumas pessoas, é difícil recusar as torradas e os bolinhos; trata-se de um ato carregado de emoção e de desejos crônicos que, por meses e anos, podem voltar a se manifestar – mas faz bem à sua saúde, não mal.

UM CAMINHO SEM VOLTA

Mais um fenômeno estranho. Uma vez que você tenha seguido uma dieta sem trigo por alguns meses, poderá descobrir que a reexposição ao trigo provoca efeitos indesejáveis, que vão desde dores nas articulações até asma e distúrbios gastrointestinais. Eles podem ocorrer, quer você tenha tido sintomas de abstinência no início, quer não. A "síndrome" de reexposição mais comum consiste em gases, inchaço, cólicas e diarreias, sintomas que duram de 6 a 48 horas. Na realidade, os efeitos gastrointestinais da reexposição ao trigo assemelham-se, em muitos aspectos, à intoxicação alimentar aguda, não diferentes daqueles causados pela ingestão de frango estragado ou salsichas com contaminação fecal.

O segundo fenômeno mais comum na reexposição ao trigo é o aparecimento de dores articulares, uma dor imprecisa, parecida com a da artrite, que geralmente atinge múltiplas articulações, como as dos cotovelos, ombros e joelhos, que pode persistir por até alguns dias. Outras pessoas manifestam um agravamento agudo da asma, chegando a exigir o uso de inaladores por vários dias. Os

Você deve ou não seguir a dieta cetogênica?

É uma pergunta popular, como se você deve ou não fazer uma tatuagem de uma rosa em alguma parte do corpo.

É crescente a popularidade da dieta cetogênica. E isso é ótimo, porque ao adotar uma dieta cetogênica você pode aprender muitas lições importantes para a dieta e a saúde. Estar em cetose ou seguir uma dieta cetogênica significa simplesmente que, quando a pessoa reduz a ingestão de carboidratos a níveis muito baixos (tipicamente não mais que 20 a 30 gramas de carboidratos líquidos por dia) e aumenta a ingestão de gordura (*não* proteína), ocorre uma resposta fisiológica natural denominada cetose. Em vez de "queimar" carboidratos e açúcares para obter energia, o corpo recorre à reserva de gordura, um processo que gera cetonas, como o beta-hidroxibutirato, como subproduto. As cetonas em si também podem servir como fonte de energia, em especial para o cérebro e os músculos.

Como o estilo de vida Barriga de Trigo elimina as fontes mais prejudiciais de carboidratos – o trigo, os grãos e os açúcares –, ele de fato consegue gerar uma cetose intermitente, embora atingir a cetose não seja necessário para se usufruir de todos os benefícios. Você pode, porém, simplesmente reduzir ainda mais a ingestão de carboidratos e aumentar a de gorduras provenientes de, digamos, carnes, manteiga e azeite de oliva, para passar mais tempo em cetose, o que poderá acelerar discretamente a perda de peso e reverter transtornos como o diabetes tipo 2 e a gordura no fígado, além de poder superar um platô na perda de peso. Você saberá que está em cetose quando seu hálito apresentar um cheiro frutado, semelhante ao da acetona, ou você poderá acompanhar as cetonas verificando o beta-hidroxibutirato pelo exame da gota de sangue na ponta do dedo da mão, ou o acetoacetato por meio de um exame de urina com fita reagente.

Mas com a cetose nem tudo são rosas. Embora a cetose seja um estado fisiológico natural, exatamente da mesma forma que a resposta ao estresse, permanecer em cetose por mais do que algumas semanas abre a porta para problemas, exatamente como o estresse crônico prejudica a saúde a longo prazo. Parte da razão está no fato de que, ao cortar os carboidratos, você reduziu drasticamente a ingestão de fibras prebióticas, situação que, com o tempo, leva à disbiose e ao supercrescimento bacteriano no intestino delgado. Com o passar de anos, isso leva a uma reversão dos benefícios metabólicos iniciais, novo ganho de peso, constipação, doença diverticular e aumento do risco de câncer do cólon.

Sabemos com segurança que a cetose prolongada gera problemas porque há milhares de crianças que foram submetidas a dietas cetogênicas por anos, já que essa dieta é eficaz na redução da frequência de convulsões generalizadas intratáveis[2]. Convulsões repetidas, implacáveis, que não respondem a medicamentos são perigosas e podem resultar em ferimentos e em lesão cerebral irreversível. Basta que a criança siga uma dieta cetogênica para a atividade convulsiva ser reduzida de 50% a 80% – mas ela também para de crescer, apresenta aumento impressionante em cálculos renais de urato e de oxalato de cálcio (o que é muito incomum para crianças), apresenta uma redução da densidade óssea e passa a sofrer de constipação. Já houve mesmo casos de cardiomiopatia (comprometimento do músculo cardíaco e insuficiência cardíaca) e morte súbita de origem cardíaca[3, 4, 5]. Algumas dessas últimas tragédias podem ter sido causadas ou agravadas pela prática ultrapassada de suplementar a dieta com óleo de milho, o que é péssimo, naturalmente, assim como pelos efeitos perturbadores da medicação anticonvulsiva. Contudo, algumas perguntas continuam sem resposta. Por que crianças que seguem uma dieta cetogênica param de crescer, apresentam enfraquecimento ósseo e enfrentam outros problemas de saúde? Creio que não podemos simplesmente descartar essas questões preocupantes.

Parte da solução pode estar em simplesmente tratar da flora intestinal com fibras prebióticas e outros métodos. Resta saber, porém, se há outras questões a levar em conta. Receio que a adoção de dietas cetogênicas a longo prazo propicie complicações a longo prazo, entre elas um aumento na incidência de câncer de cólon.

Portanto, não há nada de errado em pôr em funcionamento essa resposta fisiológica normal e entrar em cetose numa dieta cetogênica – só não faça isso por mais do que algumas semanas, período ao longo do qual deverá manter esforços para cultivar uma flora intestinal saudável.

efeitos sobre o comportamento e o humor também são comuns, variando de depressão e fadiga até ansiedade e fúria (geralmente em homens), bem como eventuais pensamentos suicidas.

Não está claro por que isso acontece, já que nenhuma pesquisa se dedicou a examinar o tema. Minha suspeita é que provavelmente existia uma inflamação de baixa intensidade em vários órgãos durante todo o tempo em que a pessoa consumiu trigo. Essa inflamação curou-se com a remoção do trigo e tornou a se manifestar de pronto com a reexposição ao trigo. Calculo que os efeitos sobre o comportamento e o humor sejam devidos a exorfinas, efeitos semelhantes aos que pacientes esquizofrênicos manifestaram nos experimentos em Filadélfia.

E QUANTO A OUTROS GRÃOS E CARBOIDRATOS?

Depois que o trigo foi eliminado de sua dieta, o que sobra?

Remova o trigo e você terá removido a fonte mais flagrante de problemas na alimentação de pessoas que seguem dietas que, sob outros aspectos, são saudáveis. O trigo é realmente o pior dos piores entre os carboidratos. Mas outros carboidratos também podem ser fonte de problemas, ainda que em menor escala.

Creio que todos nós sobrevivemos a um período de cinquenta anos de consumo excessivo de carboidratos, intensificado por orientações tolas para reduzir a ingestão de gorduras. Deleitando-nos com todos os novos produtos alimentícios industrializados que chegaram às prateleiras dos supermercados a partir da década de 1970, nos entregamos ao prazer de alimentos ricos em carboidratos no café da manhã, no almoço, no jantar e no lanche. Em consequência disso, durante décadas fomos expostos a fortes flutuações dos níveis de glicose no sangue e à glicação, a uma resistência cada vez maior à insulina, ao aumento da gordura visceral e a respostas inflamatórias, tudo isso cansando e depauperando nosso pâncreas,

Comi um biscoitinho e engordei 13 quilos!

Não, não se trata de uma manchete sensacionalista do *National Enquirer*, lado a lado com "Mulher de Nova York adota bebê alienígena!". Para as pessoas que se afastam do trigo, ela bem pode ser verdadeira.

Para as pessoas suscetíveis aos efeitos viciantes do trigo, basta um biscoitinho, um *cracker* ou um *pretzel* num momento de fraqueza. Uma *bruschetta* na festa do escritório ou um punhado de *pretzels* na *happy hour* abrem as comportas que barravam o impulso. Basta começar e você não consegue mais parar: mais biscoitos, mais *crackers*, seguidos de cereal de trigo aerado no café da manhã, sanduíches no almoço, mais *crackers* no lanche, macarrão e pães no jantar, e por aí vai. Como qualquer dependente, você racionaliza seu comportamento: "Não pode ser tão ruim assim. Esta receita é de uma revista sobre alimentação saudável." Ou então: "Hoje vou me permitir, mas amanhã me comporto melhor. Vou até fazer 30 minutos de exercício a mais." Antes que você se dê conta, recupera todo o peso que perdeu em questão de semanas. Vi pessoas readquirirem 13, 18, até mesmo 30 quilos antes que conseguissem dar um basta.

Por ironia, as pessoas que mais sofrem com a abstinência do trigo, assim que ele é removido da dieta, são as que estão mais propensas a esse efeito. O consumo irrestrito pode ser consequência até mesmo do menor e mais inofensivo deslize.

A menos que se tomem drogas bloqueadoras de opiáceos, como a naltrexona, não há maneira fácil e saudável de contornar esse efeito. Os propensos a esse fenômeno precisam simplesmente manter-se vigilantes e não deixar que o diabinho do trigo, empoleirado em seu ombro, sussurre: "Vamos, não pode fazer mal! É só um biscoitinho."

Qual é a melhor forma para evitar os efeitos da reexposição? Evite o trigo e grãos aparentados totalmente, sem concessões, uma vez que os tenha eliminado da dieta.

---

que não consegue mais atender à demanda da produção de insulina. Ataques ininterruptos de carboidratos a uma função pancreática fragilizada levam-nos pelo caminho do pré-diabetes e diabetes, da hipertensão, das anormalidades lipídicas (nível baixo de HDL e elevado de triglicerídeos e de partículas pequenas de LDL), da gordura no fígado, da artrite, das doenças cardíacas, do derrame cerebral e de todas as outras consequências do consumo excessivo de carboidratos.

Por esse motivo, creio que, além da eliminação do trigo, uma redução geral da ingestão de carboidratos também é benéfica. Ela ajuda ainda mais a desemaranhar todos os fenômenos decorrentes de nossa fraqueza por carboidratos, cultivada por todos esses anos.

Se você deseja reverter os efeitos de estimulação do apetite, desvirtuamento da insulina e criação de partículas pequenas de LDL provocados pelo consumo de outros alimentos além do trigo, ou se uma perda substancial de peso está entre seus objetivos de saúde, você deve considerar reduzir ou eliminar uma série de outros alimentos além do trigo. Para começar, eliminar da dieta todos os parentes próximos do trigo significa eliminar todo o centeio, a cevada, o triguilho, o triticale, a espelta e linhagens tradicionais do trigo, como o *emmer*, o *kamut* e o *einkorn*. Essas são as gramíneas que apresentam considerável coincidência genética com o trigo, exatamente como os elefantes modernos são aparentados dos mamutes peludos.

Como meu uso do termo "trigo" designa todos os grãos aparentados, isso também significa eliminar da dieta todos os alimentos preparados com milho, que só fica atrás do trigo em sua onipresença nos alimentos processados. As pessoas costumam ficar surpresas ao ouvir dizer que o milho é um grão, a semente de uma gramínea, que vem sofrendo mutações extensas resultantes do esforço humano para converter a espiga curta e esguia do teosinto e do maís (os antepassados naturais do milho) na enorme espiga do milho moderno (a "espiga"), para não mencionar os esforços de modificação genética que agora definem quase todo o milho comercializado. Embora sejam distintas no sabor, a proteína zeína do milho se assemelha à proteína gliadina do trigo. Ademais, o carboidrato amilopectina A é abundante no milho. A longa lista de alimentos que contêm milho inclui produtos feitos com farinha de milho, como *tacos*, tortilhas, salgadinhos de milho, pães de milho e cereais matinais, bem como caldos, sopas e molhos engrossados com amido de milho.

O arroz também é um grão. Embora ele não tenha a maioria das proteínas prejudiciais do trigo, ele contém a aglutinina do germe de trigo e, com ela, seu potencial inflamatório. Há também o problema recém-identificado do teor de arsênico, com alguns produtos, como o leite de arroz, com um teor extraordinariamente alto de arsênico, suficiente para provocar efeitos tóxicos em crianças[6]. O arroz também consiste em mais de 90% de carboidrato, no fundo pouco diferente do açúcar. Nós, portanto, evitamos todos os tipos de arroz (branco, integral ou selvagem) e de produtos do arroz, como leite de arroz, bolo de arroz e bolacha de arroz.

Talvez você pense que foi outorgado à aveia um passe livre, tendo em vista seu teor de fibras, mas infelizmente não foi possível. Como têm o carboidrato da amilopectina A, os produtos feitos com aveia, como a farinha de aveia orgânica, moída em moinho de pedra, levam às alturas a glicose no sangue, mesmo que não se acrescente nem açúcar nem adoçante. Por isso, evitamos a farinha de aveia e produtos de panificação que contenham aveia, como pães e biscoitos.

O sorgo também é um grão, embora esteja presente apenas numa quantidade limitada de alimentos. Com alto teor de açúcar e inúmeras proteínas indigeríveis, ele é um parente afastado do trigo, mas mesmo assim apresenta para os humanos uma coleção de efeitos adversos singulares.

Agora, não entre em pânico com a próxima lista de todos os alimentos a evitar. Evitar *cheesecake*, por exemplo, significa simplesmente que evitamos o *cheesecake* comprado em lojas, cheio de açúcar, com uma massa feita de trigo; mas podemos facilmente recriar um *cheesecake* sem trigo e sem açúcar que é tão saboroso e prazeroso quanto o tradicional.

Os alimentos a serem evitados incluem os seguintes:

- **Lanches** – Incluem-se aqui milhares de produtos alimentícios processados, como batatas *chips*, pipocas, pudins, barras açucaradas e barras energéticas. Esses alimentos fazem a glicose no sangue alcançar níveis estratosféricos.
- **Sobremesas** – Tortas, bolos, *cupcakes*, sorvetes à base de creme ou à base de água e outras sobremesas doces, todas contêm açúcar em excesso.
- **Batatas** – Batata-inglesa, rosada, batata-doce e inhame* provocam efeitos semelhantes aos do arroz, devido ao teor de amido. (Vamos examinar, porém, como batatas-inglesas *cruas* são incluídas na dieta como uma fonte de fibras prebióticas com zero carboidrato.)
- **Alimentos sem glúten** – Uma vez que o amido de milho, o amido de arroz, a fécula de batata e a de tapioca, que substituem o glúten do trigo, causam aumentos extraordinários no nível do açúcar no sangue, eles devem ser rigorosamente evitados.
- **Sucos de frutas industrializados e refrigerantes** – Mesmo que sejam "naturais", os sucos de frutas não fazem bem à saúde. Embora contenham componentes saudáveis, como flavonoides e vitamina C, a carga de açúcar é simplesmente grande demais. Doses maiores do que 120 mL alterarão a taxa de glicose no sangue. Por exemplo, 220 mL de suco de laranja contêm mais de seis colheres de chá de açúcar, mais do que se encontra em toda a sua corrente sanguínea. Os refrigerantes, sobretudo os gaseificados, são incrivelmente prejudiciais à saúde, em grande parte por causa dos açúcares

---

* Diferentemente do nosso inhame, o inhame citado neste livro (*yam*, no original) é um tubérculo semelhante à batata-doce, de polpa laranja-escura, pertencente ao gênero *Dioscorea*. (N. da T.)

acrescentados, do xarope de milho rico em frutose, dos corantes e do ataque excessivamente ácido decorrente da gaseificação. Os refrigerantes *diet* adoçados com aspartame, sacarina ou sucralose também devem ser evitados, já que vêm sendo associados à perturbação da flora intestinal que contribui para o ganho de peso e para o diabetes tipo 2[7].

- **Frutas secas** – *Cranberries*, uvas, figos, tâmaras e damascos desidratados são repletos de açúcar concentrado e devem ser usados somente em quantidades mínimas.
- **Outros produtos semelhantes a cereais** – Alimentos semelhantes a cereais ou pseudocereais como a quinoa e o trigo-sarraceno não são aparentados com o trigo e cereais e, com isso, não geram as mesmas consequências relacionadas às exorfinas nem as relacionadas ao sistema imunológico que o trigo. Contudo, eles representam ataques substanciais de carboidratos, suficientes para elevar bastante as taxas de glicose no sangue. Creio que esses cereais são mais seguros que o trigo, mas, para reduzir ao mínimo o impacto sobre a glicose no sangue, é importante consumir pequenas porções (menos de duas colheres de sopa).
- **Leguminosas** – Nós limitamos o consumo de feijão-preto, feijão-branco, feijão-mulatinho, feijão-manteiga, feijão-de-lima, grão-de-bico e lentilha, já que (como as batatas e o arroz) eles têm potencial para alterar a taxa de glicose no sangue, sobretudo se a porção exceder meia xícara. No entanto, as leguminosas são ricas em fibras prebióticas, de modo que procuramos incluir pequenas quantidades (cerca de ¼ de xícara por refeição) sempre que possível.

Não há nenhuma necessidade de restringir o consumo de gorduras. Mas algumas gorduras e alguns alimentos gordurosos realmente não devem fazer parte da dieta de ninguém. Entre eles estão as gorduras vegetais hidrogenadas (gorduras trans, em especial a margarina) presentes em alimentos industrializados; os óleos de fritura, que contêm um excesso de subprodutos de oxidação e formação de AGEs; e carnes curadas, como linguiças, *bacon*, salsichas, salames e assemelhados (que contêm nitrito de sódio e AGEs). Em seu lugar, procure carnes não curadas que não contenham o nitrito de sódio, que é carcinogênico. (Já o *nitrato* de sódio é aceitável.)

A BOA NOTÍCIA

Então, o que você *pode* comer?

Alguns princípios básicos da alimentação podem lhe ser úteis em sua campanha sem trigo.

Coma legumes e verduras. Isso você já sabia. Apesar de eu não ser fã do senso comum, nesse ponto o senso comum está absolutamente certo. Os legumes e as verduras, em toda a sua assombrosa variedade, estão entre os melhores alimentos sobre a face da Terra. Ricos em fibras e em nutrientes, como os flavonoides, eles deveriam formar o eixo da dieta de todo mundo. Antes da revolução agrícola, os seres humanos caçavam e coletavam seus alimentos. A coleta nesse caso refere-se a plantas, como cebolas silvestres, erva-alheira, dentes-de-leão, beldroegas e inúmeras outras, além de cogumelos. Qualquer um que diga não gostar de vegetais deixa evidente não ter experimentado todos eles: pessoas que acreditam que os vegetais se restringem ao creme de milho e às vagens enlatadas. Você não pode "não gostar" daquilo que ainda não provou. A incrível variedade de sabores e texturas e a versatilidade dos vegetais dão a todo o mundo opções de escolha, que incluem a berinjela fatiada e assada com azeite de oliva e carnudos cogumelos portobelo; uma salada caprese, feita de rodelas de tomate, mozarela, manjericão fresco e azeite de oliva; e até nabo-japonês e gengibre em conserva acompanhando peixe. Amplie sua variedade de vegetais, indo além de hábitos costumeiros. Experimente cogumelos, como o *shiitake* e o *porcini*. Enfeite os pratos preparados com aliáceas, como escalônia, alho, alho-poró, chalota e cebolinha. Os vegetais não devem ser utilizados apenas no jantar. Pense neles para qualquer hora do dia, incluindo o café da manhã.

Coma *alguma* fruta. Observe que eu não disse "coma frutas e legumes". O motivo é que os dois não são a mesma coisa, ainda que essa frase esteja sempre na boca de especialistas em nutrição e de outras pessoas que repetem o pensamento convencional. Enquanto os legumes devem ser consumidos à vontade, as frutas devem ser consumidas em quantidades limitadas. É claro que as frutas têm componentes saudáveis, como flavonoides, vitamina C e fibras. Mas por serem muito expostas a herbicidas, fertilizantes, modificações genéticas, gases para maturação forçada e hibridização, tornaram-se excessivamente ricas em açúcar. O acesso durante o ano inteiro a frutas pode causar uma hiperexposição a açúcares, suficiente para ampliar tendências diabéticas e de ganho de peso. Trate dessa questão consumindo pequenas porções como de ¼ de xícara a meia xícara de mirtilos ou morangos, algumas fatias de maçã ou laranja; mais do que isso começa a elevar excessivamente a taxa de glicose no sangue. Frutas vermelhas (como mirtilos, amoras-pretas, morangos e *cranberries*) e cerejas são as primeiras da lista, com o maior teor de nutrientes e o menor teor de açúcares, enquanto banana, abacaxi, manga e mamão precisam ter seu consumo especialmente limitado devido a seu alto teor de açúcar.

Segue um método prático para ajudá-lo a se orientar quanto a alimentos que contêm carboidratos e açúcares, como as frutas: *nunca ultrapasse 15 gramas de carboidratos líquidos por refeição*. Manter a ingestão de carboidratos nesse nível acelera a perda de peso e a reversão de transtornos como o diabetes tipo 2 e a gordura no fígado. É necessário um cálculo simples:

Carboidratos líquidos = Carboidratos totais − Fibra

A fibra é classificada como um carboidrato, mas os seres humanos são incapazes de metabolizar fibras e podemos, portanto, subtrair a fibra dos carboidratos totais. Uma banana madura com 18 cm de comprimento, por exemplo, contém 27 gramas de carboidratos totais e 3 gramas de fibras: 27 - 3 = 24 gramas de carboidratos líquidos – valor alto demais e suficiente para desativar a perda de peso, elevar a glicose e a insulina no sangue e impedir a reversão de transtornos como o diabetes tipo 2 e gordura no fígado. Coma somente metade da banana (ou inclua uma banana-verde, não madura, em seu *smoothie* para aproveitar seu teor de fibras prebióticas, a ser examinado mais adiante). Você pode encontrar contagens de carboidratos totais e fibras em alguns aplicativos para *smartphones* (procure por "análise nutricional" em sua loja de aplicativos; meus preferidos são Nutrition Lookup e Suggestic), em *websites* como o SELF Nutrition Data e em manuais de baixo preço que você pode levar na bolsa.

Coma castanhas e sementes. Amêndoas, nozes, pecãs, pistaches, avelãs e castanhas-do-pará cruas são maravilhosas. E você pode comê-las à vontade. Elas alimentam e são repletas de fibras e óleos monoinsaturados. Elas reduzem a pressão sanguínea, promovem a saciedade, e consumi-las algumas vezes por semana pode aumentar em dois anos sua expectativa de vida[8]. Só tenha cuidado com as castanhas-de-caju, pois até mesmo meia xícara delas contém 20 gramas de carboidratos líquidos – teor excessivamente alto para nossos objetivos.

É difícil perder a mão no consumo de castanhas e sementes, desde que elas sejam consumidas cruas ou torradas a seco, sem acréscimo de nada. (Evite as que tiverem sido torradas em óleos de soja ou de algodão hidrogenados, "torradas com mel", com cerveja, ou qualquer uma das outras inúmeras variações industrializadas, variações que transformam castanhas saudáveis em alimentos que provocam ganho de peso, hipertensão e aumentam o colesterol LDL.) O que estou dizendo não é o "Não mais que 14 unidades de cada vez" nem as embalagens de 100 calorias recomendadas por especialistas em nutrição temerosos da ingestão de gordura. Muitas pessoas não sabem que se pode comer ou mesmo comprar castanhas e sementes cruas. Elas estão amplamente disponíveis em mercados, no setor de mercadorias a granel, em atacadistas e em lojas de alimentos naturais. Se você preferir suas castanhas torradas a seco, certifique-se de que elas são exatamente isso: torradas a seco e não estragadas com o acréscimo de açúcar, maltodextrina, farinha de trigo, entre outros produtos. Os amendoins, é claro, não são castanhas, mas leguminosas. Eles não podem ser consumidos crus e devem, portanto, ser cozidos em água ou torrados a seco, e não devem incluir ingredientes como gorduras hidrogenadas, farinha de trigo, maltodextrina, amido de milho, sacarose – nada além de amendoins.

Use óleos generosamente. Reduzir o consumo de óleo é totalmente desnecessário e está entre os equívocos nutricionais das dietas dos últimos quarenta anos. Use generosamente óleos saudáveis, como o azeite de oliva extravirgem, o óleo de coco, o óleo de abacate, manteiga, *ghee* e a manteiga de cacau. Evite, porém, os óleos poli-insaturados, como o óleo de girassol, o de cártamo, o de milho e outros óleos vegetais (que ativam a oxidação e a inflamação). Procure reduzir a altura do fogo ao mínimo e cozinhe a temperaturas mais baixas. Reduza as frituras tanto quanto possível, pois a fritura de imersão é o extremo da oxidação, que, entre outras coisas, dispara a formação de AGEs.

Coma carnes, vísceras e ovos. A fobia à gordura dos últimos quarenta anos fez com que nos afastássemos de alimentos como ovos, carne de vaca, fígado e carne de porco, por causa do teor de gordura saturada desses alimentos – mas a gordura saturada nunca foi o problema. Os carboidratos *em combinação com* a gordura saturada fazem, porém, com que medições de partículas de LDL subam às alturas e, por esse motivo, controlamos os verdadeiros acionadores de problemas de saúde: o trigo e o açúcar. O tempo todo, o problema estava mais nos carboidratos do que na gordura saturada. Estudos mais recentes isentaram a gordura saturada do papel de fator de risco para ataques cardíacos e derrames cerebrais[9]. Há também a questão dos AGEs exógenos que acompanham produtos de origem animal. Os AGEs são partes prejudiciais à saúde presentes nas carnes e que estão entre os componentes potencialmente prejudiciais dos produtos de origem animal, entre os quais não se inclui a gordura saturada. Reduzir a exposição a AGEs exógenos dos produtos de origem animal é uma questão de, sempre que possível, cozinhar a temperaturas mais baixas e por períodos mais curtos, não evitar totalmente produtos de origem animal que consumimos há milhões de anos, antes de sermos enganados pela ficção dos "grãos integrais saudáveis".

Tente comprar carne de gado alimentado no pasto (que é mais rica em ácido linolênico ômega 3 e tem menor probabilidade de estar repleta de antibióticos e hormônios do crescimento), e de preferência de animais criados em condições humanitárias, e não em fazendas no estilo Auschwitz. Não frite suas carnes e evite as carnes curadas com nitrito de sódio, que é cancerígeno. Você deve também comer ovos – quantos quiser. Não "um ovo por semana" ou alguma outra restrição disparatada. Coma o que seu corpo lhe diz para comer, uma vez que os indicadores do apetite, desde que estejam livres de estimulantes antinaturais, como a farinha de trigo, lhe dirão de que você precisa.

Escolha seus laticínios. Os laticínios têm problemas. Mas podemos reduzir razoavelmente ou ao mínimo essas questões problemáticas sendo seletivos. Sempre que possível, escolha orgânicos, integrais – *nunca* desnatados ou semidesnatados –, sem adoçantes e sem flavorizantes. Nós também preferimos os laticínios fermentados, que reduzem ainda mais os ingredientes causadores de problemas.

Os queijos são um alimento de uma diversidade fantástica. Lembre-se de que a gordura *não* é o problema. Por isso delicie-se com conhecidos queijos gordurosos, como o suíço ou o *cheddar*, ou com queijos exóticos, como o *stilton*, o *crotin du chavignol*, o *edam* ou o *comté*. O queijo pode proporcionar um lanche maravilhoso ou o prato principal de uma refeição.

Outros laticínios, como o queijo *cottage* e o leite, devem ser consumidos em quantidades limitadas, não mais de uma porção por dia, devido ao efeito insulinotrópico da proteína do soro do leite, isto é, a tendência a aumentar a liberação de insulina pelo pâncreas, assim como os efeitos imunogênicos (causadores de doenças do sistema imunológico) da caseína[10]. (O processo de fermentação necessário para a produção do queijo e do iogurte reduz o teor de proteína caseína intacta, já que a caseína é desnaturada, ou quebrada, pelos ácidos da fermentação.) A manteiga comum e a manteiga *ghee* (manteiga "clarificada" com remoção de proteínas) são praticamente só gordura e com isso reduzem ao mínimo os problemas associados à lactose, ao soro e à caseína.

A maioria das pessoas que têm intolerância à lactose consegue consumir pelo menos algum queijo, iogurte e manteiga desde que sejam queijo verdadeiro e iogurte verdadeiro, isto é, que tenham sido submetidos a um processo de fermentação. (É possível reconhecer o queijo e o iogurte verdadeiros pelas palavras "cultura" ou "cultura viva" na lista de ingredientes, indicando que um organismo vivo foi acrescentado para fermentar o leite.) A fermentação converte a lactose em ácido lático, além de quebrar a caseína. Pessoas com intolerância à lactose também podem escolher laticínios a que tenha sido acrescentada a enzima lactase, ou ingerir a enzima na forma de comprimido.

Quanto aos produtos da soja, a carga emocional atrelada ao tema pode ser surpreendente. Creio que isso se deva basicamente à proliferação da soja, que, como o trigo, está presente em várias formas de alimentos industrializados, associada ao fato de que a soja foi alvo de tantas modificações genéticas. Como agora é praticamente impossível detectar os alimentos que contêm soja transgênica,

A abordagem nutricional de *Barriga de trigo* pela saúde ideal

Os adultos de hoje, em sua maioria, são um caos metabólico, criado em boa medida pelo consumo excessivo de trigo e açúcar. A eliminação da pior de todas as fontes de carboidratos, o trigo, conserta grande parte do problema. Entretanto, existem outras fontes problemáticas de carboidratos, que, caso se deseje um controle total do peso e de distorções metabólicas, também devem ser reduzidas ao mínimo ou eliminadas. Eis um resumo do que fazer e do que evitar.

Consuma em quantidades ilimitadas

Vegetais (exceto batatas e milho) – legumes e verduras em geral, incluindo cogumelos e ervas.

Castanhas e sementes – amêndoas, nozes, pecãs, avelãs, castanhas-do-pará, pistaches, macadâmias; amendoins (cozidos em água ou torrados a seco); sementes de girassol e de abóbora, gergelim; farinhas de castanhas.

Óleos – azeite de oliva extravirgem e os óleos de abacate, de coco, banha, sebo, manteiga de cacau, óleos de linhaça, nozes, macadâmia e gergelim.

Carnes e ovos – carne de galinha, peru, boi e porco, de preferência orgânicos e criados livremente; carne de búfalo; de avestruz; de caça; peixes; crustáceos; ovos (incluindo as gemas).

Queijos, manteiga comum e manteiga *ghee*

Temperos que não contenham açúcar – mostardas, raiz-forte, *tapenades*, molho do tipo *salsa**, maionese, vinagres (branco, tinto, de maçã, balsâmico), molho inglês, *shoyu* (sem glúten, sem *tamari* nem aminoácidos de coco), molhos de pimenta *chili* ou outros molhos de pimenta. **Outros:** semente de linhaça (moída), abacate, azeitonas, coco, especiarias, chocolate (não adoçado) ou cacau.

....
* *Salsa* é um molho picante mexicano, à base de tomate, coentro e pimenta vermelha, em pasta ou em pedaços, servido com *chips*. (N. da T.)

Consuma em quantidades limitadas

Laticínios que contenham proteína e lactose – leite, queijo *cottage*, iogurte.

Frutas – As frutas vermelhas (mirtilo, framboesa, amora, morango e *cranberry*), conhecidas em inglês como *berries*, e a cereja são as melhores. Tome cuidado com as frutas tropicais mais doces, entre elas o abacaxi, o mamão, a manga e a banana. Reduza ao mínimo as frutas secas, sobretudo figos, tâmaras, damascos, *cranberries* desidratadas e passas por causa do elevado teor de açúcar.

Sucos de frutas 100%

Alimentos semelhantes a cereais – quinoa, amaranto, trigo-sarraceno.

Leguminosas e legumes – feijão-preto, feijão-branco, feijão-mulatinho, feijão-manteiga, feijão-da-espanha, feijão-de-lima; lentilha; grão-de-bico; batata (inglesa e rosada), inhame, batata-doce.

Produtos da soja – *tofu*, *tempê*, missô, *natô*; soja em vagem e em grãos.

Nunca consuma

Produtos de trigo – os seguintes produtos à base de trigo: pães, massas, biscoitos doces, bolos, tortas, *cupcakes*, cereais matinais, panquecas, *waffles*, pão árabe, cuscuz de sêmola, triguilho, triticale, trigo *kamut*, espelta, trigo *emmer*, trigo *einkorn*, centeio, cevada.

Grãos aparentados do trigo – milho, aveia, arroz, centeio, cevada, sorgo, painço, triguilho.

Óleos prejudiciais à saúde – frituras, óleos hidrogenados e poli-insaturados (sobretudo os óleos de milho, girassol, cártamo, semente de uva, algodão e soja).

Alimentos sem glúten – especificamente os feitos com amido de milho, amido de arroz, fécula de batata ou de tapioca.

Alimentos fritos

Petiscos açucarados – balas, sorvetes à base de creme ou à base de água, enroladinhos de frutas, barras de cereais.

Adoçantes açucarados ricos em frutose – xarope ou néctar de agave, mel, xarope de bordo, xarope de milho rico em frutose, sacarose.

Acompanhamentos doces – gelatinas, geleias, conservas, *ketchup* (se contiver sacarose ou xarope de milho rico em frutose), *chutney*.

creio que devemos consumir a soja em nada mais do que quantidades mínimas, e, de preferência, na forma fermentada – por exemplo, *tofu*, *tempê*, missô e *natô* – pois a fermentação degrada as lectinas e os fitatos presentes na soja, os quais podem produzir efeitos intestinais adversos. Para mim, pelos motivos já mencionados, da mesma forma, é melhor consumir o leite de soja em quantidades mínimas. A mesma precaução aplica-se aos grãos integrais de soja e à soja em vagem.

Miscelânea. Incluídos na miscelânea nutricional que proporciona variedade, estão azeitonas (verdes, gregas, recheadas, em vinagre, em azeite de oliva), abacates, legumes fermentados e em picles (exemplos: aspargos, pimentões, rabanetes, tomates), ervas aromáticas e especiarias. É importante ampliar suas escolhas de alimentos além dos hábitos conhecidos, pois parte do sucesso da dieta está na variedade, que pode fornecer uma abundância de vitaminas, sais minerais, fibras e fitonutrientes. (Do mesmo modo, parte da causa do fracasso de muitas dietas comerciais modernas está em sua falta de variedade. O hábito contemporâneo de concentrar as fontes de calorias em apenas um grupo de alimentos – o trigo, por exemplo – resulta na falta de muitos nutrientes, vindo daí a necessidade de enriquecimento ineficaz dos produtos.)

Os condimentos são para os alimentos o que as personalidades inteligentes são para qualquer conversa. Eles podem fazer você experimentar todo um leque de emoções e reviravoltas de raciocínio, e fazê-lo rir. Mantenha um estoque de raiz-forte, *wasabi* e mostardas (de Dijon, marrom, chinesa, crioula, *chipotle*, de *wasabi*, de raiz-forte e das variedades exclusivas de mostardas regionais), e jure nunca mais voltar a usar *ketchup* (caso seja preparado com xarope de milho rico em frutose e/ou com acréscimo de açúcar). As *tapenades* (pasta feita de azeitonas, alcaparras, alcachofras, cogumelos portobelo e alho tostado) podem ser compradas prontas para lhe poupar todo o trabalho e são excelentes para usar em berinjelas, ovos, frango ou peixes. É provável que você já saiba que existe uma grande variedade de *salsas* à venda, ou que elas podem ser preparadas em minutos com o uso de um processador.

O sal e a pimenta-do-reino não devem ser seus únicos temperos. Ervas e especiarias não são apenas grande fonte de variedade; elas também contribuem para o perfil nutricional de uma refeição. Manjericão, orégano, alecrim, canela, cominho, noz-moscada e dezenas de outras ervas e temperos estão disponíveis, frescos ou secos, em qualquer mercado bem abastecido.

No mundo dos alimentos semelhantes a cereais, um deles se destaca por ser composto inteiramente de proteínas benéficas, fibras e óleos: a semente de linhaça. Como é substancialmente livre de carboidratos que elevam a taxa de glicose no sangue, a linhaça moída é o único cereal perfeitamente adequado para essa abordagem (a semente não moída é indigerível). Use a linhaça moída como um cereal quente (aquecida, por exemplo, com leites não adoçados de amêndoas, de cânhamo ou de coco, acrescentando nozes ou mirtilos), ou acrescente a linhaça ao queijo *cottage* ou a um prato de feijão com carne e *chili*. Ela também pode ser usada para uma mistura para empanar frango e peixe (por exemplo, com farinha de amêndoas e queijo parmesão ralado).

O feijão-mulatinho, o feijão-preto, o feijão-de-espanha, o feijão-de-lima e outros feijões amiláceos têm componentes saudáveis, como a proteína e a fibra prebiótica, mas a carga de carboidratos pode ser excessiva se eles forem consumidos em grandes quantidades. Uma xícara de feijão, que contém normalmente de 30 a 50 gramas de carboidratos, é quantidade suficiente para causar um impacto substancial na taxa de glicose. Por isso, é preferível consumir porções pequenas (¼ de xícara), compatíveis com nossa limitação de carboidratos líquidos.

Bebidas. Pode parecer austero, mas a água deve ser sua primeira escolha. Você pode descobrir que, sem os efeitos do trigo que desvirtuam o paladar, a água na realidade tem melhor sabor do que você achava antes. Mesmo se você não gostasse de beber água pura antes, pode ser que perceba que suas papilas gustativas estão renovadas e que o ato natural de beber água pura é perfeitamente maravilhoso. (Naturalmente, antes de beber, livre-se do cloro e do flúor por filtragem.)

Sucos que contenham 100% de fruta podem ser apreciados em pequenas quantidades, mas bebidas doces à base de frutas e refrigerantes são péssima ideia. Podem ser apreciados os chás e o café, bebidas extraídas de partes de plantas, com ou sem leite, creme de leite ou leite de coco. Se alguma bebida alcoólica pode ser defendida aqui, a única que realmente se destaca, no que diz respeito à saúde, é o vinho tinto, uma fonte de flavonoides, antocianinas e resveratrol. O vinho branco contém ingredientes saudáveis em menor quantidade, mas ainda se encaixa nesse estilo de vida. A cerveja, por outro lado, é na maior parte dos casos uma bebida obtida da fermentação do trigo e da cevada, sendo a única bebida alcoólica cujo consumo deve decididamente ser evitado ou reduzido ao mínimo. As cervejas também tendem a ter alto teor de carboidratos, sobretudo as mais fortes e as pretas. Se você tem marcadores celíacos positivos, não deve consumir absolutamente nenhuma cerveja que contenha trigo ou glúten. (Você também encontrará uma listagem mais detalhada de bebidas alcoólicas seguras a partir da página 311.)

Algumas pessoas simplesmente precisam do sabor e da textura agradáveis de alimentos feitos tradicionalmente com trigo, mas não querem os problemas de saúde que ele traz. Na amostra de planejamento de cardápio, que começa na página 302, incluo uma série de possibilidades de substitutos que não contêm trigo, como uma *pizza* sem trigo e pão e bolinhos sem trigo.

Reconheço que para os vegetarianos a tarefa será um pouco mais difícil, em particular para os vegetarianos estritos e veganos que evitam ovos, laticínios e peixe. Vegetarianos estritos vão depender mais de castanhas, farinhas de castanhas, sementes, manteigas e óleos de castanhas e de sementes; abacates e azeitonas; e podem ter um pouco mais de liberdade na utilização de produtos que contêm carboidratos, como feijões, lentilha, grão-de-bico, arroz silvestre, semente de chia, batatas-doces e inhames. Se for possível obter produtos de soja não transgênica, o *tofu*, o *tempê* e o *natô* podem ser outras fontes ricas em proteínas.

PRIMEIROS PASSOS: DEZ DIAS DE UMA VIDA SEM TRIGO

Como o trigo é figura proeminente entre os *comfort foods** e no universo de alimentos industrializados de conveniência, além de geralmente ocupar lugar de destaque no café da manhã, almoço e jantar, algumas pessoas têm dificuldade para imaginar como seria a vida sem ele. Abdicar do trigo pode ser verdadeiramente aterrorizante.

O café da manhã, em particular, deixa muita gente sem saber o que fazer. Afinal de contas, se eliminarmos o trigo, teremos cortado os cereais matinais, as torradas, os bolinhos, os *bagels*, as panquecas, os *waffles*, as rosquinhas, os pãezinhos... Sobrou o quê? Muita coisa. Mas não serão necessariamente alimentos típicos de um café da manhã. Se você encarar o café da manhã como simplesmente mais uma refeição, em nada diferente do almoço ou do jantar, as possibilidades passam a ser ilimitadas.

Sementes de linhaça moídas e farinhas de castanhas são ótimas para preparar cereais quentes, aquecidos com leite de coco (enlatado e sem emulsificantes ou espessantes), leite de amêndoas (embora você vá precisar fazê-lo em casa, pois praticamente todos os que estão à venda contêm emulsificantes e espessantes) ou água, cobertos com nozes, sementes cruas de girassol e mirtilos ou outras

---

* Alimentos que, além de nutrir o corpo, provocam sensação de bem-estar emocional. (N. da T.)

frutas vermelhas. Os ovos retornam ao café da manhã em toda a sua glória: fritos, com a gema mole, cozidos, quentes, mexidos. Acrescente *pesto* de manjericão, *tapenade* de azeitonas, legumes picados, cogumelos, queijo de cabra, azeite de oliva, carnes picadas (*bacon*, salsicha ou salame não curados) a seus ovos mexidos para ter uma enorme variedade de pratos. Em vez de uma tigela de cereais matinais com suco de laranja, coma uma salada caprese, feita de tomates fatiados com mozarela e coberta com folhas de manjericão fresco e azeite de oliva extravirgem. Ou guarde um pouco da salada ou da *pizza* sem trigo do jantar da noite anterior para o café da manhã do dia seguinte.

Quando estiver com pressa, pegue um pedaço de queijo, um abacate pequeno, um saco plástico cheio de pecãs e um punhado de framboesas. Ou experimente uma estratégia que chamo de "jantar para o café da manhã", transferindo alimentos que geralmente você consideraria no almoço ou no jantar para a mesa do café da manhã. Embora possa parecer um pouco estranho para um observador desinformado, essa simples estratégia é excepcionalmente eficaz para garantir uma primeira refeição saudável em seu dia (e um retorno à ideia do café da manhã não como um festival de grãos, mas simplesmente mais uma refeição com carnes, ovos, vísceras, verduras e legumes, e assim por diante – como os seres humanos comiam ao longo dos primeiros 99,9% de nosso tempo neste planeta antes que a mania do trigo incentivada pela indústria assumisse o comando).

Eis uma amostra de como podem ser dez dias de uma dieta sem trigo. Observe que, uma vez que o trigo tenha sido eliminado e que se mantenha uma abordagem consciente da dieta – isto é, com o consumo de uma seleção de alimentos em que não predominem produtos industrializados, mas sim alimentos *de verdade* –, não há nenhuma necessidade de contar calorias nem de cumprir o que ditam as fórmulas de proporções ideais de calorias em relação a gorduras ou proteínas. Essas questões ajustam-se sozinhas (a menos que você sofra de algum problema clínico que exija restrições específicas, como gota, cálculos renais ou doença renal). Portanto, com o estilo de vida Barriga de Trigo você não encontrará recomendações como tomar leite semidesnatado ou desnatado, ou limitar-se a 115 gramas de carne, já que restrições dessa natureza são simplesmente desnecessárias quando o metabolismo volta ao normal – e ele quase sempre voltará, desde que sejam removidos os efeitos do trigo capazes de distorcê-lo.

A única variável comum a dietas que monitoramos nessa abordagem é o teor de carboidratos. Por causa da excessiva sensibilidade a carboidratos que a maioria dos adultos adquiriu ao longo dos anos de consumo supérfluo de carboidratos, minha opinião é que a maioria das pessoas se sairá melhor se limitar a ingestão diária de carboidratos a não mais que 15 gramas de carboidratos líquidos por refeição, como examinamos anteriormente. Até mesmo atletas ou pessoas que praticam exercícios vigorosos de resistência podem adotar este programa, embora possam ser necessárias de quatro a seis semanas para o corpo passar de um metabolismo dependente de carboidratos para um que mobilize gorduras, o que quer dizer que haverá um período obrigatório de quatro a seis semanas durante o qual o desempenho será prejudicado. Para muitas pessoas, o desempenho quando do encerramento desse período de conversão será *mais alto* do que durante os tempos em que consumiam carboidratos. (Alguns atletas, mas nem todos, atuando em níveis de elite podem precisar de um discreto reforço de carboidratos, por exemplo, uma banana ou maçã, durante esforços extremos de resistência.)

Observe que o tamanho especificado da porção é apenas uma sugestão, não uma restrição. É preciso ressaltar que pessoas afetadas pela doença celíaca ou qualquer outra forma de intolerância ao glúten e ao trigo, com resultados positivos para anticorpos, precisarão fazer o esforço adicional de examinar todos os ingredientes usados neste cardápio e nas receitas, procurando na embalagem a garantia de que o produto "não contém glúten". Todos os ingredientes necessários são amplamente disponíveis na versão sem glúten.

PRIMEIRO DIA

Café da manhã

Cereal quente de coco e linhaça (p. 386)
Barras mais saudáveis (p. 421)

Almoço

Tomate grande recheado com atum, ou carne de siri, misturado com cebola ou escalônia picada e maionese (p. 424)
Sopa de lentilhas, chouriço e tomate (p. 395)
Seleção de azeitonas mistas, queijos e legumes em conserva

Jantar

Pizza de espinafre e ricota (p. 411)
Salada mista verde com *radicchio*, pepino picado, rabanetes fatiados, molho tipo *ranch* (p. 426) ou molho vinagrete (p. 426)
Bolo de cenoura (p. 417)

SEGUNDO DIA

Café da manhã

Três ovos mexidos com duas colheres de sopa de azeite de oliva extravirgem, tomates secos, *pesto* de manjericão e queijo *feta*
Bolinhos rápidos de cafeteria (p. 387)

Almoço

Quiche de aspargos e tomates secos (p. 389)

Jantar

Salmão (não cultivado) assado ou filés de atum tostados na panela com molho *wasabi* (p. 427)

Salada de espinafre com nozes ou pinhões, cebola vermelha picada, queijo gorgonzola e molho tipo *ranch* (p. 426) ou molho vinagrete (p. 426)
Biscoitos picantes de gengibre (p. 416)

TERCEIRO DIA

Café da manhã

Homus com fatias de pimentão verde, aipo, jacatupé ou rabanetes
"Pão" de maçãs e nozes (p. 413) com manteiga, *cream cheese*, manteigas naturais de amendoim, de amêndoa, de castanha-de-caju ou de semente de girassol

Almoço

Salada grega com azeitonas pretas ou gregas, pepinos picados, fatias de tomate, queijo *feta* em cubos; azeite de oliva extravirgem com suco fresco de limão-siciliano ou molho vinagrete (p. 426)
Bocados de banana-verde com cobertura de chocolate (p. 380) ou vitamina prebiótica sabor *mocha* (p. 376) com 1 colher de chá de inulina em pó

Jantar

Assado de berinjela aos três queijos (p. 410)
Musse de chocolate (p. 422)

QUARTO DIA

Café da manhã

Cheesecake clássico (p. 418) (É isso mesmo, *cheesecake* no café da manhã. Pode ficar melhor do que isso?)
Vitamina prebiótica de couve-crespa, cenoura e mirtilos (p. 377)

Café *mocha* com menta (p. 379) com 1 colher de chá de inulina em pó

Almoço

Wraps de peru com abacate (p. 391) (usando *wraps* de semente de linhaça, p. 371)
Granola caseira sabor torta de maçã (p. 385)

Jantar

Frango em crosta de pecãs (p. 408)
Aspargos assados ou cozidos no vapor, salpicados com sal marinho e regados com azeite de oliva extravirgem
Doce em barra de chocolate com manteiga de amendoim (p. 419)

QUINTO DIA

Café da manhã

Salada caprese (tomate em rodelas, mozarela fatiada, folhas de manjericão, azeite de oliva extravirgem)
"Pão" de maçãs e nozes (p. 413) com manteiga, *cream cheese*, manteigas naturais de amendoim, de amêndoas, de castanha-de-caju ou de semente de girassol

Almoço

Salada de atum com abacate (p. 393)
Biscoitos picantes de gengibre (p. 416)

Jantar

Refogado de macarrão *shirataki* (p. 405)
Vitamina prebiótica sabor *mocha* (p. 376) com 1 colher de chá de inulina em pó

SEXTO DIA

Café da manhã

Wrap matinal de ovos e *pesto* (p. 386)
Bocados de banana-verde com cobertura de chocolate (p. 380)

Almoço

Bolinhos de siri (p. 394)

Jantar

Costeletas de porco empanadas com parmesão, com legumes assados em vinagre balsâmico (p. 409)
"Pão" de maçãs e nozes (p. 413) com manteiga, *cream cheese*, manteigas naturais de amendoim, de amêndoas, de castanha-de-caju ou de semente de girassol

SÉTIMO DIA

Café da manhã

Bolinho rápido aos três chocolates (p. 387)
Café *mocha* com menta (p. 379) com 1 colher de chá de inulina em pó

Almoço

Quiche de linguiça de porco italiana, tomates e queijo de cabra (p. 388)
Vitamina prebiótica de morango, lima-da-pérsia e abacate (p. 378)

Jantar

Chili com carne (p. 404)
Sopa mexicana de tortilha (p. 392)

Fatias de jacatupé ou de nabo-japonês servidas com *guacamole* ou *homus*
Cheesecake clássico (p. 418)

OITAVO DIA

Café da manhã

Bolo de cenoura (p. 417)
Café *mocha* com menta (p. 379) com 1 colher de chá de inulina em pó

Almoço

Salmão com maionese de *sriracha* envolto em *nori* (p. 406)
Vitamina prebiótica de couve-crespa, cenoura e mirtilos (p. 377)

Jantar

Macarrão tricolor com manjericão e tomates secos (p. 403)
Chocolate somente para adultos (p. 420)

NONO DIA

Café da manhã

Três ovos (fritos, mexidos, cozidos), *bacon* ou linguiça
Iogurte superprobiótico de manga e *cranberry* (p. 383)

Almoço

Macarrão *ramen* (p. 407)
Vitamina prebiótica de morango, lima-da-pérsia e abacate (p. 378) com 1 colher de chá de inulina em pó

Jantar

Fritada de ovo de pata e azedinha (p. 390)
Doce em barra de chocolate com manteiga de amendoim (p. 419)

DÉCIMO DIA

Café da manhã

Ovos *à la diable* com abacate (p. 397)
Vitamina prebiótica de couve-crespa, cenoura e mirtilos (p. 377) com 1 colher de chá de inulina em pó

Almoço

Salada de espinafre e cogumelo (p. 396)
Musse de chocolate (p. 422)

Jantar

"Macarrão" de abobrinha com molho de pimentão vermelho assado (p. 402)
Sopa creme de aspargos (p. 397)

O cardápio de dez dias está um pouco carregado de receitas, mas isso é só para dar uma ideia da variedade possível na transformação de receitas convencionais em receitas saudáveis que não dependam do trigo. Você também pode usar pratos simples, que exijam pouco planejamento ou não precisem ser preparados com antecedência, como ovos mexidos e um punhado de mirtilos e pecãs no café da manhã, peixe assado com uma simples salada verde para o jantar.

Preparar refeições sem trigo é realmente mais fácil do que você pode imaginar. Com um pouco mais de esforço que o necessário para passar uma camisa, você pode preparar algumas refeições por dia que tenham comida de verdade como elemento central, proporcionem a variedade necessária para manter a saúde plena e sejam isentas da carga que o trigo representa para o peso e a saúde.

ENTRE AS REFEIÇÕES

Com o estilo de vida Barriga de Trigo, você abandonará rapidamente o hábito de "beliscar", ou seja, fazer muitas refeições menores ou fazer lanches frequentes entre as refeições. Essa ideia absurda logo se tornará uma lembrança de seu estilo de vida anterior, dominado pelo trigo, já que seu apetite deixará de ser determinado pela montanha-russa de glicose e insulina, que fazia você sentir fome em ciclos de 90 a 120 minutos, ou pela sensação de insatisfação mesmo com o estômago cheio causada pelos peptídeos opiácios derivados da gliadina. Mesmo assim, ainda é bom fazer um lanche de vez em quando. Num regime sem trigo, incluem-se as seguintes escolhas saudáveis para lanches:

Castanhas – Escolha as cruas ou torradas a seco, recusando as defumadas, tostadas com mel ou carameladas. (Lembre-se de que o amendoim é uma leguminosa, não uma castanha, e deve ser torrado a seco, pois não pode ser consumido cru.)

Queijo – Queijos não são apenas *cheddar*. Um prato de queijos, castanhas cruas e azeitonas pode ser um lanche mais substancial. Queijos podem ficar algumas horas sem refrigeração e, portanto, são muito práticos como lanche. O mundo dos queijos é tão variado quanto o dos vinhos, com uma fantástica diversidade de sabores, aromas e texturas, permitindo a associação com vários outros alimentos.

Chocolates amargos – No cacau, você vai querer apenas a quantidade de açúcar necessária para torná-lo palatável. A maioria dos chocolates à venda é açúcar com sabor de chocolate. Logo, as melhores escolhas contêm 85% ou mais de cacau. Lindt® e Ghirardelli® são duas marcas de ampla distribuição que fazem deliciosos chocolates com 85% a 90% de cacau. Você vai se acostumar ao sabor ligeiramente amargo, menos doce, dos chocolates que têm alto teor de cacau, à medida que seu paladar, livre do trigo, for se aguçando. Procure descobrir sua marca preferida, já que algumas têm um sabor puxado para o vinho; outras, um sabor terroso. O Lindt® de 90% é meu preferido, pois seu baixíssimo teor de açúcar me permite comer um pouquinho mais. Dois quadradinhos desse chocolate não alteram a taxa de glicose da maioria das pessoas. Muitos conseguem sair impunes com quatro quadradinhos (40 gramas, cerca de 5 cm por 5 cm).

Você pode mergulhar seu chocolate amargo em manteiga de amendoim natural, manteiga de amêndoas, manteiga de castanha-de-caju ou manteiga de semente de girassol, ou pode passar essas manteigas no chocolate, criando uma versão saudável de um barquinho recheado. Você também pode acrescentar cacau em pó a receitas. As variedades mais saudáveis são as que não passaram pelo chamado "processo holandês", ou seja, não foram tratadas com álcalis, pois esse processo elimina grande parte dos flavonoides salutares. As empresas Ghirardelli, Hershey e Scharffen Berger produzem alguns tipos de cacau sem utilizar o processo holandês. Misturar o cacau em pó a leite ou a leite de coco, canela e adoçantes não nutritivos, como estévia, fruta-dos-
-monges ou eritritol, resulta num ótimo chocolate quente.

Crackers **com baixo teor de carboidratos** – Como regra geral, creio que o melhor é não se afastar dos alimentos "de verdade", que não sejam imitações nem modificações sintéticas. Como um prazer eventual, porém, há alguns saborosos *crackers* de baixo teor de carboidratos que você pode usar como suporte para *homus*, *guacamole*, creme azedo, patê de pepino ou molho *salsa*. Alguns fabricantes estão lançando *crackers* cujo ingrediente principal é a semente de linhaça, como os Flackers®, produzidos pela empresa Doctor in the Kitchen, assim como *crackers* feitos apenas de queijo assado, como os da empresa Primal Thin. Como alternativa, se você tiver um desidratador de alimentos, pode usar legumes secos, como abobrinhas e cenouras, que são ótimos suportes para patês.

Patês vegetais – Você só precisa de alguns legumes previamente cortados, como pimentões, vagens cruas, rabanetes, abobrinhas, jacatupé ou escalônias, e alguns patês interessantes, como patê de feijão-preto, *homus*, patê de legumes, *wasabi*, mostardas, como a de Dijon ou a de raiz-forte, e patês à base de creme azedo ou *cream cheese*; todos esses produtos são facilmente encontrados já prontos.

Apesar do fato de que eliminar o trigo e outros carboidratos de baixa qualidade nutritiva da dieta pode deixar um grande vazio, existe realmente uma incrível variedade de alimentos que podem ser escolhidos para preenchê-lo. Você talvez tenha de se aventurar fora de seus hábitos de compras e de preparação de alimentos, mas descobrirá comida suficiente para manter seu paladar interessado. As receitas que forneço, como a de musse de chocolate, chocolate somente para adultos e *cheesecake* clássico também podem servir para lanches maravilhosamente satisfatórios.

Com o sentido do paladar recém-reativado, a redução da compulsão por comer e a redução da ingestão calórica que acompanha a experiência sem trigo, muitas pessoas também percebem um aumento da apreciação por sabores. Resultado: a maioria das pessoas que escolher esse caminho realmente passará a apreciar mais os alimentos, mais do que o fazia nos tempos em que consumia trigo.

EXISTE VIDA APÓS O TRIGO

Com o estilo de vida sem trigo, você vai descobrir que passa mais tempo no setor de legumes e verduras no supermercado, nas feiras de produtores ou na banca dos legumes, bem como no açougue e

Aproxime sua barriga do bar: escolha com cuidado suas bebidas alcoólicas

Escolha com cuidado suas bebidas alcoólicas e poderá apreciar uma noite com amigos sem que sua saúde pague por isso. Há escolhas boas e escolhas ruins. Faça uma boa escolha e poderá curtir uma noite sem contratempos decorrentes de uma reação aos grãos. Faça uma escolha ruim e você poderá reativar o desconforto abdominal, a diarreia, dor nas articulações, erupções cutâneas e ansiedade. Tenha em mente também que, com mais de uma dose, sua capacidade de perder peso estará bloqueada.

Vinho

De todas as bebidas alcoólicas, a escolha mais segura é o vinho. Os mais secos (menos doces) são os melhores: tintos secos como um *pinot noir*, um *malbec*, um *merlot* e um *cabernet sauvignon*; brancos secos como um *pinot gris*, um *chardonnay* e um *sauvignon blanc*. Tome cuidado com vinhos suaves como o *sauterne*, o *moscatel*, vinhos de uvas congeladas ou vinhos para acompanhar sobremesas, assim como vinhos do Porto, pois mais do que um golinho ou dois e você estará se enredando em questões desagradáveis de glicose no sangue.

Entre as bebidas alcoólicas, a cerveja é a mais perigosa. Em sua maioria, as cervejas fortes, as cervejas comuns, as cervejas com teor alcoólico mais alto e as cervejas de baixa fermentação são fabricadas a partir de grãos e contêm resíduos de proteínas de grãos, em geral de um a dois gramas por 350 mL – não muito, mas o suficiente para estimular o apetite e a inflamação e dar início à autoimunidade. Pessoas com a doença celíaca ou com as formas mais extremas de sensibilidade ao glúten devem evitar totalmente as cervejas, salvo aquelas designadas como "sem glúten". Cervejas sem glúten elaboradas a partir do sorgo, do arroz, do trigo-sarraceno, do painço ou da chicória são comercializadas mas costumam ter um teor de carboidratos de moderado a alto; mais do que um copo ou uma garrafinha, e você terá ultrapassado o limite de carboidratos líquidos. Embora o sorgo, o arroz e o painço sejam grãos, a baixa quantidade de proteínas parece não provocar reações em pessoas sem uma sensibilidade extrema ao glúten.

Se você precisa tomar uma cerveja, as seguintes estão entre as que menos causam problemas:

Continua na página seguinte

Bud Light® – A Bud Light® da Anheuser-Busch é elaborada a partir do arroz e também contém malte de cevada. Os que tiverem uma sensibilidade ao glúten mais severa devem, portanto, evitá-la, por causa do teor de glúten. Contudo, aqueles de nós sem sensibilidade ao glúten que estamos evitando os grãos podemos consumir essa cerveja com segurança, sem nos expormos aos efeitos desagradáveis dos grãos. Uma garrafa de 350 mL de Bud Light® contém 6,6 gramas de carboidratos.
Michelob Ultra® – Fermentada a partir de malte de cevada, esta cerveja tem o potencial de acionar reações para o glúten nos mais sensíveis. Embora a maioria de nós possa consumi-la sem problemas, ela tem um teor de carboidratos muito baixo de 2,6 gramas por 350 mL. Na linha Michelob Ultra há também uma sidra sem glúten.
Redbridge® – A Redbridge® é fermentada do sorgo, sem trigo nem cevada, logo sem glúten, apesar de ainda ser fermentada a partir de um cereal. O teor de carboidratos é alto: 16,4 gramas por garrafa. Basta uma, e você terá excedido seu limite de carboidratos. Muito cuidado com esta.
Cerveja Bard's® sem glúten – Fermentada a partir do sorgo, sem cevada, esta cerveja realmente não contém glúten. Com 14,2 gramas de carboidratos por garrafa de 350 mL, se você tomar mais que uma, irá ultrapassar seu limite de carboidratos líquidos.
Cervejas sem glúten da Green's – A Green's, uma cervejaria do Reino Unido, fornece algumas opções de cervejas sem glúten, elaboradas a partir do sorgo, do painço, do trigo-sarraceno, do arroz marrom e de malte de cevada "desglutenizada". Como não são "sem grãos", elas possuem baixas quantidades de proteínas de grãos. Portanto, aqui também tenha cuidado e tome decisões com base na experiência individual. O teor de carboidratos vai de 10 a 14 gramas por garrafa de 330 mL.
Outras opções – É crescente a quantidade de cervejas sem glúten elaboradas por microcervejarias que são locais ou regionais, como a Glutenator® da Epic Brewing Company, que é sem glúten, com 16 gramas de carboidratos líquidos por garrafa de 325 mL, fermentada a partir de batatas-doces e melaço.
As cervejas Omission são fermentadas a partir de cevada maltada com o glúten removido e estão disponíveis nos tipos de alta fermentação, baixa fermentação e com maior teor de lúpulo.

Destilados

É grande a variedade de destilados, mas é provável que você encontre pelo menos alguns que você possa apreciar sem que lhe causem problemas de saúde. Cuidado com as variedades de vodca ou rum com sabor, pois elas são lotadas de açúcar e/ou de xarope de milho rico em frutose. Em geral, destilados simples sem acréscimo de sabores são os mais seguros:

Vodcas – Para aquelas destiladas de fontes que não sejam cereais, aí incluída a da marca Chopin (de batatas; fora dos Estados Unidos, você terá de perguntar ou examinar o rótulo para saber a fonte, já que existem também vodcas de trigo e de centeio fabricadas pela Chopin) e a Cîroc (de uvas). Recentemente muito mais vodcas estão surgindo no mercado, destiladas a partir de uvas, quinoa (que é um pseudocereal), batatas e outras fontes. Além disso, vodcas que são destiladas muitas vezes, como as seis destilações da Tito's® e da Kirkland Six® (marca da casa do Costco), parecem anular as reações aos grãos para a maioria de nós, tanto que o rótulo da Tito's® diz "sem glúten".

Brandies e conhaques – Em geral, esses são seguros, já que são destilados a partir do vinho. Entre as marcas seguras estão Grand Marnier®, Courvoisier® e Rémy Martin®. Martell® é uma exceção porque tem o acréscimo do corante caramelo (uma exposição potencial a grãos).

Gins – Esses costumam ser seguros, destilados com zimbro e outras ervas. No entanto, alguns gins podem ser destilados a partir de cereais, embora os níveis de proteína de cereais sejam tipicamente insignificantes, somente representando problemas para quem tiver uma grave sensibilidade ao glúten.

Rum – Esse é destilado da cana-de-açúcar. Logo, não contém resíduos de proteínas de grãos.

Tequila – É destilada do agave sendo, portanto, sem grãos. (Apesar de evitarmos o agave por conta do teor de frutose, os açúcares são reduzidos a níveis desprezíveis na fermentação da tequila.)

Uísques e *bourbons* – Como a maioria das cervejas, esses são destilados a partir do centeio, cevada, trigo e milho e, com isso, são fontes de problemas em potencial. Contudo, dado o processo de destilação, os uísques tipicamente apresentam em testes resultados abaixo do limite de vinte partes por milhão para o glúten que a FDA estipula como limiar seguro para pessoas com a doença celíaca e a sensibilidade ao glúten. Mesmo assim, algumas pessoas ainda parecem reagir a uísques destilados de cereais. Muitos uísques populares, como Jack Daniels® (cevada, centeio, milho), Jameson® (cevada) e Bushmills® (cevada) representam, portanto, um risco de uma reação ao glúten (à gliadina). É provável que pessoas sem sensibilidades extremas estejam a salvo, considerando a baixíssima quantidade de proteínas de cereais.

Licores seguros – Entre esses estão Kahlúa® (laticínios), licores de frutas como *triple sec* e Kijafa® de cereja, Amaretto di Saronno® e Bailey's Irish Cream® (laticínios). Quem tiver maior sensibilidade ao glúten talvez precise evitar licores feitos com uísque. Observe também que os licores costumam ter alto teor de açúcar. Doses pequenas são, portanto, cruciais.

no setor de laticínios. Raramente, se é que chegue a acontecer, você entrará nos corredores de salgadinhos, cereais matinais, pães ou alimentos congelados. Talvez você precise se aventurar a entrar no miolo do supermercado para comprar ração para cães ou desinfetantes, mas há poucos motivos para você percorrer corredores e mais corredores de alimentos processados.

Você também pode descobrir que já não é tão amigo das gigantes do setor alimentício, ou de suas aquisições ou marcas da Nova Era. Um nome típico da Nova Era, orgânico para cá, orgânico para lá, embalagem com aparência de "natural" e – *pronto*! A imensa corporação multinacional dos alimentos agora dá a impressão de ser um pequeno grupo de ex-*hippies*, imbuído de consciência ambiental, tentando salvar o mundo. Não caia nessa, seja orgânico, multigrãos, certificado como *fair trade*, ou não.

Como muitos celíacos confirmarão, as reuniões sociais podem equivaler a extravagantes banquetes de trigo, com produtos de trigo em praticamente tudo. A maneira mais diplomática de recusar qualquer prato que você saiba que é uma bomba de trigo é alegar que você é alérgico. A maioria das pessoas civilizadas respeitará essa sua questão de saúde, preferindo que você se prive do prato a um constrangedor ataque de urticária que atrapalhe a festa. Se você está sem trigo há mais de algumas semanas, recusar a *bruschetta*, cogumelos recheados com farinha de rosca ou uma mistura de cereais salgadinhos deve ser mais fácil, uma vez que a compulsão anormal, determinada pela exorfina, de encher sua boca com produtos de trigo já deverá ter cessado. Você ficará perfeitamente satisfeito com o coquetel de camarões, azeitonas e legumes crus.

Comer fora pode ser um campo minado com trigo, amido de milho, açúcar, xarope de milho rico em frutose e outros ingredientes prejudiciais à saúde. Em primeiro lugar, vem a tentação. Se o garçom trouxer para sua mesa uma cesta de pãezinhos quentes e cheirosos, basta que você não os aceite. A menos que seus companheiros de mesa façam questão do pão, será mais fácil se ele não ficar ali parado na sua frente, provocando-o e dissolvendo sua determinação. Em segundo lugar, peça pratos simples. Salmão assado com molho de gengibre pode ser uma boa opção. Mas a probabilidade de um elaborado prato francês, com muitos elementos, incluir algum ingrediente indesejado é maior. Essa é uma situação em que perguntar ajuda. No entanto, se você tiver uma sensibilidade imunomediada ao trigo, como a doença celíaca ou alguma outra grave sensibilidade ao trigo, talvez você nem mesmo possa confiar no que o garçom ou a garçonete lhe disser. Como qualquer pessoa afetada pela doença celíaca poderá confirmar, praticamente todos os celíacos já tiveram uma crise deflagrada por exposição inadvertida ao glúten, decorrente de um prato "sem glúten". (Para os interessados, um dispositivo denominado Nima permite que você teste se o alimento contém resíduos de trigo. Embora custe caro, ele pode salvar sua vida, quando em dúvida. Mais informações em nimasensor.com.) É cada vez maior o número de restaurantes que, agora, também anunciam um cardápio sem glúten. Contudo, nem mesmo isso garante que não haverá problemas se forem usados, por exemplo, o amido de milho ou outros produtos sem glúten. No final das contas, comer fora apresenta riscos que, e falo por experiência própria, podem apenas ser minimizados, não eliminados. Sempre que possível, coma o que você mesmo ou sua família tenha preparado. Assim, você poderá ter certeza dos ingredientes de sua refeição.

Embora recusar um pedaço de bolo de aniversário possa exigir algum esforço, se esse prazer lhe custar algumas horas de cólicas estomacais, diarreia ou dores nas articulações, dificilmente você cederá a essa tentação com frequência. (É claro que, se você tiver a doença celíaca ou qualquer histórico de marcadores genéticos para a doença, você *nunca* deve se permitir consumir nenhum alimento que contenha trigo ou glúten.)

Nossa sociedade tornou-se de fato um "mundo dos grãos integrais", com produtos de trigo enchendo as prateleiras em todas as lojas de conveniência, cafeterias, restaurantes e supermercados, além de lojas inteiras, como padarias, lojas de *bagels* e lojas de rosquinhas fritas, dedicadas a eles. Às vezes você poderá ter de procurar, escavando todo esse entulho, para encontrar o que precisa. Mas, assim como dormir bem, fazer uma atividade física e lembrar-se do aniversário de casamento, eliminar o trigo pode ser encarado como uma necessidade básica para a saúde e a longevidade. Uma vida sem trigo pode ser exatamente tão gratificante e cheia de aventuras quanto a alternativa, além de ser mais saudável.

Ufa! Agora que demos conta dos detalhes do dia a dia, passemos a falar sobre a correção de deficiências nutricionais comuns. Como dar a alguém com escorbuto limões de qualquer tipo, que como por mágica curem feridas na pele e articulações em deterioração, corrigir deficiências comuns gera benefícios ainda maiores para a saúde nesta sua nova vida empoderada, sem trigo.

CAPÍTULO 15

A VIDA SEM TRIGO FICA MELHOR AINDA

SE VOCÊ TIVESSE escorbuto e apresentasse feridas abertas na pele, sangramento nas gengivas, icterícia e articulações prejudicadas e então desfalecesse, será que uma rotina intensiva de *crossfit* curaria seu caso? E se você reduzisse o consumo de gorduras saturadas? Quem sabe um atendimento com um quiroprático? Uma injeção de Humira® ou de Enbrel®?

Caso se desenvolva uma deficiência nutricional específica, a única forma de revertê-la consiste em fornecer o nutriente que está faltando – fora isso, *nada* pode assumir seu lugar. Você poderia contratar o melhor cirurgião ortopedista do mundo para substituir seus joelhos, ou o melhor cirurgião plástico para fazer enxertos de pele em suas feridas. Poderia gastar milhares de dólares para tratar de dentes bambos ou feridas com secreção, mas, se a verdadeira causa não for corrigida, os problemas de saúde continuarão a se agravar. Embora eu esteja usando o escorbuto e a vitamina C apenas como uma ilustração, o mesmo princípio se aplica a outras deficiências nutricionais. A única maneira de corrigir uma deficiência específica é fornecer o nutriente, não aplicar sofisticados curativos de cunho médico ou cirúrgico nem experimentar acupuntura, massagens nos pés ou "tudo em moderação".

As deficiências nutricionais são questões comuns, corriqueiras, que atormentam a maioria das pessoas, mas são "tratadas" como problemas médicos. Transtornos aparentemente tão desconexos como a osteoporose, o diabetes tipo 1 e as enxaquecas, por exemplo, têm deficiências de um nutriente ou mais que um como suas causas originais ou significativas. É claro que você pode ir ao clínico geral e ter qualquer um desses transtornos "tratado" como um problema médico.

Apesar da aparência de abundância em nossa sociedade, os hábitos e conveniências modernas fizeram com que a maioria das pessoas desenvolvesse deficiências de alguns nutrientes cruciais. Pessoas que ostentam protuberantes barrigas de trigo são as mais carentes, apesar das fibras, das vitaminas B e da aprovação dos nutricionistas. No entanto, os que perderam a barriga de trigo, evitando o alimento de ruminantes e consumindo em seu lugar alimentos de verdade para humanos apresentam menor deficiência numa boa quantidade de nutrientes – mas nem *todas* as deficiências nutricionais são corrigidas, por mais orgânicos ou criados a pasto que sejam os ingredientes numa dieta. Em outras palavras, algumas deficiências nutricionais persistem depois da eliminação do trigo/grãos da dieta – não porque a dieta permaneça deficiente, mas porque os *hábitos modernos causam deficiências.*

Quando é identificada e corrigida a deficiência culpada, a saúde se transforma – é simples assim. As duas categorias de deficiências nutricionais que abordamos no estilo de vida Barriga de Trigo são as seguintes: 1) deficiências que foram originalmente causadas ou agravadas pelo consumo de trigo e grãos, mas persistem após a remoção; e 2) deficiências que são comuns e generalizadas, sem relação com o consumo anterior de trigo/grãos.

Você verá que, se for fornecido um nutriente exigido por uma necessidade fisiológica fundamental que corrija a deficiência de um nutriente intrinsecamente necessário (além de ser removido o bloqueador de sua absorção, como no caso do trigo), maravilhas acontecem. Esses nutrientes exigidos estão gravados em nosso código genético, atendendo a necessidades que se desenvolveram ao longo de dezenas de milhares de gerações, não importa se você é gordo ou magro, liberal ou conservador, ou se acredita que Kim Jong-un tem o corte de cabelo que merece.

Nós usamos suplementos de vitamina D, por exemplo, porque a maioria de nós não come fígado, trabalha entre quatro paredes sem exposição ao sol e insiste em usar roupas em público. Suplementamos o magnésio porque filtramos a água potável para eliminar a contaminação do esgoto e das águas que escoam de lavouras, esforços que removem toxinas, mas também retiram todo o magnésio.

Todos os suplementos nutricionais nesta lista e cada um deles são essenciais para a vida saudável de um ser humano e *atende a uma necessidade humana intrínseca*. Compare isso com, digamos, uma suplementação com *ashwagandha* ou com cúrcuma – elas podem ser úteis, mas não atendem a necessidades humanas intrínsecas. (Ninguém começa com uma deficiência de *ashwagandha*.) Logo, pode-se confiar que os suplementos em nossa lista gerarão maiores benefícios (e as expectativas para alguma coisa como *ashwagandha* devem ser muito menores), exatamente como a vitamina C como que por milagre cura as feridas do escorbuto.

Também precisamos adotar algumas medidas adicionais para corrigir a perturbação da flora intestinal, disbiose, que foi causada pelo consumo anterior de trigo/grãos e açúcar, para não falar na água clorada, nos antibióticos, herbicidas e pesticidas nos alimentos, na toxina Bt e no glifosato dos alimentos geneticamente modificados, no estresse emocional, assim como fatores que remontam à tenra infância, como o fato de termos nascido por meio de cesariana ou de não termos sido amamentados. Estamos aprendendo que, se tomarmos medidas para manter bem alimentados os trilhões de organismos que vivem em nosso cólon, eles colaborarão para nos manter saudáveis, esbeltos e felizes também. Nós dependemos deles tanto quanto eles dependem de nós, e precisamos fazer um esforço diário para contentá-los.

Desenvolve-se uma sinergia fascinante e poderosa quando unimos esses esforços, um efeito que continua a me surpreender, mesmo depois de anos observando pessoas se engajarem neste programa. Eu o chamo de efeito "2 + 2 = 11" – ou seja, o total é maior que a soma das partes. Não se dê ao trabalho de corrigir a aritmética porque você vai estar ocupado demais apreciando a inexistência de sua barriga, escolhendo roupas na extremidade esquerda da arara (onde ficam os manequins menores), e respondendo a perguntas de amigos e vizinhos que querem saber por que você está tão bem e pôde dizer ao médico que pegasse aquelas receitas e as enfiasse naquele lugar.

VITAMINA D: CORRA NU E COMA FÍGADO, NÃO NECESARIAMENTE NESSA ORDEM

Como assim, você *não* quer correr nu ao ar livre sob o sol dos trópicos e comer mais fígado? Em vez disso, insiste em usar roupas e sente enjoo quando ouve falar em fígado acebolado ou em salsichão de fígado com mostarda. Mas por quê?

Esse é o dilema que enfrentamos com esse hormônio crucial – sim, hormônio – denominado vitamina D, não menos necessário do que o hormônio do crescimento, a testosterona ou o estrogênio. E, como você pertence à espécie *Homo sapiens*, precisamos nos certificar de que você tome somente a forma do hormônio destinada a humanos, não alguma impostura que seu médico lhe entregue por ignorância ou indiferença, como fez com os estrógenos equinos para fêmeas humanas. Para compensar seus hábitos de andar vestido e privar-se de comer fígado, temos de conversar sobre a vitamina D.

É provável que você trabalhe entre quatro paredes, com iluminação fluorescente durante a maior parte do dia, que use calças, camisas e sapatos quando anda ao ar livre. Talvez você tenha migrado para um clima em que roupas pesadas são uma necessidade e a luz do sol é fraca na maior parte do ano. E você está envelhecendo. Aos poucos vamos perdendo a capacidade de ativar a vitamina D na pele, sobretudo depois dos 40 anos. Tudo isso resulta na deficiência comum e generalizada dessa vitamina com implicações significativas para a saúde. Com efeito, para mim, a restauração da vitamina D só fica atrás da eliminação dos grãos da dieta como uma das mais poderosas estratégias de manutenção da saúde.

A deficiência de vitamina D não é bonita de se ver[1, 2, 3]:

- Maior inflamação, que reflete em níveis mais altos da proteína C-reativa e do fator de necrose tumoral
- Maior nível de glicose no sangue e de resistência à insulina; com isso, maior potencial para o diabetes tipo 2
- Lesões a células beta do pâncreas que produzem insulina, com isso, risco extraordinariamente maior para o diabetes tipo 1
- Ganho de peso
- Maior risco de osteoporose e fraturas
- Doença periodontal
- Maior risco de câncer, especialmente de mama, próstata, cólon, ovário e pele
- Maior risco de ataque cardíaco, de insuficiência cardíaca e de mortalidade cardiovascular
- Pré-eclâmpsia e eclâmpsia na gravidez
- Depressão e transtorno afetivo sazonal
- Transtornos autoimunes

Para muitos dos transtornos relacionados, a associação de níveis mais baixos de vitamina D à doença é convincente. Por exemplo, a deficiência de vitamina D aumenta o risco do diabetes tipo 2 em até 50%[4].

Alcançar um nível *ideal* de vitamina D é essencial, uma questão em que os médicos costumam se equivocar por se manterem fiéis aos níveis lamentavelmente ultrapassados para avaliação da vitamina D, 25-hidroxivitamina D, em exames de sangue, registrados pela maioria dos laboratórios como entre 10 e 30 ng/mL. Qual é o nível ideal da vitamina D, medida como 25-hidroxivitamina D?

Observações epidemiológicas sobre níveis de vitamina D que estão associados a reduções em câncer e outros transtornos da saúde, combinadas com estudos que demonstram o valor mínimo de enfraquecimento ósseo (conforme refletido por reduções no hormônio da paratireoide [PTH]) sugerem que a faixa ideal para a 25-hidroxivitamina D é de 60 a 70 ng/mL (de 150 a 180 nmol/L)[5]. Trata-se de um nível facilmente atingido por uma jovem de vinte e poucos anos, de maiô, numa praia tropical, mas não por você com seus quarenta e poucos ou mais e área reduzida de bronzeamento, o que sugere que níveis de 60, 70, 80 ou mesmo 90 ng/mL são níveis fisiológicos perfeitamente seguros a obter. A vitamina D em excesso também não é uma boa ideia. Além de provocar uma deposição anormal de cálcio em tecidos, níveis de 25-hidroxivitamina D que ultrapassem os 100 mg/Dl (250 nmol/L) estão associados a um aumento no potencial para ritmos cardíacos anormais[6].

A maioria das pessoas requer doses de 4.000 a 8.000 unidades em óleo em cápsulas gelatinosas para atingir nossa meta do valor de 25-hidroxivitamina D. Como parto do pressuposto de que os leitores de *Barriga de trigo* não são cogumelos, a vitamina que você deve tomar é a que tem a forma que seu organismo reconhece, ou seja, a D_3 ou colecalciferol, e não a forma não humana encontrada em *cremini* ou em *morels*, D_2 ou ergocalciferol, que costuma ser prescrita. (Espero que você já não fique chocado com o fato de médicos, na melhor das hipóteses, prescreverem a forma que não é a melhor opção, irremediavelmente confusos com promessas feitas por representantes bem apessoados da indústria farmacêutica e com seus dias tomados por formulários de seguros de saúde e atenção a bônus trimestrais.) O ideal seria que o nível de 25-hidroxivitamina D fosse reavaliado de seis em seis meses ou uma vez por ano, para manutenção dos níveis desejados, tendo em vista que as necessidades mudam com o tempo e ajustes na dosagem se tornam necessários.

Pessoas com histórico de doença de Crohn, má absorção ou doença celíaca podem ter dificuldade para absorver a vitamina D e podem não responder a doses costumeiras, em particular no início de uma jornada sem grãos, antes que tenha ocorrido a cura intestinal[7, 8]. Doses mais altas podem portanto ser necessárias, orientadas pelo monitoramento dos níveis sanguíneos de 25-hidroxivitamina D.

Acertar perfeitamente a vitamina D é crucial para a saúde como um todo. Certifique-se, portanto, do seguinte:

- Escolha cápsulas gelatinosas à base de óleo ou gotas líquidas de vitamina D_3, *nunca pastilhas*. Em sua maioria, as pastilhas são absorvidas de modo aleatório ou mesmo nem chegam a ser absorvidas, enquanto as cápsulas gelatinosas e as gotas apresentam uma absorção confiável.
- Tome somente a vitamina D_3 (colecalciferol), a forma humana. A D_3 é amplamente comercializada em lojas de produtos para a saúde e em hipermercados, o que exclui qualquer desculpa para o uso da forma derivada de cogumelos.
- Leve em consideração avaliar seu nível sanguíneo de 25-hidroxivitamina D no início de seu programa, antes da reposição de vitamina D; e depois, assim que se completarem três meses após a suplementação, já que leva esse tempo para o nível chegar ao topo e atingir o platô (atingir o "estado de equilíbrio"). O nível básico antes do início da reposição da vitamina D pode lhe dar uma noção de suas necessidades individuais – quanto mais baixo o nível inicial, mais alta a dose

que você provavelmente necessite. (Com um valor inicial de, digamos, 10 ng/mL – deficiência profunda – deve ser cogitada uma dosagem mais alta de 10.000 ou 12.000 unidades por dia.) Se você não dispõe de um nível anterior à suplementação, simplesmente obtenha um nível no mínimo três meses após o início e ajuste sua dose conforme seja necessário.

- Se você aprecia a exposição ao sol para obter pelo menos parte de sua vitamina D, não se queime, pois isso aumenta o risco de câncer da pele. (Você também pode avaliar que o conselho convencional para que se restrinja rigorosamente a exposição ao sol é no fundo um mau conselho que *aumenta* o risco geral para o câncer.) Contudo, não se deixe enganar pela ideia de que a exposição ao sol e um bronzeado bastem para restaurar a vitamina D. Se você tem menos de 40 anos e expõe uma grande área do corpo a muito sol, confira seu nível de 25-hidroxivitamina D para verificar se esses esforços são suficientes. Se você tiver mais de 40 anos, esse tipo de exposição em geral é insuficiente, e quase sempre é necessário fazer suplementação. Leve também em consideração obter pelo menos uma medição do valor da 25-hidroxivitamina D no início do verão e no início do inverno para saber se a exposição ao sol causa um nível mais alto, já que ocorrem variações individuais. Uma pessoa ou outra precisará ajustar a dosagem para se adaptar à mudança na estação, isto é, doses menores em meses ensolarados, doses maiores em meses sem sol.
- Se você estiver com um sobrepeso significativo no início de seu programa, é comum que seja necessário tomar o dobro ou mais de vitamina D para atingir o nível alvo porque as células adiposas têm o comportamento estranho de sequestrar a vitamina D, tornando-a indisponível para o restante do organismo. Para pessoas que se encaixam na faixa da obesidade com níveis baixos de 25-hidroxivitamina D de, diga-

mos, 10 a 20 ng/mL, podem ser necessárias doses diárias de 10.000 a 12.000 unidades ou mais de cápsulas gelatinosas de D_3, com monitoramento dos níveis sanguíneos. À medida que você perder peso, uma redução na dose é quase sempre necessária, com o passar do tempo.

Se seu seguro de saúde cobrir o custo desse exame de sangue (que eles quase sempre cobrem), ir a seu médico e insistir em saber o nível de 25-hidroxivitamina D vai lhe dar a informação de que você precisa. Se seu médico se recusar a isso e você não quiser procurar outro médico, você pode fazer o exame sozinho. *Kits* para exames de coleta na ponta do dedo podem ser obtidos com o Vitamin D Council (www.vitamindcouncil.org) e com o ZRT Laboratory (www.zrtlab.com), assim como nos numerosos laboratórios de atendimento direto ao consumidor encontrados *on-line*.

Por mais poderosa que a vitamina D possa ser, você pode ainda reforçar seus benefícios combinando-a com exposição diária ao sol. O corpo percebe a luz solar e amplifica todos os benefícios da reposição da vitamina D. Pode sempre fazer sol na Filadélfia, mas você vai obter benefícios ainda maiores ao associar a vitamina D com caminhadas, trabalho ou simplesmente relaxando ao ar livre.

IODO: "USE MAIS SAL IODADO – MANTENHA SUA FAMÍLIA LIVRE DO BÓCIO!"

O iodo é um micromineral essencial do qual todos necessitam. Da mesma forma que a deficiência de vitamina C leva aos dentes bambos, feridas abertas e às articulações inflamadas do escorbuto, a deficiência do iodo leva a graves problemas de saúde. Se a ingestão de iodo for insuficiente, a produção dos hormônios da tireoide, T_3 e T_4, começa a ser prejudicada resultando no hipotireoidismo (tireoide hipoativa) e, com ele, baixa temperatura corporal, sensação

> ## Cálcio: jogue-o fora com os pãezinhos do *couvert*
>
> Apesar de serem recomendados pelos médicos há décadas, os suplementos de cálcio não têm lugar no estilo de vida Barriga de Trigo. Jogue no lixo suas pastilhas de suplemento de cálcio junto com os pãezinhos do *couvert* e a farinha de rosca de pão italiano.
>
> Há anos, médicos vêm aconselhando pacientes a suplementar o cálcio para prevenção do enfraquecimento dos ossos e de fraturas por osteoporose com base no simples raciocínio de que, se alguma coisa está faltando, ingerir maior quantidade dela deve ser a solução. Entretanto, ensaios clínicos repetidas vezes não demonstraram praticamente nenhum benefício com a suplementação de cálcio – nenhuma redução no enfraquecimento dos ossos nem redução de fraturas. Do mesmo modo, pessoas que consomem grande quantidade de laticínios, que contêm cálcio, não apresentam uma melhor saúde óssea. Uma coisa que as pessoas que fazem suplementação com cálcio *de fato* apresentam é maior incidência de morte por doença cardíaca[9].
>
> O simples fato de tomar suplementos de cálcio não significa que ele vá para o lugar que lhe pertence, exatamente como jogar uma pilha de tijolos no quintal não significa que eles por mágica se transformarão num pátio de

de frio, ganho de peso ou incapacidade de emagrecer, até mesmo aumento do risco de morte cardiovascular. Estágios mais graves da deficiência de iodo fazem com que a tireoide aumente de tamanho, formando um bócio. Entretanto, *não* é necessário que se tenha um bócio para que a disfunção da tireoide se manifeste.

Em sua maioria, as pessoas se esquecem de que, ao longo da história humana até o início do século XX, bócios deformantes ocorriam em 20% da população, um problema especialmente sério em regiões interioranas, distantes de fontes oceânicas de iodo. A deficiência de iodo era um problema de saúde pública equivalente à tuberculose ou à varíola. A associação entre o bócio e a deficiência de iodo foi finalmente reconhecida, o que levou à introdução

> tijolos com calçada e churrasqueira. O cálcio pode até parar onde você *não* quer que ele vá, como em suas artérias e válvulas cardíacas.
>
> Pessoas com deficiência de vitamina D começam apresentando níveis baixos de cálcio no sangue devido a uma fraca absorção de cálcio no intestino. Os níveis do hormônio da paratireoide, PTH, sobem para compensar, extraindo cálcio dos ossos, o que com o tempo leva ao enfraquecimento dos ossos. Consuma uma dieta rica em "grãos integrais saudáveis", e a perda de cálcio pela urina fica incontrolável. Perturbe a flora intestinal com grãos, açúcares e todos os outros fatores que examinamos, e a absorção intestinal de cálcio será ainda mais reduzida. Em outras palavras, a vida moderna resume-se a um desastre pelo esgotamento do cálcio, que não se corrige despejando mais cálcio no processo.
>
> Restaure a vitamina D, que aumenta a absorção intestinal de cálcio, e o nível de cálcio no sangue sobe, enquanto os níveis de PTH caem, o que resulta em melhor saúde óssea, redução de fraturas e redução de ataques cardíacos[10]. A solução não está em mais cálcio, mas em mais vitamina D, e o cálcio se seguirá naturalmente. Somem-se a isso a redução da perda de cálcio pela urina, que resulta da eliminação da proteína gliadina do trigo, removendo com isso os fitatos dos grãos que se ligam ao cálcio e impedem sua absorção, bem como o aumento da absorção de cálcio resultante do cultivo da flora intestinal saudável, e seu corpo obterá naturalmente todo o cálcio de que precisa a partir de alimentos como a couve e os brócolis.

do sal iodado na dieta em 1924. Na época, a FDA recomendava ao público que usasse *mais* sal. O *slogan* original do sal Morton®: "Use mais sal iodado – mantenha sua família livre do bócio!" E funcionou. Os bócios desapareceram à medida que o uso entusiástico do sal iodado passou a ser a norma. Mesmo hoje, a história do sal iodado é considerada um dos maiores sucessos de saúde pública de todos os tempos, junto com o tratamento municipal da água e a vacina contra a varíola. A maioria dos que têm menos de 50 anos jamais chegou a ver um bócio, apesar de esse sintoma ser comum ao longo de toda a história da humanidade, até sua avó nascer.

A escolha do sal como veículo para o iodo resultou em questões de saúde pelo consumo excessivo de sal por parte de indivíduos suscetíveis (sobretudo os que foram levados a acreditar que o consumo de trigo era saudável), o que provocou o conselho da FDA para redução da exposição ao sal e ao sódio. Agora, no século XXI, pessoas atentas para a saúde declaram com orgulho que evitam o sal iodado comum. Outros recorrem a sais alternativos como o sal marinho, o sal *kosher* e substitutos do sal, *nenhum* dos quais fornece iodo. E, é claro que pessoas modernas, como têm repugnância ao consumo de vísceras de animais, recusam-se a comer tireoides, que contêm iodo. Resultado: a deficiência de iodo e os bócios estão de volta à cena.

A deficiência de iodo é comum. Mesmo levando-se em conta a baixa ingestão aconselhada pela FDA, um recente levantamento nacional concluiu que 28% da população é deficiente desse mineral[11]. Atletas e pessoas que se dedicam com frequência a esforços físicos pesados perdem maiores quantidades de iodo pela transpiração e, portanto, se expõem a um risco maior de deficiência de iodo[12]. A deficiência de iodo apresenta implicações para além da tireoide também, pois já foi associada à doença fibrocística da mama e a outros transtornos[13].

De quanto iodo precisamos para uma saúde *ideal*, não apenas para a prevenção do bócio? Existe uma ingestão de iodo que possa melhorar ainda mais a função da tireoide, para além do que é necessário para prevenir o bócio? Para tornar a pergunta mais complexa, qual é a quantidade de iodo necessária diante da presença de *bloqueadores* ambientais onipresentes da função tireoidiana e do iodo, como produtos químicos industriais que impedem a produção dos hormônios da tireoide (por exemplo, o triclosan nos antissépticos para mãos, o bisfenol A em plásticos de policarbonatos, o ácido perfluorooctanoico [PFOA] do Teflon®, entre outros)?[14, 15]

A simples adesão à IDR de 150 mcg para adultos é *tão somente* o suficiente para que a maioria das pessoas não apresente o bócio. A ingestão *ideal*, porém, creio ser de 400 a 500 mcg por dia, nível que permite que a glândula tireoide cumpra suas funções produzindo hormônios tireoidianos, protegendo o tecido mamário e impedindo a entrada de compostos industriais tóxicos nela mesma e em outras partes. Esse valor está dentro da ingestão de populações como a do Japão, onde se consomem mais algas e mais frutos do mar, e onde as consequências da deficiência de iodo são menos comuns[16].

Embora isso funcionasse quando as famílias consumiam o sal iodado com entusiasmo e mamãe precisava reabastecer o saleiro de tantas em tantas semanas, nos dias atuais o sal iodado é um método nada confiável para obtenção do iodo, já que o iodo é volátil, evaporando-se do recipiente no prazo de quatro semanas depois que a embalagem é aberta[17]. Logo, a embalagem de sal iodado que está "morando" na sua despensa há seis meses contém pouquíssimo iodo ou nenhum. É mais seguro obtê-lo de um suplemento de iodo, como gotas de iodeto de potássio ou cápsulas de *kelp* (algas secas), uma forma que se aproxima da fonte natural derivada dos oceanos.

Observe que a deficiência de iodo não é a única causa do hipotireoidismo e que a suplementação com iodo funcionará para reverter o hipotireoidismo *somente se a causa for a deficiência de iodo*. O consumo de grãos ao longo de anos, por exemplo, pode ativar uma inflamação autoimune da glândula tireoide, a tireoidite de Hashimoto ou a doença de Graves, que pode resultar numa tireoide prejudicada que produz quantidade insuficiente do hormônio da tireoide, o hipotireoidismo, um transtorno que *não* responde à suplementação com iodo.

Raramente, alguém com hipotireoidismo ou com bócio pode apresentar uma resposta anormal ao iodo, de hipertireoidismo. Isso ocorre porque a deficiência de iodo presente antes da correção desvirtuou a função da tireoide. Acrescentar iodo pode *agravar* temporariamente a situação ao ativar o hipertireoidismo com palpitações, insônia e ansiedade. Portanto, qualquer um com um histórico de tireoidite de Hashimoto, de doença de Graves, de câncer de tireoide ou nódulos na tireoide deve fazer suplementação de iodo sob a supervisão de um profissional de saúde bem informado, uma vez que a inflamação autoimune tenha sido controlada.

I love Lucy é papo firme e a saúde da tireoide

Converse com a maioria dos médicos sobre a saúde da tireoide e você poderia jurar que foi transportado de volta cinquenta ou sessenta anos para os tempos de Lucy, Ethel e Ernestine, a telefonista. A atenção médica predominante no que diz respeito à saúde da tireoide é tão moderna quanto ficar escandalizado com os requebrados de Elvis no programa de Ed Sullivan.

Para a maioria dos médicos, exames para avaliar a condição da tireoide resumem-se a verificar um único valor: o nível do TSH (hormônio estimulador da tireoide). Os estágios mais graves do hipotireoidismo – isto é, níveis mais baixos de hormônios da tireoide – são marcados por níveis *mais altos* de TSH. Em outras palavras, alguém com um nível de TSH de 8,0 Mui/mL tem um hipotireoidismo mais grave do que alguém com um valor de TSH de 3,0 Mui/mL. Médicos continuam a informar às pessoas que valores de TSH de 4,5 ou 5,5 Mui/mL são normais, deixando de lado evidências que revelam que o *status* ideal – não o médio, não o aceitável – da tireoide é de 0,2 a 2,0 Mui/mL[18]. É, portanto, comum que alguém tenha um TSH de 3,5 Mui/mL com sintomas de mãos e pés frios, fadiga e incapacidade de perder peso, assim como colesterol alto, pressão alta, cabelos ralos e depressão, mas ouça de seu médico que tudo está certo e receba prescrições para tomar estatinas, medicamentos para hipertensão e antidepressivos. O médico ter deixado de levar em conta as informações mais recentes, evidências que desafiam abertamente as práticas antigas, pode pôr em risco sua saúde.

Um valor de TSH por si só é insuficiente. O que dizer de níveis de T_4 e T_3 livres (ou seja, não ligados a proteínas e inativos, somente os livres e ativos)? Esses são importantes também. E o que dizer de anticorpos que atacam a tireoide como os anticorpos contra a tireoglobulina e a peroxidase tireoidiana? Esses valores indicam se um processo destrutivo autoimune está em andamento e se deve ser esperado que a condição da tireoide seja alterada com o tempo, com o iodo sendo evitado até que os níveis de anticorpos se normalizem. Níveis de anticorpos podem ser detectados para avaliar se esforços como a eliminação do trigo e a suplementação de vitamina D permitem a redução dos níveis de anticorpos à medida que a inflamação vá cedendo.

Existe também o T_3 reverso, um hormônio semelhante ao T_3 (de imagem espelhada) que bloqueia a ação do T_3 verdadeiro e pode ser responsável por sintomas de hipotireoidismo mesmo quando todos os outros valores parecem normais. Não está totalmente claro por que algumas pessoas apresentam essa situação, embora ela seja mais comum em conjunto com disfunção da suprarrenal e estresse emocional ou físico prolongado. Logo, uma avaliação completa da tireoide inclui o seguinte:

- TSH – na busca de uma faixa ideal entre 0,2 e 2,0 Mui/mL
- T_3 e T_4 livres – na busca de uma faixa ideal situada na metade superior da "faixa de referência" fornecida pelo laboratório. (Observe que a perda de peso e enfermidades agudas podem derrubar de modo transitório os níveis de T_3 sem que seja necessário fazer a correção.)
- Anticorpos contra a tireoide – com níveis acima da faixa de referência sugerindo graus crescentes de inflamação da tireoide, que a lesionam
- T_3 reverso – com níveis no extremo superior ou acima da faixa de referência sugerindo níveis crescentes de *status* de T_3 bloqueado

Para complicar ainda mais a questão, nós também estamos sendo cada vez mais expostos a produtos químicos industriais como o bisfenol A (BPA), ftalatos em xampus e condicionadores, o cloreto de vinila de plásticos, pesticidas, herbicidas, bifenilas policloradas (PCB), ácido perfluorooctanoico do Teflon®, e outros que perturbam o sistema endócrino[19]. Esses produtos químicos perturbam a função glandular no hipotálamo, na glândula pituitária, na tireoide e em outros pontos. Eles também bloqueiam a conversão do hormônio tireoidiano inativo T_4 para o ativo T_3, o que significa que os milhões de pessoas que tomam o hormônio tireoidiano T_4 isoladamente – sabe, aquela forma anteriormente protegida por patente e mais dispendiosa, a levotiroxina, tema de propaganda vigorosa dirigida aos médicos – sofrem sintomas persistentes de hipotireoidismo porque não conseguem converter T_4 em T_3 e se queixam de mãos e pés frios, fadiga e incapacidade de perder peso, que os médicos em sua maioria descartam como fruto da imaginação. É por isso que está em franca ascensão um movimento para deixar de lado a levotiroxina e seguir rumo a produtos que forneçam tanto o T_3 quanto o T_4, como Nature-Throid e Armour Thyroid.

Resultado: as regras simples que seu médico segue para identificar a disfunção da tireoide *já não se aplicam*. Com isso, muitos médicos deixam de reconhecer problemas de tireoide mesmo que sejam óbvios.

O erro mais comum é aceitar o conselho de um médico que afirma: "Seu TSH de 3,8Mui/mL está na faixa normal. Você está bem." Agora você pode calcular como essa avaliação pode estar incorreta. A solução é procurar um profissional de saúde que avalie em sua totalidade o problema cada vez mais comum da disfunção tireoidiana e então a corrija.

Mais uma vez, reconheça a deficiência de um nutriente crucial cuja necessidade está programada em sua genética, diferentemente da *Garcinia cambogia* ou da música *rap*, e dias maravilhosos estarão à sua espera.

TEM MIOLO ENSOPADO NO CARDÁPIO?

Povos primitivos não obtinham os dois ácidos graxos ômega 3, o ácido eicosapentaenoico (EPA) e o ácido docosahexaenoico (DHA), em cápsulas de óleo de peixe adquiridas numa loja de produtos naturais. Eles também não provinham de plantas, castanhas ou sementes, já que elas não contêm nem o EPA nem o DHA. Há somente duas fontes alimentares concentradas do EPA e do DHA, que são essenciais em termos nutricionais: frutos do mar e cérebro de animais. Afinal, o DHA em particular é o ácido graxo mais abundante no tecido cerebral, tanto no nosso quanto no dos alces, das gazelas, dos javalis e de outras criaturas que os humanos costumavam consumir. Antes que o paladar contemporâneo mudasse, e que os alimentos fossem embrulhados em celofane e pudessem ser aquecidos no micro-ondas, nós não nos constrangíamos com a ideia de consumir fígado ou coração, e decerto não jogávamos fora os miolos.

Resta a esse nosso povo moderno consumir peixes ricos em ácidos graxos ômega 3 ou tomar suplementos de óleo de peixe. Benefícios em potencial decorrem somente do EPA e do DHA de óleo de peixe, não do ácido linolênico de carnes e vísceras, sementes de linhaça, sementes de chia, nozes e outras fontes. Embora o ácido linolênico seja um ácido graxo ômega 3 e proporcione seus próprios benefícios à saúde, ele não traz os mesmos benefícios que o EPA e o DHA – somente o EPA e o DHA podem cumprir essa função, exatamente como somente a vitamina C pode corrigir a deficiência de vitamina C. (E não dê atenção ao exagero do *marketing* tolo do óleo de *krill*, que fornece quantidades relativamente insignificantes de EPA e DHA, embora seja uma fonte da astaxantina, um carotenoide interessante.) Os ácidos graxos ômega 3 são *essenciais*, não opcionais, com sua deficiência associada ao comprometimento do desempenho mental, à atrofia do desenvolvimento na infância, depressão, ressecamento da pele, dermatite e neuropatias, efeitos que não ajudam sua aparência mesmo com seu novo par de sapatos de alta moda.

Ocorre, porém, um problema. A crescente industrialização da Terra contaminou os peixes com mercúrio e outros contaminantes, em particular espécies carnívoras que consomem outros peixes e, com isso, concentram toxinas, processo denominado biomagnificação. Consumir peixes do topo da cadeia alimentar oceânica (peixe-batata, cavala, tubarão, peixe-espada, atum *ahi*) pode portanto causar a biomagnificação de compostos tóxicos em criaturas que os consumam, como nós. Mais uma vez, seria maravilhoso se pudéssemos imitar o comportamento de um humano primitivo e simplesmente comer bastante peixe, mas, no mundo de hoje, isso praticamente garante a toxicidade por mercúrio[20]. A concessão que podemos fazer é comer peixe não mais que duas ou três vezes por semana, de preferência não aqueles classificados como os piores em biomagnificação, enquanto compensamos a falta na ingestão de ácidos graxos ômega 3 por meio de suplementos de óleo de peixe, já que o processo de purificação do óleo de peixe remove quase todo o mercúrio e outros contaminantes[21]. (O óleo de fígado de bacalhau é a exceção, com níveis inaceitáveis de mercúrio e outros contaminantes em algumas marcas.)

É possível observar os benefícios do EPA e do DHA, já que eles reduzem os níveis de triglicerídeos em termos significativos, tipicamente em 30%. Estudos clínicos demonstram que ingestões maiores de EPA e DHA geram reduções em morte súbita cardíaca, ataque cardíaco, perturbações do ritmo cardíaco, transtornos inflamatórios autoimunes, como a artrite reumatoide e o lúpus, reduzem o risco de uma variedade de cânceres e beneficiam o desenvolvimento do cérebro em crianças. Algumas das melhores evidências da prevenção do declínio cognitivo e da demência de Alzheimer envolvem o EPA e o DHA provenientes do óleo de peixe. O EPA e o DHA também reduzem a pressão sanguínea em termos discretos, reduzem o risco de derrames, bem como os sintomas de colite ulcerativa e depressão, exatamente como seria de esperar do fornecimento de algo que é intrinsecamente necessário para a sobrevivência humana[22, 23, 24, 25, 26, 27, 28].

O verdadeiro potencial do EPA e do DHA só se torna totalmente explícito quando esses ácidos são acrescentados às outras estratégias do estilo Barriga de Trigo. Os triglicerídeos, por exemplo, de início num nível alto de 500 mg/Dl podem ser reduzidos a cerca de 300 mg/Dl com 3.600 mg de EPA e DHA. Quando as outras estratégias aqui examinadas são acrescentadas, um nível final de 45 mg/Dl seria típico – uma completa reversão a níveis ideais, refletindo as sinergias poderosas entre essas estratégias. (Por sinal, *ninguém* precisa de medicamentos prescritos de qualquer apresentação para reduzir os triglicerídeos.) Do mesmo modo, a redução na pressão sanguínea com o EPA e o DHA sozinhos é discreta, habitualmente não mais do que 5mmHg nos valores sistólico e diastólico, mas os efeitos sinérgicos do programa completo podem ser profundos, sendo muitas vezes capazes de permitir a interrupção de alguns medicamentos para hipertensão. É claro que isso significa seguir à risca as estratégias do Barriga de Trigo, não escolher uma aqui e outra acolá em razão do custo ou da conveniência.

A ingestão de EPA + DHA que recomendo é de 3.000 a 3.600 mg por dia (a dose dos ácidos graxos ômega 3 contida no óleo de peixe, não a quantidade do óleo de peixe em si), dividida em dois horários (por exemplo, antes do café da manhã e antes do jantar), pois essa é a quantidade que gera um nível de ácidos graxos ômega 3 na corrente sanguínea de 10% ou mais (isto é, 10% de todos os ácidos graxos nos glóbulos vermelhos serão compostos de EPA e DHA). Nesse nível, os benefícios para a saúde são maximizados, em especial a proteção contra doença cardiovascular, demência e inflamação.

Em sua maioria, o óleo de peixe em cápsulas é na forma de etil-éster, que resulta quando a forma de triglicerídeo coletada dos peixes é tratada com álcool. Também é possível adquirir a forma de triglicerídeo, processada por meio de etapas adicionais para recriar a estrutura original, que é de certo modo mais bem absorvida, embora seja mais dispendiosa e precise ser armazenada na geladeira, em recipiente vedado. Em qualquer das duas formas o óleo de peixe de boa qualidade não tem odor de peixe e é de uma cor amarelo-claro (não marrom, o que indica que o produto está oxidado ou rançoso). Tanto faz se a apresentação for líquida ou em cápsulas. Procure os produtos com maior potência, pois isso facilitará que você atinja o nível desejado. Por exemplo, uma cápsula de óleo de peixe que contém 750 mg de EPA e DHA exigirá que você tome quatro ou cinco cápsulas por dia para chegar à sua meta; mas com cápsulas de 300 mg de EPA e DHA, você precisará tomar de dez a doze por dia. A maioria do óleo de peixe líquido contém 1.500 mg ou mais de EPA e DHA por colher de chá. Esse valor é prático e fácil para suplementar o bacalhau ou o salmão que você come durante a semana. E *jamais* caia no absurdo papo de *marketing* de óleo de peixe à venda mediante prescrição, que sai muito mais caro.

Óleo de peixe – não óleo de *krill*, não óleo de linhaça – é um ingrediente insubstituível em seus esforços pela saúde.

MAGNÉSIO: POSITIVAMENTE NECESSÁRIO

Você se lembra daqueles malditos fitatos no trigo e em outros grãos, compostos resistentes a pragas cujo teor foi reforçado por cientistas agrícolas para rechaçar fungos e insetos, aqueles que se ligam ao magnésio e a outros minerais de carga positiva no trato intestinal humano, impedindo a absorção e fazendo com que você os descarte quando vai ao banheiro? Isso quer dizer que, por anos a fio, os minerais fornecidos pela dieta foram desperdiçados sempre que houvesse qualquer grão em seu prato. A orientação moderna de incluir grãos em todas as refeições e lanches provoca deficiências de todos os minerais de carga positiva, como o magnésio, o cálcio, o ferro, o zinco, apesar de os agricultores terem poupado alguns dólares em compras de defensivos. Embora a ingestão de cálcio, ferro e zinco costumem se normalizar simplesmente com a exclusão do trigo e dos grãos da dieta, o magnésio é a exceção.

É altamente improvável que se consiga obter magnésio dos alimentos e da água no mundo moderno. A deficiência de magnésio é de uma frequência alarmante, considerando nossa dependência da filtragem da água, que remove todo o magnésio, o teor reduzido de magnésio nos legumes e verduras atuais, e a prescrição generalizada de medicamentos para úlceras e para o refluxo gastroesofágico, que reduzem a absorção de magnésio[29, 30]. Os fitatos de um único *bagel* ou de um sanduíche bloqueiam a absorção do magnésio – com baixos níveis de ingestão já para começar – em 60%[31]. Quanto mais grãos forem consumidos, mais magnésio será bloqueado. Some-se tudo isso, e a deficiência de magnésio é a regra, mais do que a exceção, e uma dieta rica em "grãos integrais saudáveis" garante a deficiência.

A Ingestão Diária Recomendada (IDR) para o magnésio ("elementar") é de 320 mg por dia para mulheres adultas, 420 mg por dia para homens adultos. A maioria de nós obtém cerca de 245 mg por dia – bem abaixo da IDR – enquanto nem mesmo é incluído no cálculo a absorção prejudicada pelos grãos ou por medicamentos. E, se reconhecermos que a ingestão estipulada pela IDR é só a suficiente e não necessariamente a ideal, a maioria de nós terá ficado *muito* para trás. A deficiência de magnésio tem implicações reais para a saúde. Como o magnésio fornece integridade estrutural ao tecido ósseo, a falta de magnésio contribui para a osteoporose e para fraturas mais adiante na vida. Mais cedo na vida, a deficiência de magnésio está associada com a hipertensão, índices mais altos de açúcar no sangue, cãibras musculares, baixo peso no recém-nascido, enxaquecas e transtornos do ritmo cardíaco como contrações atriais e ventriculares prematuras, fibrilação atrial e morte súbita cardíaca[32, 33]. (Qualquer um que tenha trabalhado na unidade de cardiologia de um hospital já presenciou o poder da reposição de magnésio por via endovenosa para controlar, como que por milagre, ritmos cardíacos que ameaçam a vida.) É estranho que a deficiência de magnésio se revele num grau exagerado durante a crise de abstinência de opiáceos derivados dos grãos, manifestando-se tipicamente como cãibras nas pernas e sono prejudicado durante os primeiros dias.

A reposição de magnésio proporciona benefícios tanto ao suprir necessidades diárias constantes quanto ao repor reservas esgotadas. Mulheres que faziam suplementação de magnésio demonstraram 1,8% de *aumento* na densidade óssea ao fim de um ano, em comparação com a densidade óssea *reduzida* nas mulheres que não tomaram magnésio[34]. Num estudo de uma combinação de nutrientes, 25 mg de magnésio elementar aumentaram a densidade óssea em 4% ao fim de um ano, mais do que o aumento obtido com o medicamento de prescrição, alendronato (Fosamax®)[35]. O magnésio reduz a pressão sanguínea: a suplementação da ingestão de magnésio de 410 mg por dia reduz a pressão sistólica em 3 a 4 mmHg; a pressão diastólica, em 2 a 3 mmHg[36].

Além da eliminação de trigo e grãos da dieta, uma vigorosa ingestão de castanhas e sementes também contribui com magnésio. As amêndoas contêm 80 mg de magnésio por 30 g. Os amendoins, 50 mg por 30 g de amendoins torrados a seco ou por 2 colheres de sopa de manteiga de amendoim; o espinafre cozido, 156 mg por xícara. Os verdadeiros super-heróis do magnésio são as sementes: sementes de abóbora, 191 mg por ¼ de xícara; o gergelim, 126 mg por ¼ de xícara; as sementes de girassol, 114 mg por ¼ de xícara. Portanto, o espinafre e as sementes são as maiores fontes de magnésio.

Infelizmente, a maioria dos suplementos de magnésio funciona melhor como laxantes do que como fontes de magnésio absorvível. Nós, portanto, escolhemos formas como o malato de magnésio,

> ## Água de magnésio
>
> Use água de magnésio em vez de suplementos de magnésio. Ela fornece a forma mais absorvível e econômica de magnésio disponível.
>
> Meia xícara (120 mL) de água de magnésio fornece 90 mg de magnésio elementar; 120 mL duas vezes por dia somam 180 mg de magnésio elementar. Você pode beber até 720 mL por dia (240 mL, ou 1 xícara, três vezes ao dia), o que lhe proporcionará um total de 540 mg de magnésio por dia, o que é particularmente útil durante as primeiras semanas de sua experiência com o programa Barriga de Trigo para restaurar rapidamente o magnésio, em especial se você tiver qualquer transtorno que possa ser atribuído a uma deficiência de magnésio, como enxaquecas, hipertensão ou irregularidades do ritmo cardíaco. A maioria das pessoas tolera as doses de 120 mL sem que o intestino se solte. Aos poucos vá aumentando para doses mais altas, como a de 240 mL por vez.
>
> O leite de magnésia da receita não pode ter sabor, pois os flavorizantes bloqueiam a reação que gera o bicarbonato de magnésio. Evite também qualquer marca que contenha hipoclorito de sódio (água sanitária). A água gaseificada não deve ser adoçada, mas sabores naturais são aceitáveis. A água de magnésio não precisa ser refrigerada. Como a reação envolve o ácido carbônico (da água gaseificada) e o hidróxido de magnésio (leite de magnésia), o resultado é bicarbonato de magnésio e água, com pouco ou nenhum resíduo de gaseificação.
>
> Acrescente algumas gotas do extrato natural de sua preferência, como de laranja, limão, coco ou de alguma fruta vermelha, caso deseje. Para ado-

o glicinato de magnésio e o quelato de magnésio que são mais bem absorvidas e têm menor potencial para gerar momentos desagradáveis no vaso sanitário. Examine o frasco para ver o teor de magnésio (teor de magnésio "elementar", não peso total) e procure obter uma ingestão diária de 400 mg a 500 mg, além da inclusão de alimentos ricos em magnésio em sua dieta. De longe, o melhor método é preparar a própria água de magnésio, uma fonte do bicarbonato de magnésio, uma forma altamente absorvível (ver a receita no boxe "Água de magnésio"). Se o que você deseja é facilitar a

çar, acrescente à mistura algumas gotas de uma das estévias flavorizadas à venda ou o adoçante de sua preferência, como algumas gotas de estévia ou fruta-dos-monges líquida. Usei vinte gotas de Sweet Leaf®, com sabor de frutas vermelhas, que produz uma doçura suave e é muito saborosa servida com gelo. Certifique-se de usar água gaseificada sem açúcar ou xarope de milho rico em frutose. (É por esse motivo que evitamos a água tônica.)

Rendimento: 2 litros

1 garrafa de 2 litros de água mineral gaseificada, não adoçada
3 colheres de sopa de leite de magnésia sem sabor (sem hipoclorito de sódio)
adoçante e/ou extrato de sabor natural

Retire a tampa da garrafa de água gaseificada e descarte algumas colheres de sopa. Agite o leite de magnésia e meça 3 colheres de sopa (45 mL). (A maioria das marcas vem com um prático copinho medidor que funciona perfeitamente.) Lentamente acrescente o leite de magnésia à água gaseificada, seguido do adoçante e/ou extrato.
Tampe a garrafa muito bem e agite até todo o sedimento ter se dissolvido. Deixe a mistura descansar por 15 minutos, permitindo que ela fique clara. Se restar algum sedimento, agite mais uma vez. Beba de acordo com as orientações já fornecidas.

evacuação, a forma preferida é o citrato de magnésio (65 mg de magnésio por cápsula de 400 mg) duas ou três vezes ao dia, para começar, já que ele provoca um discreto efeito osmótico (ou seja, atrai a água para o interior do cólon), dosagem que pode ser aumentada para 130 mg (800 mg de peso total) de magnésio duas ou três vezes ao dia.

Restaurar o magnésio a níveis plenos é uma experiência que se desdobra por muito tempo, como fica demonstrado por níveis sanguíneos (como os níveis de RBC, não os níveis séricos, que são mais comuns) que tipicamente exigem um ou dois *anos* para se elevar com a suplementação. É assim, porém, que você transforma a experiência negativa do consumo de trigo e grãos numa experiência positiva.

CULTIVE SUA FLORA INTESTINAL

Pode guardar a enxada e o esterco de boi – eles não serão necessários para essa horta.

Abaixo do diafragma, alojado na privacidade de seu intestino, existe todo um universo de microrganismos que interagem vigorosamente com seu ambiente, quer dizer, com você. Você pode não se dar conta da agitação bacteriana, mas essa população de quase dois quilos de trilhões de criaturas vivas interage com seu corpo o tempo todo. Você é para elas a única fonte de nutrição, enquanto você conta com elas para que produzam metabólitos, ou subprodutos, de que precisa, como por exemplo ácidos graxos e nutrientes que você não tem como fabricar por si só. Embora os microrganismos que habitam a pele, a boca, a vagina, as vias aéreas e outras áreas – seu microbioma – também tenham implicações para a saúde, é a população no intestino (o que eu chamo de "*pum*pulação") que é responsável pelas maiores consequências para a saúde e o bem-estar.

Para facilitar a compreensão dessas questões, visualizemos a flora intestinal como uma horta. Da mesma forma que você prepara o solo e planta sementes na primavera, depois rega e aduba sua horta durante todo o período de crescimento para ter uma bela produção de tomates suculentos e aspargos, nós adotamos uma abordagem semelhante ao cultivar nossa "horta" da flora intestinal.

Se esse relacionamento simbiótico falhar, ou se for permitido que ele se desregule, todos os tipos de coisas estranhas podem se manifestar no corpo. Exatamente como os seres humanos conseguiram aniquilar gafanhotos que atulhavam os campos e conseguiram poluir lagos e rios, exterminando a fauna silvestre e permitindo que invasores proliferassem (você já chegou a ver uma floração de algas?), nós do mesmo modo arrasamos com nosso trato intestinal. A cada dia está ficando mais claro que as consequências da perturbação da flora intestinal são enormes. A lista de enfermidades que se originam dessa perturbação ou que se agravam com ela incluem as localizadas no próprio trato intestinal, como a síndrome do intestino irritável, a prisão de ventre, a colite ulcerativa e o câncer do cólon, assim como transtornos fora do intestino, como a fibromialgia, a artrite reumatoide, a depressão, a ansiedade, a doença de Parkinson, a síndrome das pernas inquietas, até mesmo a demência.

Passamos de uma vida em que abatíamos animais com nossas próprias mãos e consumíamos seus intestinos, andávamos em chão de terra batida e tomávamos banho sempre que surgisse uma oportunidade sazonal, para uma vida de banhos quentes de chuveiro com água clorada, sabonete e xampu, uso de artigos de toucador para todas as superfícies e orifícios e acesso a produtos de higiene e lenços umedecidos para todas as ocasiões. Recorremos a higienizadores de mãos, enxaguantes bucais, cremes dentais, desodorantes e antitranspirantes para ocultar odores do corpo humano e nos mantermos "limpos". Só que era a sujeira diária da vida humana que povoava nosso corpo com organismos necessários para a saúde. Se você se deparasse hoje com alguém do passado, provavelmente sentiria repugnância pelo cheiro, pela sujeira e pela disposição com que essas pessoas consumiam as vísceras e carnes, às vezes cruas, dos animais que tinham matado. Contudo, é assim que a vida humana transcorria até surgirem conveniências modernas como máquinas de lavar, enxaguante bucal e sabonete líquido corporal.

Por mais que você lave o cabelo com xampu, esfregue sabonete no corpo ou higienize pias com desinfetante, seu corpo ainda está povoado por trilhões de microrganismos. Esforços modernos no sentido de esterilizar nosso entorno não eliminaram microrganismos, mas *mudaram* as variedades que residem no interior e na superfície de nosso corpo, fazendo com que organismos salutares ou inócuos fossem substituídos por invasores nocivos, *Staphylococcus aureus*, por exemplo, associado ao eczema e a infecções da pele, em lugar do *Staphylococcus epidermis*, que é benigno[37]. Perturbações do microbioma começam na hora do nascimento caso o parto seja feito por cesariana, em vez de pela vagina, privando o recém-nascido de micróbios essenciais, da mesma forma que o aleitamento com produtos artificiais, em lugar do leite materno. Some-se a isso a eventual exposição a antibióticos, digamos, para uma dor de ouvido ou uma infecção urinária, que extermina temporariamente os microrganismos, ou os efeitos da água potável clorada e fluoretada, e os seres humanos modernos têm agora uma coleção de microrganismos totalmente diferente em comparação com a dos "sujos" povos primitivos.

Não estou sugerindo que você pare de tomar banho ou rejeite o uso de creme dental ou papel higiênico (se bem que você deve cogitar usar o mínimo possível de sabonete e usar xampu só ocasionalmente). Como estamos expostos a hordas de humanos (ao contrário dos humanos primitivos que eram expostos apenas a algumas dezenas de pessoas), ficamos potencialmente expostos a espécies patogênicas de *Staphylococcus aureus* da pele e *E. coli* dos intestinos, além de a outros organismos nocivos. Um estudo da London School of Hygiene [Escola de Higiene de Londres] encontrou organismos fecais nas mãos de 44% das pessoas que tocavam em maçanetas em locais públicos, provocando um "eeeeca" coletivo[38]. O asseio de nossos tempos é, até certo ponto, uma necessidade decorrente da população do mundo moderno, mas nós exageramos na dose ao tentar limpar totalmente a paisagem rica e diversificada de micróbios que deveriam fazer morada em nossa pele, boca, nos seios nasais, nas vias aéreas, na vagina e nos intestinos.

Além de nossa obsessão atual pelo asseio, há inúmeros outros fatores que perturbam nosso microbioma: resíduos de antibióticos em carnes e laticínios, produtos químicos industriais em alimentos, alimentos que contenham ingredientes geneticamente modificados com a toxina Bt e glifosato, medicamentos de prescrição. Da mesma forma que gafanhotos, vagalumes e beija-flores que costumavam povoar nossos quintais e bosques, mas agora praticamente desapareceram, muitos microrganismos que supostamente povoariam nosso corpo já há muito desapareceram das pessoas modernas, tendo sido substituídos por um monte de recém-chegados pouco amistosos.

A perturbação da flora intestinal, "disbiose", é agora a regra, não a exceção. Por exemplo, até 85% das pessoas com o transtorno comum e "benigno" da síndrome do intestino irritável têm disbiose[39]. Medicamentos prescritos, como os que bloqueiam a produção de ácido e os narcóticos (que retardam o funcionamento intestinal), alteram a flora intestinal a ponto de causar novos problemas de saúde decorrentes apenas desse efeito. Se você está com sobrepeso ou sofre de algum transtorno autoimune, de pré-diabetes, diabetes, prisão de ventre ou qualquer um de outros problemas comuns de saúde, é praticamente garantido que você tem disbiose grave o suficiente para causar impacto na saúde sob muitos aspectos.

Até que ponto nos afastamos do rumo torna-se claro quando a população de nossos intestinos é comparada com a de povos primitivos que nunca foram expostos a antibióticos, desinfetantes ou a um hambúrguer com queijo. Muito embora as populações primitivas de continentes diferentes tenham a flora intestinal muito semelhante entre si, é espantosa a diferença entre a delas e a flora encontrada na população moderna[40, 41].

Trabalhar para cultivar uma horta saudável de flora intestinal pode, portanto, gerar benefícios impressionantes para a saúde. Entre os benefícios que já foram demonstrados em nossa própria espécie estão os seguintes[42, 43]:

- Redução em sintomas da síndrome do intestino irritável
- Redução em infecções na infância e em cólicas em bebês

- Redução na dermatite atópica (eczema)
- Redução no apetite mediado através de hormônios como GLP-1, grelina, uma oxitocina
- Redução da glicose e da insulina no sangue; redução da resistência à insulina
- Aumento na absorção de cálcio, com melhor saúde óssea
- Redução de triglicerídeos, de colesterol total e LDL
- Alívio da fibromialgia
- Sono mais profundo, redução da ansiedade durante o dia
- Redução no estresse por meio da redução do cortisol
- Redução na pressão sanguínea
- Melhora na regularidade intestinal, redução em fatores que levam ao câncer colorretal
- Redução nos níveis de oxalato urinário que, de outro modo, resultam em cálculos renais de oxalato
- Aceleração da cicatrização na pele e aumento do colágeno dérmico (isto é, redução de rugas)

Essas criaturas podem viver principalmente em seu cólon, mas o impacto que exercem estende-se por toda parte, aí incluídas a imunidade e a saúde dos ossos, do pulmão, do estômago, da pele e até mesmo do cérebro. Você também é capaz de compreender que, no atendimento de saúde atual, ninguém trabalha para restaurar a saúde da flora intestinal, mas, em vez disso, inúmeros medicamentos são prescritos para "corrigir" muitos dos fenômenos atribuíveis à disbiose.

Mas sem dúvida podemos agir melhor e permitir que um pouquinho de sujeira volte a nossa vida.

Podemos, portanto, dividir nossos esforços para cultivo da horta em três passos:

1) Preparar o "solo"
2) Plantar as "sementes"
3) "Regar" e "adubar" a horta

Como preparamos o solo se não há rochas e ervas daninhas a retirar? Começamos removendo o trigo, os grãos e os alimentos com açúcar, já que bactérias nocivas vicejam com esses itens, até mesmo subindo pelo intestino delgado, duodeno e estômago (gerando um transtorno denominado supercrescimento bacteriano no intestino delgado [SBID]; ver quadro "SBID: Crescimento Descontrolado da População Intestinal" na p. 348). A remoção do trigo e de açúcares da dieta também elimina muitos alimentos geneticamente modificados que contêm a toxina Bt e o glifosato, ambos propiciadores da disbiose. (A soja é praticamente toda geneticamente modificada, e por isso nós também reduzimos ao mínimo nossa exposição aos produtos da soja.) Alguns esforços a mais mantêm criaturas nocivas e astutas fora de sua horta:

- **Filtre a água potável** – O cloro e o flúor são bactericidas, alterando a composição da flora intestinal, da mesma forma que matam a flora do solo quando água não filtrada é usada para regar plantas. Beba água filtrada pelo processo de osmose reversa e/ou por filtros de carvão para remover o cloro e o flúor. A água filtrada também tem menor probabilidade de conter resíduos de medicamentos de prescrição, que estão de algum modo chegando ao fornecimento de água.
- **Evite antibióticos desnecessários** – Haverá ocasiões em que antibióticos serão necessários. Mas evite-os no caso de indicações questionáveis, como o de um transtorno viral, "só para a eventualidade" de que ele se transforme numa infecção bacteriana. Além disso, laticínios, carnes e frango podem, apesar do estipulado pela FDA, conter ocasionalmente resíduos de antibióticos. Escolha produtos orgânicos sempre que possível.
- **Reduza ao mínimo ou evite medicamentos de prescrição** – Medicamentos para refluxo gastroesofágico e anti-inflamatórios não esteroides estão entre os medicamentos que

alteram a flora intestinal[44]. É provável que boa quantidade de outros medicamentos de prescrição também alterem a flora intestinal, mas essa possibilidade quase nunca é investigada durante o desenvolvimento de um medicamento nem seu médico terá conhecimento disso.
- **Reduza ao mínimo a exposição a agentes emulsificantes** – Os emulsificantes têm o potencial de prejudicar a mucosa do revestimento do trato intestinal, alterando assim a composição microbiana da flora intestinal. Entretanto, não é factível evitá-los totalmente, já que existem emulsificantes naturais em alimentos que são saudáveis em outros aspectos, como os ovos (lecitina) e a mostarda. Portanto, nós procuramos minimizar a exposição a emulsificantes sintéticos, como a carboximetilcelulose, o polissorbato-80, o estearoil lactato de sódio e a carragena[45].
- **Evite os adoçantes artificiais aspartame, sacarina e sucralose** – Esses adoçantes artificiais modificam a flora intestinal, aumentam o potencial para diabetes e ajudam a explicar por que os consumidores de refrigerantes "sem açúcar" têm mais sobrepeso do que os consumidores de refrigerantes "com açúcar" e enfrentam risco maior de diabetes tipo 2[46]. Prefira adoçantes naturais que não sejam nocivos, como a fruta-dos-monges, a estévia, a inulina, a alulose e o eritritol.

Agora que providenciamos o preparo do solo, vamos plantar as sementes: suplementos e alimentos que forneçam várias espécies de bactérias.

Probióticos, como o *Lactobacillus rhamnosus* e o *Bifidobacterium lactis*, são coleções de bactérias que já se demonstraram benéficas. Levando-se em conta o conhecimento atual, os melhores suplementos nutricionais probióticos contêm múltiplas espécies, de preferência no mínimo uma dúzia, já que a *diversidade de espécies* vem provando repetidamente estar associada com a boa saúde, e a diversidade reduzida, com a saúde precária. Um bom probiótico também deve conter quantidades significativas de organismos, ou unidades formadoras de colônias (UFCs), de preferência 50 bilhões (bilhões com *b*) ou mais para exercer um efeito, não os poucos milhões contidos em muitos produtos. Minhas escolhas principais para preparações de probióticos saudáveis que se encontram à venda estão relacionadas no quadro "Probióticos preferidos" (p. 351).

Ninguém sabe exatamente por quanto tempo deve-se tomar probióticos. Algumas considerações: tomar um probiótico "semeia" nos intestinos as espécies contidas na preparação do probiótico por apenas algumas semanas (isto é, a colonização é somente temporária para a maioria das espécies). Entretanto, estudos sobre probióticos foram realizados sem os efeitos combinados e sinérgicos de alimentos fermentados que contêm muitas das mesmas espécies. E, é claro, os povos primitivos, com a flora intestinal saudável e extremamente diferente, não têm suplementos probióticos, mas consomem alimentos fermentados e os intestinos de animais, enquanto não se preocupam se as crianças lavam as mãos nem higienizam a pia com produtos de limpeza. Minha solução prática, até que melhores evidências estejam disponíveis: tome probióticos de seis a oito semanas enquanto também consome alimentos fermentados no mínimo uma vez por dia, aí incluídas fibras prebióticas (análise dessa questão mais adiante). Se houver a recorrência de qualquer sintoma quando da interrupção do probiótico, ou se você tiver um transtorno intestinal preexistente, como a síndrome do intestino irritável, a colite ulcerativa, a doença de Crohn ou a doença celíaca, ou ainda se tiver algum transtorno autoimune, pense em tomar o probiótico por um período mais longo, digamos, de um ano ou mais.

Os alimentos fermentados de fato precisam tornar-se parte de seus hábitos diários, uma prática que remonta a centenas de milhares, talvez a milhões, de anos antes que a refrigeração se tornasse

SBID: crescimento descontrolado da população intestinal

Há um transtorno moderno e peculiar, até recentemente subestimado, denominado supercrescimento bacteriano no intestino delgado (ou SBID). Embora anteriormente ele fosse considerado incomum, surgem indícios que sugerem que dezenas de milhões de estadunidenses têm esse transtorno, não diagnosticado por médicos que ainda acreditam que a saúde intestinal se restringe a uma prescrição de omeprazol, laxantes ou uma tigela de cereal de farelo; ou que, se você não consegue ver alguma coisa com um microscópio, ela não deve ser importante. Na realidade, o SBID está revelando ser uma epidemia numa escala à altura do diabetes tipo 2 e da obesidade – reflexos amplos e desagradáveis do quanto nos afastamos do ideal na saúde e na dieta.

Os microrganismos intestinais deve ficar confinados no cólon, com forte redução dos números que subissem para o íleo, o jejuno e ainda mais acima. Entretanto, como migalhas de pão lançadas para atrair patos, o consumo do trigo e do açúcar faz com que os microrganismos intestinais subam. Somem-se a isso fatores como emulsificantes de alimentos processados, adoçantes sintéticos como o aspartame, ingredientes geneticamente modificados, a falta do consumo de alimentos fermentados, o estresse emocional prolongado, e espécies de *Enterobacteriaceae* nocivas à saúde, como *E. coli* e *Klebsiella*, escalam cerca de seis metros de intestino delgado, duodeno e estômago, gerando uma infecção intestinal generalizada.

Entre os transtornos associados a uma alta probabilidade de SBID estão a síndrome do intestino irritável (SII), a fibromialgia, transtornos autoimunes,

---

disponível e os alimentos fermentavam e apodreciam pouco depois de serem encontrados ou abatidos. A fermentação é simples e acrescenta pouco ou nenhum custo à sua despesa de mercado, mas ela fornece um modo natural de suplementar ainda mais espécies probióticas benéficas. Ao permitir que os alimentos fermentem, você está aumentando a flora microbiana que pela fermentação transforma açúcares em lactato, conferindo aos legumes e frutas aquela característica sensação picante e sabores inconfundíveis,

síndrome das pernas inquietas e a psoríase. A SII e a fibromialgia em particular estão se revelando praticamente sinônimas do SBID, embora uma preocupante proporção de 20 a 40% dos que não têm absolutamente nenhum sintoma também possam tê-lo[47, 48]. Sinais reveladores de que você está entre os muitos que têm esse transtorno, além dos transtornos associados, incluem diarreia ou prisão de ventre, distensão abdominal, presença de uma película oleosa na água do vaso sanitário ou de fezes que boiem, intolerância a vários alimentos e erupções cutâneas sem explicação, em especial o eczema. O estilo de vida Barriga de Trigo, no qual reforçamos propositadamente a ingestão de fibra prebiótica, pode desmascarar o SBID com distensão excessiva, gases e diarreia. Se você tiver esse tipo de sintoma no prazo de uma hora depois de consumir fibras prebióticas, é praticamente seguro que você tenha SBID.

Caso você tenha motivos para acreditar que está com SBID, às vezes basta seguir toda a coleção de estratégias do Barriga de Trigo para revertê-lo, embora talvez seja preciso um tratamento prolongado com probióticos e alimentos fermentados, enquanto se omitem as fibras prebióticas. Um ataque com reintrodução de fibras prebióticas na dieta poderá lhe dizer se você reverteu ou não o SBID. Se você continuar intolerante, terá chegado a hora de se submeter a um teste respiratório para detectar hidrogênio/metano para diagnosticar o transtorno, ou simplesmente seguir um tratamento empírico (ou seja, baseado em conclusões) com antibióticos. Temos usado com sucesso os antibióticos herbáceos CandiBactin-AR/BR® ou FC-Cidal® com Dysbiocide®, com recaídas sendo bloqueadas pelo consumo vigoroso de alimentos fermentados, de probióticos e de fibras prebióticas[49].

enquanto acrescenta benefícios à saúde pelo consumo das bactérias em si. Você pode até descobrir que você e sua família começam a amar o acréscimo de sabores singulares de, digamos, beterrabas fatiadas ou espiralizadas fermentadas ou rabanetes fermentados com sementes de alcaravia em infusão de alecrim, acrescentados a saladas. (Fermentar não é a mesma coisa que fazer picles; a maioria dos picles de endro e do chucrute comercializado *não* é uma fonte de probióticos e não tem nenhuma espécie microbiana benéfica.)

Os métodos básicos para fermentar alimentos em sua cozinha estão descritos em linhas gerais no apêndice B. Também incluí receitas de pratos que incorporam legumes fermentados. Se você achar que é trabalho demais, poderá comprar um número crescente de deliciosos alimentos fermentados, como cenouras fermentadas, os picles ou o chucrute *kosher* fermentados da marca Bubbies®, *kimchi, kombucha, kefir* e iogurte com culturas vivas. Coma-os, misture-os em saladas ou outros pratos, beba seu suco, até mesmo esfregue-os na pele e você ficará impressionado com os efeitos.

Uma vez que você tenha semeado sua horta com probióticos e alimentos fermentados, quais são a "água" e o "adubo" que os nutrirão? São as *fibras prebióticas*, fibras que você ingere mas não consegue digerir, deixando-as para serem consumidas pelos microrganismos em seus intestinos. Obter fibras prebióticas é crucial para a saúde e o sucesso de sua dieta.

Não confunda fibras prebióticas com fibras de celulose de cereais matinais com farelo, de bolinhos com farelo e de grãos integrais, que não são assim tão diferentes da fibra da madeira. A celulose é inerte, não é metabolizada por você nem pela flora intestinal, fornecendo não mais do que volume para a evacuação, sem nenhum dos benefícios fisiológicos das fibras prebióticas. Se você chegou a acreditar que produtos que contêm farelo eram a resposta para problemas de saúde, mais uma vez você foi logrado pelo pensamento excessivamente simplista e pelo *marketing* da indústria alimentícia, mais uma tática de propaganda enganosa das gigantes do setor de alimentos, um argumento nem um pouco diferente de "você precisa de mais serragem em sua dieta". A celulose não é prejudicial, mas ela não produz os benefícios das fibras prebióticas. Os benefícios substanciais da fibra derivam da digestão pela flora intestinal de fibras prebióticas, convertidas em ácidos graxos e nutrientes, não pelo aumento do volume da evacuação em razão da celulose.

O consumo de fibras prebióticas está entre os hábitos alimentares mais antigos nos primatas, remontando a espécies anteriores

Probióticos preferidos

Procuramos probióticos que tenham contagens bacterianas suficientes para exercer um rápido impacto (isto é, 50 bilhões ou mais de UFCs [unidades formadoras de colônias] por dia), bem como uma variedade de espécies (isto é, uma dúzia ou mais de *Lactobacilli*, *Bifidobacteria* e outras espécies). Lembre-se de que isso serve para semear sua "horta" da flora intestinal, e que a diversidade de espécies é um marcador confiável de saúde.

Há muito mais a aprender sobre a escolha de um probiótico eficaz. Por exemplo, a maioria dos produtos não especifica com precisão as cepas de espécies contidas, um grave lapso, já que a especificidade da cepa é crucial. Espera-se que essa questão seja resolvida em anos vindouros, ajudando-nos a escolher as melhores preparações probióticas. Observe-se também que alguns probióticos podem ser usados para fazer iogurte. Certifique-se apenas de escolher uma marca – exemplo: RenewLife – que não contenha nenhuma cepa fúngica como a *Saccharomyces*, ou você acabará tendo álcool em seu iogurte. Incluo também na lista um probiótico que fornece o fungo *Saccharomyces boulardii*, que possui a propriedade exclusiva de ajudar espécies bacterianas saudáveis a proliferar.

RenewLife Ultimate Flora
Garden of Life RAW
Doutor Mercola Complete Probiotics
Jarrow Saccharomyces Boulardii + MOS

---

ao *Homo*. O problema é que, enquanto os humanos primitivos cavavam a terra com varetas ou fragmentos de ossos em busca de raízes e tubérculos comestíveis, reconhecendo quais eram seguros e quais não eram, isso não é prático para os tempos modernos. Não é só que as raízes e os tubérculos silvestres sejam duros e fibrosos, mas você também tem compromissos: treino de futebol ou aula de dança para as crianças, uma agenda de trabalho movimentada e o chão congelado durante parte do ano. E imagine o que os vizinhos diriam vendo você agadanhando a terra e escovando a sujeira das raízes que escavou para comer! Não haveria convites para o próximo churrasco da vizinhança. Por isso, escolhemos alimentos que contêm fibras prebióticas para *recriar* a experiência primitiva.

Entre os alimentos mais ricos em fibras prebióticas estão os seguintes:

- **Bananas e bananas-da-terra verdes** – E estou dizendo *verdes*. Não de um amarelo esverdeado ou com um pouco de verde numa ponta, mas verdes. Será difícil descascá-las, e praticamente impossível comê-las. Por isso, faça um corte no sentido do comprimento e retire a polpa, pique-a grosseiramente e use-a numa das receitas de vitaminas prebióticas no capítulo 17. Você pode precisar ficar alerta para quando seu mercadinho expuser bananas-verdes e então armazená-las na geladeira, onde permanecerão verdes de quatro a cinco dias, ou descascá-las, picá-las e guardá-las num recipiente no *freezer*, para usar quando for necessário.
- **Batatas** – Todas as batatas quando cozidas são ricas em açúcares e têm baixo teor de fibras. No entanto, quando *cruas*, as batatas-inglesas em particular são ricas em fibras prebióticas, com entre 10 e 12 gramas por meia batata de tamanho médio (diâmetro de 9 cm) e praticamente nenhum carboidrato digerível. (Batatas-doces e inhames têm menos fibras prebióticas, mesmo quando crus. Isso quer dizer que, mesmo se consumi-los crus, você corre o risco de exposição excessiva a carboidratos. Consuma somente pequenas quantidades, sejam crus ou cozidos.) Algumas pessoas na realidade gostam de comer batatas-inglesas cruas, como se fossem maçãs. Outras preferem incluí-las numa vitamina prebiótica das receitas que forneço. (Evite batatas cruas com a casca verde, pois essa é uma contaminação fúngica. Caso se depare com ela, descasque a batata.)
- **Inulina e fibras de fruto-oligossacarídeos (FOS)** – Os tupinambos e outras fontes podem ser adquiridos em lojas de

produtos naturais na forma de pó purificado. (A inulina tem uma cadeia mais longa de fibras, os FOS uma cadeia mais curta, mas eles proporcionam benefícios semelhantes ou parcialmente coincidentes.) É fácil acrescentar a inulina e os FOS a receitas como a de granola ou a vitaminas prebióticas.
- **Leguminosas** – O feijão-mulatinho, o feijão-preto, o feijão-branco, o grão-de-bico e as lentilhas podem ser ricas fontes de galacto-oligossacarídeos (GOS), que talvez sejam as mais benéficas de todas as fibras prebióticas. O *homus* (purê de grão-de-bico) é mais uma fonte conveniente. Contudo, as leguminosas contêm o carboidrato amilopectina C, de digestibilidade não tão alta quanto a amilopectina A dos grãos, mas ainda com potencial para afetar a glicose no sangue. Por isso, nós driblamos essa questão, enquanto ainda obtemos um discreto valor de 3 ou 4 gramas de fibras prebióticas, restringindo-nos a porções pequenas (exemplo: ¼ de xícara, mas nunca mais de meia xícara) e atentando para nosso limite de 15 gramas de carboidratos líquidos. (Use seu recurso para contagem de carboidratos líquidos para fazer o cálculo de cada variedade de leguminosa.)

Quantidades discretas (em geral em torno de 1 grama por porção) também podem ser obtidas por meio de ervilhas, jacatupé, cebola, alho, chalotas, nabos, pastinacas e outras raízes, além de maçãs, laranjas e cenouras. Naturalmente, sempre cuide da contagem dos carboidratos líquidos desses alimentos.

Resumindo, tente incluir escolhas de fibras prebióticas desta lista, todos os dias:

- Bananas e bananas-da-terra verdes: 10,9 gramas numa banana média (de 18 cm) (0 grama de carboidratos líquidos)
- Batata-inglesa crua: de 10 a 12 gramas por meia batata média (0 grama de carboidratos líquidos)

- Inulina e/ou FOS em pó: 4 gramas por colher de chá (0 grama de carboidratos líquidos)
- *Homus* ou grão-de-bico: 8 gramas por meia xícara (13,5 gramas de carboidratos líquidos)
- Lentilhas: 2,5 gramas por meia xícara (11 gramas de carboidratos líquidos)
- Feijões: 3,8 gramas por meia xícara; o feijão-branco é o mais rico, com o dobro dessa quantidade (12 gramas de carboidratos líquidos)

(Observe que valores para o teor de prebióticos variam, dependendo da fonte e do método utilizado para a medição[50, 51, 52].)

O estadunidense médio (não saudável) obtém entre 3 e 8 gramas de fibras prebióticas por dia, em torno da metade proveniente de grãos. Benefícios mensuráveis à saúde começam a partir de uma ingestão de cerca de 8 gramas por dia, enquanto o máximo em benefícios ocorre com uma ingestão de 20 gramas por dia. Logo, devemos ter como objetivo a obtenção de *20 gramas todos os dias sem falta*, incluindo a reposição do pequeno déficit deixado pela eliminação dos grãos, para reforçar a possibilidade de sucesso nessa "horta" da flora intestinal. A maioria das pessoas prepara uma vitamina ou um *smoothie* diário que inclui um ou mais de um dos alimentos mais ricos em fibras prebióticas, em especial uma batata-inglesa crua, uma banana-verde não madura, ou uma colher de chá ou duas de inulina/FOS, além de porções pequenas, porém, frequentes de leguminosas e raízes.

Um aviso: durante sua primeira semana nesta nova experiência alimentar, restrinja as fibras prebióticas a não mais de 10 gramas por dia (exemplo: meia batata-inglesa). Ultrapasse essa quantidade durante a primeira semana, e você poderá ter sintomas desagradáveis de distensão e dores abdominais. Mantenha baixa a ingestão na primeira semana e então aumente para 20 gramas na segunda semana. Se você tiver sintomas desagradáveis, mesmo com a quantidade inicial baixa, isso sugere que você já está começando com um caso pior do que o normal de disbiose ou SBID. Você pode começar cumprindo um tratamento mais longo com probióticos e alimentos fermentados sem as fibras prebióticas, para então tentar reintroduzir as fibras prebióticas após outras quatro semanas de "semeadura" probiótica. Se até mesmo isso causar desconforto, chegou a hora de levar em consideração um diagnóstico de SBID (ver quadro na p. 348).

SEIS PASSOS PARA TORNAR-SE HUMANO

Nós cobrimos os seis passos que adotamos para voltarmos a ser humanos – você sabe, não o humano de faz de conta, que se esfrega no banho, usa enxaguante bucal, come sementes de gramíneas, carente de vitamina D, que bebe água clorada, que procura esterilizar todas as superfícies, e é atormentado pelo sobrepeso e por uma infinidade de problemas de saúde, mas aquela criatura que consome comida de verdade, com seus níveis de nutrientes restaurados, repleto de bactérias salutares, o *Homo sapiens* esbelto e saudável que você deve ser. Nós obedecemos às normas da vida gravadas em nosso código genético, não à mensagem transmitida pelo Departamento de Agricultura dos Estados Unidos, pela Kellogg's, pela Pfizer ou por inúmeras outras instituições que se passam por amigas tentando convencê-lo a se afastar do seu roteiro genético.

É uma ironia que um retorno à natureza exija um esforço determinado e não venha pré-embalado num sachê ao qual basta acrescentar água para levar ao micro-ondas nem venha de uma injeção aplicada pelo médico empolgado. Da mesma forma que o marinheiro com escorbuto é salvo por uma laranja ou um *grapefruit*, você também pode ser salvo se voltar para como a vida supostamente deveria ter sido esse tempo todo.

CAPÍTULO 16

SR. E SRA. BARRIGA DE TRIGO

OLHE PARA BAIXO e você deve de imediato ter uma ideia da direção para a qual suas escolhas de gênero se voltam. Bem, pelo menos uma ideia rudimentar.

A situação antinatural criada quando os humanos tentam consumir as sementes de gramíneas, lotadas de componentes perturbadores dos hormônios humanos, derrubam algumas dessas tendências anatômicas, pré-programadas. Mais uma vez, comer coisas que nunca deveriam ter chegado ao cardápio do ser humano afronta o roteiro gravado em nossos códigos genéticos, que por sua vez se expressa como ciclos menstruais dolorosos, excesso de pelos no corpo e infertilidade em mulheres; ereções ineficazes, mamas anormalmente aumentadas e disfunção erétil em homens; além de uma longa lista de outras manifestações de que os hormônios enlouqueceram.

No mundo moderno, noções de macho e fêmea estão naturalmente sendo redefinidas por forças tão desconexas quanto a cirurgia de mudança de sexo, a eliminação de barreiras à promoção de mulheres no trabalho e a exposição de figuras públicas icônicas como predadores sexuais. Tudo bem, mas o que está gravado na genética não deve ser refeito, já que essas "instruções" cuidam de hormônios, estrutura do cérebro, cor do cabelo, altura, se você vai ter sardas ou não.

Embora seja inegável que há variações, a maioria dos homens gosta de ser homem e a maioria das mulheres gosta de ser mulher, não importa qual seja sua preferência de parceiro/a. E não se trata da direção da preferência sexual, mas de permitir que o código genético se expresse como supostamente deveria se expressar e permitir, por exemplo, que homens não precisem se entregar a contorções para esconder mamas aumentadas ou comprar medicamentos e dispositivos, às escondidas, para vivenciar uma libido normal e ereções; ou que mulheres tenham ciclos menstruais sem tropeços, conheçam uma fertilidade normal e não precisem usar roupas de baixo elásticas com compressão para manter em segredo gorduras e pneuzinhos.

VOCÊ ACEITA ESSE HOMEM...?

Homens e mulheres que seguem o estilo de vida Barriga de Trigo passam por mudanças hormonais importantes e às vezes espantosas.

Não só a orientação nutricional padrão criou toda uma nação que padece de sobrepeso, diabetes tipo 2, transtornos gastrointestinais e doenças autoimunes, mas ela também contribuiu para desvios no equilíbrio hormonal, uma perturbação peculiar e inquietante do *vive la différence* que leva a um obscurecimento das distinções entre os sexos, de modo confuso, estéril e carcinogênico.

O processo tem início com o consumo do trigo, agravado pela ingestão mesmo involuntária do açúcar, expansão da gordura visceral inflamatória, para se avolumar em mudanças mais adiante que perturbam ainda mais a saúde hormonal. Nas mulheres com a síndrome do ovário policístico (SOP), por exemplo, perturbações da flora intestinal aumentam a testosterona, que, durante a gravidez, não só influencia a saúde da mãe, mas também a saúde da prole, que terá maior probabilidade de desenvolver hipertensão[1].

É enorme a importância da saúde hormonal para a saúde e o comportamento. Remover fatores que levam a esse tipo de perturbação acaba levando a balança de volta ao equilíbrio hormonal natural. Embora os resultados variem conforme o estágio na vida – adolescência, meia-idade, mais velhos –, mulheres e homens passam comumente por uma variedade de alterações hormonais, algumas em harmonia, outras independentemente do banheiro que você escolha usar. Essas alterações hormonais podem ser poderosas e fazer parte do cardápio de mudanças restauradoras da saúde que se desenvolvem com este estilo de vida. Homens, por exemplo, reassumem o controle da libido e das ereções à medida que suas mamas avantajadas vão desaparecendo. As mulheres ganham melhor controle sobre os extremos menstruais (excesso de cólicas, de sangramento e oscilações emocionais) assim como características corporais indicativas de excesso de testosterona, como pelos faciais e acne. As mudanças no equilíbrio hormonal que se manifestam com este estilo de vida podem melhorar relacionamentos sob uma série de aspectos, tanto em termos físicos como emocionais, não importa qual seja a preferência sexual.

Infelizmente – embora de modo previsível – algumas dessas perturbações hormonais sugeriram à Big Pharma que interviesse e defendesse coisas como prescrição para a "baixa testosterona" e o equivalente feminino ao Viagra®, o flibanserin (Addyi®), quando grande parte da fonte original do problema pode ser encontrada nas torradas com canela ou no *bagel* de cebola com manteiga ou com *cream cheese*.

Que tipos de mudanças hormonais/na vida/na saúde você pode esperar ao seguir o estilo de vida Barriga de Trigo?

Damas primeiro:

- **Perda da gordura visceral** – Não se trata *só* de conseguir apertar o cinto alguns furos ou procurar manequins de tamanho menor – sim, trata-se disso. Mas também diz respeito a reverter um criadouro hormonal responsável por uma vasta faixa de problemas, a livrar-se do que na prática é uma fábrica de sinais desnorteantes que não contribuem de modo algum para noites românticas ou para você deslizar para a esquerda ou para a direita em aplicativos de encontros. Ela significa a perda do depósito de inflamação que faz aumentar o risco de numerosos transtornos – desde o diabetes e o câncer à demência[2]. A perda da gordura que envolve seus órgãos abdominais, refletida na superfície por uma redução na cintura e nos "pneuzinhos", acaba produzindo mudanças imensas na saúde: redução da inflamação, redução de triglicerídeos e gordura no fígado, redução da resistência à insulina, redução da testosterona em mulheres que têm SOP, redução do risco de câncer de mama, de diabetes, doença cardíaca e demência de Alzheimer. Perder sua barriga de trigo não tem a ver somente com ser capaz de enxergar seus pés de novo ao olhar para baixo, mas também com restaurar à normalidade seu *status* hormonal natural.
- **Redução do estrogênio** – Mulheres que começam essa jornada com gordura visceral na barriga apresentam uma queda em níveis de estrogênio anormalmente altos, efeito que pode provocar "ondas de calor" associadas à diminuição do estrogênio ao mesmo tempo que reduz o potencial para câncer de mama. Trate de superar as ondas de calor, já que fazem parte de seu retorno à normalidade hormonal sem o trigo[3].
- **Redução da insulina** – À medida que a insulina cai, a retenção da água e do sal é revertida (o que reflete no rosto e nas pernas), e passa a ocorrer a perda de peso a partir das reservas de gordura, já que ela deixa de ser bloqueada pelos altos níveis de insulina. Em outras palavras, altos níveis de insulina

SOP: uma situação nutricional cabeluda

Médicos convencionais gostariam que você acreditasse que a síndrome do ovário policístico (SOP) é uma doença. Afinal de contas, ela está associada a um maior risco para diabetes tipo 2, hipertensão, câncer do endométrio e doença cardíaca, além de manifestações externas que incluem o excesso de pelos na face e no corpo, uma tendência ao sobrepeso, ciclos menstruais irregulares, infertilidade, para não mencionar uma autoestima em crise e uma boa quantidade de medicamentos para "tratar" o transtorno. No entanto, até uma em cada cinco mulheres enfrenta essa situação, o que sugere que, como o cabelo ruivo ou os olhos azuis, ela de fato é só uma variação do normal, uma variação revelada pela dieta – *um transtorno de saúde criado pelo homem*. E na realidade essa síndrome, que anteriormente era rara, é agora comum. Trata-se de um exemplo de perturbação hormonal extrema, resultante de orientações nutricionais equivocadas.

A SOP, como o diabetes tipo 2, pode, portanto, servir de laboratório virtual para os efeitos da dieta. Mais uma vez, a orientação nutricional convencional de "cortar as gorduras e comer mais grãos integrais saudáveis" acoplada à hiperexposição a alimentos processados levou mulheres propensas a esse transtorno a enveredar por esse caminho, com médicos mais do que dispostos a prescrever insulina e medicamentos para diabetes, remédios para hipertensão, esteroides, anticoncepcionais orais e recomendar a fertilização *in vitro* a um custo de muitos milhares de dólares, para lidar

no sangue que anteriormente freavam a perda de peso ou causavam aumento de peso agora recuam e, com isso, o peso cai. A inflamação recua junto com a insulina, a glicemia cai, a acne desaparece, os fenômenos da SOP diminuem. A resistência à insulina é ainda mais reduzida pela remoção da aglutinina do germe de trigo da dieta e de esforços para cultivar uma flora intestinal saudável.

- **Redução da testosterona** – Em mulheres com SOP, uma redução da testosterona significa um recuo no excesso de pelos corporais e faciais, uma amenização da acne, uma queda

com um transtorno que teve sua origem num sanduíche de peito de peru com baixo teor de gordura num pão multigrãos, acompanhado por um refrigerante *diet*.

Altos níveis de insulina no sangue acionam muitos aspectos da SOP. Logo, alimentos que mais elevam a insulina intensificam os fenômenos da SOP, que é agravada à medida que a gordura visceral e a inflamação se acumulam, fazendo com que a resistência à insulina se deteriore ainda mais. Desenvolve-se a desregulação da flora intestinal, piorando a situação[5, 6].

Como se poderia prever, quando mulheres com SOP removem todos os grãos da dieta (além de limitar o consumo de laticínios, um poderoso estimulador da insulina por meio da proteína do soro do leite), elas têm uma perda de peso significativa, afinam a cintura, apresentam redução na insulina e na resistência à insulina, reduzem os níveis anormalmente altos de testosterona, enfrentam menos problemas com o excesso de pelos no corpo, revertem a inflamação e até mesmo conseguem engravidar – os mesmos benefícios obtidos por mulheres sem SOP, mas manifestados num grau exagerado[7]. Tome medidas para reverter a desregulação da flora intestinal, e a situação fica ainda melhor[8].

Não há nada de errado com mulheres com SOP, exatamente como mulheres que não são louras não estão condenadas a uma vida sem graça. O tempo todo não havia nada de errado com o indivíduo – havia, sim, algo terrível e trágico nas orientações nutricionais erradas que incentivam o consumo de "alimentos" que geram essa situação.

---

da pressão sanguínea alta. A infertilidade pode ser revertida, permitindo que uma gravidez ocorra, o que explica por que motivo tantas seguidoras do Barriga de Trigo anteriormente estéreis estão agora orgulhosas por serem mães.
- **Redução do cortisol** – À medida que os picos de cortisol ficam menos acentuados, o sono melhora, os ritmos circadianos vão voltando ao normal, e os riscos de doenças como o diabetes tipo 2 e a demência de Alzheimer são reduzidos[4].
- **Redução da prolactina** – Como é removido o pentapeptídio B_5 que deriva da digestão da proteína gliadina do trigo,

as mamas deixam de ser expostas a uma estimulação anormal. Associado à redução dos altos níveis de estrogênio, isso explica por que, para muitas mulheres com esse estilo de vida, o bojo dos sutiãs fica em um tamanho menor.
- **Aumento da libido** – A explicação fisiológica para esse efeito não está clara, mas muitas mulheres que seguem este estilo de vida relatam uma ampliação da libido. Isso resultou em muitas mulheres compartilharem comigo detalhes íntimos que sou cavalheiresco demais para divulgar. Mas o efeito pode, sim, ser notável.

Com o estilo de vida Barriga de Trigo, os homens podem contar com:

- **Perda da gordura visceral** – Como ocorre com as mulheres, quando os homens perdem gordura visceral, seus hormônios voltam aos poucos ao normal, revertendo uma situação que, durante o tempo em que consumiam trigo, poderia ter sido totalmente lastimável, sujeitos a fenômenos peculiares como a ausência de libido e de capacidade erétil, o aumento das mamas e contornos pélvicos "ginoides" (quadris largos). Siga este estilo de vida, e o baixo nível de testosterona em homens com sobrepeso volta ao normal. Restaurar a testosterona normal num homem aumenta a massa muscular e melhora a libido, o humor e a satisfação com a autoimagem. A leptina, a insulina e o cortisol também regridem na direção da normalidade. Tudo isso somado resulta em perda de peso, maior bem-estar, maior energia e redução de hormônios inflamatórios[9]. A restauração da vitamina D também contribui para o aumento da testosterona[10].
- **Redução do estrogênio** – A perda da gordura visceral reduz a expressão anormal da enzima aromatase que converte

a testosterona em estrogênio, permitindo o aumento da testosterona enquanto o estrogênio cai de volta ao normal, restaurando o equilíbrio normal vigente antes que diversos pratos e pirâmides de alimentos viessem atrapalhar tudo[11].

- **Redução da prolactina** – Como foi removido o pentapeptídio B$_5$ proveniente da proteína gliadina do trigo que estimula de modo anormal o tecido mamário por meio da prolactina, cessa a estimulação anormal do tecido mamário. Isso, associado à redução no estrogênio, reverte as mamas masculinas. Chega de roupas com compressão ou do papo sobre ser necessária uma redução cirúrgica.
- **Redução da insulina** – À medida que a insulina for caindo, a retenção de sal e água é revertida, e a perda de peso ocorre, já que deixou de ser bloqueada pelos níveis altos de insulina. A inflamação também cede, e a glicemia cai. A resistência à insulina é ainda mais reduzida pela remoção da aglutinina do germe de trigo e pelo cultivo de espécies salutares na flora intestinal.
- **Redução do cortisol** – À medida que os picos de cortisol ficam menos acentuados, o sono melhora, os ritmos circadianos vão voltando ao normal, e os riscos de doenças como o diabetes tipo 2 e a demência de Alzheimer são reduzidos.
- **Melhora da libido e da função erétil** – As melhoras hormonais já mencionadas (redução do estrogênio, aumento da testosterona, redução da inflamação) resultam num retorno a um interesse vigoroso pelo sexo e à capacidade de desempenho sexual que se espera de homens. O efeito pode ser poderoso. Muitos homens, resignados a aceitar a reposição de testosterona prescrita e tomando medicamentos para a disfunção erétil quando a oportunidade exige, conseguem voltar a uma vida normal sem recorrer a essas muletas para o desempenho sexual.

Vida no fundo do poço chamado MOSH

Permita-se que as mudanças peculiares relacionadas ao consumo de grãos se desenvolvam em homens, e poderá surgir a mais extrema (embora ainda comum) forma de desequilíbrio hormonal, denominada hipogonadismo secundário masculino associado à obesidade (MOSH, na sigla em inglês, *Male Obesity Secondary Hypogonadism*), ou simplesmente "hipogonadismo", que designa uma atividade anormalmente baixa dos testículos.

Homens com MOSH sofrem de uma hiperatividade da enzima aromatase na gordura visceral, que converte a testosterona em estrogênio. Mas acrescente a isso a perda da densidade óssea, a sarcopenia (perda de massa muscular), o aumento da permeabilidade intestinal que permite que lipopolissacarídeos bacterianos entrem na corrente sanguínea e estimulem ainda mais a inflamação no corpo inteiro, o aumento dos níveis do hormônio leptina que intensifica a inflamação (levando a doenças inflamatórias como a artrite reumatoide e doenças cardiovasculares), até mesmo o comprometimento cognitivo[12]. Você já viu esses homens. São aqueles de barriga volumosa, quadris com formato feminino, mamas avantajadas, rosto vermelho, braços e pernas magrinhos, articulações doloridas, que se deslocam mancando de uma cadeira para outra, lutando para se manterem eficazes no trabalho. Esses efeitos que desvirtuam o corpo e a mente não são apenas físicos, mas também emocionais, já que esses homens também costumam

Como é possível ver, muitos dos benefícios de seguir esse estilo de vida, tanto para homens como para mulheres, se revelam em razão da perda da gordura visceral inflamatória da barriga de trigo, enquanto surgem outros efeitos que são específicos à eliminação do trigo/grãos, com mais vantagens decorrentes do programa de suplementação nutricional que adotamos. Vovó pode ter precisado fazer a barba todos os dias, e seu tio pode ter tido de usar pulôveres folgados para esconder os seios avantajados, mas o estilo de vida Barriga de Trigo permite que você mantenha sua casa hormonal em ordem.

sofrer de uma redução da autoestima, um distanciamento da vida social e de depressão[13].

Como ocorre com muitos outros transtornos da atualidade, o MOSH está em ascensão, chegando a afetar 10% da população masculina. Como a SOP para as mulheres, ele é um fenômeno criado pelo homem, gerado por alimentos que contribuem para o acúmulo da gordura visceral.

"Soluções" convencionais incluem injeções de testosterona, redução cirúrgica das mamas, cirurgia bariátrica, anti-inflamatórios e antidepressivos, acompanhados de advertências para ser comedido na dieta e se dedicar a mais atividades físicas – "mexa-se mais, coma menos" – *nenhuma* dessas recomendações gerando soluções duradouras ou eficazes a longo prazo. Como acontece tantas vezes no atendimento de saúde convencional, quando alguém padece de uma quantidade de problemas de saúde e irregularidades corporais, tudo aquilo é encarado como culpa do *indivíduo*, não como culpa da orientação dietética e de nutricionistas e médicos desinformados.

Como no caso da SOP, todo o emaranhado hormonal do MOSH é revertido com a perda da gordura visceral e com esforços para restaurar a flora intestinal a algo mais semelhante ao normal, mudanças estas que permitem ao homem com hipogonadismo jogar fora medicamentos prescritos e outras muletas de saúde, deixando, sim, que a inflamação e os hormônios retornem ao normal, exatamente como deveria ter sido antes que orientações dietéticas, médicos, nutricionistas e outros fatores prejudicassem tudo.

FOGOSO, DE PELE LISA E CARNE DURA

Seguir o estilo de vida Barriga de Trigo pode fazê-lo voltar a ser esbelto, com a cintura marcada, sem celulite, sem medicamentos e fértil; não precisando de roupas compressivas para esconder dobrinhas embaraçosas no corpo; e sentindo interesse por sua parceira – exatamente como a natureza pretendia, antes que lhe dissessem o que e como comer, e as perturbações hormonais da vida moderna se instalassem. Esguio, musculoso, com barriga de tanquinho e pronto para procriar ou simplesmente para curtir momentos de intimidade – é para isso que você foi criado, sem os impedimentos de distorções hormonais, camadas de gordura na barriga, desinteresse ou falhas no desempenho, grande parte dessas questões decorrente de rosquinhas com geleia ou de pães multigrãos.

As orientações nutricionais convencionais, corruptas e equivocadas atingiram suas partes pudendas. Chegou a hora de ajeitar a tanga na cintura, largar esse sanduíche de *bacon*, alface e tomate, e permitir que seu corpo corrija sua saúde hormonal, como previsto pela genética. Siga o roteiro dietético programado por milhares de gerações que nos antecederam, e tantos dos modernos fenômenos hormonais estranhos e aparentemente inexplicáveis simplesmente desaparecem sem necessidade de medicamentos ou do congelamento de óvulos humanos.

O estilo de vida Barriga de Trigo diz respeito a muito mais do que apenas cortar calorias ou consumir porções menores, sem dúvida mais do que o mundo terrível e desorientado do "sem glúten". Benefícios hormonais que surgem com a adoção do estilo de vida Barriga de Trigo são profundos, quase sempre transformadores, que decerto mudam a saúde e a aparência, não importa o que tenham escrito ou não no seu anuário do ensino médio.

CAPÍTULO 17

RECEITAS PARA FAZER SUMIR A BARRIGA DE TRIGO

ELIMINAR O TRIGO e os grãos de sua dieta não é uma dificuldade insuperável, mas exige, sem dúvida, a adoção de alguns ingredientes e métodos novos na cozinha, já que muitos de seus recursos de última hora e pratos preferidos da família estarão a partir de agora na lista de proibições. Entre as receitas saudáveis relativamente simples que elaborei, algumas podem servir para substituir pratos conhecidos que contêm trigo, enquanto permitem que você continue a recuperar a saúde e a perder quilos. Nesta edição revisada e ampliada de *Barriga de trigo*, atualizei receitas para realçar a ingestão de gorduras, acrescentei algumas receitas de alimentos probióticos e prebióticos, além de incluir novas receitas de pratos nunca antes apresentados em nenhum livro anterior da série "Barriga de trigo".

Essas receitas foram criadas de acordo com algumas regras básicas:

O trigo e os grãos são substituídos por alternativas saudáveis. Isso pode parecer óbvio, mas, em sua maioria, os alimentos sem trigo encontrados no supermercado ou as receitas sem glúten *não* fornecem comida realmente saudável ou, o que é mais provável, causam problemas significativos de saúde – trocar um problema por outro não faz sentido. Substituir o trigo por amido de milho, amido de arroz integral, fécula de batata ou de tapioca, por exemplo, como é costume em receitas sem glúten, vai fazer você ficar gordo e diabético, além de impedir que você volte a caber naquela sua calça *jeans* de antigamente.

Nas receitas aqui incluídas, a farinha de trigo é substituída por farinhas de castanhas, farinha de linhaça dourada moída, farinha de coco e outras farinhas grossas ou finas saudáveis, alimentos que são nutritivos e não produzem nenhuma das reações anormais deflagradas pelo trigo e por outros substitutos comuns do trigo. *Farinhas grossas* de castanhas são moídas a partir de castanhas inteiras, enquanto *farinhas finas* são moídas de castanhas branqueadas (peladas) e às vezes prensadas para remover óleos e obter texturas mais finas. Use as farinhas mais grossas para um teor nutritivo melhor, mas use as finas sempre que desejar uma textura mais delicada como, digamos, num bolo de aniversário de duas camadas. Todas as farinhas grossas e finas podem ser compradas já moídas, ou você poderá moê-las com um triturador de alimentos, um processador de alimentos ou com um moedor de café. No caso da linhaça, procure a linhaça *dourada* moída que não tem o sabor rançoso da linhaça marrom. Como com as farinhas grossas e finas de castanhas, também a linhaça pode ser adquirida já moída. Outras farinhas grossas e finas que você pode utilizar incluem as moídas de nozes, pecãs e gergelim (compre a granel, não os potinhos da gôndola de temperos). As sementes de abóbora e de girassol também produzem uma boa farinha quando moídas, mas não use bicarbonato de sódio nem fermento em pó com sementes de girassol, já que essa farinha libera clorofila que tornará verde o produto final.

Gorduras prejudiciais à saúde, como os óleos hidrogenados, poli-insaturados e oxidados, são evitadas. Gorduras e óleos usados nessas receitas costumam ser ricos em monoinsaturados e saturados, sobretudo azeite de oliva, óleo de coco, óleo de abacate e manteiga.

Tendo em vista que o esforço para reduzir carboidratos é mais saudável, por uma longa lista de razões, como a eliminação da gordura visceral, a supressão de fenômenos inflamatórios, a redução da expressão de partículas pequenas de LDL, a reversão da gordura no fígado e a redução ao mínimo ou a reversão de tendências diabéticas, todas estas receitas têm baixo teor de carboidratos. Por esse motivo, evitamos usar ingredientes substitutos de cereais, como o trigo-sarraceno e a quinoa; embora não sejam cereais, eles apresentam um teor excessivo de carboidratos que pode, por exemplo, prejudicar esforços para emagrecer ou pode manter alta sua glicose no sangue.

São usados adoçantes naturais inócuos: a estévia, a fruta-dos--monges, a inulina, o eritritol, o xilitol. (O xilitol, como o chocolate, é tóxico para cachorros.) Acrescentei também à lista a alulose, outro adoçante natural não calórico. Há também amplamente disponíveis no mercado associações de adoçantes como o Swerve® (eritritol + inulina), o Truvia® (rebiana, um componente isolado da estévia + eritritol), o Virtue Sweetener® (fruta-dos-monges + eritritol) e o Lakanto® (fruta-dos-monges + eritritol). Pode ser necessário ajustar à sua preferência a quantidade de adoçante indicada. Como, em sua maioria, as pessoas que eliminam o trigo da dieta desenvolvem uma sensibilidade à doçura, elas consideram a maior parte dos doces convencionais *enjoativos*. Cuidamos dessa parte reduzindo a dose de adoçante nas receitas. Contudo, se você está apenas dando os primeiros passos em sua viagem livre do trigo e ainda deseja doçura, fique à vontade para aumentar a quantidade indicada de adoçante. Vale ressaltar também que a capacidade de adoçar de alguns adoçantes, especialmente dos extratos de estévia em pó e líquidos, é variável. Consulte o rótulo do adoçante que você comprar para determinar a equivalência de seu adoçante em sacarose. Evite também adoçantes que contenham ingredientes indesejáveis destinados a lhes conferir volume, especialmente a maltodextrina (uma forma de açúcar).

Nós evitamos ou reduzimos ao mínimo os adoçantes ricos em frutose – sacarose, néctar de agave, xarope de bordo e mel – e deixamos de lado adoçantes sintéticos com efeitos nocivos para a saúde, como o aspartame, a sucralose, a sacarina (que alteram a flora intestinal e estimulam o ganho de peso), bem como a maioria dos polióis, como o maltitol, o lactitol, o sorbitol e o manitol, cujos efeitos são pouquíssimo diferentes dos da sacarose e causam diarreia.

Os diversos leites à venda no comércio, como o de amêndoas, de cânhamo e de coco, costumam conter emulsificantes que têm o potencial de agredir a mucosa que reveste o trato intestinal, contribuindo para a disbiose. Sempre que estiver especificado leite de coco nestas receitas, estou me referindo somente ao enlatado. Procure marcas sem emulsificantes como gomas guar, xantana ou gelana. Ou, é claro, você pode fazer seus próprios leites.

Enfim, estas receitas foram criadas tendo em mente pessoas ocupadas, com tempo limitado, por isso são de preparo razoavelmente fácil. Existe ampla oferta da maioria dos ingredientes usados.

Para maior segurança, não se esqueça de que qualquer pessoa com doença celíaca ou com problemas equivalentes mas sem sintomas intestinais também deve optar por ingredientes que não contenham glúten. Todos os ingredientes que incluí nas receitas foram escolhidos para que fossem fáceis de encontrar na versão sem glúten, mas é óbvio que não se pode controlar o comportamento de todo fabricante de alimentos e o que cada um deles põe em seus produtos. Verifique para ter certeza.

O QUE É INDISPENSÁVEL PARA O ESTILO DE VIDA BARRIGA DE TRIGO

Entre as receitas básicas indispensáveis para quem quer adotar o estilo de vida Barriga de Trigo, estão *wraps*, uma mistura de farinhas multiúso e pães sem trigo e sem cereais. (Ver a seção específica para confecção de seus próprios condimentos compatíveis.)

WRAP DE SEMENTES DE LINHAÇA

Wraps feitos com sementes de linhaça e ovos são surpreendentemente saborosos. Quando você pegar o jeito, poderá fazer um *wrap* ou dois em questão de minutos. Se tiver duas formas de torta, poderá fazer dois *wraps* de uma vez e acelerar o processo (embora eles devam ir ao micro-ondas um de cada vez). *Wraps* de linhaça podem ser mantidos no refrigerador e duram alguns dias. Variações saudáveis são possíveis simplesmente substituindo a água da receita por suco de diferentes vegetais (como o espinafre ou a cenoura).

Rendimento: 1 porção

3 colheres de sopa de sementes de linhaça dourada moídas

¼ de colher de chá de bicarbonato de sódio

¼ de colher de chá de cebola em pó

¼ de colher de chá de páprica

1 pitada de sal marinho fino

1 colher de sopa de óleo de coco (fundido) e mais um pouco para untar as formas

1 ovo grande

1 colher de sopa de água (ou o caldo de legumes de sua preferência)

Numa tigela pequena, misture a linhaça, o bicarbonato de sódio, a cebola em pó, a páprica e o sal. Incorpore a colher de sopa de óleo de coco. Acrescente o ovo e a colher de sopa de água, batendo bem até formar uma massa homogênea.

Unte com óleo de coco uma forma de torta que possa ir ao micro-ondas. Derrame a massa e a espalhe uniformemente no fundo. Ponha no micro-ondas em potência máxima por 2 ou 3 minutos, até que a massa esteja cozida. Deixe esfriar por uns 5 minutos.

Para retirar o *wrap* da forma, levante uma beirada com uma espátula comum. Se ficar grudado, use uma espátula de virar panqueca para soltá-lo com delicadeza. Vire o *wrap* e recheie com os ingredientes de sua escolha.

MISTURA BARRIGA DE TRIGO DE FARINHAS MULTIÚSO

Esta mistura de farinhas saudáveis, sem trigo, vem passando no teste prático do Barriga de Trigo já há anos e poupa alguns passos na confecção de sanduíches, pãezinhos, bolachas e outros produtos de padaria.

Manter um estoque da Mistura Barriga de Trigo de Farinhas Multiúso ajudará a poupar tempo na criação de receitas compatíveis com o Barriga de Trigo. Basta substituir a farinha indicada na receita por uma quantidade igual da mistura de farinhas, e você vai melhorar a estrutura e a coesão do produto final.

Se você não tiver à mão a Mistura Barriga de Trigo de Farinhas Multiúso, poderá usar em seu lugar sua farinha fina ou grossa de preferência, como a farinha de amêndoas, a farinha de gergelim ou outras associações de farinhas que não sejam de cereais.

Rendimento: 5 xícaras e meia

4 xícaras de farinha de amêndoas fina ou grossa
meia xícara de farinha de coco
1 xícara de linhaça dourada moída
2 colheres de chá de semente de *psyllium* moída

Num recipiente que possa ser bem vedado, misture a farinha de amêndoas fina ou grossa, a farinha de coco, a linhaça, e a semente de *psyllium*. De preferência, mantenha refrigerada. Use no prazo de quatro semanas.

PÃO BÁSICO

Esta é a receita com a qual sempre contamos para obter um pão de forma sem trigo. Bater as claras em neve gera algum "crescimento", mas este pão funciona melhor como suporte para *cream cheese* ou manteiga, não para ser usado em sanduíches.

Rendimento: 1 pão de forma

meia xícara de manteiga ou óleo de coco, derretido, e um pouco mais para untar a forma

1 xícara de farinha de amêndoas fina ou grossa

¼ de xícara de linhaça dourada moída

¼ de xícara de farinha de coco

1 colher de chá de bicarbonato de sódio

meia colher de chá de sal marinho

2 colheres de chá de vinagre branco

6 ovos grandes, com as gemas separadas

Preaqueça o forno a 180 °C. Unte uma forma de pão de 22 cm × 11 cm.

Numa tigela grande, misture a farinha de amêndoas, a linhaça, a farinha de coco, o bicarbonato e o sal.

Numa tigela pequena ou xícara, misture o vinagre com a manteiga derretida e acrescente essa mistura à dos ingredientes secos, incorporando-as perfeitamente.

Acrescente as gemas, incorporando-as muito bem.

Numa tigela grande, usando uma batedeira na potência mais alta, bata as claras em neve (picos moles). Junte as claras à massa das farinhas e misture até ficar homogênea. Espalhe a massa na forma e asse por 40 minutos, ou até que um palito saia limpo. Deixe esfriar e sirva.

PÃEZINHOS BÁSICOS PARA SANDUÍCHES

Esses pãezinhos achatados tornam a panificação sem trigo praticamente infalível, já que não precisamos nos preocupar com o "crescimento" (como nos preocupamos quando se trata de pães de forma). Ponha ovos e linguiças entre dois desses pãezinhos de sanduíche e você terá um café da manhã rápido e delicioso.
Para economizar tempo, faça os pãezinhos com antecedência. A receita pode ser dobrada ou triplicada para fazer fornadas maiores.

Rendimento: 2 pãezinhos para um sanduíche completo (parte superior e inferior)

Óleo de coco

1 xícara de Mistura Barriga de Trigo de Farinhas Multiúso (p. 372) ou 1 xícara de farinha de amêndoas fina ou grossa

meia colher de chá de bicarbonato de sódio

meia colher de chá de sal marinho

meia colher de chá de alecrim moído

meia colher de chá de orégano moído

2 colheres de sopa de azeite de oliva extravirgem

1 ovo médio

Preaqueça o forno a 180 °C. Unte com óleo de coco quatro cavidades de um tabuleiro para bolinhos achatados, ou quatro forminhas rasas*.

Numa tigela de tamanho médio, junte a mistura de farinhas, o bicarbonato, o sal, o alecrim e o orégano e misture bem. Acrescente o azeite de oliva e misture muito bem, para então acrescentar o ovo e bater à mão até bem misturado. Se a massa ficar dura demais, junte água, 1 colher de sopa de cada vez.

Com uma colher, ponha 4 porções iguais da massa nas cavidades da forma/nas forminhas. Acerte com uma colher até a massa ficar com pouco mais de 1 cm de altura, deixando o centro um pouco afundado. Asse de 15 a 20 minutos até as bordas começarem a dourar. Deixe esfriar e remova os pãezinhos da forma com cuidado.

---

* Existem forminhas para pão de mel que servem para assar cada banda desse pãozinho para sanduíche. (N. da T.)

RECEITAS FÁCEIS PARA MAIS PROBIÓTICOS E FIBRAS PREBIÓTICAS

No início de seu programa, limite a ingestão de fibra prebiótica a não mais de 10 gramas por dia, aumentando para 20 gramas por dia a longo prazo. Isso vai representar, por exemplo, usar não mais que metade de uma banana-verde ou metade de uma batata-inglesa crua em cada receita, passando então para uma banana ou uma batata inteira uma vez que você tenha ultrapassado sua experiência introdutória. Do mesmo modo, a inulina opcional é para ser acrescentada mais tarde, quando você tiver confiança de que não sentirá desconforto proveniente da disbiose não corrigida.

Também torço o nariz para os preços altos que costumamos pagar por suplementos probióticos de qualidade. Você pode cultivar os microrganismos de probióticos fazendo seu próprio iogurte e outros alimentos fermentados, o que lhe permite comprar um probiótico e fazê-lo render dez, vinte ou trinta vezes mais.

Seguem modos saborosos de garantir que você alcance sua meta diária de fibra prebiótica ao mesmo tempo que inclui boa quantidade de microrganismos probióticos. Você também encontrará outras receitas em outras partes deste capítulo que aumentarão ainda mais sua ingestão de fibras prebióticas.

VITAMINA PREBIÓTICA SABOR *MOCHA*

Este é um jeito fácil de tomar o café da manhã já com suas fibras prebióticas. Tão delicioso que mais parece uma sobremesa do que um café da manhã rotineiro.

Rendimento: 1 vitamina

1 banana-verde média ou uma batata-inglesa média, crua, descascada (Use somente a metade da banana ou da batata no início de seu programa.)

1 xícara de água

2 e meia colheres de sopa de cacau em pó não adoçado

2 colheres de chá de café instantâneo seco

meia colher de chá de extrato de baunilha

adoçante, equivalente a 1 colher de sopa de açúcar (exemplo: ¼ de colher de chá de estévia pura em pó)

1 colher de chá de inulina ou FOS em pó (opcional)

Se estiver usando uma banana-verde, descasque-a e pique-a grosseiramente. É mais fácil usar uma faca para cortar a casca no sentido do comprimento primeiro e então soltar a polpa. Se estiver usando uma batata, pique-a grosseiramente. Descarte a casca se houver alguma cor esverdeada. Ponha a banana ou a batata num liquidificador, seguida da água, do cacau em pó, do café instantâneo, da baunilha, do adoçante e, caso deseje, da inulina. Bata até que esteja bem homogêneo e a banana ou batata tenha sido liquidificada. Sirva imediatamente.

VITAMINA PREBIÓTICA DE COUVE-CRESPA, CENOURA E MIRTILOS

Se você estiver a fim de consumir mais verduras e outros alimentos nutritivos por meio de vitaminas ou de *smoothies*, esta é uma forma de associá-los a fibras prebióticas. O espinafre é intercambiável com sua preferência de verduras, como a couve-crespa ou a couve comum.

Rendimento: 1 vitamina

1 banana-verde média ou 1 batata-inglesa crua, média descascada (Use somente meia banana ou meia batata no início de seu programa.)

1 xícara de couve-crespa fresca

1 cenoura média, fatiada grosseiramente

meia xícara de mirtilos, frescos ou congelados

1 xícara de água

adoçante equivalente a uma colher de sopa de açúcar (exemplo: ¼ de colher de chá de estévia pura em pó)

1 colher de chá de inulina ou FOS em pó (opcional)

Se estiver usando uma banana-verde, descasque-a e pique-a grosseiramente. É mais fácil usar uma faca para cortar a casca no sentido do comprimento primeiro e então soltar a polpa. Se estiver usando uma batata, pique-a grosseiramente. Descarte a casca se houver alguma cor esverdeada. Ponha a banana ou a batata num liquidificador, seguida da couve, cenoura, mirtilos, água, adoçante e, caso deseje, da inulina. Bata até que esteja bem homogêneo e a banana ou a batata tenha sido liquidificada. Sirva imediatamente.

VITAMINA PREBIÓTICA DE MORANGO, LIMA-DA-PÉRSIA E ABACATE

O abacate acrescentado a esta vitamina resulta numa consistência maravilhosa, espessa e cremosa. (O mesmo efeito também pode ser obtido em qualquer uma das outras receitas de vitaminas.) Embora você possa usar o suco de lima-da-pérsia recém-espremido, a variedade engarrafada também funciona bem.

Rendimento: 1 vitamina

1 banana-verde média ou 1 batata-inglesa crua, média descascada (Use somente meia banana ou meia batata no início de seu programa.)

1 abacate pequeno a médio, descascado e sem caroço

meia xícara de morangos, frescos ou congelados

1 xícara de água, ou mais se necessário

2 colheres de sopa de suco de lima-da-pérsia

adoçante equivalente a uma colher de sopa de açúcar (exemplo: ¼ de colher de chá de estévia pura em pó)

1 colher de chá de inulina ou FOS em pó (opcional)

Se estiver usando uma banana-verde, descasque-a e pique-a grosseiramente. É mais fácil usar uma faca para cortar a casca no sentido do comprimento primeiro e então soltar a polpa. Se estiver usando uma batata, pique-a grosseiramente. Descarte a casca se houver alguma cor esverdeada. Ponha a banana ou a batata num liquidificador, seguida do abacate, dos morangos, água, suco de lima-da-pérsia, adoçante e, caso deseje, da inulina. Bata até que esteja bem homogêneo e a banana ou batata tenha sido liquidificada. Se preferir uma consistência mais líquida, acrescente água. Sirva imediatamente.

CAFÉ *MOCHA* COM MENTA

Economize na sua dose diária de café com essa deliciosa bebida em estilo profissional de cafeteria, reforçada com a fibra prebiótica da inulina.

Rendimento: 5 doses

2 xícaras de creme de leite leve ou leite de coco (enlatado), ou mais se necessário

¼ de xícara + 1 colher de sopa de cacau em pó não adoçado

adoçante equivalente a ¼ de xícara de açúcar

1 colher de sopa de extrato de baunilha

meia colher de chá de extrato de menta (ver Nota)

1 colher de chá de inulina

3 a 4 xícaras de café pronto

Numa panela pequena, em fogo médio-baixo, junte o creme de leite leve, o cacau em pó, o adoçante e a baunilha, mexendo com frequência até o cacau e o adoçante se dissolverem. Retire do fogo e deixe esfriar por 10 minutos.

Incorpore a essa mistura o extrato de menta e a inulina. Para servir, use meia xícara da mistura de *mocha* com menta para cada xícara de café e mexa. Guarde o que restar da mistura de *mocha* com menta num recipiente vedado na geladeira. Ela se manterá por até uma semana.

Nota: um pouquinho de extrato de menta rende muito. Se você achar que a menta está forte demais, reduza a quantidade e/ou faça sua diluição com mais creme de leite leve ou leite de coco. Se o extrato de menta for à base de óleo, derrame meia xícara da mistura de *mocha* com menta numa caneca de café vazia, bata rapidamente com um *mixer* ou um palito e então acrescente o café.

Variações: é possível fazer variações interessantes acrescentando 2 colheres de chá de extrato de coco ou uma pitada de canela e uma pitada de noz-moscada ralada.

BOCADOS DE BANANA-VERDE COM COBERTURA DE CHOCOLATE

Bananas-verdes, não maduras, são uma excelente fonte de fibras prebióticas, mas são difíceis de comer por causa de sua textura estranha. Você pode disfarçar essa textura incluindo uma banana-verde em seu *smoothie* ou vitamina, ou pode fazer simplesmente esses Bocados de Banana-Verde com Cobertura de Chocolate. Se cada banana for cortada em seis pedaços, cada bocado fornecerá até 2 a 3 gramas de fibras prebióticas destinadas a completar sua meta de 20 gramas por dia.

Compre bananas o mais verdes possível e guarde-as na geladeira, onde permanecerão verdes por cerca de cinco dias.

Rendimento: 12 bocados

2 bananas-verdes

1 barra de chocolate (100 g) de cacau a 85% ou mais (exemplo: Lindt Excellence Cocoa® 85% [ou 90%])

Descasque as bananas fazendo um corte no sentido do comprimento na casca e então solte a polpa. Corte cada banana em seis pedaços.

Quebre o chocolate em pedaços, coloque-os numa tigela que possa ir ao micro-ondas e aqueça por 30 segundos, repetindo conforme seja necessário, até que derreta. (Um modo alternativo consiste em derreter o chocolate em banho-maria.)

Usando palitos, mergulhe cada pedaço de banana no chocolate, girando-o para cobri-lo. Transfira cada bocado coberto de chocolate para uma travessa grande coberta com papel-manteiga. Deixe esfriar e guarde na geladeira por até quatro dias.

BATATAS FERMENTADAS COM ALECRIM E ENDRO

Eis uma forma fácil de acrescentar tanto probióticos como prebióticos a sua rotina: batatas cruas fermentadas. O sabor ligeiramente picante dessas batatas cruas fermentadas, incrementado pelo endro e alecrim fresco, vai muito bem numa salada, embora você também possa simplesmente comê-las direto do pote.
Não se preocupe com carboidratos nesse caso. Por estarem cruas, elas não têm *nenhum carboidrato líquido*, mas bastante fibra. Quando você faz a fermentação láctica de batatas cruas, também está cultivando espécies bacterianas benéficas, como o *Lactobacillus*, *Bifidobacterium*, *Leuconostoc* e outras que contribuem para uma flora intestinal saudável.
A receita é simples, mas há alguns lembretes necessários para garantir que a fermentação possa ocorrer. Primeiro, use água filtrada ou destilada, já que a água encanada contém cloro e flúor, que bloqueiam a fermentação. Por motivo semelhante, não use sal iodado, pois o iodo bloqueará a fermentação. O sal marinho funciona bem, já que contém uma quantidade insignificante de iodo.

4 xícaras de água filtrada ou destilada

1 colher de sopa de sal marinho, e mais conforme necessário

1 batata-inglesa de média a grande, com casca, picada em cubos de pouco mais de 1 cm

2 galhinhos de alecrim fresco

2 galhinhos de endro fresco

2 colheres de sopa de grãos inteiros de pimenta-do-reino

Derrame a água num recipiente grande o suficiente para conter mais ou menos 6 xícaras de líquido, seguida de sal suficiente para salgar o líquido a gosto (exemplo: 1 colher de sopa).

Se houver um tom verde na casca das batatas, remova essa parte. Ajeite as batatas no recipiente, seguidas do alecrim, do endro e dos grãos de pimenta. Cubra com uma toalha de papel, gaze grosseira de algodão ou outro item que permita a passagem do ar.

Ao longo das 48 horas seguintes, você verá a água se turvar, acompanhada de pequenas bolhas, tudo refletindo o processo de fermentação. Caso apareça na superfície uma película branca, remova-a com uma colher e descarte-a. Quando a água estiver moderadamente turva e as batatas apresentarem aquele forte sabor picante do ácido láctico, tipicamente entre 48 e 72 horas depois, transfira o recipiente para a geladeira. Guarde-o por até uma semana.

PICLES FERMENTADOS PICANTES

Em sua maioria, os picles vendidos em lojas não são fermentados, mas sim acondicionados em uma conserva feita com salmoura e vinagre. Eis como fazer picles fermentados, enriquecidos com os sabores do coentro, do endro, do alho e da cebola. Enquanto a maioria dos alimentos fermenta no período de 48 a 72 horas, esses picles costumam levar duas semanas ou mais para a fermentação plena. Isso você pode avaliar provando-os: os picles plenamente fermentados devem ser moderadamente ácidos.

4 a 5 dentes de alho, partidos ao meio

4 a 5 cebolinhas para conserva, fatiadas

2 colheres de chá de sementes de mostarda inteiras

1 colher e meia de sopa de sementes de endro inteiras

1 colher de sopa de grãos de pimenta inteiros

1 colher de sopa de sementes de coentro inteiras

4 xícaras de água filtrada ou destilada

1 colher de sopa de sal marinho ou outro sal não iodado

meio quilo de pepinos Kirby (para conserva)

Num pote grande para conservas que não seja de metal nem de plástico, com uma tampa segura, junte o alho, as cebolas, as sementes de mostarda, as sementes de endro, os grãos de pimenta, as sementes de coentro, a água e o sal e mexa. Acrescente os pepinos e feche com a tampa meio frouxa. (A fermentação produz gás, e ele precisa ser liberado.)

Deixe fermentar por cerca de dois semanas ou até que esteja ácido. Mantenha-o coberto e refrigerado por até três meses.

IOGURTE SUPERPROBIÓTICO DE MANGA E *CRANBERRY*

Você pode fazer iogurte usando um suplemento probiótico. Ao fazê-lo, você propaga as espécies microbianas contidas no probiótico e aumenta sua contagem ainda mais do que a que estava contida na(s) cápsula(s) de origem. Você não só aumenta os números de bactérias probióticas, mas também pode tomar o iogurte no lugar dos probióticos e economizar dinheiro, já que pode consumir, digamos, meia xícara de iogurte por dia no lugar de uma cápsula de probiótico.

Certifique-se somente de escolher uma preparação probiótica que não contenha *Saccharomyces*, *Aspergillus* ou outros fungos, para não correr o risco de fazer uma bebida alcoólica – fermentação alcoólica – em vez da fermentação pelo ácido láctico executada por espécies bacterianas como *Lactobacillus* e *Bifidobacterium*. A cápsula deve conter no mínimo 1 bilhão de UFCs de bactérias (número de bactérias).

Você vai precisar de algum meio para manter essa mistura a uma temperatura entre 37 e 43 °C por um período prolongado. Nós fermentamos por mais tempo do que a maioria dos fabricantes de iogurte recomenda porque desejamos uma contagem maior de bactérias probióticas. Seguindo este método, você deve obter contagens bacterianas da ordem de trilhões. Uma iogurteira, uma panela elétrica multifuncional, uma panela elétrica de fazer arroz (desde que tenha um ajuste para temperaturas baixas), um dispositivo de *sous-vide*, ou mesmo seu forno ligado a qualquer temperatura por 60 a 90 segundos de quatro em quatro horas cumprirão a tarefa. Também ajuda ter um termômetro para verificar a temperatura de seu iogurte, pois algumas iogurteiras e outros dispositivos alcançam temperaturas de 46 a 52 °C ou mesmo superiores, o que mata as bactérias probióticas e nem sempre produz iogurte.

Acrescente as frutas vermelhas de sua preferência e um fio de estévia líquida ou outro adoçante seguro para ter uma boa dose de probióticos saborosos. Embora os ingredientes crus tenham alto teor de carboidratos, a manga inclusive (que está em nossa lista de alimentos a evitar), os microrganismos fermentam os açúcares transformando-os em ácido láctico, e o produto final deve ser baixo em carboidratos e não doce.

Rendimento: 6 porções

1 xícara de manga fresca ou congelada, batida em purê
meia xícara de suco de *cranberry*
2 colheres de sopa de fécula de batata crua
1 cápsula de probiótico
1 litro de creme de leite leve

Numa tigela grande de vidro ou cerâmica, junte o purê de manga, o suco de *cranberry*, a fécula de batata e o probiótico, e misture à mão (não use liquidificador). Acrescente o creme de leite leve e o incorpore.

Mantenha a mistura à temperatura de 37 a 43 °C por 30 a 36 horas. Tampe-a e a mantenha refrigerada por até três semanas.

CAFÉ DA MANHÃ

O café da manhã pode ser simples, como três ovos, algumas fatias de *bacon* (não curado e sem nitritos), com fatias de abacate, alimentos simples com os quais você já está familiarizado. Lembre-se: o café da manhã saudável, sem grãos, pode também incluir pratos que você costuma consumir no almoço ou no jantar. Uma boa salada, o que sobrou da *pizza* sem grãos ou um pedaço de salmão são perfeitamente aceitáveis.

No entanto, caso você prefira recriar alimentos familiares sem todos os problemas dos grãos, eis como fazer "granola" sem ingredientes problemáticos, cereal matinal quente, *wraps* para o café da manhã, pãezinhos e outros.

GRANOLA CASEIRA SABOR TORTA DE MAÇÃ

Leitores consideram esta receita de granola do programa Barriga de Trigo útil para lanches e comidas para viagem, além de ser um substituto saudável para cereais matinais.

Você pode comprar maçãs desidratadas na maior parte dos grandes supermercados ou lojas especializadas em alimentos, ou ainda pode desidratá-las por si mesmo (o que é muito fácil caso você tenha um desidratador, que não é caro).

Rendimento: 10 xícaras

2 xícaras de sementes cruas de girassol

2 xícaras de sementes cruas de abóbora

1 xícara de pecãs cruas picadas

1 xícara de maçãs desidratadas, picadas grosseiramente à mão ou num triturador de alimentos

adoçante equivalente a meia xícara de açúcar

2 colheres de chá de canela moída

1 xícara de amêndoas cruas fatiadas

3 xícaras de flocos de coco não adoçados ou de coco ralado não adoçado

1 colher de chá de noz-moscada ralada

meia colher de chá de cravos moídos

2 colheres de chá de extrato de baunilha

¼ de xícara de óleo de coco, derretido

Preaqueça o forno a 135 °C.

Numa tigela grande, junte as sementes de girassol, de abóbora, as pecãs, amêndoas, o coco, as maçãs, o adoçante, a canela, a noz-moscada e os cravos, e misture muito bem.

Numa tigela pequena, misture o extrato de baunilha e o óleo de coco, para então incorporá-los muito bem à mistura de sementes e castanhas.

Espalhe a mistura da granola num tabuleiro grande e asse por 20 minutos, parando na metade do tempo para mexer a mistura, ou até que esteja ligeiramente dourada. Retire do forno e deixe esfriar. Guarde em recipiente tampado num armário e consuma no prazo de uma semana.

CEREAL QUENTE DE COCO E LINHAÇA

Você vai se surpreender com a saciedade que esse cereal matinal quente e simples pode proporcionar, especialmente se for usado leite de coco integral.

Rendimento: de 1 a 2 porções

meia xícara de leite de coco (engarrafado)

meia xícara de sementes de linhaça dourada moídas

¼ de xícara de flocos de coco não adoçados

¼ de xícara de nozes picadas, metades de nozes ou sementes de girassol, cruas e descascadas

meia colher de chá de canela em pó

¼ de xícara de morangos fatiados, mirtilos ou outras frutas vermelhas (opcional)

Numa tigela que possa ir ao micro-ondas, misture o leite, a linhaça, os flocos de coco e as nozes e leve ao micro-ondas por 1 minuto. Sirva polvilhado com canela e, se desejar, algumas frutas vermelhas.

WRAP MATINAL DE OVOS E *PESTO*

Esse delicioso sanduíche enrolado, que pode ser preparado na véspera e mantido no refrigerador, é uma refeição matinal prática e nutritiva.

Rendimento: 1 porção

1 *wrap* de sementes de linhaça (receita na p. 371), esfriado se feito recentemente

1 colher de sopa de *pesto* de manjericão ou de tomates secos

1 ovo cozido duro, descascado e cortado em fatias finas

2 fatias finas de tomate

1 punhado de espinafre tenro ou de alface rasgada

Coloque o *wrap* em um prato e passe o *pesto* numa faixa de 5 cm, de alto a baixo, no centro do *wrap*. Disponha o ovo fatiado na faixa de *pesto* e, em seguida, as fatias de tomate. Termine com o espinafre. Enrole e sirva.

BOLINHO RÁPIDO AOS TRÊS CHOCOLATES

Acorde para chocolate já cedinho de manhã, com esse bolinho rápido que exige o tempo total de 3 ou 4 minutos para preparar, e você terá um bocado delicioso de chocolate com seu café.

Os *nibs* de cacau trazem crocância. Se você não os usou antes, vai encontrá-los em lojas de produtos naturais, lojas especializadas e lojas de alimentos como a Whole Foods Market e a Trader Joe's. Faça suas pesquisas, porque os preços de *nibs* de cacau variam muito.

Rendimento: 1 bolinho

meia xícara de farinha de amêndoas fina ou grossa

1 colher de sopa de cacau em pó não flavorizado

1 colher de sopa de gotas de chocolate amargo

1 colher de sopa de *nibs* de cacau

adoçante equivalente a 2 colheres de sopa de açúcar

1 ovo

1 colher de sopa de óleo de coco ou manteiga derretida

2 colheres de sopa de água

Numa caneca grande ou tigela pequena, junte a farinha de amêndoas fina ou grossa, o cacau em pó, as gotas de chocolate, os *nibs* de cacau e o adoçante, e misture muito bem.

Acrescente o ovo, o óleo e a água e misture muito bem.

Leve ao micro-ondas por 2 minutos ou até que um palito saia limpo. Deixe esfriar de 4 a 5 minutos antes de consumir.

BOLINHOS RÁPIDOS DE CAFETERIA

Não se deixe enganar pelo tamanho minúsculo desse bolinho rápido: com seu alto teor de manteiga, eu o desafio a terminá-lo. E é a manteiga que confere a esse bolinho seu sabor semelhante ao de bolo de cafeteria.

Rendimento: 1 bolinho

meia xícara de farinha de amêndoas fina ou grossa

1 colher de chá de canela em pó

adoçante equivalente a 2 colheres de sopa de açúcar

1 ovo

4 colheres de sopa de manteiga derretida

1 colher de chá de extrato de baunilha

Numa caneca grande ou numa tigela pequena, junte a farinha de amêndoas fina ou grossa, a canela e o adoçante e misture muito bem.

Acrescente o ovo, a manteiga e a baunilha e misture muito bem.

Leve ao micro-ondas por 2 minutos ou até que um palito saia limpo. Deixe esfriar de 4 a 5 minutos antes de consumir.

QUICHE DE LINGUIÇA DE PORCO ITALIANA, TOMATES E QUEIJO DE CABRA

Essa deliciosa receita de *quiche* usa uma das minhas receitas preferidas de massa de torta sem cereais, que é muito simples. Acrescentar um pouquinho de linhaça dourada moída torna-a mais firme e crocante.

Prefiro não escorrer a gordura depois de preparar carnes como a linguiça de porco, já que procuramos favorecer mais gorduras em nossa dieta. No entanto, se a linguiça que você usar for muito gordurosa e liberar muita gordura, pense em descartar parte dessa gordura porque ela pode deixar a massa empapada.

Rendimento: 6 porções

MASSA

115 gramas de manteiga ou óleo de coco, derretido, e mais um pouco para untar a forma

Uma xícara e meia de farinha de amêndoas fina ou grossa ou nozes ou pecãs moídas

¼ de xícara de linhaça dourada moída

meia colher de chá de sal

RECHEIO

2 colheres de sopa de azeite de oliva extravirgem

1 cebola amarela, em cubinhos

2 dentes de alho, esmagados

meio quilo de linguiça de porco

8 ovos

¼ de xícara de *pesto* de manjericão

¼ de xícara de tomates secos picados

115 gramas de queijo de cabra esfarelado

1 colher de chá de sal marinho

Preaqueça o forno a 175 °C. Unte uma forma de torta de 25 cm de diâmetro.

Para a massa: numa tigela grande junte a farinha fina/grossa de amêndoas, a linhaça, o sal, a manteiga e meia xícara de água e misture muito bem. Transfira a mistura para a forma de torta e espalhe com o auxílio de uma espátula ou de uma colher grande, mergulhando de quando em quando a colher em água para impedir que a massa grude nela. Espalhe a massa até que suba no mínimo 2,5 cm pela lateral da forma de torta. Asse por 15 minutos ou até ficar ligeiramente dourada. Remova do forno e deixe esfriar.

Enquanto isso, para fazer o recheio: em fogo de médio a alto, numa frigideira grande, aqueça o azeite de oliva, com a cebola e o alho, até a cebola ficar macia e transparente. Acrescente a linguiça de porco, mexendo de vez em quando, até estar bem cozida. Remova do fogo e deixe esfriar por 10 minutos.

Numa tigela grande, junte os ovos, o *pesto*, os tomates secos, o queijo de cabra e o sal e misture bem. Acrescente a essa tigela a mistura já fria da linguiça e incorpore bem.

Ponha a mistura do recheio na massa já assada e leve ao forno por 45 minutos. Tire do forno e sirva.

QUICHE DE ASPARGOS E TOMATES SECOS

Nesta receita de *quiche*, combinamos aspargos, tomates secos e carne de porco moída para um café da manhã reforçado e satisfatório. Faça esta receita um dia e coma como um rei por três, quatro ou mais dias.

Rendimento: 8 porções

MASSA

4 colheres de sopa de manteiga ou óleo de coco, derretido, e mais um pouco para untar a forma

1 xícara e meia de farinha de amêndoas fina ou grossa

¼ de xícara de linhaça dourada moída

meia colher de chá de sal marinho

RECHEIO

2 colheres de sopa de azeite de oliva, manteiga ou óleo de coco

1 cebola comum, em cubinhos

2 dentes de alho, esmagados

meio quilo de carne de porco moída

¼ de xícara de caldo

2 xícaras de aspargos frescos ou congelados, picados grosseiramente

meia xícara de tomates secos (de preferência em azeite de oliva)

8 ovos

1 colher de chá de sal marinho

Preaqueça o forno a 175 °C. Unte uma forma de torta com diâmetro de 25 cm.

Para fazer a massa: numa tigela de média a grande, junte a farinha de amêndoas fina ou grossa, a linhaça, a manteiga, ¼ de xícara de água e o sal, e mexa muito bem. Transfira a mistura para a forma de torta e a espalhe com uma colher ou espátula, mergulhando de quando em quando a colher em água para impedir que a massa grude nela. Espalhe a massa até que suba no mínimo 2,5 cm pela lateral da forma de torta.

Asse a massa por 15 a 18 minutos ou até que esteja só começando a ficar dourada. Retire do forno e deixe esfriar.

Enquanto isso, para fazer o recheio: em fogo médio-alto, numa frigideira grande que possa ir ao forno, aqueça o azeite de oliva, a cebola e o alho até que a cebola esteja macia e translúcida, de 3 a 5 minutos. Acrescente a carne de porco, desfazendo-a à medida que ela for cozinhando. Acrescente o caldo e tampe, mexendo de quando em quando até a carne de porco estar totalmente cozida. Retire do fogo, destampe e deixe esfriar por 10 minutos.

Numa tigela grande, junte os aspargos, os tomates secos, os ovos e o sal e misture. Incorpore a carne de porco a essa mistura e mexa muito bem. Ponha esse recheio na massa de torta já fria e leve ao forno por 40 minutos ou até que os ovos estejam firmes. Retire do forno e sirva.

FRITTATA DE OVO DE PATA E AZEDINHA

Nesta receita, eu o incentivo a usar alguns ingredientes incomuns. Os sabores singulares da azedinha complementam os do espinafre e do alecrim nesta *frittata* substanciosa, acompanhados de um toque opcional do sal defumado.

Procure por ovos de pata em lojas especializadas ou, ainda melhor, em granjas próximas. Como eles são maiores do que os ovos de galinha, esta receita resulta numa *frittata* de bom tamanho. É claro que você também pode usar ovos de galinha.

Rendimento: 10 porções

12 ovos de pata (de galinha, se não encontrar)

2 colheres de sopa de óleo de coco

10 chalotas pequenas (do tamanho de uma noz ou menores), em fatias finas

220 g de cogumelos-paris ou portobelo, fatiados

pitada de sal defumado (opcional)

meio quilo de carne moída

1 colher de chá de sal marinho

meio molho de azedinha, picada

2 e meia xícaras de espinafre cru, picado

1 molho de salsa italiana, bem picadinha

1 colher de sopa de alecrim fresco, bem picadinho, ou 1 colher de chá de alecrim seco

pimenta-do-reino moída na hora

Preaqueça o forno a 175 °C.

Numa tigela ou no liquidificador, bata os ovos e reserve.

Em fogo médio, numa frigideira grande que possa ir ao forno, aqueça o óleo de coco, pincelando o óleo nas laterais da frigideira. Acrescente as chalotas, os cogumelos e, caso deseje, uma pitada de sal defumado. Refogue, mexendo de vez em quando, até as chalotas ficarem translúcidas.

Acrescente a carne moída e o sal marinho, mexendo. Cozinhe a carne até restar só um mínimo de vermelho.

Acrescente a azedinha e o espinafre, seguidos da salsa e do alecrim. Acrescente mais sal defumado a gosto. Mexa e cozinhe por 15 segundos.

Derrame os ovos batidos por cima, mas sem mexer. Acrescente pimenta a gosto.

Mantenha a frigideira em fogo médio por 10 minutos, ou até que os ovos comecem a se solidificar.

Leve a frigideira ao forno por aproximadamente 25 minutos, ou até que os ovos estejam firmes e a superfície esteja dourada. Retire do forno e sirva.

ALMOÇO, PEQUENAS REFEIÇÕES E ACOMPANHAMENTOS

A maioria das pessoas passa por uma redução impressionante no apetite com o estilo de vida Barriga de Trigo, não porque limitamos as calorias – o que *nunca* fazemos – mas porque, ao eliminar todo o trigo e os cereais, nós eliminamos os peptídeos opiáceos derivados da gliadina, que estimulam o apetite. Quer dizer que esta seção de pratos mais comedidos do que pratos principais maiores pode se tornar sua seção preferida, quanto mais você for se aprofundando no estilo de vida Barriga de Trigo.

WRAPS DE PERU COM ABACATE

Esta é apenas uma das centenas de maneiras de usar meus *wraps* de linhaça para um café da manhã, almoço ou jantar saboroso e nutritivo. Como alternativa a preparar esta receita com um molho, passe uma fina camada de *homus* ou de *pesto* no *wrap* antes de acrescentar os outros ingredientes.

Rendimento: 1 porção

1 *wrap* de semente de linhaça (p. 371) que já tenha esfriado, se recém-preparado

3 ou 4 fatias de peru assado

2 fatias finas de queijo suíço

¼ de xícara de brotos de feijão

meio abacate, descascado, sem caroço, em fatias finas

um punhado de folhas tenras de espinafre ou alface rasgada

1 colher de sopa de maionese (p. 424), mostarda, maionese de *wasabi* ou molho de salada sem açúcar

Ponha o peru e o queijo suíço no centro do *wrap*. Espalhe os brotos de feijão, o abacate e o espinafre ou alface por cima. Termine com uma colherada de maionese, mostarda ou outro condimento de sua preferência. Enrole e sirva.

SOPA MEXICANA DE TORTILHA

Não há nenhuma tortilha nesta sopa, apenas a ideia de um acompanhamento que se encaixa bem numa refeição em estilo mexicano. Fiz esta receita para minha família e me arrependi de não ter dobrado os ingredientes, porque todos quiseram repetir.

Rendimento: 4 porções

4 xícaras de caldo de galinha

¼ de xícara de azeite de oliva extravirgem

meio quilo de peito de frango desossado, cortado em cubos de 1 cm

2 a 3 dentes de alho, esmagados

1 cebola comum, grande, bem picada

1 pimentão vermelho bem picado

2 tomates bem picados

3 a 4 pimentas *jalapeño*, sem sementes e bem picadas

sal marinho e pimenta-do-reino moída na hora

2 abacates descascados, sem caroço, cortados no sentido do comprimento em fatias de 0,5 cm

1 xícara de queijo Monterey Jack® ou *cheddar* ralado (120 gramas)

meia xícara de coentro fresco picado

4 colheres de sopa de creme de leite azedo

Numa caçarola grande, leve o caldo de galinha ao fogo médio até ferver; mantenha aquecido.

Enquanto isso, em fogo médio, aqueça o azeite numa frigideira grande. Acrescente o frango e o alho, deixando cozinhar até que o frango esteja bem dourado (de 5 a 6 minutos).

Acrescente ao caldo o frango cozido, a cebola, o pimentão, os tomates e as pimentas *jalapeño*. Volte o caldo ao fogo até ferver. Abaixe o fogo, mantendo a ebulição, tampe a caçarola e deixe cozinhar por 30 minutos. Acrescente sal e pimenta-do-reino a gosto.

Sirva a sopa com uma concha em pratos de sopa. Sobre a sopa disponha o abacate fatiado, o queijo ralado, o coentro e uma colherada de creme de leite azedo.

SALADA DE ATUM COM ABACATE

Poucas combinações têm tanto sabor e são tão estimulantes quanto esta mistura de abacate com limão-taiti e coentro fresco. Se for preparada com antecedência, é melhor só acrescentar o abacate e o limão pouco antes de servir. A salada também pode ser servida com um molho de salada. Molhos para salada à base de abacate são uma ótima pedida com esta receita.

Rendimento: 2 porções

4 xícaras de verduras variadas ou de espinafre tenro

1 cenoura ralada

120 gramas de atum (enlatado ou em sachê, escorrido)

1 colher de chá de coentro fresco picado

1 abacate, sem caroço, descascado e cortado em cubos

2 gomos de limão-taiti

Misture as verduras e a cenoura numa tigela de salada (ou numa tigela com tampa). Acrescente o atum e o coentro, agitando para misturar bem. Pouco antes de servir, junte o abacate e esprema os gomos do limão-taiti sobre a salada. Misture bem e sirva imediatamente.

BOLINHOS DE SIRI

Esses bolinhos de siri "empanados" sem trigo são incrivelmente fáceis de fazer. Se forem servidos com molho tártaro, ou com outro molho compatível, e espinafre ou alface verde eles podem facilmente ser o prato principal.

Rendimento: 4 porções

2 colheres de sopa de azeite de oliva extravirgem

meio pimentão vermelho cortado em cubinhos

¼ de cebola comum bem picada

2 colheres de sopa de *chili* verde picadinho ou a gosto

¼ de xícara de nozes moídas

1 ovo grande

1 colher e meia de chá de *curry* em pó

meia colher de chá de cominho moído

sal marinho

1 lata de 180 gramas de carne de siri, escorrida e desmanchada em flocos

¼ de xícara de sementes de linhaça dourada moídas

1 colher de chá de cebola em pó

meia colher de chá de alho em pó

espinafre tenro ou verduras mistas para salada

molho tártaro (opcional)

Preaqueça o forno a 165 °C. Forre um tabuleiro com papel-manteiga.

Aqueça o azeite numa frigideira grande, em fogo médio. Acrescente o pimentão, a cebola e o *chili* e cozinhe até que estejam tenros (de 4 a 5 minutos). Deixe esfriar um pouco.

Transfira os legumes para uma tigela grande. Incorpore as nozes, o ovo, o *curry* em pó, o cominho e uma pitada de sal marinho. Junte a carne de siri à mistura e mexa bem. Forme quatro bolinhos achatados e transfira para o tabuleiro.

Misture a linhaça moída, a cebola em pó e o alho em pó numa tigela pequena. Salpique os bolinhos de siri com esse "empanado". Asse-os por cerca de 25 minutos, ou até que os bolinhos estejam bem assados e dourados.

Sirva sobre uma camada de espinafres ou de outra verdura para salada e, se desejar, acrescente um pouco de molho tártaro.

SOPA DE LENTILHAS, CHOURIÇO E TOMATE

Esta é mais uma forma de acrescentar a seu dia fibras prebióticas das lentilhas e do nabo-japonês para cultivar a saúde intestinal. As lentilhas fornecem a variedade galacto-oligossacarídea das fibras prebióticas, entre as fibras mais salutares que você pode obter em sua dieta.

Apesar do teor de carboidratos das lentilhas, os carboidratos líquidos por porção dessa sopa permanecem abaixo de 10 gramas, perfeitamente seguros para o estilo de vida Barriga de Trigo.

Rendimento: 8 porções

¼ de xícara de azeite de oliva extravirgem

1 cebola comum média, picada

2 dentes de alho, esmagados

2 pimentas *poblano* picadas, sem sementes

340 g de chouriço fatiado

6 xícaras de caldo de galinha ou água

1 xícara de quiabo fatiado

1 nabo-japonês fatiado

2 talos de aipo fatiados

1 xícara de lentilhas

1 lata de tomates em cubos (400 g)

1 colher de sopa de molho apimentado

sal marinho e pimenta-do-reino moída na hora

Em fogo médio-alto, aqueça o azeite numa caçarola grande e acrescente a cebola, o alho, as pimentas e o chouriço. Tampe, mexendo com frequência, até que o chouriço esteja cozido e as cebolas, translúcidas, por cerca de 5 minutos.

Transfira essa mistura do chouriço para um caldeirão grande ou panela semelhante. Em fogo alto, acrescente o caldo de galinha, o quiabo, o nabo-japonês, o aipo, as lentilhas, os tomates, o molho apimentado, o sal e a pimenta-do-reino a gosto. Deixe levantar fervura e então reduza para fogo baixo, tampe e cozinhe a fogo lento por 30 minutos ou até que as lentilhas estejam macias.

SALADA DE ESPINAFRE E COGUMELO

Esta salada simples pode ser facilmente preparada em quantidades maiores (basta multiplicar as quantidades indicadas) ou com antecedência, para usar num futuro próximo (por exemplo, no café da manhã do dia seguinte). É melhor acrescentar o molho apenas um pouco antes de servir. Se você escolher usar um molho de salada comprado pronto, leia o rótulo. Eles costumam ser feitos com xarope de milho rico em frutose, sacarose e outros ingredientes indesejáveis. Os molhos de salada com baixo teor de gordura, ou sem gordura, em especial, devem ser evitados a qualquer custo. Se um molho comprado pronto tiver sido feito com óleo saudável e contiver pouco ou nenhum açúcar, use-o à vontade: algumas gotas, algumas colheres ou até encharcar a salada, como quiser.

As saladas também representam uma ótima oportunidade para usar alguns de seus legumes de fermentação caseira, como batatas cruas, pepinos fatiados ou rabanetes.

Rendimento: 2 porções

8 xícaras de folhas tenras de espinafre

2 xícaras de cogumelos fatiados, a variedade de sua escolha

meia xícara de metades de nozes

180 gramas de queijo *feta* em cubos

meio pimentão vermelho, ou amarelo, picado

meia xícara de escalônia ou cebola vermelha picada

2 ovos cozidos fatiados

vinagrete caseiro (azeite de oliva extravirgem mais o vinagre de sua escolha) ou molho comprado pronto

Mexa juntos o espinafre, os cogumelos, o pimentão, a escalônia, os ovos, as nozes e o queijo *feta* numa tigela grande. Acrescente o molho e mexa de novo, ou divida a salada sem molho em dois recipientes herméticos e guarde no refrigerador, misturando o molho um pouco antes de servir.

Variações: seja criativo com a fórmula desta salada, acrescentando-lhe ervas, como o manjericão ou o coentro; substituindo o queijo *feta* por queijo de cabra, um *gouda* cremoso ou queijo suíço; acrescentando azeitonas gregas sem caroço, ou usando um molho cremoso (que não contenha açúcares nem xarope de milho rico em frutose), como o molho tipo *ranch*, receita da página 426.

SOPA CREME DE ASPARGOS

Mal posso esperar pela primavera, porque uma grande amiga minha me dá quilos de aspargos frescos colhidos à mão na fazenda de sua família.

Nesta receita, eu tempero os sabores deliciosos dos aspargos com a cúrcuma e pimenta-caiena, enquanto reforço a gordura com leite de coco. E além disso o aspargo aumenta sua ingestão de fibras prebióticas, para a felicidade de seus intestinos.

Rendimento: 6 porções

1 kg de aspargos frescos, picados grosseiramente

1 lata (400 mL) de leite de coco

2 xícaras de caldo de carne ou de galinha

2 colheres de chá de cúrcuma moída

meia colher de chá de pimenta-caiena

2 colheres de chá de sal marinho

pimenta-do-reino moída na hora

Cozinhe os aspargos no vapor até estarem macios, cerca de 10 minutos. Transfira para um liquidificador, acrescente parte do leite de coco e/ou caldo, e bata até que esteja líquido.

Transfira os aspargos para uma caçarola grande em fogo médio-alto e acrescente o leite de coco e caldo que restarem. Incorpore a cúrcuma, a caiena, o sal e a pimenta-do-reino, a seu gosto. Cozinhe até pouco antes de abrir fervura, retire do fogo e sirva.

OVOS *À LA DIABLE* COM ABACATE

Como o abacate faz parte do recheio dos ovos, é melhor servir esses ovos *à la diable* logo após seu preparo.

Rendimento: 4 porções

6 ovos cozidos

¼ de xícara de maionese (p. 424)

1 abacate médio, sem caroço, descascado e cortado em cubos

meia colher de chá de vinagre de maçã ou de vinagre de vinho branco

sal marinho

Descasque os ovos. (Deixo os ovos esfriarem em água salgada por alguns minutos para facilitar a remoção da casca.) Parta os ovos ao meio no sentido do comprimento e retire as gemas com uma colher.

Numa tigela de tamanho médio, acrescente às gemas a maionese, o abacate, o vinagre e o sal e amasse muito bem.

Distribua esse recheio de gemas nas claras cozidas e sirva imediatamente.

PATÊ DE FÍGADO À HÚNGARA

Uma amiga me disse que, quando ela era menina, sua avó fazia fígado picado à húngara e que ela sentia uma saudade tremenda desse prato. Eu então experimentei fazê-lo, e ele saiu perfeito logo de primeira.
Atualmente as pessoas precisam de mais fígado na vida. É provável que ele seja a parte mais nutritiva do animal (e não, ele não é lotado de toxinas). Aqui usamos gordura derretida de frango (como na receita tradicional). Lembre-se: nós louvamos o acréscimo de gorduras e óleos – aqueles que você pode preparar sozinho (receita mais adiante) ou adquirir em lojas especializadas, açougues e algumas *delicatéssen* – sem nunca limitá-los. Isso acrescenta mais dimensões no que diz respeito a sabores, embora a manteiga por si só também cumpra essa tarefa muito bem.

Rendimento: 4 porções

2 colheres de sopa de manteiga com sal

meia xícara de gordura derretida de frango (p. 399)

1 cebola, bem picada

meio quilo de fígado de frango, limpo

4 ovos cozidos, picados grosseiramente

1 colher de chá de páprica húngara

sal marinho e pimenta-do-reino moída na hora

crackers de linhaça ou legumes crus cortados em palitos

Em fogo médio-alto, numa frigideira grande derreta a manteiga e a gordura de frango. Acrescente a cebola e refogue por 3 a 5 minutos, mexendo de quando em quando, até que ela esteja macia e translúcida. Abaixe o fogo para médio, acrescente os fígados e cozinhe, com a frigideira tampada, virando-os de vez em quando, até que apresentem só um leve tom rosado por dentro, cerca de 12 minutos.

Acrescente os ovos ao fígado e, usando um amassador de batatas, amasse os fígados e os ovos. Retire e descarte qualquer membrana solta. Acrescente a páprica, o sal e a pimenta-do-reino a gosto e misture bem.

Transfira a mistura de fígado de frango para uma tigela. Tampe e refrigere até estar fria, cerca de 1 hora, ou a noite inteira. Sirva com *crackers* de linhaça ou palitos de legumes crus.

GORDURA DE FRANGO DERRETIDA

Rendimento: cerca de 1 xícara

meio quilo de gordura e pele de frango picadas grosseiramente
1 cebola comum, em cubos
1 colher de chá de sal marinho

Ponha a gordura e a pele de frango numa caçarola grande, cubra com água e leve a ferver em fogo médio--alto. Reduza então para fogo baixo e deixe cozinhar em fogo brando por 60 minutos, mexendo com frequência.

Acrescente a cebola e cozinhe mais 10 minutos, continuando a mexer com frequência. Acrescente o sal e mexa.

Retire do fogo e deixe esfriar por 10 minutos. Coe a mistura por uma peneira fina direto num recipiente de vidro de boca larga. Quando fria, tampe e refrigere a gordura derretida de frango para uso futuro. Guarde também os resíduos sólidos para acrescentar (como opção) ao patê de fígado.

REFEIÇÕES PRINCIPAIS

Sim, você pode ter jantares maravilhosos e substanciais, seguindo o estilo de vida Barriga de Trigo, geralmente com uma boa quantidade de sobras para aproveitar no café da manhã, almoço ou no jantar do dia seguinte. Faço questão de esclarecer como se fazem abobrinhas e outros legumes espiralizados para substituir massas, como fazer uso do macarrão *shirataki* e como não restringimos nosso consumo de óleos. Uma ampla faixa de estilos étnicos está incluída, desde o *chili* com carne até o macarrão *ramen*, para demonstrar como a alimentação sem cereais pode ser diversificada.

LINGUIÇAS ITALIANAS COM *HARISSA*, PIMENTÕES E RAÍZES

Este é mais um prato para acrescentar fibras prebióticas provenientes de leguminosas, no caso feijão-branco italiano, e de nabo-japonês.

Você pode encontrar vidros de molho *harissa* na maioria dos grandes supermercados e lojas de produtos especializados. Trata-se de uma preparação de pimentas popular em lugares como a Tunísia e o Marrocos. Se não lhe agrada a comida apimentada, pode omiti-lo.

Rendimento: 4 porções

¼ de xícara de azeite de oliva extravirgem ou de óleo de coco

1 cebola comum, picada

750 gramas de linguiça italiana

1 pimentão verde, sem sementes, fatiado

meia lata (425 g) de feijão-branco italiano

1 nabo-japonês, fatiado

2 xícaras de molho de tomate

170 gramas de molho *harissa*

sal marinho

Aqueça o azeite de oliva numa frigideira grande em fogo médio-alto e então acrescente a cebola. Refogue até a cebola ficar translúcida, cerca de 3 minutos. Junte as linguiças, virando-as para que toda a superfície doure um pouco, cerca de 5 minutos.

Acrescente o pimentão, o feijão, o nabo-japonês, o molho de tomate, o molho *harissa* e o sal. Abaixe para fogo médio. Tampe e cozinhe por 15 minutos ou até que a linguiça esteja perfeitamente cozida, mexendo de vez em quando. Sirva.

"MACARRÃO" DE ABOBRINHA COM LINGUIÇA E COGUMELOS *BABY BELLA*

Usar abobrinha no lugar do macarrão convencional de trigo proporciona um sabor e uma textura diferentes, mas é perfeitamente delicioso por seus próprios méritos. Como a abobrinha tem um sabor menos pronunciado que o do macarrão de trigo, quanto mais interessantes forem os molhos e coberturas, mais interessante será a "massa".
Use um descascador de legumes ou um espiralizador para criar seu "macarrão".

Rendimento: 2 porções

meio quilo de abobrinha

3 a 4 colheres de sopa de azeite de oliva extravirgem

240 gramas de linguiça moída

8 a 10 cogumelos *baby bella* ou *cremini* fatiados

2 a 3 dentes de alho esmagados

2 colheres de sopa de manjericão fresco picado

sal marinho e pimenta-do-reino moída na hora

1 xícara de molho de tomate ou 120 gramas de *pesto*

¼ de xícara de queijo parmesão ralado

Usando um descascador de legumes, descasque as abobrinhas. Ainda com o descascador de legumes ou com um espiralizador, corte-as em tiras, no sentido do comprimento.

Aqueça em fogo médio-alto 1 colher de sopa do azeite numa frigideira grande. Acrescente a linguiça e refogue, desfazendo-a com uma colher até ela estar totalmente cozida. Acrescente à frigideira 2 colheres de sopa do azeite, com os cogumelos e o alho e cozinhe por 2 a 3 minutos até os cogumelos ficarem macios.

Acrescente as tiras de abobrinhas à frigideira e cozinhe até a abobrinha amolecer; de 2 a 3 minutos. Junte o manjericão picado e sal e pimenta a gosto.

Sirva com molho de tomate ou molho *pesto* e salpicado com parmesão.

"MACARRÃO" DE ABOBRINHA COM MOLHO DE PIMENTÃO VERMELHO ASSADO

Eis um colorido molho vermelho, feito com purê de pimentões vermelhos assados, uma variação diferente do espaguete.
É claro que você pode tornar essa refeição mais substanciosa se acrescentar almôndegas ou linguiça.

Rendimento: 2 porções

- 1 quilo de abobrinhas
- 2 pimentões vermelhos, partidos ao meio, sem sementes
- ¼ de xícara de manjericão fresco, ou 1 colher de sopa de manjericão seco
- meia xícara de azeite de oliva extravirgem
- meia xícara de leite de coco
- 1 colher de chá de sal marinho
- meia colher de chá de pimenta-do-reino moída na hora
- 1 cebola comum, em cubinhos
- 2 dentes de alho, em cubinhos
- queijo parmesão ou romano ralado (opcional)

Preaqueça o forno a 230 °C.

Descasque as abobrinhas com um descascador de legumes. Então, com um espiralizador, corte-as. Reserve as abobrinhas espiralizadas.

Num tabuleiro, disponha os pimentões partidos ao meio, com o corte para baixo. Asse por 25 minutos ou até que comecem a ficar pretos. Retire do forno.

Transfira os pimentões para um liquidificador. Acrescente o manjericão, ¼ de xícara de azeite de oliva, o leite de coco, o sal e a pimenta-do-reino, e bata até que todos os ingredientes formem um purê homogêneo.

Enquanto isso, aqueça numa frigideira média em fogo médio-alto o ¼ de xícara de azeite de oliva que restou. Acrescente a cebola e o alho e refogue até que a cebola comece a ficar macia e translúcida, de 2 a 3 minutos. Junte as abobrinhas, mexendo de vez em quando até que elas só comecem a ficar macias, cerca de 3 minutos.

Sirva o "macarrão" com molho. Caso deseje, salpique queijo ralado, parmesão ou romano.

MACARRÃO TRICOLOR COM MANJERICÃO E TOMATES SECOS

Este é um saboroso acompanhamento que fortificará os músculos do antebraço com a espiralização dos legumes, enquanto serve de exemplo de como os macarrões espiralizados podem ser versáteis. Você também vai acrescentar a seu dia alguns gramas de fibras prebióticas da cebola, do alho, do nabo-japonês e da batata-doce. Os contadores de carboidratos não devem se desesperar com a inclusão da batata-doce, já que o cozimento mínimo preserva as fibras prebióticas. Além disso, usar uma batata-doce de pequena a média mantém os carboidratos, que são divididos por dois, já que a receita rende duas porções, num valor mínimo, abaixo do limite de carboidratos líquidos.

Rendimento: duas porções

1 abobrinha grande

1 nabo-japonês grande

1 batata-doce pequena a média

¼ de xícara de azeite de oliva extravirgem ou manteiga

2 dentes de alho, esmagados

1 cebola comum, em cubinhos

2 colheres de sopa de caldo ou água

¼ de xícara de tomates secos

¼ de xícara de manjericão fresco picado ou 1 colher de sopa de manjericão seco

1 colher de chá de sal marinho

meia xícara de queijo parmesão ralado ou em lascas

Descasque a abobrinha, o nabo-japonês e a batata-doce, com um descascador de legumes. Então, com um espiralizador, processe cada um dos três legumes. Reserve os legumes espiralizados.

Aqueça o azeite numa frigideira grande em fogo médio-alto, e acrescente o alho e a cebola, mexendo de vez em quando, até que a cebola esteja macia e o alho, perfumado, cerca de 3 minutos.

Acrescente o caldo, seguido da abobrinha, do nabo-japonês e da batata-doce espiralizados. Tampe, mexendo de vez em quando, por 60 a 90 segundos, ou até que o "macarrão" esteja macio.

Incorpore os tomates secos, o manjericão e o sal, cubra com o parmesão e sirva.

CHILI COM CARNE

Por causa do feijão e dos tomates, o *chili* convencional tem um teor alto demais em carboidratos para nós. Por isso, adaptei uma receita bastante comum, usando feijão-branco e uma quantidade limitada de tomates. A contagem de carboidratos está dentro de nosso limite de segurança, mas você obtém boa quantidade de fibras prebióticas do feijão-branco, de todas as leguminosas uma das mais ricas em fibras prebióticas.

Rendimento: 4 porções

¼ de xícara de azeite de oliva extravirgem, óleo de abacate ou óleo de coco

1 cebola comum pequena, picada

2 dentes de alho, esmagados

meio quilo de carne moída

1 lata de 170 gramas de massa de tomate

1 colher e meia de sopa de *chili* em pó

¼ de colher de chá de pimenta-caiena

1 pimentão verde, sem sementes, picado

sal marinho

meia xícara de caldo de carne ou de galinha

meia lata de feijão-branco

1 lata de 400 gramas de tomates em cubos

pimenta-do-reino moída na hora

queijo *cheddar* e/ou creme azedo (opcional)

Numa frigideira grande em fogo médio-alto, junte o azeite, a cebola, o alho, a carne moída, o pimentão e uma colher de chá de sal, tampe e cozinhe, mexendo de vez em quando, por 5 a 7 minutos, até que a carne já não esteja rosa.

Reduza para fogo baixo e incorpore o caldo, o feijão, os tomates, a massa de tomate, o *chili* em pó, a caiena e sal e pimenta-do-reino a gosto. Tampe por 20 minutos, mexendo de vez em quando.

Caso deseje, sirva coberto com queijo *cheddar* ralado grosso e/ou creme azedo.

REFOGADO DE MACARRÃO *SHIRATAKI*

O macarrão *shirataki* é um substituto versátil para massas. Ele não contém trigo, é claro; é feito da raiz da batata *konjac*. O *shirataki* praticamente não exerce efeito sobre a taxa de glicose no sangue, já que tem um teor de carboidratos ultrabaixo (3 gramas ou menos por pacote de 240 gramas). Procure *shirataki* sem acréscimo de *tofu*, para evitar a soja.

O macarrão *shirataki*, como tem pouco ou nenhum sabor próprio, absorve os sabores e aromas dos alimentos que acompanhar. Não se deixe afetar pelo odor peculiar ao abrir a embalagem, pois ele desaparece com um rápido enxágue.

O melhor preparo do macarrão *shirataki* é o de pratos asiáticos, embora você possa experimentar adaptá-lo a pratos italianos ou de outras culturas.

Rendimento: 2 porções

¼ de xícara de óleo de gergelim torrado

250 gramas de peito de frango sem osso ou lombo de porco, cortado em cubos de 2 cm

2 a 3 dentes de alho esmagados

120 gramas de cogumelos *shiitake* frescos, talos descartados, chapéus fatiados

2 a 3 colheres de sopa de molho de soja (sem glúten), *tamari* ou de aminos de coco

220 gramas de brócolis frescos ou congelados, cortados em pequenos buquês

120 gramas de brotos de bambu fatiados

1 colher de sopa de gengibre fresco ralado

2 colheres de chá de sementes de gergelim

meia colher de chá de pimenta vermelha em flocos

2 pacotes (250 gramas cada) de macarrão *shirataki*

Aqueça 2 colheres de sopa do óleo de gergelim numa *wok*, ou numa frigideira grande, em fogo médio. Acrescente o frango, o alho, os cogumelos *shiitake* e o molho de soja. Cozinhe até que a carne esteja totalmente cozida. (Acrescente um pouco de água se a quantidade de líquido diminuir muito.)

Acrescente à *wok* os brócolis, os brotos de bambu, o gengibre, o gergelim, a pimenta em flocos e as duas colheres de sopa restantes do óleo de gergelim, mexendo, ainda em fogo médio, até que os brócolis estejam tenros, porém crocantes (de 4 a 5 minutos).

Enquanto os brócolis cozinham, ferva 4 xícaras de água em fogo alto numa panela grande. Usando uma peneira, coloque o macarrão *shirataki* sob água corrente por cerca de 15 segundos; escorra. Ponha o macarrão na água fervente e cozinhe de 2 a 3 minutos. Escorra o macarrão e transfira-o para a *wok* com os legumes. Mexendo sempre, em fogo médio-alto, aqueça por 2 minutos antes de servir.

SALMÃO COM MAIONESE DE *SRIRACHA* ENVOLTO EM *NORI*

Simples e rápida, esta forma singular de preparar salmão cria sabores deliciosos que você vai adorar. *Nori*, surpreendentemente resistente apesar de ser tão fina, é a alga semelhante a papel usada para enrolar *sushi*. Ela pode ser encontrada em muitos dos principais supermercados e em lojas especializadas, entre elas a Whole Foods Market, e pode ser útil para enrolar ovos cozidos, frango assado, peixe, entre outros, e é deliciosa com a maionese de *sriracha* usada nesta receita.

Caso o orçamento permita, compre salmão selvagem em vez do salmão de cativeiro. Alguns dos maiores supermercados e lojas especializadas vendem maionese de *sriracha*, ou você pode fazê-la em casa com facilidade, uma cobertura apetitosa que complementa muito bem o salmão e a alga.

Rendimento: 2 porções

¼ de xícara de óleo de coco ou manteiga

2 filés de salmão (180 gramas cada), desossado

sal marinho

4 folhas de *nori*

4 colheres de sopa de maionese de *sriracha* (ver Nota)

Nota: Você pode comprar a maionese de *sriracha* pronta ou pode fazê-la em casa, acrescentando 2 a 3 colheres de sopa de molho *sriracha* a 120 gramas (meia xícara) de maionese caseira (p. 424) ou à maionese industrializada de sua preferência.

Aqueça o óleo de coco numa frigideira grande em fogo médio-alto e acrescente os filés de salmão, com a pele para cima, cozinhando por aproximadamente 4 minutos ou até que estejam ligeiramente selados. Vire e cozinhe, com o lado da pele para baixo, por mais 3 minutos. Retire do fogo e deixe esfriar por 2 a 3 minutos. Salgue a gosto. Disponha as folhas de *nori* aos pares na superfície de trabalho. Ponha cada filé de salmão numa folha de *nori* e aplique uma camada generosa de maionese de *sriracha* sobre cada filé. Dobre a segunda folha de *nori* por cima de cada filé de salmão.

Coma como um sanduíche, com as mãos, ou use garfo e faca.

MACARRÃO *RAMEN*

Esta é mais uma receita com tema asiático, uma forma de recriar o macarrão *ramen* sem nenhum dos ingredientes processados e impronunciáveis encontrados na versão à venda em lojas. Acompanhe este prato com uma salada de frango asiática e terá um banquete asiático sem cereais.

Como indicado, esta receita produz macarrão *ramen* seco. Para convertê-la em sopa, basta acrescentar 2 a 3 xícaras de caldo (caseiro, se houver).

Os flocos de bonito são peixe desidratado, enquanto as folhas de *nori* são a alga seca em que se enrola o *sushi*. Você encontrará flocos de bonito e folhas de *nori* em mercados asiáticos, algumas lojas de produtos naturais e na Whole Foods Market.

Rendimento: 2 porções

2 pacotes de macarrão *shirataki*

¼ de xícara de óleo de gergelim torrado

2 colheres de sopa de sementes de gergelim

¼ de xícara de molho de soja sem glúten, *tamari* ou aminos de coco

1 colher de sopa de cebola seca em pó

2 colheres de chá de alho seco em pó

meia xícara de flocos de bonito

2 cebolas verdes, somente a parte verde, picada

1 folha de *nori* (opcional)

Enxague o macarrão *shirataki* num escorredor, deixando secar.

Aqueça o óleo de gergelim numa frigideira grande em fogo médio-alto, e então acrescente as sementes de gergelim, cozinhando de 1 a 2 minutos, mexendo frequentemente. Acrescente o macarrão, o molho de soja, a cebola em pó, o alho em pó, os flocos de bonito e cebolas verdes, agitando por dois a três minutos, com o uso de um pegador de macarrão, para incorporar perfeitamente.

Retire do fogo e, caso deseje, sirva com *nori* por cima, partida rusticamente com as mãos (a menos que já tenha sido comprada quebrada ou numa forma para salpicar).

FRANGO EM CROSTA DE PECÃS

Esta receita pode ser um ótimo prato principal de um jantar e é prática para levar como almoço. Além disso, é de preparo rápido, especialmente se você tiver sobras de frango – basta reservar um peito ou dois do jantar da véspera. Se quiser, cubra o frango com a *tapenade* de sua preferência, *pesto* (manjericão ou tomates secos) ou com *caponata* de berinjela. Como não restringimos a gordura e gostaríamos do colágeno a mais fornecido pela pele, use peito de frango sem retirar a pele.

Rendimento: 2 porções

2 peitos de frango de 120 gramas cada, desossados

1 ovo grande

¼ de xícara de leite de coco (engarrafado)

meia xícara de pecãs moídas

3 colheres de sopa de queijo parmesão ralado

2 colheres de chá de cebola em pó

1 colher de chá de orégano seco

sal marinho e pimenta-do-reino moída na hora a gosto

4 colheres de sopa de *tapenade*, *caponata* ou *pesto*, comprados prontos

Preaqueça o forno a 180 °C. Disponha o frango num tabuleiro e asse por cerca de 30 minutos, até que esteja totalmente cozido.

Bata ligeiramente o ovo com um garfo num prato fundo. Acrescente o leite de coco e volte a bater.

Em outro prato fundo, misture as pecãs moídas, o parmesão, a cebola em pó, o orégano, o sal e a pimenta.

Mergulhe cada peito de frango no ovo, cobrindo os dois lados. Passe então os dois lados pela mistura de pecãs. Leve ao micro-ondas por 2 minutos em potência alta, num prato adequado.

Finalize com uma colherada de *tapenade* em cada peito de frango. Sirva quente.

COSTELETAS DE PORCO EMPANADAS COM PARMESÃO, COM LEGUMES ASSADOS EM VINAGRE BALSÂMICO

Uma mistura meio a meio de castanhas trituradas e queijo parmesão ou romano ralado produz um substituto saudável da farinha de rosca, que pode ser facilmente temperado com ervas ou especiarias a seu gosto.

Rendimento: 4 porções

1 cebola branca cortada em fatias finas

1 berinjela pequena, descascada, cortada em cubos de 1 cm

1 pimentão verde fatiado

1 pimentão amarelo, ou vermelho, fatiado

2 dentes de alho picados grosseiramente

¼ de xícara de azeite de oliva extravirgem, ou mais, se necessário

¼ de xícara de vinagre balsâmico

sal marinho e pimenta-do-reino moída na hora

1 ovo grande

1 colher de sopa de leite de coco (engarrafado)

meia xícara de farinha de amêndoas fina ou grossa ou pecãs moídas

meia xícara de queijo parmesão ralado

1 colher de chá de alho em pó

1 colher de chá de cebola em pó

4 costeletas de porco com o osso (180 gramas cada)

1 limão-siciliano cortado em fatias finas

Preaqueça o forno a 180 °C.

Coloque a cebola, a berinjela, os pimentões e o alho num tabuleiro grande. Regue com 2 colheres de sopa do azeite e do vinagre. Salpique sal e pimenta-do-reino e misture bem para envolver os legumes. Asse por 20 minutos.

Enquanto isso, bata o ovo junto com o leite de coco num prato fundo. Em outro prato fundo, misture a farinha de amêndoas fina ou grossa, o parmesão, o alho em pó e a cebola em pó. Tempere com sal e pimenta. Mergulhe cada costeleta de porco no ovo, cobrindo os dois lados. Passe então os dois lados pela mistura de parmesão e amêndoas moídas.

Aqueça as 2 colheres de sopa restantes do azeite numa frigideira grande, em fogo médio-alto. Junte as costeletas de porco e cozinhe até que fiquem douradas (de 2 a 3 minutos de cada lado).

Quando os legumes já estiverem assando por 20 minutos, retire o tabuleiro do forno e disponha as costeletas de porco sobre eles. Cubra as costeletas com as fatias de limão-siciliano.

Retorne o tabuleiro (descoberto) ao forno e asse por cerca de 30 minutos, até que as costeletas estejam ao ponto (o centro delas deve estar levemente rosado e um termômetro espetado no centro devem chegar a 70 °C) e os legumes estejam muito macios.

ASSADO DE BERINJELA AOS TRÊS QUEIJOS

Se você adora queijo, vai adorar a combinação de sabores deste assado de três queijos. Ele é substancial o suficiente para servir como prato principal, ou, em porções menores, como um acompanhamento para um simples bife ou filé de peixe grelhado. Sobras são ótimas para o café da manhã.

Rendimento: 6 porções

1 berinjela cortada em rodelas de 1 cm de espessura

meia xícara de azeite de oliva extravirgem

1 cebola comum picada

2 a 3 dentes de alho esmagados

3 a 4 colheres de sopa de tomates secos

4 a 6 xícaras de folhas de espinafre

2 tomates cortados em gomos

2 xícaras de molho de tomate

1 xícara de ricota

1 xícara de mozarela integral ralada grossa (120 gramas)

4 a 5 folhas de manjericão fresco picadas

meia xícara de queijo parmesão ralado (60 gramas)

Preaqueça o forno a 160 °C.

Disponha as fatias de berinjela num tabuleiro. Pincele os dois lados das fatias com a maior parte do azeite, reservando cerca de 2 colheres de sopa. Asse por 20 minutos. Retire a berinjela do forno, mas deixe-o ligado.

Aqueça as 2 colheres de sopa de azeite restantes numa frigideira grande, em fogo médio. Junte a cebola, o alho, os tomates secos e o espinafre e cozinhe até a cebola ficar macia.

Espalhe os gomos de tomate sobre a berinjela. Por cima, coloque o refogado de espinafre. Cubra tudo com o molho de tomate.

Numa tigela, misture a ricota com a mozarela. Espalhe essa mistura de queijos por cima do molho de tomate e salpique com manjericão. Salpique o queijo parmesão por cima de tudo.

Asse, sem cobrir, por cerca de 30 minutos, até que esteja borbulhando e o queijo tenha derretido. Deixe esfriar e sirva.

PIZZA DE ESPINAFRE E RICOTA

Usar queijos na massa da *pizza* proporciona melhor estrutura e uma textura agradável à mastigação.

Escolha a forma de mozarela de sua preferência. Embora a ralada grossa seja a mais fácil, fique atento para o amido de milho, a natamicina e aditivos. (A celulose é aceitável como agente antiaglutinante, já que ela é inerte no corpo humano.) Naturalmente, escolha somente produtos integrais, aí incluída a ricota, *nunca* os semidesnatados ou desnatados.

Rendimento: 6 porções

MASSA

1 xícara de mozarela

120 gramas de *cream cheese*

1 xícara de farinha de amêndoas fina ou grossa

RECHEIO

1 xícara de mozarela

1 xícara de ricota

1 xícara de espinafre fresco, rasgado ou cortado grosseiramente

1 lata (180 g) de massa de tomate

2 colheres de sopa de azeite de oliva extravirgem

Preaqueça o forno a 180 °C. Forre com papel-manteiga um tabuleiro ou uma pedra para assar *pizza*.

Para fazer a massa: numa caçarola pequena, em fogo baixo, aqueça a mozarela e o *cream cheese* até que derretam (ou numa tigela média adequada derreta os queijos no micro-ondas, verificando a cada 30 segundos). Incorpore a farinha de amêndoas fina ou grossa batendo vigorosamente até que se forme uma massa densa e todos os ingredientes estejam bem misturados.

Transfira a massa para o tabuleiro ou pedra para *pizza* já forrada e dê o formato desejado com as mãos, aproximadamente 0,5 cm de espessura, com as bordas mais espessas. (Molhe as mãos com água mais ou menos a cada minuto para facilitar o trabalho.)

Asse a massa por 15 minutos ou até que só comece a ficar de um dourado escuro. Retire do forno.

Espalhe a mozarela, a ricota e o espinafre sobre a massa.

Numa tigela pequena, junte a massa de tomate e o azeite de oliva e misture, para então distribuir por cima da *pizza*.

Asse a *pizza* por 25 minutos ou até que o espinafre esteja cozido. Deixe esfriar e sirva.

LOMBINHO DE PORCO COM TEMPEROS MARROQUINOS

Este é um método simples para incrementar o lombinho de porco. Embora a receita indique que o prato seja assado no forno, grelhar também proporciona um ótimo resultado.

Rendimento: 6 porções

2 colheres de sopa de cominho moído
1 colher de sopa de sementes moídas de coentro
2 colheres de chá de gengibre moído
meia colher de chá de cravo em pó
1 quilo de lombinho de porco
1 colher e meia de chá de canela em pó
1 colher de chá de pimenta vermelha moída
1 colher de chá de cardamomo moído
120 gramas de manteiga, em fatias finas

Preaqueça o forno a 190 °C.

Numa tigela grande, misture o cominho, o coentro, o gengibre, a canela, a pimenta vermelha, o cardamomo e o cravo.

Passe os lombinhos pela mistura de temperos para que fiquem totalmente cobertos. Disponha os lombinhos num tabuleiro, distribua as fatias de manteiga em cima dos lombinhos e leve o tabuleiro ao forno.

Asse por 30 minutos, virando-os uma vez na metade do tempo, ou até que o interior da carne de porco esteja com um mínimo de tom rosado, ou que um termômetro espetado no centro do lombinho chegue a 70 °C.

SOBREMESAS E PÃES PARA LANCHES

Adaptar receitas para pratos principais e acompanhamentos geralmente é questão de apenas substituir ingredientes indesejáveis à base de cereais ou de açúcar por alternativas salutares. No entanto, quando se trata de sobremesas e pães para lanches, precisamos mudar totalmente as regras de preparação dos pratos para levar em conta as características de forneamento muito diferentes apresentadas pelas farinhas não provenientes de cereais. O sucesso nessa mudança levará de fato cada um a desfrutar pães para lanches, bolinhos e sobremesas deliciosas, como *cheesecakes* e bolos, sem nenhum dos problemas causados por seus equivalentes da culinária convencional.

"PÃO" DE MAÇÃS E NOZES

Muitas pessoas que embarcam numa viagem sem trigo precisam satisfazer, de vez em quando, um desejo de comer pão, e esse pão aromático é a resposta perfeita. O pão de maçãs e nozes fica maravilhoso com uma camada de *cream cheese*; manteigas de amendoim, semente de girassol, castanha-de-caju ou amêndoas; ou com a tradicional manteiga comum.

Apesar da inclusão de fontes de carboidratos, como o purê de maçã, a contagem total de gramas de carboidratos por fatia chega a uma discreta exposição da ordem de 5 gramas. Pode-se omitir o purê de maçã, sem comprometer a qualidade do pão. Considere esta receita um modelo para pães rápidos e variados, como pão de banana, pão de abobrinha com cenoura, entre outras opções. Para fazer pão de abóbora, ótimo para as festas de fim de ano, substitua o purê de maçã, por exemplo, por 1 xícara e meia de purê de abóbora e acrescente 1 colher e meia de chá de noz-moscada.

Rendimento: 10 a 12 porções

meia xícara de óleo de abacate, azeite de oliva *extralight*, óleo de coco derretido ou manteiga derretida, e um pouco mais para untar a forma

2 xícaras de farinha de amêndoas fina ou grossa

1 xícara de nozes picadas

2 colheres de sopa de sementes de linhaça dourada moídas

1 colher de sopa de canela em pó

2 colheres de chá de fermento em pó

meia colher de chá de sal marinho

2 ovos grandes

1 xícara de purê de maçã não adoçado

¼ de xícara de creme de leite azedo ou leite de coco (engarrafado), e um pouco mais caso necessário

Preaqueça o forno a 160 °C. Unte generosamente com óleo uma forma de pão de 22,5 cm por 12,5 cm. (O óleo de coco é ideal para isso.)

Ponha a farinha de amêndoas fina ou grossa, as nozes, as sementes de linhaça, a canela, o fermento em pó e o sal numa tigela grande e mexa até ficar homogêneo.

Numa tigela média, misture os ovos, o purê de maçã, o óleo e o creme de leite azedo. Despeje essa mistura sobre os ingredientes secos e mexa só até incorporá-los. Se a massa ficar muito seca, acrescente de 1 a 2 colheres de sopa de creme de leite azedo ou de leite de coco. Ponha a "massa" na forma untada, apertando bem, e asse por cerca de 45 minutos, ou até que um palito espetado no pão saia seco. Retire do forno, deixe esfriar na forma por 20 minutos e só então desenforme. Fatie e sirva.

BOLINHOS DE BANANA E MIRTILO

Como a maioria das receitas feitas com ingredientes saudáveis que não contêm trigo, estes bolinhos ficam com uma textura mais grosseira que os feitos com farinha de trigo. A banana, fruta conhecida por seu alto teor de carboidratos, confere aos bolinhos parte de sua doçura; mas, como uma banana está distribuída entre 10 a 12 bolinhos, sua exposição a carboidratos será mantida em um valor muito baixo. Os mirtilos podem ser substituídos por quantidades equivalentes de framboesas, *cranberries* ou outras frutas vermelhas.

Rendimento: de 10 a 12 bolinhos

¼ de xícara de óleo de coco derretido, óleo de abacate ou azeite de oliva *extralight*, mais um pouco para untar a forma

2 xícaras de farinha de amêndoas fina ou grossa

¼ de xícara de sementes de linhaça dourada moídas

adoçante, quantidade equivalente a ¾ de xícara de açúcar

1 colher de chá de fermento em pó

1 pitada de sal marinho

1 banana madura

2 ovos grandes

meia xícara de creme de leite azedo ou leite de coco (engarrafado)

1 xícara de mirtilos, frescos ou congelados

Preaqueça o forno a 160 °C. Unte com óleo de coco uma forma própria para bolinhos com 12 cavidades.

Misture a farinha de amêndoas fina ou grossa, as sementes de linhaça, o adoçante, o fermento em pó e o sal numa tigela grande, mexendo com uma colher.

Numa tigela média, amasse a banana com um esmagador de batatas até obter uma massa lisa. Acrescente os ovos, o creme de leite azedo e o óleo. Junte a mistura de banana com a mistura dos secos e bata até ficar homogêneo. Incorpore os mirtilos delicadamente.

Com uma colher, ponha a massa nas cavidades da forma, enchendo-as até a metade. Asse até que um palito espetado no centro de um bolinho saia seco (cerca de 45 minutos). Deixe esfriar na forma de 10 a 15 minutos. Depois, desenforme os bolinhos e transfira-os para uma grade de culinária para que esfriem totalmente antes de servir.

BOLINHOS DE ABÓBORA COM ESPECIARIAS

Gosto muito destes bolinhos no café da manhã de outono e inverno. Passe *cream cheese* num deles e você não vai precisar de muita coisa mais para se sentir saciado numa manhã fria.

Rendimento: 12 bolinhos

¼ de xícara de óleo de coco derretido, óleo de nozes ou azeite de oliva *extralight*, e mais um pouco para untar a forma

2 xícaras de farinha de amêndoas fina ou grossa

1 xícara de nozes picadas

¼ de xícara de sementes de linhaça dourada moídas

adoçante, em quantidade equivalente a 3/4 de xícara de açúcar

2 colheres de chá de canela em pó

1 colher de chá de pimenta-da-jamaica em pó

1 colher de chá de noz-moscada ralada

1 colher de chá de fermento em pó

1 pitada de sal marinho

450 gramas de purê de abóbora sem açúcar

meia xícara de creme de leite azedo ou leite de coco

2 ovos grandes

Preaqueça o forno a 160 °C. Unte com óleo de coco uma forma de bolinhos com 12 cavidades.

Numa tigela grande, misture a farinha de amêndoas fina ou grossa, as nozes, a linhaça, o adoçante, a canela, a pimenta-da-jamaica, a noz-moscada, o fermento em pó e o sal. Em outra tigela grande, misture a abóbora, o creme de leite azedo, os ovos e o óleo.

Junte a mistura da abóbora com a dos ingredientes secos e incorpore até que fique homogêneo. Com uma colher, ponha a massa nas cavidades já untadas da forma, enchendo-as até mais ou menos a metade. Asse por cerca de 45 minutos, ou até que um palito espetado num bolinho saia seco.

Deixe que os bolinhos esfriem na forma por uns 10 ou 15 minutos e então desenforme sobre uma grade de culinária para que esfriem totalmente antes de servir.

BISCOITOS PICANTES DE GENGIBRE

Estes biscoitos sem trigo poderão satisfazer algum desejo incontrolável que você possa vir a ter de vez em quando. Ao substituir a farinha de trigo por farinha de coco você terá biscoitos mais pesados, menos coesos. Mas, uma vez que seus parentes e amigos se familiarizem com a textura diferente, eles vão querer mais.

Como algumas outras receitas aqui incluídas, esta é uma receita básica de biscoito, que pode ser modificada de uma série de maneiras deliciosas. Quem aprecia chocolate, por exemplo, pode acrescentar gotas de chocolate meio amargo e deixar de fora a pimenta-da-jamaica, a noz-moscada e o gengibre, criando assim um equivalente saudável e sem trigo dos biscoitos com gotas de chocolate.

Rendimento: cerca de 25 biscoitos (com 6 cm de diâmetro)

1 xícara de óleo de coco derretido, azeite de oliva *extralight*, manteiga derretida ou óleo de abacate, e um pouco mais para untar

2 xícaras de farinha de coco

1 xícara de nozes bem picadas

¼ de xícara de coco ralado

adoçante equivalente a 1 xícara de açúcar

2 colheres de chá de canela em pó

1 colher de chá de pimenta-da-jamaica em pó

1 colher de chá de gengibre moído

1 colher de chá de noz-moscada ralada

1 colher de chá de bicarbonato de sódio

1 xícara de creme de leite azedo ou de leite de coco (engarrafado)

3 ovos grandes ligeiramente batidos

1 colher de sopa de raspas de limão-siciliano

1 colher de chá de extrato de baunilha

1 colher de chá de extrato de amêndoas

Preaqueça o forno a 160 °C. Unte um tabuleiro com óleo de coco ou forre-o com papel-manteiga.

Numa tigela grande, misture a farinha de coco, as nozes, o coco ralado grosso, o adoçante, a canela, a pimenta-da-jamaica, o gengibre, a noz-moscada e o bicarbonato de sódio.

Numa tigela pequena, bata o creme de leite azedo, o óleo, os ovos, as raspas de limão, o extrato de baunilha e o extrato de amêndoas. Acrescente essa mistura dos ovos à mistura dos ingredientes secos e mexa apenas o suficiente para incorporar bem. (Se a mistura ficar grossa demais para ser mexida com facilidade, acrescente água, colocando 1 colher de sopa de cada vez até chegar à consistência de massa de bolo.)

Faça montinhos de massa de 2,5 cm de altura no tabuleiro preparado e os achate. Asse por 20 minutos ou até que um palito espetado em um deles saia limpo. Deixe esfriar sobre uma grade de culinária antes de apreciá-los.

BOLO DE CENOURA

De todas as receitas incluídas neste livro, esta é a que mais se aproxima da receita original, que contém trigo, pela semelhança de sabor, e deve satisfazer até mesmo o desejo do mais exigente apreciador de trigo.

Rendimento: 8 a 10 porções

PARA A MASSA

meia xícara de óleo de coco derretido, e mais um pouco para untar a forma

1 xícara de farinha de coco

adoçante em quantidade equivalente a 1 xícara de açúcar

2 colheres de sopa de raspas de laranja

1 colher de sopa de sementes de linhaça dourada moídas

2 colheres de chá de canela em pó

1 colher de chá de pimenta-da-jamaica em pó

1 colher de chá de noz-moscada ralada

1 colher de chá de bicarbonato de sódio

1 pitada de sal marinho

4 ovos grandes

1 xícara de creme de leite azedo

meia xícara de leite de coco (engarrafado)

2 colheres de chá de extrato de baunilha

2 xícaras de cenouras raladas finas

1 xícara de pecãs picadas

PARA A COBERTURA

230 gramas de *cream cheese* em temperatura ambiente

1 colher de chá de suco fresco de limão-siciliano

adoçante em quantidade equivalente a ¼ de xícara de açúcar

Preaqueça o forno a 160 °C. Unte com óleo de coco uma forma quadrada de 22,5 cm ou 25 cm de lado.

Para fazer o bolo: numa tigela grande, junte a farinha de coco, o adoçante, as raspas de laranja, a linhaça, a canela, a pimenta-da-jamaica, a noz-moscada, o bicarbonato de sódio e o sal; e misture manualmente.

Bata os ovos, o óleo de coco, o creme de leite azedo, o leite de coco e a baunilha numa tigela de tamanho médio. Despeje a mistura dos ovos sobre a mistura dos ingredientes secos. Com uma batedeira elétrica, bata até que a massa fique homogênea. Acrescente as cenouras e as pecãs, incorporando-as manualmente. Transfira a massa para o tabuleiro untado.

Asse por 1 hora, ou até que um palito espetado no bolo saia limpo. Deixe esfriar.

Para fazer a cobertura, misture o *cream cheese*, o suco de limão e o adoçante numa tigela pequena e bata muito bem com uma batedeira.

Espalhe a cobertura sobre o bolo já frio, fatie e sirva.

CHEESECAKE CLÁSSICO

Esse é um motivo para comemorar: *cheesecake* sem consequências indesejáveis para a saúde ou o peso! Pecãs moídas servem como base sem trigo para esse "pecado" de *cheesecake*, embora você possa substituí-las facilmente por nozes ou amêndoas moídas.

VARIAÇÕES
O recheio pode ser modificado de muitas formas. Experimente acrescentar meia xícara de cacau em pó e cobrir com raspas de chocolate amargo; ou substitua o limão--siciliano por suco e raspas de limão-taiti; ou cubra com frutas vermelhas, folhas de hortelã e creme chantili.

Rendimento: de 6 a 8 porções

PARA A BASE

1 xícara e meia de pecãs moídas

adoçante, em quantidade equivalente a meia xícara de açúcar

1 colher e meia de chá de canela em pó

meia xícara de manteiga, derretida e fria

1 ovo grande ligeiramente batido

1 colher de chá de extrato de baunilha

PARA O RECHEIO

450 gramas de *cream cheese* em temperatura ambiente

3/4 de xícara de creme de leite azedo

adoçante, em quantidade equivalente a meia xícara de açúcar

1 pitada de sal marinho

3 ovos grandes

suco de um limão-siciliano pequeno e 1 colher de sopa de raspas do limão

2 colheres de chá de extrato de baunilha

Preaqueça o forno a 160 °C.

Para fazer a base: numa tigela grande, misture as pecãs moídas, o adoçante e a canela. Incorpore a manteiga derretida, o ovo e a baunilha, mexendo muito bem.

Aperte essa mistura no fundo de uma forma de torta de 25 cm de diâmetro, moldando-a para fazer uma borda nas laterais de uns 4 ou 5 cm de altura.

Para fazer o recheio, numa tigela média, misture o *cream cheese*, o creme de leite azedo, o adoçante e o sal. Usando uma batedeira, bata com velocidade baixa. Sempre batendo, acrescente os ovos, o suco e as raspas de limão e a baunilha. Bata com velocidade média por 1 minuto.

Derrame o recheio sobre a base. Asse até que esteja quase firme no centro (cerca de 50 minutos). Resfrie o *cheesecake* sobre uma grade culinária. Leve ao refrigerador para servir gelado.

DOCE EM BARRA DE CHOCOLATE COM MANTEIGA DE AMENDOIM

Tirando o açúcar, os cereais e outros ingredientes não mencionáveis, transformamos o doce em barra num alimento saudável! E, como ele está repleto de gorduras saudáveis, você descobrirá que ele promove uma saciedade excepcional, enquanto não afeta sua glicose no sangue.
Mantenha um estoque desta sobremesa deliciosa à mão, para satisfazer aquelas eventuais fissuras incontroláveis por chocolate ou doces.

Rendimento: 12 porções

PARA A BARRA

1 colher de sopa de óleo de coco derretido

225 gramas de chocolate sem açúcar

1 xícara de manteiga de amendoim natural em temperatura ambiente

110 gramas de *cream cheese* em temperatura ambiente

adoçante, em quantidade equivalente a 1 xícara de açúcar

1 colher de chá de extrato de baunilha

1 pitada de sal marinho

PARA A COBERTURA (OPCIONAL)

meia xícara de manteiga de amendoim natural em temperatura ambiente

meia xícara de amendoins sem sal, torrados a seco e picados

Unte uma forma quadrada de 20 cm com o óleo de coco derretido.

Para fazer o doce: numa cumbuca adequada, leve o chocolate ao micro-ondas por cerca de 1 minuto e meio a 2 minutos, dividindo esse tempo em períodos de 30 segundos até que comece a derreter. (Como alternativa, derreta o chocolate em banho-maria.)

Em outra tigela adequada para micro-ondas, misture a manteiga de amendoim, o *cream cheese*, o adoçante, a baunilha e o sal. Leve ao micro-ondas por 1 minuto e então misture para que fique homogêneo. (Como alternativa, acrescente esses ingredientes ao chocolate no banho-maria e aqueça até que todos os ingredientes estejam derretidos.) Incorpore essa mistura de manteiga de amendoim ao chocolate derretido e mexa bem. Se a mistura estiver muito dura, leve ao micro-ondas por mais 30 a 40 segundos.

Espalhe o doce na forma untada e reserve até esfriar. Caso deseje, cubra o doce com uma camada de manteiga de amendoim e salpique com os amendoins picados.

CHOCOLATE SOMENTE PARA ADULTOS

Esta é uma velha receita favorita do *Barriga de trigo* modificada um pouquinho em relação à versão original.
Sem o açúcar e vários aditivos, o sabor do chocolate se destaca. Para obter os melhores resultados, escolha o melhor chocolate que seu orçamento permitir.

Rendimento: cerca de 20 porções

2 barras (100 gramas cada) de chocolate com 100% de cacau, em pedaços

4 colheres de sopa de óleo de coco

Adoçante equivalente a 1 xícara de açúcar

¼ de xícara de *nibs* de cacau

¼ de xícara de nozes em pedaços

1 colher de sopa de café instantâneo

1 colher de chá de extrato de baunilha

½ colher de chá de extrato de amêndoas

Em banho-maria, derreta o chocolate e o óleo de coco, mexendo com frequência. (Como alternativa, leve ao micro-ondas a intervalos de 30 segundos até que estejam derretidos.)

Acrescente o adoçante, os *nibs* de cacau, as nozes, o café instantâneo, a baunilha e o extrato de amêndoas, e misture bem.

Forre um tabuleiro grande e raso com uma folha de papel-manteiga. Derrame a mistura de chocolate sobre o papel-manteiga e, com uma espátula, espalhe-a a uma espessura de aproximadamente meio centímetro. Deixe esfriar por 10 minutos e leve ao refrigerador.

Depois de resfriar por 2 horas ou mais, parta o chocolate em pedaços com as mãos e deleite-se.

BARRAS MAIS SAUDÁVEIS

Você já ouviu falar das saudáveis barras Kind®? Apesar de estarem disponíveis no comércio em geral, as barras Kind® são, sob outros aspectos, um produto aceitável. No entanto, elas quase chegam a ter um teor excessivo de carboidratos e açúcar para aqueles de nós que estão tentando limitar nossa exposição a carboidratos líquidos. Por isso, nesta receita, nós recriamos barrinhas práticas, semelhantes às barras Kind® – com menos carboidratos e açúcar, mas crocantes com castanhas, *nibs* de cacau e coco por cima, sobre uma camada de chocolate. Escolhi o xarope de batata *yacon* para ajudar a dar liga aos ingredientes porque ele fornece fibras prebióticas como fruto-oligossacarídeos (FOS), cerca de 1 grama por barra, enquanto ainda nos permite permanecer bem abaixo de nosso limite de 15 gramas de carboidratos líquidos. Esta receita também inclui manteiga de cacau em razão de seu ponto de fusão mais alto, o que mantém essas barras sólidas em temperatura ambiente, o que não acontece com o óleo de coco ou com a manteiga, que amolecem. Você pode precisar se aventurar a entrar em lojas de alimentos especializados ou fontes *on-line*, como a Nuts.com, para obter manteiga de cacau.

Rendimento: 4 barras

1 barra (100 gramas) de chocolate com 85% de cacau

2 colheres de chá de manteiga de cacau

2 colheres de sopa de amendoim em pedaços

2 colheres de sopa de amêndoas laminadas

2 colheres de sopa de *nibs* de cacau

2 colheres de sopa de coco ralado grosso, não adoçado

2 colheres de chá de xarope de *yacon*

Ponha o chocolate e a manteiga de cacau numa tigela adequada e leve ao micro-ondas em intervalos de 25 segundos até que estejam derretidos. (Como alternativa, aqueça-os em banho-maria até que derretam.)

Transfira a mistura de chocolate derretido para uma forma ou recipiente quadrado com 15 cm ou 18 cm de lado e espalhe no fundo numa altura homogênea, inclinando o recipiente.

Enquanto isso, num saco plástico reforçado de tamanho médio a grande, misture os amendoins, as amêndoas, os *nibs* de cacau e o coco, e esmague-os grosseiramente passando por cima um rolo de pastel ou outro cilindro pesado. Transfira a mistura de castanhas para uma tigela pequena e incorpore o xarope de *yacon*.

Com uma colher, distribua a mistura de castanhas por cima do chocolate, espalhando-a de modo uniforme e depois pressionando delicadamente a cobertura no chocolate com uso de uma colher.

Refrigere por uma hora até se solidificar. Mantenha no refrigerador por até quatro semanas. Corte e sirva.

MUSSE DE CHOCOLATE

Esta é uma versão de musse de chocolate sem laticínios. Embora a maioria de nós possa consumir laticínios, tentamos nos ater a formas fermentadas, como iogurte e queijo. E assim o leite de coco é um substituto perfeito para o creme de leite nesta receita. Mesmo que você não goste de coco, os fortes sabores do chocolate predominam, e quase não se percebe o sabor do coco, se é que ele chega a transparecer. Como são usados ovos crus, escolha ovos pasteurizados se tiver motivo para acreditar que a exposição à salmonela possa ser um problema em sua região.

Rendimento: 4 porções

110 gramas de chocolate não adoçado

adoçante equivalente a 1 xícara de açúcar

4 colheres de sopa de leite de coco engarrafado

4 ovos, separados

1 colher de chá de extrato de baunilha

creme chantili para cobrir (opcional)

Em banho-maria em fogo médio, misture o chocolate, o adoçante e o leite de coco, aquecendo e mexendo até que todos os ingredientes tenham derretido e estejam bem incorporados. (Como alternativa, leve a mistura ao micro-ondas a intervalos de 20 a 30 segundos, até que todos os ingredientes estejam derretidos, mexendo a mistura a cada intervalo.)

Na tigela de uma batedeira elétrica, bata as claras até que estejam duras e então acrescente as gemas a velocidade baixa, seguidas da baunilha. Derrame a mistura de chocolate lentamente e bata, também a velocidade baixa, até que a mistura esteja perfeitamente homogênea.

Distribua a musse em quatro taças ou outro recipiente e, caso deseje, coloque creme chantili em cima. Refrigere se não for servir de imediato. Consuma em no máximo 24 horas.

MOLHOS E CONDIMENTOS

Os molhos e condimentos convencionais podem ser armadilhas de ingredientes indesejáveis, como o amido de milho, a farinha de trigo, o açúcar, o xarope de milho rico em frutose, gorduras hidrogenadas e outros óleos nada saudáveis. Às vezes é possível fazer concessões, sobretudo quando os condimentos são consumidos em pequenas quantidades. Por exemplo, se você quiser passar uma fina camada de maionese num sanduíche feito sem cereais, uma quantidade reduzida de maionese comercializada feita com óleo de soja, embora não seja ideal, talvez não cause consequências adversas no quadro geral de uma dieta correta sob outros aspectos. O ideal, porém, é que você prepare sua própria maionese – o que é surpreendentemente fácil se você nunca a fez antes – e que escolha óleos mais saudáveis, como o de abacate. E os molhos e condimentos feitos em casa são invariavelmente mais saborosos do que as versões comercializadas.

MAIONESE

É cada vez maior o número de pessoas que me procura dizendo, "Não confio na maionese vendida no mercado, com todos aqueles ingredientes estranhos. Como faço minha própria maionese usando ingredientes saudáveis?" Considerando que a maioria das maioneses industrializadas é feita com óleo de soja ou de canola, óleos que reduzimos ao mínimo, essas pessoas têm razão em sentir preocupação.

Então, mãos à obra: maionese feita com óleos mais saudáveis e nenhum aditivo prejudicial.

Todos os ingredientes devem estar em temperatura ambiente. Se algum ingrediente estiver frio ou tiver sido refrigerado, mergulhe-o em água quente até chegar à temperatura ambiente, antes do processamento. Preferi usar a variedade *extralight* do azeite de oliva para evitar os sabores característicos de planta do azeite extravirgem. Contudo, se você preferir essa qualidade e não se importar com esse travo na maionese (por exemplo, em sanduíches), o extravirgem é perfeitamente aceitável também. O óleo de abacate é outra opção incrível.

O segredo é acrescentar o azeite/óleo muito – *muito* – lentamente. Deve levar de 3 a 5 minutos para acrescentar à mistura o azeite/óleo de sua escolha, para obter essa maionese deliciosa.

Rendimento: 2 xícaras e meia

3 gemas de ovo

1 ovo inteiro

2 colheres de chá de mostarda de Dijon

meia colher de chá de sal marinho

2 xícaras de azeite de oliva *extralight* ou de óleo de abacate

¼ de xícara de vinagre de vinho branco ou de vinagre de sidra

meia colher de chá de páprica

1 colher de chá de endro seco

Num processador de alimentos ou na tigela de uma batedeira elétrica junte as gemas, o ovo, a mostarda e o sal e pulse ou bata em alta velocidade. Acrescente o azeite/óleo em fio muito lentamente ao longo de alguns minutos e processe até a mistura ganhar consistência. Acrescente o vinagre, a páprica e o endro.

Guarde em recipiente hermético no refrigerador por até uma semana.

MOLHO *BARBECUE*

É bastante comum o molho *barbecue* vendido em lojas conter xarope de milho rico em frutose como seu ingrediente predominante, ou no mínimo uma generosa quantidade de açúcar, além de óleos prejudiciais à saúde, como o de soja. Eis uma receita para molho *barbecue* caseiro que não depende desses ingredientes.

Escolha o xarope de *yacon* se quiser que seu molho forneça uma discreta quantidade de fibras prebióticas (de fruto-oligossacarídeos, semelhantes à inulina).

Rendimento: cerca de 4 xícaras

4 colheres de sopa de manteiga

1 cebola comum, picada

2 dentes de alho, esmagados

2 colheres de sopa de xarope de *yacon* ou de melado

2 colheres de sopa de mostarda pronta para uso

2 colheres de sopa de *chili* em pó

1 colher de chá de pimenta-caiena

1 colher de chá de sal

1 colher de sopa de cebola em pó

2 colheres de sopa de queijo parmesão ralado

Adoçante equivalente a ¼ de xícara de açúcar

1 lata (800 gramas) de tomates em cubos

1 colher de sopa de vinagre de maçã

Em fogo médio-alto, numa frigideira grande, derreta a manteiga, acrescente a cebola e o alho e refogue por 3 a 5 minutos, até que a cebola esteja macia e translúcida. Reduza para fogo baixo e incorpore o xarope de *yacon*, a mostarda, o *chili* em pó, a caiena, o sal, a cebola em pó, o queijo parmesão e o adoçante.

Transfira os tomates para um liquidificador e bata até formar um purê. Junte à frigideira e cozinhe, com tampa, por 10 minutos, mexendo de vez em quando.

Retire do fogo e deixe esfriar. Incorpore o vinagre. Guarde em um recipiente hermético por até quatro semanas.

MOLHO VINAGRETE

Esta receita para um vinagrete básico é extremamente versátil e pode ser modificada de muitas maneiras com o acréscimo de ingredientes, como mostarda de Dijon, ervas picadas (manjericão, orégano, salsa) ou tomates secos bem picados. Se quiser usar vinagre balsâmico neste molho, leia o rótulo da embalagem com atenção, pois muitos contêm grande quantidade de açúcar. Outras boas escolhas são o vinagre destilado branco, o de vinho branco, o de vinho tinto e o de maçã.

Rendimento: 1 xícara

3/4 de xícara de azeite de oliva extravirgem

1/4 de xícara de vinagre

1 dente de alho bem esmagado

1 colher de chá de cebola em pó

meia colher de chá de pimenta-do-reino branca ou preta moída na hora

1 pitada de sal marinho

Junte o azeite de oliva, o vinagre, o alho, a cebola em pó, a pimenta e o sal num pote com tampa com capacidade para 350 mL. Feche hermeticamente e agite para misturar bem. Guarde no refrigerador por até uma semana. Agite bem antes de usar.

MOLHO TIPO *RANCH*

Quando você faz seu próprio molho de salada, mesmo usando alguns ingredientes prontos, como maionese, você tem mais controle sobre o que entra no molho. Segue uma receita rápida de molho tipo *ranch*, que não contém nenhum ingrediente prejudicial à saúde, desde que você escolha uma maionese que não contenha trigo, amido de milho, xarope de milho rico em frutose, sacarose ou óleos hidrogenados. Há hoje uma oferta cada vez maior de maioneses comercializadas preparadas de modo consciente, com óleo de abacate, em vez do óleo de soja geralmente usado.

Rendimento: cerca de 2 xícaras

1 xícara de creme de leite azedo

meia xícara de maionese (p. 424)

1 colher de sopa de vinagre de vinho branco

meia xícara de queijo parmesão ralado (60 gramas)

1 colher de chá de alho em pó ou de alho muito bem esmagado

1 colher e meia de chá de cebola em pó

1 pitada de sal marinho

Em uma cumbuca média, misture o creme de leite azedo, a maionese, o vinagre e 1 colher de sopa de água. Acrescente o parmesão, o alho em pó, a cebola em pó e o sal, mexendo sempre. Adicione mais 1 colher de sopa de água se desejar um molho mais líquido. Guarde em um recipiente hermético no refrigerador por até quatro semanas.

MOLHO *WASABI*

Se você ainda não provou *wasabi*, preste atenção. Esse tempero pode ser terrivelmente picante, mas de uma forma singular, indescritível. O "calor" do molho pode ser amenizado reduzindo-se a quantidade de pó de *wasabi* utilizada. (Prefira errar por moderação e use apenas 1 colher de chá de início, até você ter oportunidade de avaliar a força de seu *wasabi*, bem como sua tolerância a ele.) O molho *wasabi* é um ótimo acompanhamento para peixes e frangos. Também pode ser usado como molho em *wraps* de sementes de linhaça (p. 371). Para uma variação mais asiática, substitua a maionese por 2 colheres de sopa de óleo de gergelim e 1 colher de sopa de molho de soja sem glúten, *tamari* ou aminos de coco.

RENDIMENTO: MEIA XÍCARA

¼ de xícara de maionese (p. 424)

1 a 2 colheres de chá de pó de *wasabi*

1 colher de chá de gengibre seco ou fresco bem picado

1 colher de chá de vinagre de vinho branco ou água

Em uma cumbuca, junte a maionese, o *wasabi*, o gengibre e o vinagre e misture. Guarde hermeticamente fechado no refrigerador por até cinco dias.

EPÍLOGO

SE VOCÊ AINDA não foi notificado, saiba que *bagels* fazem mal, rosquinhas são um desastre, o *fettucine* pode ser fatal. E você não é culpado por engolir a isca da terrível informação equivocada que lhe passaram como orientação nutricional todo esse tempo.

Não há dúvida de que o cultivo do trigo no Crescente Fértil, 10 mil anos atrás, assinalou um ponto decisivo na trajetória da civilização, plantando as sementes para a Revolução Agrícola. O cultivo do trigo foi o passo crucial na transformação de grupos de caçadores-coletores nômades em sociedades não migratórias, que passaram a formar aldeias e cidades, geraram abundância de alimentos e permitiram a especialização das ocupações. Sem a coleta do trigo selvagem e mais tarde a colheita do cultivado, a vida hoje seria decerto totalmente diferente.

Portanto, em muitos aspectos, temos para com o trigo uma dívida de gratidão, por ele ter impulsionado a civilização humana numa trajetória que nos trouxe à nossa moderna era tecnológica. Ou será que não?

Jared Diamond, professor na Universidade da Califórnia (UCLA) e autor do livro *Armas, germes e aço*, ganhador do Prêmio

Pulitzer, acredita que "a adoção da agricultura, supostamente nosso passo mais decisivo na direção de uma vida melhor, foi, em muitos sentidos, uma catástrofe, da qual nunca nos recuperamos"[1]. O doutor Diamond, com base em lições aprendidas por meio da paleopatologia moderna, salienta que a passagem de grupos nômades de caçadores-coletores para uma sociedade agrícola foi acompanhada da redução da estatura, de uma rápida disseminação de doenças infecciosas, como a tuberculose e a peste bubônica, da extinção do igualitarianismo e da introdução de uma sociedade baseada na estrutura de classes, que se estendia do campesinato à realeza, e com isso a desigualdade sexual deu seus primeiros passos.

Em seus livros *Paleopathology at the Origins of Agriculture* [A paleopatologia nas origens da agricultura] e *Health and the Rise of Civilization* [A saúde e a ascensão da civilização], o antropólogo Mark Cohen, da Universidade do Estado de Nova York, defende a hipótese de que, embora o surgimento da agricultura gerasse excedentes de alimentos, permitindo a divisão do trabalho, ele também significou uma redução na ampla variedade de alimentos, ao passar da diversidade de plantas colhidas para as poucas lavouras que poderiam ser cultivadas. E também introduziu toda uma nova coleção de doenças, que anteriormente eram raras. "Para mim, em sua maioria, os caçadores-coletores só cultivavam o solo quando precisavam fazê-lo; e, quando passaram a ser lavradores, eles trocaram qualidade por quantidade", escreve ele. A qualidade sacrificada em troca da quantidade: lembrem-se das palavras do doutor Cohen, pois elas servem como o tema que define uma enorme proporção da vida moderna.

A noção hoje comum de que a vida do caçador-coletor, anterior à agricultura, era curta, brutal, desesperada e, em termos nutricionais, sem saída, também já se provou incorreta. A adoção da agricultura, segundo a revisão dessa linha de raciocínio, deve ser encarada como um acordo de conciliação, no qual a saúde foi trocada por conveniência, evolução da sociedade e abundância de alimentos – decerto você admite que não se pode adquirir saúde no *drive-thru* de uma lanchonete.

Nós levamos esse paradigma ao extremo quando reduzimos a variedade de nossa dieta a *slogans* populares como "consuma mais fibras" ou "coma mais grãos integrais saudáveis". A conveniência, a abundância e a acessibilidade a baixo custo foram obtidas num grau inconcebível até mesmo um século atrás. Uma gramínea silvestre de 14 cromossomos foi transformada na variedade de 42 cromossomos, fertilizada por nitratos, de sementes pesadas e altíssima produtividade que, agora, nos permite comprar *bagels* às dúzias, panquecas em pilhas, e *pretzels* em sacos "tamanho família".

Esses extremos de conveniência são, portanto, acompanhados de sacrifícios extremos da saúde, todos eles temas dolorosamente familiares a todos nós a esta altura – obesidade, artrite, deterioração neurológica, até mesmo a morte, decorrentes de doenças cada vez mais comuns, como o diabetes tipo 2 e a demência. Inadvertidamente, fizemos um pacto de Fausto com a natureza, trocando a saúde pela abundância, uma troca que você e sua família nem mesmo sabiam que estavam fazendo.

Será que o *einkorn* ou o *emmer*, trigos primordiais anteriores a milhares de hibridizações e outras manipulações que resultaram no trigo moderno, deveriam ser ressuscitados para substituir as versões modernas? Creio que essa é uma péssima ideia. Como a comunidade da antropologia já demonstrou sobejamente, a saúde humana sofreu uma queda vertiginosa mesmo com o consumo de linhagens selvagens dos tradicionais trigos *einkorn* e *emmer*, bem como de cereais afins. Além de epidemias infecciosas e da estratificação social, o consumo do trigo tradicional acarretou uma explosão de cáries e desalinhamento dentário, deficiência de ferro e artrite nos joelhos – o que não é nenhuma surpresa quando se compreende que, para começar, as sementes de gramíneas jamais deveriam ter se tornado parte do cardápio para humanos, salvo em ocasiões de desespero[2,3,4].

Essa ideia de que o trigo não só está deixando as pessoas doentes, mas também nos matando – alguns depressa, outros mais devagar –, levanta questões perturbadoras. Como vamos dizer aos milhões de pessoas em países do Terceiro Mundo que, se forem privados do trigo de alta produtividade, podem ter menos doenças crônicas, mas uma probabilidade maior de morrer de fome a curto prazo? Só me resta esperar que, nos anos vindouros, melhores condições também apresentem uma escolha mais ampla em alimentos, que permita às pessoas se afastarem da mentalidade do "é melhor do que nada", que predomina atualmente.

Será que a economia dos Estados Unidos teria como suportar a enorme reestruturação que resultaria se a demanda pelo trigo desabasse para abrir caminho para outras lavouras e fontes de alimentos? Até que ponto seria viável conseguir fontes locais de alimentos sustentáveis, orgânicos, de quintal, da lavoura para a mesa, para alimentar as massas? Ou, ainda, seria até mesmo possível manter o acesso a alimentos baratos, em grande quantidade, para os milhões de pessoas que atualmente contam com o trigo de alta produtividade para sua *pizza* de 5 dólares e seus pães de forma de pouco mais de 1 dólar?

Não sei todas as respostas, mas, enquanto isso, você, do Primeiro Mundo, com seu poder como consumidor, tem a liberdade de exercer sua proclamação de emancipação da barriga de trigo. Esperar na fila de *drive-thru* de sua lanchonete predileta para satisfazer suas escolhas preferidas de grãos integrais realmente não deve fazer parte da experiência alimentar de sua família, a menos, é claro, que o desespero tenha se instalado. Você está realmente disposto a fazer concessões consumindo produtos que nunca deveriam ter se tornado alimentos, só para sobreviver mais uma semana ou mais um mês em troca de artrite reumatoide, diverticulite, tratamento com antibióticos pelo rompimento de um divertículo no cólon ou de vagar pelas ruas só com roupa de baixo aos 65 anos de idade?

A ideia dos "grãos integrais saudáveis" está na origem dos disparates nutricionais, o erro que nos fez cair no abismo da obesidade e da falta de saúde generalizada. A recomendação de "comer mais grãos integrais saudáveis" deve ser enterrada com outros erros, como substituir a manteiga pela margarina e a sacarose pelo xarope de milho rico em frutose, todos eles conselhos nutricionais equivocados que confundiram, enganaram, engordaram e incapacitaram a população estadunidense.

O trigo *não* é simplesmente mais um carboidrato, do mesmo modo que a fissão nuclear não é simplesmente mais uma reação química.

Problema: considerando todo o espaço que a mensagem dos "grãos integrais saudáveis" recebeu nos últimos cinquenta anos, você pode pertencer a uma minoria no bairro ou na família a ter chegado a essas conclusões. É mais que provável que você já tenha percebido que seus amigos pouco saudáveis, com sobrepeso, continuam a ser manipulados pela grande indústria de alimentos, seu médico não entende praticamente nada de nutrição, e as crianças vão seguindo pelo caminho da obesidade, diabetes e saúde precária. A melhor forma de divulgar esta mensagem? Seja um exemplo fascinante de saúde e esbeltez sem medicamentos de prescrição, sem contagem de calorias nem exercícios extremos, apenas levando uma vida sem grãos, exatamente como deveria ter feito o tempo todo. E, para alguns momentos de companheirismo, junte-se a nossas conversas na mídia social do programa Barriga de Trigo.

É o cúmulo da arrogância que nós, seres humanos modernos, acreditemos poder modificar e manipular o código genético de outra espécie para adequá-la a nossas necessidades. Talvez isso seja possível daqui a um século, quando a arrogância estiver mais na moda e o código genético puder ser controlado tão facilmente quanto uma conta bancária. Mas, atualmente, a modificação genética, a mutagênese química e a hibridização das plantas que cultivamos como culturas alimentares continuam a ser uma ciência rudimentar, ainda carregada da possibilidade de efeitos imprevistos, tanto sobre a planta em si como sobre os animais que a consomem, em especial porque, para começar, elas nunca pertenceram ao cardápio da dieta humana.

A forma atual de plantas e animais que existem na Terra é consequência de milhões de anos de lenta evolução. Durante os primeiros três milhões de anos em que os humanos pisaram no planeta, se reproduziram e proliferaram, eles nunca lançaram olhares famintos na direção das sementes de gramíneas. Foi só 10 mil anos atrás, talvez alguns milênios para mais ou para menos, ou seja menos de meio por cento de nosso tempo na Terra, que cometemos esse erro, o que significa que passamos os primeiros 99,7% de nosso tempo consumindo outras coisas, abundantes e variadas. Significa que desrespeitamos o roteiro dietético gravado no código genético humano, o que resultou na deterioração de nossa saúde ao longo desses últimos 0,3% de nosso tempo aqui, desde que confundimos as sementes de gramíneas com alimento. Mas tudo piorou de verdade quando o agronegócio e as gigantes do setor alimentício farejaram o lucro das monoculturas, geneticamente modificadas, tratadas com herbicidas e pesticidas, chegando a atrair órgãos governamentais a ajudar nesse trabalho sujo.

Na viagem de 10 mil anos do *einkorn*, de baixa produtividade e não muito amigo da panificação, até o trigo semianão, de alta produtividade, criado em laboratório, incapaz de sobreviver na natureza, adequado ao gosto moderno, testemunhamos uma transformação, projetada por seres humanos, que não é nem um pouco diferente de confinar o gado em um galpão e encher os animais de antibióticos e hormônios para aumentar a produtividade. Talvez *possamos* nos recuperar dessa catástrofe chamada agricultura, enquanto preservamos lições aprendidas de uma sociedade que produziu linhas aéreas e *pizza* com dose extra de queijo, mas um grande primeiro passo é reconhecer o que fizemos a essa coisa chamada "trigo".

Vejo você nas bancas de legumes e verduras.

APÊNDICE A

PROCURANDO O TRIGO ONDE MENOS SE ESPERA

EMBORA AS LISTAS que apresentarei a seguir possam ser intimidadoras, cumprir uma dieta com alimentos sem trigo e sem cereais pode ser tão fácil quanto se restringir a alimentos que não precisam de rótulo.

Alimentos como pepino, couve, bacalhau, salmão, azeite de oliva, nozes, ovos e abacates não estão de modo algum relacionados ao trigo ou aos cereais. Por natureza, eles não contêm esses componentes. São naturais e saudáveis sem a necessidade de algum rótulo com os dizeres "não contém glúten".

No entanto, se você se aventurar fora do setor dos alimentos não processados, naturais e bem conhecidos, se comer em eventos sociais, se for a um restaurante ou viajar, existe, sim, a possibilidade de uma exposição inadvertida ao trigo e aos grãos.

Para muitas pessoas, isso não é brincadeira. Alguém com doença celíaca, por exemplo, pode ter de suportar de dias a semanas de cólicas abdominais, diarreias e até mesmo sangramento intestinal em decorrência de um encontro involuntário com algum componente do trigo no óleo usado para fritar batatas que anteriormente tinha sido usado para fritar frango à milanesa. Uma desagradável erupção de dermatite herpetiforme, mesmo depois de curada, pode ressurgir por causa de um simples respingo de molho de soja que contenha trigo ou por uma faca contaminada com trigo. E alguém que sofra de sintomas neurológicos inflamatórios poderá apresentar uma queda abrupta na coordenação motora por causa de uma cerveja "sem glúten" que não era sem glúten de fato. Para outros, que não têm sensibilidade imunomediada ou mediada por inflamação ao glúten, a exposição acidental ao trigo pode provocar diarreia, asma, confusão mental, dor ou inchaço nas articulações e edema nas pernas – ou comportamento explosivo em pessoas com TDAH ou autismo, mania nos que têm transtorno bipolar, ou paranoia e alucinações auditivas nos que têm esquizofrenia.

São muitas as pessoas, portanto, que precisam estar vigilantes para alguma exposição ao trigo e cereais afins. Quem sofre de transtornos autoimunes, como a doença celíaca, a dermatite herpetiforme e a ataxia cerebelar, também precisa evitar outros cereais que contêm glúten: o centeio, a cevada, a espelta, o triticale, o *kamut* e o triguilho. Embora o milho não contenha glúten, ele contém uma proteína semelhante ao glúten chamada zeína, que deve ser evitada porque pode simular muitos dos mesmos efeitos do glúten. No entanto, mesmo que um produto não contenha nenhum ingrediente proveniente do trigo ou de cereais aparentados, é melhor evitar produtos com *qualquer* tipo de cereal como ingrediente, aí incluídos a aveia, o arroz e o painço. Apesar de esses cereais não serem tão nocivos quanto o inimigo público número um, o trigo moderno, eles elevam às alturas a taxa de glicose no sangue, pois têm o mesmo carboidrato da amilopectina A de outros cereais.

O trigo e o glúten são encontrados em uma variedade estonteante de formas. Semolina, farinha de *matzá*, *orzo* (sêmola de trigo duro), farinha de Graham e farelo, todos são trigo. Da mesma forma que o trigo *farro*, o *panko* (farinha de rosca japonesa) e as torradas de pão. As aparências podem enganar. Por exemplo, a maioria dos cereais matinais contém farinha de trigo, ingredientes derivados do trigo ou glúten, apesar de serem chamados de flocos de milho ou flocos de arroz.

Para poderem ser classificados como "sem glúten", pelos critérios da FDA, os alimentos industrializados (não os preparados em restaurantes) devem não apenas ser isentos de glúten, como também ser produzidos em instalações onde não haja glúten, para impedir uma contaminação cruzada. Isso quer dizer que, para os gravemente sensíveis, até mesmo um alimento cujo rótulo não inclua a palavra "trigo" nem outras palavras ou expressões que sirvam de alerta para a presença de trigo como "amido alimentar modificado", *ainda* pode conter alguma quantidade de glúten. Em caso de dúvida, talvez seja necessário dar um telefonema ou enviar uma mensagem para o serviço de atendimento ao consumidor e indagar se o produto foi fabricado em instalações sem glúten. Além disso, mais fabricantes estão começando a especificar em seus *websites* se seus produtos contêm ou não glúten.

Vale ressaltar que, no rótulo de um alimento, "não contém trigo" *não* é o mesmo que "não contém glúten". "Não contém trigo" pode significar, por exemplo, que foi usado centeio ou malte de cevada no lugar do trigo, mas esses dois também contêm glúten. As pessoas muito sensíveis ao glúten, como os celíacos, não devem pressupor que "não contém trigo" seja necessariamente "não contém glúten".

Você já sabe que o trigo e o glúten podem ser encontrados em abundância em alimentos óbvios, como pães, massas e produtos de confeitaria. Mas existem alimentos não tão óbvios que podem conter trigo, como relacionamos a seguir.

Amido alimentar modificado	Cevada
Baguetes	Crepe
Brioches	*Croûtons*
Burrito	Cuscuz
Centeio	*Durum*

Einkorn
Emmer
Espelta
Farelo
Farinha de germe de trigo
Farinha de Graham
Farro (algumas variedades de trigo são chamadas livremente de "farro" na Itália)
Focaccia
Germe de trigo
Kamut
Matzá
Nhoque
Orzo
Panko (uma mistura de farinha de rosca usada na culinária japonesa)
Proteína vegetal hidrolisada
Proteína vegetal texturizada
Ramen
Roux (molho ou espessante à base de trigo)
Seitan (glúten quase puro, usado como substituto da carne)
Semolina
Soba (o trigo-sarraceno é o ingrediente principal, mas em geral também inclui trigo)
Sonhos
Strudel
Torradas de pão fatiado
Tortas
Triguilho
Triticale
Udon (macarrão japonês de trigo)
Wraps

PRODUTOS QUE CONTÊM TRIGO

O trigo reflete a incrível inventividade da espécie humana, já que transformamos esse grão numa extraordinária quantidade de formas e apresentações. Além das muitas configurações já relacionadas que o trigo pode assumir, uma variedade ainda maior de alimentos contém alguma quantidade de trigo ou glúten. Esses, relacionamos mais adiante.

Tenha em mente, por favor, que, em razão da extraordinária quantidade e variedade de produtos à venda, esta lista não poderia incluir todos os itens que possivelmente contenham trigo e glúten. O segredo é manter-se vigilante e fazer perguntas (ou deixar de comprar) sempre que tiver dúvidas.

Muitos alimentos relacionados adiante também são oferecidos em versões sem glúten. Algumas apresentações sem glúten são, ao mesmo tempo, saborosas e saudáveis (por exemplo, o molho vinagrete para saladas sem proteína vegetal hidrolisada). Lembre-se, porém, de que pães, cereais matinais e farinhas que integram o crescente universo de produtos sem glúten normalmente são feitos com amido de arroz, amido de milho, fécula de batata ou de tapioca, e *não* são substitutos saudáveis. Nenhum alimento que provoque respostas glicêmicas na faixa do diabetes deveria ser rotulado como "saudável", contenha glúten ou não. Esses produtos são mais úteis como um prazer eventual, não como gêneros de primeira necessidade. Melhor ainda é evitá-los por completo.

Existe também todo um mundo de fontes disfarçadas de trigo e glúten, que não podem ser decifradas a partir do rótulo. Se a lista dos ingredientes incluir termos não específicos, como "amido", "emulsificantes" ou "agentes levedantes", considera-se que o alimento contém glúten ou outro ingrediente derivado de cereais até que se prove o contrário.

Existem dúvidas acerca do teor de glúten de certos alimentos e ingredientes, como o corante caramelo. O corante caramelo é o produto caramelizado do aquecimento de açúcares, que é quase sempre feito com xarope de milho rico em frutose, mas alguns fabricantes o preparam a partir de uma fonte derivada do trigo. Incertezas desse tipo estão assinaladas na lista de ingredientes com um ponto de interrogação ao lado do item em questão.

Nem todo mundo precisa manter extrema vigilância para evitar a mais ínfima exposição ao glúten. As listas que se seguem pretendem simplesmente aumentar sua conscientização para a onipresença do trigo, dos grãos e do glúten, além de fornecer um ponto de partida para as pessoas que realmente *precisam* manter uma vigilância extrema sobre sua exposição ao glúten.

Eis a lista de fontes inesperadas de trigo e glúten:

BEBIDAS

Cervejas, as do tipo *ale*, as do tipo *lager* (embora seja crescente o número de cervejas sem glúten)
Misturas para Bloody Mary
Cafés flavorizados
Chás de ervas feitos com trigo, cevada ou malte
Cervejas fortes do tipo *malt liquor*
Chás aromatizados
Vodcas destiladas do trigo (Absolut®, Grey Goose®, Stolichnaya®)
Wine coolers (que contenham malte de cevada)
Uísque destilado de trigo ou cevada

CEREAIS MATINAIS

Tenho certeza de que você sabe que cereais como Shredded Wheat e Wheaties contêm trigo (*wheat*). Entretanto, alguns que parecem não conter trigo decididamente o contêm.

Cereais de farelo (All Bran Original®, Bran Buds®, Raisin Bran®)
Flocos de milho (Corn Flakes®, Frosted Flakes®, Corn Bran Crunch®)
Granolas
Cereais "saudáveis" (Smart Start®, Special K®, Grape Nuts®, Trail Mix Crunch®)
Müsli, Mueslix®
Cereais de aveia (Cheerios®, Cracklin' Oat Bran®, Honey Bunches of Oats®)
Cereais estufados de milho (Corn Pops®)
Cereais inflados de arroz (Rice Krispies®)

QUEIJO
Como as culturas utilizadas para fermentar alguns queijos entram em contato com pão (mofo de pão), elas podem representar risco de exposição ao glúten.

Queijo azul
Cottage (não todos)

Gorgonzola
Roquefort

CORANTES/EXCIPIENTES/TEXTURIZANTES/ESPESSANTES
Essas fontes ocultas podem estar entre as mais problemáticas, tendo em vista que muitas vezes se encontram escondidas na lista de ingredientes, ou dão a impressão de não estar de modo algum relacionadas com o trigo ou o glúten. Infelizmente, com frequência não há como saber pelo rótulo nem o fabricante poderá lhe dar essa informação, já que esses ingredientes costumam ser produzidos por um fornecedor terceirizado.

Corantes artificiais
Flavorizantes artificiais
Corante caramelo (?)
Flavorizante caramelo (?)
Dextrinomaltose

Emulsificantes
Maltodextrina (?)
Amido alimentar modificado
Estabilizantes
Proteína vegetal texturizada

BARRAS ENERGÉTICAS, DE PROTEÍNAS E DE SUBSTITUIÇÃO DE REFEIÇÕES

Clif Bars®
Gatorade Fuel Bar®
barras GNC Pro Performance®

barras Kashi GoLean
PowerBars®
barras do plano de dieta SlimFast®

LANCHONETES

Em muitas lanchonetes, o óleo usado para fazer batatas fritas pode ser o mesmo usado para fritar bolinhos de frango à milanesa. De modo semelhante, as superfícies de preparo dos alimentos podem ser compartilhadas. Alimentos nos quais você geralmente não imaginaria encontrar trigo muitas vezes o contêm, como ovos mexidos feitos com massa de panqueca, ou *chips* de milho e bolinhos de batata. Molhos, salsichas e *burritos* geralmente contêm trigo ou ingredientes derivados do trigo.

Nas lanchonetes, de fato, alimentos que não contenham trigo, grãos ou glúten são exceção. Portanto, é difícil, para não dizer talvez impossível, encontrar alimentos sem trigo e sem glúten nesses locais. (De qualquer maneira, você não deve comer em estabelecimentos desse tipo!) No entanto, algumas redes, como a Subway, a Arby's, a Wendy's e a Chipotle Mexican Grill, afirmam com segurança que muitos de seus produtos não contêm glúten e/ou oferecem um cardápio sem glúten.

CEREAIS MATINAIS QUENTES

Creme de trigo
Farinha de germe de trigo

Malt-O-Meal®
Farelo de aveia
Farinha de aveia

CARNES

Carnes empanadas ou à milanesa
Carnes enlatadas
Carnes prontas (frios, salames)
Salsichas
Imitação de *bacon*

Imitação de carne de siri
Hambúrguer (se contiver farinha de rosca)
Linguiça
Peru, com autoumedecimento

DIVERSOS

Essa pode ser uma área realmente problemática, pois ingredientes identificáveis que contenham trigo, grãos ou glúten podem não estar relacionados no rótulo dos produtos. Talvez seja necessário ligar para o fabricante.

Envelopes (cola)
Brilhos e hidratantes labiais
Batons
Medicamentos de prescrição e de venda livre (Pode-se encontrar uma prática ajuda *on-line* em www.glutenfreedrugs.com – listagem mantida por um farmacêutico.)
Suplementos nutricionais (Muitos fabricantes colocam no rótulo a especificação "não contém glúten".)
Massa para modelar
Selos (cola)

MOLHOS, MOLHOS DE SALADA, CONDIMENTOS

Molhos de carne engrossados com farinha de trigo ou amido de milho
Ketchup
Xarope de malte
Vinagre de malte
Marinadas
Missô
Mostardas que contenham trigo
Molhos de salada
Molho de soja
Molho *teriyaki*

TEMPEROS

Curry em pó
Temperos mistos
Tempero para *tacos*

PETISCOS E SOBREMESAS

Biscoitos, *crackers* e *pretzels* são petiscos que, obviamente, contêm trigo. Mas há uma quantidade de itens não tão óbvios.

Glacê de bolo
Barras recheadas
Goma de mascar (pó do revestimento)
Misturas de salgadinhos
Doritos
Frutas secas (levemente polvilhadas com farinha de trigo)
Amendoins torrados a seco
Recheios de frutas com espessantes
Barras de granola
Sorvetes (biscoitos e creme, biscoito recheado, massa de biscoito, *cheesecake*, chocolate maltado)
Casquinhas de sorvete
Balas de goma (não incluídas as marcas Jelly Bellies® e Star-burst®)
Alcaçuz
Barras de castanhas
Tortas
Chips de batatas (inclusive a marca Pringles®)
Castanhas e sementes tostadas
Tiramisu
Chips de tortilhas, com sabores
Mistura de castanhas, sementes e frutas secas

SOPAS

Sopas cremosas
Caldos, cubos de caldos concentrados
Sopas enlatadas
Sopas liofilizadas
Caldos e bases para sopas

PRODUTOS VEGETARIANOS E DE SOJA

Hambúrgueres vegetarianos (Boca Burgers®, Gardenburgers®, Morningstar Farms®)
Tiras de "frango" vegetariano
Chili vegetariano
Salsichas e linguiças vegetarianas
"Escalopes" vegetarianos
"Bifes" vegetarianos

ADOÇANTES

Malte de cevada, extrato de cevada
Dextrina e maltodextrina (?)

Malte, xarope de malte, flavorizante de malte

APÊNDICE B

GUIA DE FERMENTAÇÃO PARA INICIANTES

ANTES DA REFRIGERAÇÃO, havia a fermentação, um dos métodos pelos quais os seres humanos conservavam os alimentos após a colheita. Essa era uma das formas usadas por nossos antepassados para colher rabanetes, abobrinhas ou aspargos no verão e depois consumi-los durante todo o outono e inverno. Eles deixavam que os alimentos fermentassem (isto é, fossem degradados por bactérias e fungos). É provável que você já consuma alimentos fermentados com regularidade, na forma de *kefir* e iogurte. Picles e chucrute podem também ser fermentados, mas a maioria desses produtos comercializados não é, pois são preparados apenas com vinagre e salmoura. (Alimentos fermentados devem ter essa identificação no rótulo.)

Embora alimentos fermentados não tenham como reproduzir o efeito de um probiótico de alta potência durante o início da transição para uma flora intestinal saudável nas primeiras semanas após a eliminação dos grãos, eles são essenciais para a manutenção da flora saudável e para a saúde intestinal a longo prazo.

A fermentação de alimentos é um processo praticamente sem custos, além do custo do alimento em si. Comecemos com o iogurte e o *kefir*.

IOGURTE E *KEFIR*

Se você inclui laticínios em sua dieta, fazer seu próprio iogurte e seu próprio *kefir* permite que você use versões integrais de leite, creme de leite leve ou creme de leite integral para começar. Lembre-se: no programa Barriga de Trigo não restringimos gorduras. A gordura promove a saciedade e é o componente mais saudável dos laticínios; logo, evitamos produtos desnatados ou semidesnatados. Os fabricantes cederam aos conselhos tolos de reduzir as gorduras e, com isso, agora está difícil encontrar versões integrais à venda. Contorne esse problema fazendo seu próprio iogurte e terá a surpresa agradável de ver como o iogurte caseiro pode ser cremoso e substancioso. Você também pode controlar a duração da fermentação para reduzir ao máximo a lactose, quebrar as proteínas da caseína e aumentar o número de microrganismos probióticos.

Em nosso método para fazer iogurte com o máximo de benefícios à saúde, nós também incorporamos uma fibra prebiótica, como a inulina ou a fécula de batata crua, que aumenta as contagens de bactérias probióticas. Não se preocupe: pouco ou nenhum açúcar/amido deve restar no produto final. Esse método também fornece um produto final mais cremoso e substancioso. É provável que você nunca mais compre iogurte depois de provar a versão caseira.

As pessoas com alguma forma de intolerância a laticínios têm a opção de começar com produtos de leite de coco (só o de garrafa ou feito em casa, não o de caixinha), bem como leite de amêndoas ou de outras castanhas. Se você não provou iogurte ou *kefir* preparado com leite de coco, vai ter uma bela surpresa, pois ele tem um sabor efervescente que é totalmente singular. O leite de cabra e o de ovelha são alternativas. Se usar leite de coco, emulsifique as gorduras com um *mixer* ou outro liquidificador antes de acrescentá-las à mistura; isso ajuda a impedir que as gorduras se separem.

Algumas pessoas que têm intolerância ao leite de vaca conseguem tolerar laticínios fermentados como o iogurte e o *kefir*. Isso decorre da redução do conteúdo de lactose convertida em ácido láctico quando se permite que a fermentação se prolongue por 36 horas, e da estrutura alterada ("desnaturada") da proteína do leite, caseína, induzida pela redução no pH pelo ácido láctico resultante da fermentação bacteriana.

Quando você faz seu próprio iogurte ou *kefir*, você controla os ingredientes para acrescentar sabor, bem como o nível de doçura. É improvável, por exemplo, que você acrescente xarope de milho rico em frutose, xarope de açúcar, agave, corantes alimentícios, confeitos coloridos ou biscoitinhos com formato de animais. É mais provável que você acrescente frutas vermelhas orgânicas frescas ou congeladas, como mirtilos, framboesas, amoras-pretas e *goji berries*, nozes, pecãs e pistaches, ou sementes de chia, abóbora ou girassol.

Você pode começar com *kefir* ou iogurte do mercado que contenham culturas vivas ou com uma cultura de partida adquirida de fontes como Cultures for Health (culturesforhealth.com). Se usar um produto já fermentado como o iogurte, para começar, basta acrescentar uma colher de sopa ou duas do iogurte pronto a, digamos, meio litro de leite, creme de leite leve, creme de leite ou leite de coco. Também é possível começar com uma cápsula de probiótico comercializado; só escolha um que não contenha *Saccharomyces* ou outros fungos, pois sua fermentação resultará em álcool.

Você vai precisar de algum modo manter a mistura a uma temperatura entre 38 e 43 °C. Você poderá usar uma iogurteira, uma panela elétrica multifuncional, um equipamento de *sous vide* ou uma panela elétrica de arroz. Eu uso meu forno. Ligue-o a qualquer temperatura de 60 a 90 segundos e então desligue-o. Repita de 4 em 4 horas. Certifique-se de não deixar que o recipiente esquente, pois isso mata a cultura de partida, e você terá de começar de novo.

Uma vez iniciado o processo, você poderá continuar a propagar sua cultura de iogurte/*kefir* simplesmente acrescentando à próxima leva uma colher de sopa do iogurte/*kefir* já obtido. Isso transfere os organismos fermentadores para a nova leva ainda sem a cultura para reiniciar o processo, o que reduz ainda mais seus custos.

Como a fermentação láctica exige açúcar e como o leite de coco praticamente não contém açúcar, é necessário acrescentar açúcar para ajudar o processo. Não se preocupe: o açúcar é convertido em ácido láctico, anulando qualquer efeito do açúcar, caso se permita que o processo da fermentação prossiga até o fim.

2 colheres de sopa de inulina, fécula de batata não modificada ou outra fibra prebiótica 1 sachê de cultura de partida para *kefir* ou iogurte, ou	1 colher de sopa ou 2 de culturas vivas de *kefir* ou iogurte ½ litro de leite integral, creme de leite leve, creme de leite ou leite de coco

Numa tigela de média a grande, de vidro ou louça, junte a inulina, a fécula de batata ou outro prebiótico, a cultura de partida/*kefir*/iogurte, e 2 colheres de sopa do líquido escolhido, para formar um mingau. Mexa muito bem, para então acrescentar o restante do líquido e misturar. Mantenha a uma temperatura entre 38 e 43 °C até que solidifique – de 30 a 36 horas para laticínios, 48 horas ou pouco mais para o leite de coco. Tampe e mantenha refrigerado por até três semanas.

VARIAÇÃO

Se você escolher usar leite de coco (somente engarrafado), o processo será mais desafiador do que com laticínios. Comece aquecendo o leite de coco numa panela a 80 °C para derreter quaisquer sólidos, incorpore de 3 a 4 colheres de sopa de gelatina em pó, e então deixe esfriar até 38 a 43 °C; bata com um *mixer* ou um liquidificador comum por 30 a 45 segundos para emulsificar os óleos, pois isso impedirá que o óleo se separe durante a fermentação. Acrescente 2 colheres de sopa de fibra prebiótica, como a inulina ou a fécula de batata não modificada, 1 colher de sopa de açúcar, e então sua fonte de organismos fermentadores (isto é, cultura de partida), o iogurte de cultura viva preparado ou o probiótico (retirado de dentro da cápsula) e incorpore. Pode também ser necessário prolongar a fermentação até 48 horas ou pouco mais para a obtenção de um resultado consistente e substancioso.

FERMENTAÇÃO DE LEGUMES

Fermentar legumes é mais uma forma de criar alimentos ricos em bactérias probióticas. É interessante que muitas das bactérias que fermentam alimentos estão entre as linhagens mais saudáveis para a flora intestinal humana, como por exemplo *Lactobacillus plantarum*, *Lactobacillus brevis* e espécies de *Bifidobacteria*.

A fermentação conserva o alimento ao produzir o lactato (responsável pelo característico sabor ácido) enquanto inibe o crescimento de bactérias perigosas. De modo diferente do iogurte e dos *kefirs*, a fermentação de legumes ocorre num ambiente anaeróbico (isto é, um ambiente sem oxigênio). Portanto, uma fermentação bem-sucedida requer que os legumes em fermentação não entrem em contato com o oxigênio. Não confunda fermentação com o processo de fazer picles (isto é, imersão em vinagre e salmoura que não envolve a produção de lactato). A maioria dos picles e chucrutes comercializados é conservada como picles não fermentados e, portanto, não fornece microrganismos probióticos.

O consumo regular de legumes fermentados inocula seus intestinos com linhagens de bactérias salutares, exatamente como os seres humanos vêm fazendo há centenas de milhares de anos.

Você vai precisar de potes de vidro ou de louça e de uma forma de manter os legumes submersos, abaixo da superfície. Eu uso um velho pote de azeitonas, com um copo pesado que se encaixa na boca do pote, enquanto outros usam um pratinho com uma pedra em cima como peso. Você pode comprar um *kit*, mas é realmente simples improvisar um.

Os ingredientes básicos necessários são os seguintes:

- **Legumes crus** – cebolas, pimentões, aspargos, pepinos, rabanetes, alho, cenouras, repolho, vagens; de preferência picados em bocados. Associe legumes para obter sabores singulares (exemplo: cenouras e cebolas, vagens e alho).
- **Ervas aromáticas e temperos** – grãos de pimenta-do-reino, endro, dentes de alho, sementes de coentro, sementes de mostarda, sementes de alcaravia, alecrim. Muitas pessoas também usam folhas de uva ou de pés de frutas vermelhas para aumentar a crocância.
- **Sal marinho ou outro** – mas não o sal iodado (já que o iodo mata os microrganismos).
- **Água** – deve ser usada água filtrada, água de nascente ou água destilada (isto é, sem cloro nem flúor).

Fermentar legumes, como assar pães ou fazer cerâmica, é todo um universo a explorar. Existem recursos *on-line* que você poderá seguir, bem como muitos livros excelentes, como *The Art of Fermentation*, de Sandor Katz.

FERMENTAÇÃO BÁSICA

Encha um pote/recipiente grande com água, acrescente o sal até que esteja com o sabor de leve a moderadamente salgado, tipicamente uma colher de sopa por litro de água.

Junte os legumes. Quando empurrar os legumes para o fundo, o nível da água deve ficar pelo menos 2,5 cm acima dos legumes. Acrescente as ervas ou temperos de sua preferência (exemplos: grãos de pimenta-do-reino, endro, coentro). Mexa para misturar o sal e para liberar qualquer bolha de ar que tenha se formado.

Cubra os legumes com um prato ou outro objeto limpo e cubra o pote/recipiente para impedir a entrada de insetos. O sistema não deve ser hermético, apenas tampado frouxamente, já que o processo de fermentação gera gases que precisam ser liberados.

Reserve por no mínimo dois dias. O tempo necessário varia de acordo com o legume e a temperatura, mas o processo pode continuar por semanas. Uma vez que você obtenha o sabor/grau de fermentação desejado, refrigere. Como opção, após a fermentação ter se completado, acrescente meia xícara de vinagre por litro da mistura fermentada, para incrementar o sabor.

Caso surja na superfície alguma camada branca ou de outra cor, retire-a com uma escumadeira, descartando-a; trata-se de mofo. No entanto, ele não prejudica o processo, e seus alimentos fermentados permanecerão seguros para consumo por no mínimo quatro semanas.

AGRADECIMENTOS

O CAMINHO QUE PERCORRI até a revelação de que deveria me livrar do trigo foi tudo, menos uma linha reta. Na realidade, foi uma luta em zigue-zague, com altos e baixos, até eu chegar a compreender aquele que deve ser um dos maiores equívocos nutricionais, cometido em escala internacional. Uma série de pessoas contribuiu para me ajudar a entender essas questões e transmitir essa mensagem crucial para um público maior.

Tenho uma dívida de gratidão com meu agente e amigo Rick Broadhead, por ele ter me deixado falar sobre algo que, eu sabia desde o início, parecia uma ideia maluca. Quase desde os primeiros instantes, Rick aderiu de corpo e alma ao projeto. Ele fez minha proposta dar um salto, passando da mera especulação a um plano maduro, capaz de seguir em frente a todo vapor. Rick foi mais que um agente dedicado. Ele também me ofereceu conselhos sobre como trabalhar a mensagem e como transmiti-la de modo mais eficaz, isso sem falar em seu apoio moral inabalável.

Pam Krauss, minha editora original na Rodale, manteve-me alerta, transformando minha prosa dispersiva em sua forma atual.

Tenho certeza de que Pam passou muitas e longas noites debruçada sobre minhas reflexões, arrancando os cabelos, fazendo mais um bule de café a altas horas da noite enquanto atacava meu rascunho com sua caneta verde.

Tenho uma lista de pessoas que merecem minha gratidão por terem me fornecido visões singulares. Elisheva Rogosa, da Heritage (www.growseed.org), que não só me ajudou a entender o papel do trigo antigo nessa jornada de 10 mil anos, como também me forneceu o verdadeiro grão do *einkorn*, o que me permitiu experimentar pessoalmente como seria consumir o cereal ancestral consumido pelos caçadores-coletores natufianos. O doutor Allan Fritz, professor especializado em reprodução do trigo na Universidade do Estado do Kansas, e Gary Vocke, PhD, estatístico agrícola do Departamento de Agricultura dos Estados Unidos e importante analista do trigo, que me forneceram dados sobre suas perspectivas a respeito do fenômeno do trigo moderno.

O doutor Peter Green, diretor do Centro de Doença Celíaca da Universidade de Columbia, na cidade de Nova York, que, por meio de seus estudos clínicos inovadores, bem como de suas comunicações pessoais, proporcionou o alicerce que me ajudou a entender como a doença celíaca se encaixa na questão mais ampla da intolerância ao trigo. O doutor Joseph Murray, da Clínica Mayo, que não apenas forneceu estudos clínicos extremamente brilhantes, que me ajudaram a elaborar uma argumentação incontestável contra a versão moderna do trigo gerado pelo agronegócio, mas também me ofereceu auxílio para o entendimento de questões que, creio eu, acabarão por ser a derrocada desse Frankenstein dos grãos, que se infiltrou em todos os aspectos da cultura estadunidense.

Dois grupos de pessoas, numerosas demais para serem mencionadas individualmente, pelas quais, entretanto, tenho grande estima, são meus ex-pacientes e os seguidores de minha mídia social e de meus programas *on-line* de saúde, em especial o *Wheat Belly Blog* e o *Wheat Belly 10-Day Grain Detox*. São essas as pessoas reais que, ao longo do caminho, me ensinaram muitas lições, lições que me ajudaram a moldar e refinar minhas ideias. São essas as pessoas cujas experiências demonstraram, repetidas vezes, os efeitos extraordinários que a eliminação do trigo propicia à saúde, sendo exemplos do poder espantoso dessas simples percepções.

Meu amigo e principal guru de TI, Chris Kliesmet, com seu jeito totalmente original de raciocinar, apoiou-me ao longo desse esforço permitindo-me testar algumas de minhas ideias com ele. Lisa Freedman, advogada que se tornou autora, também contribuiu com seu olhar aguçado para detalhes gramaticais e me ajudou a elaborar algumas das revisões deste livro, especialmente me mantendo na linha politicamente correta em meu capítulo sobre o Sr. e a Sra. Barriga de Trigo.

Desde que foi lançado o *Barriga de trigo* original, consegui criar cerca de setecentas receitas compatíveis com esse estilo de vida. Concebê-las, testá-las e retestá-las é trabalhoso, e eu recorri à ajuda de minha mais nova assistente e amiga no programa Barriga de Trigo, Jennifer Baynes, que foi importante em me ensinar a usar alguns ingredientes e métodos novos e específicos. Obrigado, Jen.

No entanto, mais do que qualquer outra pessoa ou qualquer outra coisa, sou grato por vivermos numa época em que uma ideia que gera resultados autênticos – não que simplesmente alega realizar maravilhas, mas de fato funciona – consegue ganhar popularidade, quando somos assoberbados pela concorrência de tantas informações. Obrigado pela atenção.

NOTAS

CAPÍTULO 2

1. Cohen, M.N.; Crane-Kramer, G.M.M., orgs. Editors' summation. In: *Ancient Health: Skeletal Indicators of Agricultural and Economic Intensification*, Gainesville: University Press of Florida, 2007; 320-43.
2. Cordain, L. "Cereal Grains: Humanity's Double-Edged Sword". In: Simopoulos, A.P., org. *Evolutionary Aspects of Nutrition and Health*, Basileia, Suíça: Karger, 1999; 19-73.
3. Tito, R.Y.; Knights, D.; Metcalf, J. et al. "Insights From Characterizing Extinct Human Gut Microbiomes". *PLoS One*, 2012; 7(12):e51146.
4. Adler, C.J.; Dobney, K.; Weyrich, L.S. et al. "Sequencing Ancient Calcified Dental Plaque Shows Changes In Oral Microbiota With Dietary Shifts Of The Neolithic And Industrial Revolutions". *Nature Genetics*, abr. 2013; 45(4):450-5.
5. Roberts, C.; Manchester, K. "Dental Disease". In *The Archaeology of Disease*, Nova York: Cornell University Press, 2005; 63-83.
6. Rollo, F.; Ubaldi, M.; Ermini, L.; Marota, I. "Ötzi's Last Meals: DNA Analysis of the Intestinal Content of the Neolithic Glacier Mummy from the Alps". *Proceedings of the National Academy of Sciences*, 1° out. 2002; 99(20):12594-9.
7. Shewry, P. R. "Wheat". *Journal of Experimental Botany*, 2009; 60 (6):1537-53.
8. Ibid.
9. Ibid.
10. Song, X.; Ni, Z.; Yao, Y. et al. "Identification of Differentially Expressed Proteins Between Hybrid and Parents in Wheat (*Triticum aestivum L.*) Seedling Leaves". *Theoretical and Applied Genetics*, jan. 2009; 118(2):213-25.

11. Gao, X.; Liu S. W.; Sun, Q.; Xia, G. M. "High Frequency of HMW-GS Sequence Variation through Somatic Hybridization between *Agropyron Elongatum* and Common Wheat". *Planta*, jan. 2010; 23(2):245-50.
12. Van den Broeck, H. C.; de Jong, H. C.; Salentijn, E. M. et al. "Presence of Celiac Disease Epitopes in Modern and Old Hexaploid Wheat Varieties: Wheat Breeding May Have Contributed to Increased Prevalence of Celiac Disease". *Theoretical and Applied Genetics*, nov. 2010;; 121(8):1527-39.
13. Lafiandra, D.; Riccardi, G.; Shewry, P.R. "Improving Cereal Grain Carbohydrates For Diet And Health". *Journal of Cereal Science*, maio 2014; 59(3):312-26.
14. Shewry, P.R. *Journal of Experimental Botany*, 2009; 60(6):1537-53.
15. Halasz, A.; Horvath-Szanics, E.; Nagy-Gasztonhyi, M. et al. "Changes In Total- And Alpha-Amylase Activities And Wheat Germ Agglutinin Content In Wide-Range Herbicide Resistant Wheat Lines". *Cereal Research Communications*, 2007; 35(3):1405-13.
16. Magaña-Gómez, J.A.; Calderón de la Barca, A.M. "Risk Assessment Of Genetically Modified Crops For Nutrition And Health". *Nutrition Reviews*, 2009; 67(1):1-16.
17. Dubcovsky, J.; Dvorak, J. "Genome Plasticity A Key Factor In The Success Of Polyploidy Wheat Under Domestication". *Science*, 29 jun. 2007; 316:1862-6.

CAPÍTULO 3

1. Raeker, R. Ö.; Gaines, C. S.; Finney, P. L.; Donelson, T. "Granule Size Distribution and Chemical Composition of Starches from 12 Soft Wheat Cultivars". *Cereal Chemistry*, 1998; 75(5):721-8.
2. Avivi L. "High Grain Protein Content in Wild Tetraploid Wheat, *Triticum Dicoccoides*. In: Fifth Internacional Wheat Genetics Symposium, Nova Delhi, Índia, 23-28 fev. 1978; 372-80.
3. Cummings, J. H.; Englyst, H. N. "Gastrointestinal Effects of Food Carbohydrate". *American Journal of Clinical Nutrition*, 1995; 61:938S-45S.
4. Foster-Powell, K.; Holt, S. H. A.; Brand-Miller, J. C. "International Table of Glycemic Index and Glycemic Load Values: 2002". *American Journal of Clinical Nutrition*, jul. 2002; 76(1):5-56.
5. Jenkins, D. J. H.; Wolever, T. M.; Taylor, R. H. et al. "Glycemic Index of Foods: a Physiological Basis for Carbohydrate Exchange". *American Journal of Clinical Nutrition*, mar. 1981; 34(3):362-6.
6. Juntunen, K. S.; Niskanen, L. K.; Liukkonen, K. H. et al. "Postprandial Glucose, Insulin, and Incretin Responses to Grain Products in Healthy Subjects". *American Journal of Clinical Nutrition*, fev. 2002; 75(2):254-62.

7. Järvi, A. E.; Karlström, B. E.; Granfeldt, Y. E. et al. "The Influence of Food Structure on Postprandial Metabolism in Patients with Non-Insulin-Dependent Diabetes Mellitus". *American Journal of Clinical Nutrition*, abr. 1995; 61(4):837-42.
8. Juntunen et al. *American Journal of Clinical Nutrition*, fev. 2002; 75(2):254-62.
9. Järvi, A. et al. *American Journal of Clinical Nutrition*, abr. 1995; 61(4):837-42.
10. Yoshimoto, Y.; Tashiro, J.; Takenouchi, T.; Takeda, Y. "Molecular Structure and some Physiochemical Properties of High-Amylose Barley Starches". *Cereal Chemistry*, 2000; 77:279-85.
11. Murray, J. A.; Watson, T.; Clearman, B.; Mitros, F. "Effect of a Gluten-Free Diet on Gastrointestinal Symptoms in Celiac Disease". *American Journal of Clinical Nutrition*, abr. 2004; 79(4):669-73.
12. Cheng, J.; Brar, P. S.; Lee, A. R.; Green, P. H. "Body Mass Index in Celiac Disease: Beneficial Effect of a Gluten-Free Diet". *Journal of Clinical Gastroenterology*, abr. 2010; 44(4):267-71.
13. Shewry, P. R.; Jones, H. D. "Transgenic Wheat: Where Do We Stand After the First 12 Years?". *Annals of Applied Biology*, 2005; 147:1-14.
14. Van Herpen, T.; Goryunova, S. V.; van der Schoot, J. et al. "Alpha-Gliadin Genes from the A, B, and D Genomes of Wheat Contain Different Sets of Celiac Disease Epitopes". *BMC Genomics*, 10 jan. 2006; 7:1.
15. Molberg, Ø.; Uhlen, A. K.; Jensen, T. et al. "Mapping of Gluten T-Cell Epitopes in the Bread Wheat Ancestors: Implications for Celiac Disease". *Gastroenterology*, 2005; 128:393-401.
16. Shewry, P. R.; Halford, N. G.; Belton, P. S.; Tatham, A. S. "The Structure and Properties of Gluten: an Elastic Protein from Wheat Grain". *Philosophical Transactions of the Royal Society of London*, 2002; 357:133-42.
17. Molberg, Ø. et al. *Gastroenterology*, 2005; 128:393-401.
18. Biesiekierski, J.R.; Peters, S.L.; Newnham, E.D. et al. "No Effects of Gluten in Patients with Self-Reported Non-Celiac Gluten Sensitivity After Reduction of Fermentable, Poorly Absorbed, Short-Chain Carbohydrates". *Gastroenterology*, ago. 2013; 145(2):320-8.
19. Lorenzsonn, V.; Olsen, W.A. "*In Vivo* Responses of The Rat Intestinal Epithelium to Intraluminal Dietary Lectins". *Gastroenterology*, maio 1982; 82(5, Part 1):838-48.
20. Tatham, A.S.; Shewry, P.R. "Allergens in Wheat and Related Cereals". *Clinical & Experimental Allergy*, 2008; 38:1712-26.
21. Holm, P.B.; Kristiansen, K.N.; Pedersen, H.B. "Transgenic Approaches in Commonly Consumed Cereals to Improve Iron and Zinc Content and Bioavailability". *The Journal of Nutrition*, mar. 2002; 132(3):514S-16S.

22. Vashishth, A.; Ram, S.; Beniwal, V. "Cereal Phytases and Their Importance in Improvement of Micronutrients Bioavailability". *3 Biotech* maio 2017; 7(1):42.
23. Brown, K.H.; Wheeler, S.E.; Peerson, J.M. "The Importance of Zinc in Human Nutrition and Determination of the Global Prevalence of Zinc Deficiency". *Food and Nutrition Bulletin*, 2001; 22(2):113-25.
24. Barbagallo, M.; Dominguez, L.J.; Resnick, L.M. "Magnesium Metabolism in Hypertension and Type 2 Diabetes Mellitus". *American Journal of Therapeutics*, jul-ago 2007; 14(4):375-85.

CAPÍTULO 4

1. Dohan, F. C. "Wheat 'Consumption' and Hospital Admissions for Schizophrenia During World War II. A Preliminary Report", jan. 1966; 18(1):7-10.
2. Dohan, F. C. "Coeliac Disease and Schizophrenia". *British Medical Journal*, 7 jul. 1973; 51-52.
3. Dohan, F. C. "Hypothesis: Genes and Neuroactive Peptides from Food as Cause of Schizophrenia". In: Costa, E. e Trabucchi, M. (orgs.). *Advances in Biochemical Psychopharmacology*, Nova York: Raven Press, 1980; 535-48.
4. Vlissides, D. N.; Venulet, A.; Jenner, F. A. "A Double-Blind Gluten-Free/ Gluten-Load Controlled Trial in a Secure Ward Population". *British Journal of Psychiatry*, 1986; 148:447-52.
5. Kraft, B. D.; West, E. C. "Schizophrenia, Gluten, and Low-Carbohydrate, Ketogenic Diets: a Case Report and Review of the Literature". *Journal of Nutrition and Metabolism*, 2009; 6:10.
6. Severance, E.G.; Yolken, R.H.; Eaton, W.W. "Autoimmune Diseases, Gastrointestinal Disorders and the Microbiome in Schizophrenia: More Than a Gut Feeling". *Schizophrenia Research*, set. 2016; 176(1):23-35.
7. Jackson, J.; Eaton, W.; Cascella, N. et al. "A Gluten-Free Diet in People with Schizophrenia and Anti-Tissue Transglutaminase or Anti-Gliadin Antibodies". *Schizophrenia Research*, set. 2012; 140(0):262-3.
8. Dickerson, F.; Stallings, C.; Origoni, A. et al. "Markers of Gluten Sensitivity and Celiac Disease in Recent-Onset Psychosis and Multi-Episode Schizophrenia". *Biological Psychiatry*, 1° jul. 2010; 68(1):100-4
9. Cermak, S. A.; Curtin, C.; Bandini, L. G. "Food Selectivity and Sensory Sensitivity in Children with Autism Spectrum Disorders". *Journal of the American Dietetic Association*, fev. 2010; 110(2):238-46.
10. Knivsberg, A. M.; Reichelt, K. L.; Hoien, T.; Nodland, M. "A Randomized, Controlled Study of Dietary Intervention in Autistic Syndromes". *Nutritional Neuroscience*, 2002; 5:251-61.

11. Lee, R.W.Y.; Corley, M.J.; Pang, A. et al. "A Modified Ketogenic Gluten-Free Diet with MCT Improves Behavior in Children with Autism Spectrum Disorder". *Physiology & Behavior*, maio 2018; 188:205-11.
12. El-Rashidy, O.; El-Baz, F., El-Gendy, Y. et al. "Ketogenic Diet Versus Gluten Free Casein Free Diet in Autistic Children: a Case-Control Study". *Metabolic Brain Disease*, dez. 2017; 32(6):1935-41.
13. Millward, C.; Ferriter, M.; Calver, S. et al. "Gluten- and Casein-Free Diets for Autistic Spectrum Disorder". *Cochrane Database Systematic Reviews*, 16 abr. 2008; (2):CD003498.
14. Whiteley, P.; Haracopos, D.; Knivsberg, A. M. et al. "The ScanBrit Randomised, Controlled, Single-Blind Study of a Gluten- and Casein-Free Dietary Intervention for Children with Autism Spectrum Disorders". *Nutritional Neuroscience*, abr. 2010; 13(2):87-100.
15. Niederhofer, H.; Pittschieler, K. "A Preliminary Investigation of ADHD Symptoms in Persons with Celiac Disease". *Journal of Attention Disorders*, nov. 2006; 10(2):200-4.
16. Zioudrou, C.; Streaty, R. A.; Klee, W. A. "Opioid Peptides Derived from Food Proteins. The Exorphins". *Journal of Biological Chemistry*, 10 abr. 1979; 254(7):2446-9.
17. Pickar, D.; Vartanian, F.; Bunney Jr., W. E. et al. "Short-Term Naloxone Administration in Schizophrenic and Manic Patients. A World Health Organization Collaborative Study". *Archives of General Psychiatry*, mar. 1982; 39(3):313-9.
18. Cohen, M. R.; Cohen, R. M.; Pickar, D.; Murphy, D. L. "Naloxone Reduces Food Intake in Humans". *Psychosomatic Medicine*, mar./abr. 1985; 47(2):132-8.
19. Drewnowski, A.; Krahn, D. D.; Demitrack, M. A. et al. "Naloxone, an Opiate Blocker, Reduces the Consumption of Sweet High-Fat Foods in Obese and Lean Female Binge Eaters". *American Journal of Clinical Nutrition*, 1995; 61:1206-12.

CAPÍTULO 5

1. Hales, C.M.; Fryar, C.D.; Carroll, M.D. et al. "Trends in Obesity and Severe Obesity Prevalence in U.S. Youth and Adults by Sex and Age, 2007-2008 to 2015-2016". *Journal of the American Medical Association*, abr. 2018; 319(16):231723-5.
2. Costa, D.; Steckel, R.H. "Long-Term Trends in Health, Welfare, and Economic Growth in the United States". In Steckel, R.H.; Floud, R., orgs. *Health and Welfare during Industrialization*, Chicago: University of Chicago Press, 1997; 47-90.

3. Bazzano, L.A.; Song, Y.; Bubes, V. et al. "Dietary Intake of Whole and Refined Grain Breakfast Cereals and Weight Gain in Men". *Obesity Research*, nov. 2005; 13(11):1952-60.
4. Klöting, N.; Fasshauer, M.; Dietrich, A. et al. "Insulin-Sensitive Obesity". *American Journal of Physiology-Endocrinology and Metabolism*, 22 jun. 2010 [Publicação eletrônica anterior à impressa].
5. DeMarco, V. G.; Johnson, M. S.; Whaley-Connell, A. T.; Sowers, J. R. "Cytokine Abnormalities in the Etiology of the Cardiometabolic Syndrome". *Current Hypertension Reports*, abr. 2010; 12(2):93-8.
6. Matsuzawa, Y. "Establishment of a Concept of Visceral Fat Syndrome and Discovery of Adiponectin". *Proceedings of the Japan Academy. Series B, Physical and Biological Sciences*, 2010; 86(2):131-41.
7. Ibid.
8. Funahashi, T.; Matsuzawa, Y. "Hypoadiponectinemia: a Common Basis for Diseases Associated with Overnutrition". *Current Atherosclerosis Reports*, set. 2006; 8(5):433-8.
9. Déprés, J.; Lemieux, I.; Bergeron, J. et al. "Abdominal Obesity and the Metabolic Syndrome: Contributions to Global Cardiometabolic Risk". *Arteriosclerosis, Thrombosis, and Vascular Biology*, 2008; 28:1039-49.
10. Lee, Y.; Pratley, R. E. "Abdominal Obesity and Cardiovascular Disease Risk: the Emerging Role of the Adipocyte". *Journal of Cardiopulmonary Rehabilitation and Prevention*, 2007; 27:2-10.
11. Lautenbach, A.; Budde, A.; Wrann, C.D. "Obesity and the Associated Mediators Leptin, Estrogen and IGF-I Enhance the Cell Proliferation and Early Tumorigenesis of Breast Cancer Cells". *Nutrition and Cancer*, 2009; 61(4):484-91.
12. Endogenous Hormones and Breast Cancer Collaborative Group. "Endogenous Sex Hormones and Breast Cancer in Postmenopausal Women: Reanalysis of Nine Prospective Studies". *Journal of the National Cancer Institute*, 2002; 94:606-16.
13. Johnson, R. E.; Murah, M. H. "Gynecomastia: Pathophysiology, Evaluation, and Management". *Mayo Clinic Proceedings*, nov. 2009; 84(11):1010-5.
14. Roelfsema, F.; Pijil, H.; Keenan, D.M.; Veldhuis, J.D. "Prolactin secretion in healthy adults is determined by gender, age, and body mass index". *PLoS One*, 2012; 7(2):e31305.
15. Fanciulli, G.; Dettori, A.; Demontis, M.P. et al. "Gluten Exorphin B5 Stimulates Prolactin Secretion Through Opioid Receptors Located Outside the Blood-Brain Barrier". *Life Sciences*, fev. 2005; 76(15):1713-9.
16. Green, P.; Stavropoulos, S.; Panagi, S. et al. "Characteristics of Adult Celiac Disease in the USA: Results of a National Survey". *American Journal of Gastroenterology*, 2001; 96:126-31.

17. Cranney, A.; Zarkadas, M.; Graham, I. D. et al. "The Canadian Celiac Health Survey". *Digestive Diseases and Sciences*, abr. 2007; (5294):1087-95.
18. Barera, G.; Mora, S.; Brambilla, P. et al. "Body Composition in Children with Celiac Disease and the Effects of a Gluten-Free Diet: a Prospective Case-Control Study". *American Journal of Clinical Nutrition*, jul. 2000; 72(1):71-5.
19. Cheng, J.; Brar, P. S.; Lee, A. R.; Green, P. H. "Body Mass Index in Celiac Disease: Beneficial Effect of a Gluten-Free Diet". *Journal of Clinical Gastroenterology*, abr. 2010; 44(4):267-71.
20. Dickey, W.; Kearney, N. "Overweight in Celiac Disease: Prevalence, Clinical Characteristics, and Effect of a Gluten-Free Diet". *American Journal of Gastroenterology*, out. 2006; 101(10):2356-9.
21. Murray, J. A.; Watson, T.; Clearman, B.; Mitros, F. "Effect of a Gluten-Free Diet on Gastrointestinal Symptoms in Celiac Disease". *American Journal of Clinical Nutrition*, abr. 2004; 79(4):669-73.
22. Cheng J. et al. *Journal of Clinical Gastroenterology*, abr. 2010; 44(4):267-71.
23. Barera, G. et al. *American Journal of Clinical Nutrition*, jul. 2000; 72(1):71-5.
24. Venkatasubramani, N.; Telega, G.; Werlin, S. L. "Obesity in Pediatric Celiac Disease". *Journal of Pediatric Gastroenterology and Nutrition*, 12 maio 2010. [Publicação eletrônica anterior à impressa].
25. Bardella, M. T.; Fredella, C.; Prampolini, L. et al. "Body Composition and Dietary Intakes in Adult Celiac Disease Patients Consuming a Strict Gluten-Free Diet". *American Journal of Clinical Nutrition*, out. 2000; 72(4):937-9.
26. Smecuol, E.; Gonzalez, D.; Mautalen, C. et al. "Longitudinal Study on the Effect of Treatment on Body Composition and Anthropometry of Celiac Disease Patients". *American Journal of Gastroenterology*, abr. 1997; 92(4):639-43.
27. Green, P., Cellier, C. "Celiac Disease". *New England Journal of Medicine*, 25 out. 2007; 357:1731-43.
28. Foster, G. D.; Wyatt, H. R.; Hill, J. O. et al. "A Randomized Trial of a Low-Carbohydrate Diet for Obesity". *New England Journal of Medicine*, 2003; 348:2082-90.
29. Samaha, F. F.; Iqbal, N.; Seshadri, P. et al. "A Low-Carbohydrate as Compared with a Low-Fat Diet in Severe Obesity". *New England Journal of Medicine*, 2003; 348:2074-81.

CAPÍTULO 6

1. Paveley, W. F. "From Aretaeus to Crosby: a History of Celiac Disease". *British Medical Journal*, 24 a 31 dez. 1988; 297:1646-9.

2. Van Berge-Henegouwen, G. P.; Mulder, C.J. "Pioneer in the Gluten-Free Diet: Willem-Karel Dicke 1905-1962, over 50 years of Gluten-Free Diet". *Gut*, nov. 1993; 34(11):1473-5.
3. Barton, S. H.; Kelly, D. G.; Murray, J. A. "Nutritional Deficiencies in Celiac Disease". *Gastroenterology Clinics of North America*, 2007; 36:93-108.
4. Fasano, A. "Systemic Autoimmune Disorders in Celiac Disease". *Current Opinion in Gastroenterology*, 2006; 22(6):674-9.
5. Fasano, A.; Berti, I.; Gerarduzzi, T. et al. "Prevalence of Celiac Disease in At-Risk and Not-At-Risk Groups in the United States: a Large Multicenter Study". *Archives of Internal Medicine*, 10 fev. 2003; 163(3):286-92.
6. Farrell, R. J.; Kelly, C. P. "Celiac Sprue". *New England Journal of Medicine*, 2002; 346(3):180-8.
7. Garampazzi, A.; Rapa, A.; Mura, S. et al. "Clinical Pattern of Celiac Disease is Still Changing". *Journal of Pediatric Gastroenterology and Nutrition*, 2007; 45:611-4.
8. Steens, R. F.; Csizmadia, C.G.; George, E.K. et al. "A National Prospective Study on Childhood Celiac Disease in the Netherlands 1993-2000: An Increasing Recognition and a Changing Clinical Picture." *Journal of Pediatrics*, ago. 2005; 147(2)-239-43.
9. McGowan, K. E.; Castiglione, D. A.; Butzner, J. D. "The Changing Face of Childhood Celiac Disease in North America: Impact of Serological Testing". *Pediatrics*, dez. 2009; 124(6):1572-8.
10. Rajani, S.; Huynh, H. Q.; Turner, J. "The Changing Frequency of Celiac Disease Diagnosed at the Stollery Children's Hospital". *Canadian Journal of Gastroenterology*, fev. 2010; 24(2):109-12.
11. Bottaro, G.; Cataldo, F.; Rotolo, N. et al. "The Clinical Pattern of Subclinical/Silent Celiac Disease: an Analysis on 1026 Consecutive Cases". *American Journal of Gastroenterology*, mar. 1999; 94(3):691-6.
12. Rubio-Tapia, A.; Kyle, R. A.; Kaplan, E. et al. "Increased Prevalence and Mortality in Undiagnosed Celiac Disease". *Gastroenterology*, jul. 2009; 137(1):88-93.
13. Lohi, S.; Mustalahti, K.; Kaukinen, K. et al. "Increasing Prevalence of Celiac Disease over Time". *Alimentary Pharmacology & Therapeutics*, 2007; 26:1217-25.
14. Van der Windt, D.; Jellema, P.; Mulder, C. J. et al. "Diagnostic Testing for Celiac Disease among Patients with Abdominal Symptoms: a Systematic Review". *Journal of the American Medical Association*, 2010; 303(17):1738-46.
15. Johnston, S. D.; McMillan, S. A.; Collins, J. S. et al. "A Comparison of Antibodies to Tissue Transglutaminase with Conventional Serological Tests in the Diagnosis of Celiac Disease". *European Journal of Gastroenterology & Hepatology*, set. 2003; 15(9):1001-4.

16. Van der Windt, D. et al. *Journal of the American Medical Association*, 2010; 303(17):1738-46.
17. Johnston, S. D. et al. *European Journal of Gastroenterology & Hepatology*, set. 2003; 15(9):1001-4.
18. Van der Windt, D. et al. *Journal of the American Medical Association*, 2010; 303(17):1738-46.
19. NIH Consensus Development Conference on Celiac Disease. *NIH Consensus and State-of-the-Science Statements*, 28-30 jun. 2004; 21(1):1-23.
20. Mustalahti, K.; Lohiniemi, S.; Collin, P. et al. "Gluten-Free Diet and Quality of Life in Patients with Screen-Detected Celiac Disease". *Effective Clinical Practice*, maio-jun. 2002; 5(3):105-13.
21. Ensari, A.; Marsh, M. N.; Morgan, S. et al. "Diagnosing Coeliac Disease by Rectal Gluten Challenge: a Prospective Study Based on Immunopathology, Computerized Image Analysis and Logistic Regression Analysis". *Clinical Science (Londres)*, ago. 2001; 101(2):199-207.
22. Bach, J. F. "The Effect of Infections on Susceptibility to Autoimmune and Allergic Disease". *New England Journal of Medicine*, 2002; 347:911-20.
23. Van den Broeck, H. C.; de Jong, H. C.; Salentijn, E. M. et al. "Presence of Celiac Disease Epitopes in Modern and Old Hexaploid Wheat Varieties: Wheat Breeding May Have Contributed to Increased Prevalence of Celiac Disease". *Theoretical and Applied Genetics*, 28 jul. 2010. [Publicação eletrônica anterior à impressa].
24. Drago, S.; El Asmar, R.; Di Pierro, M. et al. "Gliadin, Zonulin and Gut Permeability: Effects on Celiac and Nonceliac Intestinal Mucosa and Intestinal Cell Lines". *Scandinavian Journal of Gastroenterology*, 2006; 41:408-19.
25. Guttman, J. A.; Finlay, B. B. "Tight Junctions as Targets of Infectious Agents". *Biochimica et Biophysica Acta*, abr. 2009; 1788(4):832-41.
26. Parnell, N.; Ciclitira, P. J. "Celiac Disease". *Current Opinion in Gastroenterology*, mar. 1999; 15(2):120-4.
27. Peters, U.; Askling, J.; Gridley, G. et al. "Causes of Death in Patients with Celiac Disease in a Population-Based Swedish Cohort". *Archives of Internal Medicine*, 2003; 163:1566-72.
28. Hafström, I.; Ringertz, B.; Spängberg, A. et al. "A Vegan Diet Free of Gluten Improves the Signs and Symptoms of Rheumatoid Arthritis: the Effects on Arthritis Correlate with a Reduction in Antibodies to Food Antigens". *Rheumatology (Oxford)*, out. 2001; 40(10):1175-9.
29. Peters, U. et al. *Archives of Internal Medicine*, 2003; 163:1566-72.
30. Barera, G.; Bonfanti, R.; Viscardi, M. et al. "Occurrence of Celiac Disease after Onset of Type 1 Diabetes: a 6-year Prospective Longitudinal Study". *Pediatrics*, 2002; 109:833-8.

31. Freeman, H.J. "Endocrine manifestations in celiac disease". *World Journal of Gastroenterology*, out. 2016; 22(38):8472-9.
32. Hadjivassiliou, M.; Sanders, D. S.; Grünewald, R. A. et al. "Gluten Sensitivity: from Gut to Brain". *Lancet*, mar. 2010; 9:318-30.
33. Hadjivassiliou, M.; Grünewald, R. A.; Lawden, M. et al. "Headache and CNS White Matter Abnormalities Associated with Gluten Sensitivity". *Neurology*, 13 fev. 2001; 56(3):385-8.
34. Barton, S. H.; Kelly, D. G.; Murray, J. A. *Gastroenterology Clinics of North America*, 2007; 36:93-108.
35. Ludvigsson, J. F.; Montgomery, S. M.; Ekbom, A. et al. "Small-Intestinal Histopathology and Mortality Risk in Celiac Disease". *Journal of the American Medical Association*, 2009; 302(11):1171-8.
36. West, J.; Logan, R.; Smith, C. et al. "Malignancy and Mortality in People with Celiac Disease: Population Based Cohort Study". *British Medical Journal*, 21 jul. 2004; doi:10.1136/bmj.38169.486701.7C.
37. Askling, J.; Linet, M.; Gridley, G. et al. "Cancer Incidence in a Population-Based Cohort of Individuals Hospitalized with Celiac Disease or Dermatitis Herpetiformis". *Gastroenterology*, nov. 2002; 123(5):1428-35.
38. Peters, U. et al. *Archives of Internal Medicine*, 2003; 163:1566-72.
39. Ludvigsson, J.F. et al. *Journal of the American Medical Association*, 2009; 302(11):1171-8.
40. Holmes, G. K. T.; Prior, P.; Lane, M. R. et al. "Malignancy in Celiac Disease – Effect of a Gluten-Free Diet". *Gut*, mar. 1989; 30(3):333-8.
41. Ford, A. C.; Chey, W. D.; Talley, N. J. et al. "Yield of Diagnostic Tests for Celiac Disease in Individuals with Symptoms Suggestive of Irritable Bowel Syndrome: Systematic Review and Meta-Analysis". *Archives of Internal Medicine*, 13 abr. 2009; 169(7):651-8.
42. Ibid.
43. Bagci, S.; Ercin, C. N.; Yesilova, Z. et al. "Levels of Serologic Markers of Celiac Disease in Patients with Reflux Esophagitis". *World Journal of Gastroenterology*, 7 nov. 2006; 12(41):6707-10.
44. Usai, P.; Manca, R.; Cuomo, R. et al. "Effect of Gluten-Free Diet and Comorbidity of Irritable Bowel Syndrome-Type Symptoms on Health-Related Quality of Life in Adult Coeliac Patients". *Digestive and Liver Disease*, set. 2007; 39(9):824-8.
45. Collin, P.; Mustalahti, K.; Kyronpalo, S. et al. "Should We Screen Reflux Oesophagitis Patients for Celiac Disease?". *European Journal of Gastroenterology & Hepatology*, set. 2004; 16(9):917-20.

46. Cuomo, A.; Romano, M.; Rocco, A. et al. "Reflux Oesophagitis in Adult Celiac Disease: Beneficial Effect of a Gluten-Free Diet". *Gut*, abr. 2003; 52(4):514-7.
47. Ibid.
48. Verdu, E. F.; Armstrong, D.; Murray, J. A. "Between Celiac Disease and Irritable Bowel Syndrome: the 'no Man's Land' of Gluten Sensitivity". *American Journal of Gastroenterology*, jun. 2009; 104(6):1587-94.

CAPÍTULO 7

1. Messina, J.L.; Hamlin, J.; Larner, J. "Insulin-Mimetic Actions of Wheat Germ Agglutinin and Concanavalin A on Specific mRNA Levels". *Archives of Biochemistry and Biophysics*, abr. 1987; 254(1):110-5.
2. Holm, P.B.; Kristiansen, K.N.; Pedersen, H.B. "Transgenic Approaches in Commonly Consumed Cereals to Improve Iron and Zinc Content and Bioavailability". *The Journal of Nutrition*, mar. 2002; 132(3):514S-6S.
3. Crawford, D.H.; Powell, L.W.; Leggett, B.A. et al. "Evidence that the Ancestral Haplotype in Australian Hemochromatosis Patients May Be Associated with a Common Mutation in the Gene". *American Journal of Human Genetics*, ago. 1995; 57(2):362-7.
4. Monzón, H.; Forné, M.; González, C. et al. "Mild Enteropathy As a Cause of Iron-Deficiency Anaemia of Previously Unknown Origin". *Digestive and Liver Disease*, jun. 2011; 43(6):448-53.
5. Davidsson, L. "Approaches to Improve Iron Bioavailability from Complementary Foods". *The Journal of Nutrition*, maio 2003; 133(5 Supl. 1):1560S-2S.
6. Elhakim, N.; Laillou, A.; El Nakeeb, A. et al. "Fortifying Baladi Bread in Egypt: Reaching More Than 50 Million People Through the Subsidy Program". *Food and Nutrition Bulletin*, dez. 2012; 33(4 Supl.):S260-71.
7. Wierdsma, N.J.; van Bokhorst-de van der Schueren, M.A.; Berkenpas, M. et al. "Vitamin and Mineral Deficiencies Are Highly Prevalent in Newly Diagnosed Celiac Disease Patients". *Nutrients*, 30 set. 2013; 5(10):3975-92.
8. Sáez, L.R.; Álvarez, D.F.; Martínez, I.P. et al. "Refractory Iron-Deficiency Anemia and Gluten Intolerance – Response to Gluten-Free Diet". *Revista Española de Enfermedades Digestivas*, jul. 2011; 103(7):349-54.
9. Sandstead, H.H. "Human Zinc Deficiency: Discovery to Initial Translation". *Advances in Nutrition*, 1° jan. 2013; 4(1):76-81.
10. Holm, P.B. et al. *The Journal of Nutrition*, mar. 2002; 132(3):514S-6S.
11. Prasad, A.S. "Discovery of Human Zinc Deficiency: Its Impact on Human Health and Disease". *Advances in Nutrition* 1° mar. 2013; 4(2):176-90.

12. Gibson, R.S. "A Historical Review of Progress in the Assessment of Dietary Zinc Intake as an Indicator of Population Zinc Status". *Advances in Nutrition*, 2012(3):772-82.
13. Bohn, T.; Davidsson, L.; Walczyk, T.; Hurrell, R.F. "Phytic Acid Added to White-Wheat Bread Inhibits Fractional Apparent Magnesium Absorption in Humans". *American Journal of Clinical Nutrition*, mar. 2004; 79(3):418-23.
14. Jenkins, D.J.; Kendall, C.W.; Vidgen, E.; Augustin, L.S.; Parker, T.; Faulkner, D. et al. "Effect of High Vegetable Protein Diets on Urinary Calcium Loss in Middle-Aged Men and Women". *European Journal of Clinical Nutrition*, fev. 2003; 57(2):376-82.
15. Hollon, J.; Puppa, E.L.; Greenwald, B. et al. "Effect of Gliadin on Permeability of Intestinal Biopsy Explants from Celiac Disease Patients and Patients with Non-Celiac Gluten Sensitivity". *Nutrients*, 27 fev. 2015; 7(3):1565-76.
16. Anderson, O.D.; Dong, L.; Huo, N.; Gu, Y.Q. "A New Class of Wheat Gliadin Genes and Proteins". *PLoS One*, 2012; 7(12):e52139.
17. Sandhu, J.S.; Fraser, D.R. "Effect of Dietary Cereals on Intestinal Permeability in Experimental Enteropathy in Rats". *Gut*, set. 1983; 24(9):825-30.
18. Fasano, A. "Zonulin, Regulation of Tight Junctions, and Autoimmune Diseases". *Annals of the New York Academy of Sciences*, jul. 2012; 1258(1):25-33.
19. Lo Iacono, O.; Petta, S.; Venezia, G. et al. "Anti-Tissue Transglutaminase Antibodies in Patients with Abnormal Liver Tests: Is It Always Coeliac Disease?". *American Journal of Gastroenterology*, nov. 2005; 100(11):2472-7.
20. Tatham, A.S.; Shewry, P.R. "Allergens in Wheat and Related Cereals". *Clinical & Experimental Allergy*, 2008; 38(11):1712-26.
21. Bourne, C.; Charpiat, B.; Charhon, N. et al. "Emergent Adverse Effects of Proton Pump Inhibitors". *Presse Medicale*, fev. 2013; 42(2):e53-62.
22. Tieyjeh, I.M.; Abdulhak, A.B.; Riaz, M. et al. "The Association Between Histamine 2 Receptor Antagonist Use and *Clostridium Difficile* Infection: A Systematic Review and Meta-analysis". *PLoS One* 2013; 8(3):e56498.
23. Biswas, S.; Benedict, S.H.; Lynch, S.G.; LeVine, S.M. "Potential Immunological Consequences of Pharmacological Suppression of Gastric Acid Production in Patients with Multiple Sclerosis". *BMC Medicine*, 7 jun. 2012; 10:57.
24. Vazquez-Roque, M.I.; Camilleri, M.; Smirt, T. et al. "A Controlled Trial of Gluten-Free Diet in Patients with Irritable Bowel Syndrome-Diarrhea: Effects on Bowel Frequency and Intestinal Function". *Gastroenterology*, maio 2013; 144(5):903-11.
25. Ding, X.W.; Liu, Y.X.; Fang, X.C. et al. "The Relationships Between Small Intestinal Bacterial Overgrowth and Irritable Bowel Syndrome". *European Review for Medical and Pharmacological Sciences*, nov. 2017; 21(22):5191-6.

26. Ebert, C.; Nebe, B.; Walzel, H.; Weber, H.; Jonas, L. "Inhibitory Effect of the Lectin Wheat Germ Agglutinin (WGA) on the Proliferation of AR42J Cells". *Acta Histochemica*, 2009; 111(4):335-42.
27. Santer, R.; Leung, Y.K.; Alliet, P. et al. "The Role of Carbohydrate Moieties of Cholecystokinin Receptors in Cholecystokinin Octapeptide Binding: Alteration of Binding Data by Specific Lectins". *Biochimica et Biophysica Acta*, 23 jan. 1990; 1051(1):78-83.
28. Sonnenberg, A.; Müller, A.D. "Constipation and Cathartics as Risk Factors of Colorectal Cancer: a Meta-Analysis". *Pharmacology*, out. 1993; 47 (Supl. 1):224-33.
29. Catassi, C.; Bai, J.C.; Bonaz, B. et al. "Non-Celiac Gluten Sensitivity: the New Frontier of Gluten Related Disorders". *Nutrients*, 26 set. 2013 [Publicação eletrônica anterior à impressa].
30. Volta, U.; Tovoli, F.; Cicola, R. et al. "Serological Tests in Gluten Sensitivity (Nonceliac Gluten Intolerance)". *Journal of Clinical Gastroenterology*, set. 2012; 46(8):680-5.
31. Brown, K.; DeCoffe, D.; Molcan, E.; Gibson, D.L. "Diet-Induced Dysbiosis of the Intestinal Microbiota and the Effects on Immunity and Disease". *Nutrients*, ago. 2012; 4(8):1095-119.
32. Sachdev, A.H.; Pimentel, M. "Gastrointestinal Bacterial Overgrowth: Pathogenesis and Clinical Significance". *Therapeutic Advances in Chronic Disease*, set. 2013; 4(5):223-31.
33. Khoshini, R.; Dai, S.C., Lezcano, S., Pimentel, M. "A Systematic Review of Diagnostic Tests for Small Intestinal Bacterial Overgrowth". *Digestive Diseases and Sciences*, jun. 2008; 53(6):1443-54.
34. Walker, A.W.; Ince, J.; Duncan, S.H. et al. "Dominant and Diet-Responsive Groups of Bacteria Within the Human Colonic Microbiota". *ISME Journal*, fev. 2011; 5(2):220-30.
35. Wu, G.D.; Chen, J.; Hoffmann, C. et al. "Linking Long-Term Dietary Patterns with Gut Microbial Enterotypes". *Science*, 7 out. 2011; 334(6052):105-8.

CAPÍTULO 8

1. Zhao, X. 434-PP. Apresentado nas Septuagésimas Sessões Científicas da Associação Americana de Diabetes; 25 jun. 2010.
2. Franco, O. H.; Steyerberg, E. W.; Hu, F. B. et al. "Associations of Diabetes Mellitus with Total Life Expectancy and Life Expectancy with and Without Cardiovascular Disease". *Archives of Internal Medicine*, 11 jun. 2007; 167(11):1145-51.

3. Daniel, M.; Rowley, K. G.; McDermott, R. et al. "Diabetes Incidence in an Australian Aboriginal Population: an 8-Year Follow-Up Study". *Diabetes Care*, 1999; 22:1993-8.
4. Ebbesson, S. O.; Schraer, C. D.; Risica, P. M. et al. "Diabetes and Impaired Glucose Tolerance in three Alaskan Eskimo Populations: the Alaska-Siberia Project". *Diabetes Care*, 1998; 21:563-9.
5. Cordain, L. "Cereal Grains: Humanity's Double-Edged Sword". In: Simopoulous, A. P. (org.), "Evolutionary Aspects of Nutrition and Health". *World Review of Nutrition & Dietetics*, 1999; 84:19-73.
6. Reaven, G. M. "Banting Lecture 1988: Role of Insulin Resistance in Human Disease". *Diabetes*, 1988; 37:1595-607.
7. Crawford, E. M. "Death Rates from Diabetes Mellitus in Ireland 1833-1983: a Historical Commentary". *Ulster Medical Journal*, out. 1987; 56(2):109-15.
8. Centers for Disease Control. "New CDC report: more than 100 million Americans have diabetes or prediabetes", in: https://www.cdc.gov/media/releases/2017/p0718-diabetes-report.html.
9. Ibid.
10. Ginsberg, H. N.; MacCallum, P. R. "The Obesity, Metabolic Syndrome, and Type 2 Diabetes Mellitus Pandemic: Part I. Increased Cardiovascular Disease Risk and the Importance of Atherogenic Dyslipidemia in Persons with the Metabolic Syndrome and Type 2 Diabetes Mellitus". *Journal of the Cardiometabolic Syndrome*, 2009; 4(2):113-9.
11. Centers for Disease Control. "Prevalence of Obesity Among Adults and Youth: United States, 2011-2014", in: https://www.cdc.gov/nchs/data/databriefs/db219.pdf.
12. Wang, Y.; Beydoun, M. A.; Liang, L. et al. "Will all Americans Become Overweight or Obese? Estimating the Progression and Cost of the US Obesity Epidemic". *Obesity* (Silver Spring), out. 2008; 16(10):2323-30.
13. USDA. "U.S. per Capita Wheat Use", in: https://www.ers.usda.gov/topics/crops/wheat/wheat-sector-at-a-glance/.
14. Macor, C.; Ruggeri, A.; Mazzonetto, P. et al. "Visceral Adipose Tissue Impairs Insulin Secretion and Insulin Sensitivity but not Energy Expenditure in Obesity". *Metabolism*, fev. 1997; 46(2):123-9.
15. Marchetti, P.; Lupi, R.; Del Guerra, S. et al. "The Beta-Cell in Human Type 2 Diabetes". *Advances in Experimental Medicine and Biology*, 2010; 654:501-14.
16. Ibid.
17. Wajchenberg, B. L. "Beta-Cell Failure in Diabetes and Preservation by Clinical Treatment". *Endocrine Reviews*, abr. 2007; 28(2):187-218.

18. Banting, F. G.; Best, C. H.; Collip, J. B. et al. "Pancreatic Extracts in the Treatment of Diabetes Mellitus: Preliminary Report". *Canadian Medical Association Journal*, mar. 1922; 12(3):141-6.
19. Westman, E. C.; Vernon, M. C. "Has carbohydrate-Restriction Been Forgotten as a Treatment for Diabetes Mellitus? A Perspective on the ACCORD Study Design". *Nutrition & Metabolism (Londres)*, 2008; 5:10.
20. Volek, J. S.; Sharman, M.; Gómez, A. et al. "Comparison of Energy-Restricted Very Low-Carbohydrate and Low-Fat Diets on Weight Loss and Body Composition in Overweight Men and Women". *Nutrition & Metabolism (Londres)*, 8 nov. 2004; 1(1):13.
21. Volek, J. S.; Phinney, S. D.; Forsythe, C. E. et al. "Carbohydrate Restriction has a More Favorable Impact on the Metabolic Syndrome than a Low Fat Diet". *Lipids*, abr. 2009; 44(4):297-309.
22. Westman, E.C.; Yancy, W.S.; Mavropoulos, J.C. et al. "The effect of a low-carbohydrate, ketogenic diet versus a low-glycemic index diet on glycemic control in type 2 diabetes mellitus". *Nutrition & Metabolism (Londres)*, 19 dez. 2008; 5:36.
23. Saslow, L.R., Mason, A.E., Kim, S. et al. "An online intervention comparing a very low-carbohydrate ketogenic diet and lifestyle recommendations versus a plate method diet in overweight individuals with type 2 diabetes: a randomized controlled trial". *Journal of Medical Internet Research*, 13 fev. 2017; 19(2):e36.
24. Stern, L.; Iqbal, N.; Seshadri, P. et al. "The Effects of a Low-Carbohydrate Versus Conventional Weight Loss Diets in Severely Obese Adults: One-Year Follow-Up of a Randomized Trial". *Annals of Internal Medicine*, 2004; 140:778-85.
25. Samaha, F. F.; Iqbal, N.; Seshadri, P. et al. "A Low-Carbohydrate as Compared with a Low-Fat Diet in Severe Obesity". *New England Journal of Medicine*, 2003; 348:2074-81.
26. Gannon, M. C.; Nuttall, F. Q. "Effect of a High-*Protein*, Low-Carbohydrate Diet on Blood Glucose Control in People with Type 2 Diabetes". *Diabetes*, 2004; 53:2375-82.
27. Num desses estudos, os carboidratos foram reduzidos a 30 gramas por dia, resultando numa perda de peso média de 5 quilos e uma queda da HbA1c de 7,4 para 6,6 % ao fim de um ano.
28. Boden, G.; Sargrad, K.; Homko, C. et al. "Effect of a Low-Carbohydrate Diet on Appetite, Blood Glucose Levels and Insulin Resistance in Obese Patients with Type 2 Diabetes". *Annals of Internal Medicine*, 2005; 142:403-11.
29. Meng, Y.; Bai, H.; Wang, S. et al. "Efficacy of low carbohydrate diet for type 2 diabetes mellitus management: a systematic review and meta-analysis of

randomized controlled trials". *Diabetes Research and Clinical Practice*, set. 2017; 131:124-31.
30. Ventura, A.; Neri, E.; Ughi, C. et al. "Gluten-Dependent Diabetes-Related and Thyroid Related Autoantibodies in Patients with Celiac Disease". *Journal of Pediatrics*, 2000; 137:263-5.
31. Vehik, K.; Hamman, R. F.; Lezotte, D. et al. "Increasing Incidence of Type 1 Diabetes in 0 to 17-Year-Old Colorado Youth". *Diabetes Care*, mar. 2007; 30(3):503-9.
32. Diamond Project Group. "Incidence and Trends of Childhood Type 1 Diabetes Worldwide 1990-1999". *Diabetic Medicine*, ago. 2006; 23(8):857-66.
33. Hansen, D.; Bennedbaek, F. N.; Hansen, L. K. et al. "High Prevalence of Coeliac Disease in Danish Children with Type 1 Diabetes Mellitus". *Acta Paediatrica*, nov. 2001; 90(11):1238-43.
34. Barera, G.; Bonfanti, R.; Viscardi, M. et al. "Occurrence of Celiac Disease after Onset of Type 1 Diabetes: a 6-Year Prospective Longitudinal Study". *Pediatrics*, maio 2002; 109(5):833-8.
35. Ibid.
36. Funda, D. P.; Kaas, A.; Bock, T. et al. "Gluten-Free Diet Prevents Diabetes in NOD Mice". *Diabetes/Metabolism Research and Reviews*, 1999; 15:323-7.
37. Maurano, F.; Mazzarella, G.; Luongo, D. et al. "Small Intestinal Enteropathy in Non-Obese Diabetic Mice Fed a Diet Containing Wheat". *Diabetologia*, maio 2005; 48(5):931-7.

CAPÍTULO 9

1. Bengmark, S. "Advanced Glycation and Lipoxidation End Products – Amplifiers of Inflammation: The Role of Food". *Journal of Parenteral and Enteral Nutrition*, set.-out. 2007; 31(5):430-40.
2. Uribarri, J.; Cai, W.; Peppa, M. et al. "Circulating Glycotoxins and Dietary Advanced Glycation End Products: two Links to Inflammatory Response, Oxidative Stress, and Aging". *Journals of Gerontology*, abr. 2007; 62A:427-33.
3. Epidemiology of Diabetes Interventions and Complications (EDIC). "Design, Implementation, and Preliminary Results of a Long-Term Follow-Up of the Diabetes Control and Complications Trial Cohort". *Diabetes Care*, jan. 1999; 22(1):99-111.
4. Kilhovd, B. K.; Giardino, I.; Torjesen, P. A. et al. "Increased Serum Levels of the Specific AGE-Compound Methylglyoxal-Derived Hydroimidazolone in Patients with Type 2 Diabetes". *Metabolism* 2003; 52:163-7.

5. Monnier, V. M.; Battista, O.; Kenny, D. et al. "Skin Collagen Glycation, Glycoxidation, and Crosslinking are Lower in Subjects with Long-Term Intensive versus Conventional Therapy of Type 1 Diabetes: Relevance of Glycated Collagen Products Versus HbA1c as Markers of Diabetic Complications. DCCT Skin Collagen Ancillary Study Group. Diabetes Control and Complications Trial". *Diabetes*, 1999; 48:870-80.
6. Goh, S.; Cooper, M. E. "The Role of Advanced Glycation End Products in Progression and Complications of Diabetes". *Journal of Clinical Endocrinology and Metabolism*, 2008; 93:1143-52.
7. Uribarri, J.; Tuttle, K. R. "Advanced Glycation End Products and Nephrotoxicity of High-Protein Diets". *Clinical Journal of the American Society of Nephrology*, 2006; 1:1293-9.
8. Bucala, R.; Makita, Z.; Vega, G. et al. "Modification of Low Density Lipoprotein by Advanced Glycation End Products Contributes to the Dyslipidemia of Diabetes and Renal Insufficiency". *Proceedings of the National Academy of Sciences USA*, 1994; 91:9441-5.
9. Stitt, A. W.; He, C.; Friedman, S. et al. "Elevated AGE-Modified Apo B in Sera of Euglycemic, Normolipidemic Patients with Atherosclerosis: Relationship to Tissue AGEs". *Molecular Medicine*, 1997; 3:617-27.
10. Moreira, P. I.; Smith, M. A.; Zhu, X. et al. "Oxidative Stress and Neurodegeneration". *Annals of the New York Academy of Sciences*, 2005; 1043:543-52.
11. Nicolls, M. R. "The Clinical and Biological Relationship between Type 2 Diabetes Mellitus and Alzheimer's Disease". *Current Alzheimer Research*, 2004; 1:47-54.
12. Bengmark, S. *Journal of Parenteral and Enteral Nutrition*, set.-out. 2007; 31(5):430-40.
13. Seftel, A. D.; Vaziri, N. D.; Ni, Z. et al. "Advanced Glycation End Products in Human Penis: Elevation in Diabetic Tissue, Site of Deposition, and Possible Effect through iNOS or eNOS". *Urology*, 1997; 50:1016-26.
14. Stitt, A. W. "Advanced Glycation: an Important Pathological Event in Diabetic and Age Related Ocular Disease". *British Journal of Ophthalmology*, 2001; 85:746-53.
15. Uribarri. *Journals of Gerontology*, abr. 2007; 62A:427-33.
16. Vlassara, H.; Cai, W.; Crandall, J. et al. "Inflammatory Mediators are Induced by Dietary Glycotoxins, a Major Risk for Complications of Diabetic Angiopathy". *Proceedings of the National Academy of Sciences USA*, 2002; 99:15596-601.
17. Negrean, M.; Stirban, A.; Stratmann, B. et al. "Effects of Low- and High-Advanced Glycation End Product Meals on Macro and Microvascular

Endothelial Function and Oxidative Stress in Patients with Type 2 Diabetes Mellitus". *American Journal of Clinical Nutrition*, 2007; 85:1236-43.
18. Goh, S. et al. *Journal of Clinical Endocrinology and Metabolism*, 2008; 93:1143-52.
19. Centers for Disease Control. New CDC report: more than 100 million Americans have diabetes or prediabetes, in: https://www.cdc.gov/media/releases/2017/p0718-diabetes-report.html.
20. Sakai, M.; Oimomi, M.; Kasuga, M. "Experimental Studies on the Role of Fructose in the Development of Diabetic Complications". *Kobe Journal of Medical Sciences*, 2002; 48(5):125-36.
21. Goldberg, T.; Cai, W.; Peppa, M. et al. "Advanced Glycoxidation End Products in Commonly Consumed Foods". *Journal of the American Dietetic Association*, 2004; 104:1287-91.
22. Negrean, M. et al. *American Journal of Clinical Nutrition*, 2007; 85:1236-43.
23. Sarwar, N.; Aspelund, T.; Eiriksdottir, G. et al. "Markers of Dysglycaemia and Risk of Coronary Heart Disease in People without Diabetes: Reykjavik Prospective Study and Systematic Review". *PLOS Medicine*, 25 maio 2010; 7(5):e1000278.
24. International Expert Committee. "International Expert Committee Report on the Role of the HbA1c Assay in the Diagnosis of Diabetes". *Diabetes Care*, 2009; 32:1327-44.
25. Khaw, K. T.; Wareham, N.; Luben, R. et al. "Glycated Haemoglobin, Diabetes, and Mortality in Men in Norfolk Cohort of European Prospective Investigation of Cancer and Nutrition (EPIC-Norfolk)". *British Medical Journal*, 6 jan. 2001; 322(7277):15-8.
26. Gerstein, H. C.; Swedberg, K.; Carlsson, J. et al. "The Hemoglobin A1c Level as a Progressive Risk Factor for Cardiovascular Death, Hospitalization for Heart Failure, or Death in Patients with Chronic Heart Failure: an Analysis of the Candesartan in Heart Failure: Assessment of Reduction in Mortality and Morbidity (CHARM) Program". *Archives of Internal Medicine*, 11 ago. 2008; 168(15):1699-704.
27. Khaw, K. T. et al. *British Medical Journal*, 6 jan. 2001; 322(7277):15-8
28. Swami-Mruthinti, S.; Shaw, S. M.; Zhao, H. R. et al. "Evidence of a Glycemic Threshold for the Development of Cataracts in Diabetic Rats". *Current Eye Research*, jun. 1999; 18(6):423-9.
29. Rowe, N. G.; Mitchell, P. G.; Cumming, R. G.; Wans, J. J. "Diabetes, Fasting Blood Glucose and Age-Related Cataract: the Blue Mountains Eye Study". *Ophthalmic Epidemiology*, jun. 2000; 7(2):103-14.
30. Sperduto, R. D.; Seigel, D. "Senile Lens and Senile Macular Changes in a Population-Based Sample". *American Journal of Ophthalmology*, jul. 1980; 90(1):86-91.

31. Stitt, A. W. et al. *Molecular Medicine*, 1997; 3:617-27.
32. Ishibashi, T.; Kawaguchi, M.; Sugimoto, K. et al. "Advanced Glycation End Product-Mediated Matrix Metalloproteinase-9 and Apoptosis via ReninAngiotensin System in Type 2 Diabetes". *Journal of Atherosclerosis and Thrombosis*, 30 jun. 2010; 17(6):578-89.
33. Vlassara, H.; Torreggiani, M.; Post, J. B. et al. "Role of Oxidants/Inflammation in Declining Renal Function in Chronic Kidney Disease and Normal Aging". *Kidney International Supplement*, dez. 2009; (114):S3-11.

CAPÍTULO 10

1. Stalenhoef, A. F.; de Graaf, J. "Association of Fasting and Nonfasting Serum Triglycerides with Cardiovascular Disease and the Role of Remnant-like Lipoproteins and Small Dense LDL". *Current Opinion in Lipidology*, 2008; 19:355-61.
2. Lamarche, B.; Lemieux, I.; Després, J. P. "The Small, Dense LDL Phenotype and the Risk of Coronary Heart Disease: Epidemiology, Patho-Physiology and Therapeutic Aspects". *Diabetes & Metabolism Journal*, set. 1999; 25(3):199-211.
3. Packard, C. J. "Triacylglycerol-Rich Lipoproteins and the Generation of Small, Dense Low-Density Lipoprotein". *Biochemical Society Transactions*, 2003; 31:1066-9.
4. De Graaf, J.; Hak-Lemmers, H. L.; Hectors, M. P. et al. "Enhanced Susceptibility to in Vitro Oxidation of the Dense Low Density Lipoprotein Subfraction in Healthy Subjects". *Arteriosclerosis and Thrombosis*, mar.-abr. 1991; 11(2):298-306.
5. Younis, N.; Sharma, R.; Soran, H. et al. "Glycation as an Atherogenic Modification of LDL". *Current Opinion in Lipidology*, ago. 2008; 19(4):378-84.
6. Zambon, A.; Hokanson, J. E.; Brown, B. G.; Brunzell, J. D. "Evidence for a New Pathophysiological Mechanism for Coronary Artery Disease Regression: Hepatic Lipase-Mediated Changes in LDL Density". *Circulation*, 20 abr. 1999; 99(15):1959-64.
7. Ginsberg, H. N. "New Perspectives on Atherogenesis: Role of Abnormal Triglyceride-Rich Lipoprotein Metabolism". *Circulation*, 2002; 106:2137-42.
8. Stalenhoef, A.F. et al. *Current Opinion in Lipidology*, 2008; 19:355-61.
9. Ford, E. S.; Li, C.; Zhgao, G. et al. "Hypertriglyceridemia and its Pharmacologic Treatment Among US Adults". *Archives of Internal Medicine*, 23 mar. 2009; 169(6):572-8.
10. Superko, H. R. "Beyond LDL Cholesterol Reduction". *Circulation*, 15 nov. 1996; 94(10):2351-4.

11. Lemieux, I.; Couillard, C.; Pascot, A. et al. "The Small, Dense LDL Phenotype as a Correlate of Postprandial Lipemia in Men". *Atherosclerosis*, 2000; 153:423-32.
12. Nordestgaard, B. G.; Benn, M.; Schnohr, P. et al. "Nonfasting Triglycerides and Risk of Myocardial Infarction, Ischemic Heart Disease, and Death in Men and Women". *Journal of the American Medical Association*, 18 jul. 2007; 298(3):299-308.
13. Sniderman, A. D. "How, when, and why to Use Apolipoprotein B in Clinical Practice". *American Journal of Cardiology*, 17 out. 2002; 90(8A):48i-54i.
14. Otvos, J. D.; Jeverajah, E. J.; Cromwell, W. C. "Measurement Issues Related to Lipoprotein Heterogeneity". *American Journal of Cardiology*, 17 out. 2002; 90(8A):22i-9i.
15. Parks, E. J.; Hellerstein, M. K. "Carbohydrate-Induced Hypertriacylglycerolemia: Historical Perspective and Review of Biological Mechanisms". *American Journal of Clinical Nutrition*, 2000; 71:412-23.
16. Hudgins, L. C. "Effect of High-Carbohydrate Feeding on Triglyceride and Saturated Fatty Acid Synthesis". *Proceedings of the Society for Experimental Biology and Medicine*, 2000; 225:178-83.
17. Savage, D. B.; Semple, R. K. "Recent Insights into Fatty Liver, Metabolic Dyslipidaemia and their Links to Insulin Resistance". *Current Opinion in Lipidology*, ago. 2010; 21(4):329-36.
18. Therond, P. "Catabolism of Lipoproteins and Metabolic Syndrome". *Current Opinion in Clinical Nutrition and Metabolic Care*, 2009; 12:366-71.
19. Centers for Disease Control 2010, "Dietary Intake for Adults Aged 20 and over", in: http://www.cdc.gov/nchs/fastats/diet.htm.
20. Capeau, J. "Insulin Resistance and Steatosis in Humans". *Diabetes & Metabolism*, 2008; 34:649-57.
21. Adiels, M.; Olofsson, S.; Taskinen, R.; Borén, J. "Overproduction of very Low-Density Lipoproteins is the Hallmark of the Dyslipidemia in the Metabolic Syndrome". *Arteriosclerosis, Thrombosis and Vascular Biology*, 2008; 28:1225-36.
22. Westman, E. C.; Yancy Jr., W. S.; Mavropoulos, J. C. et al. "The Effect of a Low-Carbohydrate, Ketogenic Diet versus a Low-Glycemic Index Diet on Glycemic Control in Type 2 Diabetes Mellitus". *Nutrition & Metabolism (Londres)*, 19 dez. 2008; 5:36.
23. Temelkova-Kurktschiev, T.; Hanefeld, M. "The Lipid Triad in Type 2 Diabetes – Prevalence and Relevance of Hypertriglyceridaemia/Low High-Density Lipoprotein Syndrome in Type 2 Diabetes". *Experimental and Clinical Endocrinology and Diabetes*, fev. 2004; 112(2):75-9.
24. Krauss, R. M. "Atherogenic Lipoprotein Phenotype and Diet-Gene Interactions". *Journal of Nutrition*, fev. 2001; 131(2):340S-3S.

25. Wood, R. J.; Volek, J. S.; Liu, Y. et al. "Carbohydrate Restriction Alters Lipoprotein Metabolism by Modifying VLDL, LDL, and HDL Subfraction Distribution and Size in Overweight Men". *Journal of Nutrition*, 2006; 136:384-9.

CAPÍTULO 11

1. Hadjivassiliou, M.; Sanders, D. S.; Grünewald, R. A. et al. "Gluten Sensitivity: from Gut to Brain". *Lancet*, mar. 2010; 9:318-30.
2. Holmes, G. K. "Neurological and Psychiatric Complications in Coeliac Disease". In: Gobbi, G., Anderman, F.; Naccarato, S. et al. (orgs.): *Epilepsy and other Neurological Disorders in Coeliac Disease*. Londres: John Libbey; 1997:251-64.
3. Hadjivassiliou, M.; Grünewald, R. A.; Sharrack, B. et al. "Gluten Ataxia in Perspective: Epidemiology, Genetic Susceptibility and Clinical Characteristics". *Brain*, 2003; 126:685-91.
4. Cooke, W.; Smith, W. "Neurological Disorders Associated with Adult Celiac Disease". *Brain*, 1966; 89:683-722.
5. Hadjivassiliou, M.; Boscolo, S.; Davies-Jones, G. A. et al. "The Humoral Response in the Pathogenesis of Gluten Ataxia". *Neurology*, 23 abr. 2002; 58(8):1221-6.
6. Bürk, K.; Bosch, S.; Müller, C. A. et al. "Sporadic Cerebellar Ataxia Associated with Gluten Sensitivity". *Brain*, 2001; 124:1013-9.
7. Wilkinson, I. D.; Hadjivassiliou, M.; Dickson, J. M. et al. "Cerebellar Abnormalities on Proton MR Spectroscopy in Gluten Ataxia". *Journal of Neurology, Neurosurgery and Psychiatry*, 2005; 76:1011-3.
8. Hadjivassiliou, M.; Davies-Jones, G.; Sanders, D. S.; Grünewald, R. A. "Dietary Treatment of Gluten Ataxia". *Journal of Neurology, Neurosurgery and Psychiatry*, 2003; 74:1221-4.
9. Hadjivassiliou, M.; Aeschlimann, P.; Sanders, D.S. et al. "Transglutaminase 6 Antibodies in the Diagnosis of Gluten Ataxia". *Neurology*, 7 maio 2013; 80(19):1740-5.
10. Hadjivassiliou, M. et al. *Brain*, 2003; 126:685-91.
11. Ibid.
12. Hadjivassiliou, M.; Kandler, R. H.; Chattopadhyay, A. K. et al. "Dietary Treatment of Gluten Neuropathy". *MuscleNerve*, dez. 2006; 34(6):762-6.
13. Bushara, K. O. "Neurologic Presentation of Celiac Disease". *Gastroenterology*, 2005; 128:S92-7.
14. Hadjivassiliou, M. et al. *Lancet*, mar. 2010; 9:318-30.
15. Hu, W. T.; Murray, J. A.; Greenway, M. C. et al. "Cognitive Impairment and Celiac Disease". *Archives of Neurology*, 2006; 63:1440-6.

16. Ibid.
17. Hadjivassiliou, M. et al. *Lancet*, mar. 2010; 9:318-30.
18. Daulatzai, M. A. "Non-celiac gluten sensitivity triggers gut dysbiosis, neuroinflammation, gut-brain axis dysfunction, and vulnerability for dementia". *CNS & Neurological Disorders - Drug Targets*, 2015; 14(1):110-31.
19. Peltola, M.; Kaukinen, K.; Dastidar, P. et al. "Hippocampal Sclerosis in Refractory Temporal Lobe Epilepsy is Associated with Gluten Sensitivity". *Journal of Neurology, Neurosurgery & Psychiatry*, jun. 2009; 80(6):626-30.
20. Cronin, C. C.; Jackson, L. M.; Feighery, C. et al. "Coeliac Disease and Epilepsy". *Quarterly Journal of Medicine*, 1998; 91:303-8.
21. Chapman, R. W.; Laidlow, J. M.; Colin-Jones, D. et al. "Increased Prevalence of Epilepsy in Celiac Disease". *British Medical Journal*, 1978; 2:250-1.
22. Mavroudi, A.; Karatza, E.; Papastravrou, T. et al. "Successful Treatment of Epilepsy and Celiac Disease with a Gluten-Free Diet". *Pediatric Neurology*, 2005; 33:292-5.
23. Harper, E.; Moses, H.; Lagrange, A. "Occult Celiac Disease Presenting as Epilepsy and MRI Changes that Responded to Gluten-Free Diet". *Neurology*, 2007; 68:533.
24. Ranua, J.; Luoma, K.; Auvinen, A. et al. "Celiac Disease-Related Antibodies in an Epilepsy Cohort and Matched Reference Population". *Epilepsy & Behavior*, maio 2005; 6(3):388-92.
25. De la Monte, S.; Tong, M.; Wands, J.R. "The 20-Year Voyage Aboard the Journal of Alzheimer's Disease: Docking at 'Type 3 Diabetes', Environmental/Exposure Factors, Pathogenic Mechanisms, and Potential Treatments". *Journal of Alzheimer's Disease*, 2018; 62(3):1381-1390.

CAPÍTULO 12

1. Smith, R. N.; Mann, N. J.; Braue, A. et al. "A Low-Glycemic-load Diet Improves Symptoms in Acne Vulgaris Patients: a Randomized Controlled Trial". *American Journal of Clinical Nutrition*, jul. 2007; 86(1):107-15.
2. Cordain, L.; Lindeberg, S.; Hurtado, M. et al. "Acne Vulgaris: a Disease of Western Civilization". *Archives of Dermatology*, dez. 2002; 138:1584-90.
3. Miyagi, S.; Iwama, N.; Kawabata, T.; Hasegawa, K. "Longevity and Diet in Okinawa, Japan: the Past, Present and Future". *Asia-Pacific Journal of Public Health*, 2003; 15 suplemento:S3-9.
4. Cordain, L. *Archives of Dermatology*, dez. 2002; 138:1584-90.
5. Bendiner, E. "Disastrous Trade-Off: Eskimo Health for White Civilization". *Hospital Practice*, 1974; 9:156-89.

6. Steiner, P. E. "Necropsies on Okinawans: Anatomic and Pathologic Observations". *Archives of Pathology*, 1946; 42:359-80.
7. Schaefer, O. "When the Eskimo Comes to Town". *Nutrition Today*, 1971; 6:8-16.
8. Fulton, J. E.; Plewig, G.; Kligman, A. M. "Effect of Chocolate on Acne Vulgaris". *Journal of the American Medical Association*, 15 dez. 1969; 210(11):2071-4.
9. Rudman, S. M.; Philpott, M. P.; Thomas, G.; Kealey, T. "The Role of IGF-I in Human Skin and its Appendages: Morphogen as Well as Mitogen?" *Journal of Investigative Dermatology*, dez. 1997; 109(6):770-7.
10. Cordain, L. et al. *Archives of Dermatology*, dez. 2002; 138:1584-90.
11. Franks, S. "Polycystic Ovary Syndrome". *New England Journal of Medicine*, 2003; 13:853-61.
12. Tan, S.; Hahn, S.; Benson, S. et al. "Metformin Improves Polycystic Ovary Syndrome Symptoms Irrespective of Pre-Treatment Insulin Resistance". *European Journal of Endocrinology*, nov. 2007; 157(5):669-76.
13. Cordain, L. "Implications for the Role of Diet in Acne". *Seminars in Cutaneous Medicine and Surgery*, jun. 2005; 24(2):84-91.
14. Frid, H.; Nilsson, M.; Holst, J. J.; Björck, I. M. "Effect of whey on Blood Glucose and Insulin Responses to Composite Breakfast and Lunch Meals in Type 2 Diabetic Subjects". *American Journal of Clinical Nutrition*, jul. 2005; 82(1):69-75.
15. Adebamowo, C. A.; Spiegelman, D.; Danby, F. W. et al. "High School Dietary Dairy intake and Teenage Acne". *Journal of the American Academy of Dermatology*, fev. 2005; 52(2):207-14.
16. Abulnaja, K. O. "Changes in the Hormone and Lipid Profile of Obese Adolescent Saudi Females with Acne Vulgaris". *Brazilian Journal of Medical and Biological Research*, jun. 2009; 42(6):501-5.
17. Smith, R. N.; Mann, N. J.; Braue, A. et al. "A Low-Glycemic-Load Diet Improves Symptoms in Acne Vulgaris Patients: a Randomized Controlled Trial". *American Journal of Clinical Nutrition*, jul. 2007; 86(1):107-15.
18. Abenavoli, L.; Leggio, L.; Ferrulli, A. et al. "Cutaneous Manifestations in Celiac Disease". *World Journal of Gastroenterology*, 16 fev. 2006; 12(6):843-52.
19. Junkins-Hopkins, J. "Dermatitis Herpetiformis: Pearls and Pitfalls in Diagnosis and Management". *Journal of the American Academy of Dermatology*, 2001; 63:526-8.
20. Abenavoli, L. et al. *World Journal of Gastroenterology*, 16 fev. 2006; 12(6):843-52.
21. Volta, U.; Bardella, M.T.; Calabrò, A. et al. "An Italian Prospective Multicenter Survey on Patients Suspected of Having Non-Celiac Gluten Sensitivity". *BMC Medicine*, 23 maio 2014; 12:85.

22. Kong, A. S.; Williams, R. L.; Rhyne, R. et al. "Acanthosis Nigricans: High Prevalence and Association with Diabetes in a Practice-Based Research Network Consortium – a PRImary Care Multi-Ethnic Network (PRIME Net) Study". *Journal of the American Board of Family Medicine*, jul.-ago. 2010; 23(4):476-85.
23. Corazza, G. R.; Andreani, M. L.; Venturo, N. et al. "Celiac Disease and Alopecia Areata: Report of a New Association". *Gastroenterology*, out. 1995; 109(4):1333-7.
24. Gregoriou, S.; Papafragkaki, D.; Kontochristopoulos, G. et al. "Cytokines and other Mediators in Alopecia Areata". *Mediators of Inflammation*, 2010; 2010:928030.

CAPÍTULO 13

1. Wyshak, G. "Teenaged Girls, Carbonated Beverage Consumption, and Bone Fractures". *Archives of Pediatrics & Adolescent Medicine*, jun. 2000; 154(6):610-3.
2. Remer, T., Manz, F. "Potential Renal Acid Load of Foods and its Influence on Urine pH". *Journal of the American Dietetic Association*, 1995; 95:791-7.
3. Alexy, U.; Remer, T.; Manz, F. et al. "Long-Term Protein Intake and Dietary Potential Renal Acid Load Are Associated with Bone Modeling and Remodeling at the Proximal Radius in Healthy Children". *American Journal of Clinical Nutrition*, nov. 2005; 82(5):1107-14.
4. Sebastian, A.; Frassetto, L. A.; Sellmeyer, D. E. et al. "Estimation of the Net Acid Load of the Diet of Ancestral Preagricultural Homo sapiens and their Hominid Ancestors". *American Journal of Clinical Nutrition*, 2002; 76:1308-16.
5. Kurtz, I.; Maher, T.; Hulter, H. N. et al. "Effect of Diet on Plasma Acid-Base Composition in Normal Humans". *Kidney International*, 1983; 24:670-80.
6. Frassetto, L.; Morris, R. C.; Sellmeyer, D. E. et al. "Diet, Evolution and Aging". *European Journal of Nutrition*, 2001; 40:200-13.
7. Ibid.
8. Frassetto, L. A.; Todd, K. M.; Morris Jr., R. C.; Sebastian, A. "Worldwide Incidence of Hip Fracture in Elderly Women: Relation to Consumption of Animal and Vegetable Foods". *Journals of Gerontology Series A: Biological Sciences and Medical Sciences*, 2000; 55:M585-92.
9. Van Staa, T. P.; Dennison, E. M.; Leufkens, H. G. et al. "Epidemiology of Fractures in England and Wales". *Bone*, 2001; 29:517-22.
10. Grady, D.; Rubin, S. M.; Petitti, D. B. et al. "Hormone Therapy to Prevent Disease and Prolong Life in Postmenopausal Women". *Annals of Internal Medicine*, 1992; 117:1016-37.

11. Dennison, E.; Mohamed, M. A.; Cooper, C. "Epidemiology of Osteoporosis". *Rheumatic Disease Clinics of North America*, 2006; 32:617-29.
12. Berger, C.; Langsetmo, L.; Joseph, L. et al. "Change in Bone Mineral Density as a Function of Age in Women and Men and Association with the Use of Antiresorptive Agents". *Canadian Medical Association Journal*, 2008; 178:1660-8.
13. Massey, L. K. "Dietary Animal and Plant Protein and Human Bone Health: a Whole Foods Approach". *Journal of Nutrition*, 133:862S-5S.
14. Sebastian, A. et al. *American Journal of Clinical Nutrition*, 2002; 76:1308-16.
15. Jenkins, D. J.; Kendall, C. W.; Vidgen, E. et al. "Effect of High Vegetable Protein Diets on Urinary Calcium Loss in Middle-Aged Men and Women". *European Journal of Clinical Nutrition*, fev. 2003; 57(2):376-82.
16. Sebastian, A. et al. *American Journal of Clinical Nutrition*, 2002; 76:1308-16.
17. Denton, D. *The Hunger for Salt*. Nova York: Springer-Verlag, 1962.
18. Sebastian, A. et al. *American Journal of Clinical Nutrition*, 2002; 76:1308-16.
19. Centers for Disease Control, 2015. "Hospitalization for total hip replacement among inpatients aged 45 and over: United States, 2000-2010" in: https://www.cdc.gov/nchs/products/databriefs/db186.htm.
20. Arthritis Foundation, 2017. "Arthritis by the numbers" in: https://www.arthritis.org/Documents/Sections/About-Arthritis/arthritis-facts-stats-figures.pdf.
21. Katz, J. D.; Agrawal, S.; Velasquez, M. "Getting to the Heart of the Matter: Osteoarthritis Takes its Place as Part of the Metabolic Syndrome". *Current Opinion in Rheumatology*, 28 jun. 2010. (Publicação eletrônica anterior à impressa).
22. Dumond, H.; Presle, N.; Terlain, B. et al. "Evidence for a Key Role of Leptin in Osteoarthritis". *Arthritis & Rheumatism*, nov. 2003; 48(11):3118-29.
23. Wang, Y.; Simpson, J. A.; Wluka, A. E. et al. "Relationship between Body Adiposity Measures and Risk of Primary Knee and Hip Replacement for Osteoarthritis: a Prospective Cohort Study". *Arthritis Research & Therapy*, 2009; 11:R31.
24. Toda, Y.; Toda, T.; Takemura, S. et al. "Change in Body Fat, but not Body Weight or Metabolic Correlates of Obesity, is Related to Symptomatic Relief of Obese Patients with Knee Osteoarthritis After a Weight Control Program". *Journal of Rheumatology*, nov. 1998; 25(11):2181-6.
25. Christensen, R.; Astrup, A.; Bliddal, H. et al. "Weight Loss: the Treatment of Choice for Knee Osteoarthritis? A Randomized Trial". *Osteoarthritis and Cartilage*, jan. 2005; 13(1):20-7.
26. Anderson, A. S.; Loeser, R. F. "Why is Osteoarthritis an Age-Related Disease?" *Best Practice & Research: Clinical Rheumatology*, 2010; 24:15-26.

27. Meyer, D.; Stavropolous, S.; Diamond, B. et al. "Osteoporosis in a North American Adult Population with Celiac Disease". *American Journal of Gastroenterology*, 2001; 96:112-9.
28. Mazure, R.; Vazquez, H.; Gonzalez, D. et al. "Bone Mineral Affection in Asymptomatic Adult Patients with Celiac Disease". *American Journal of Gastroenterology*, dez. 1994; 89(12):2130-4.
29. Stenson, W. F.; Newberry, R.; Lorenz, R. et al. "Increased Prevalence of Celiac Disease and Need for Routine Screening among Patients with Osteoporosis". *Archives of Internal Medicine*, 28 fev. 2005; 165(4):393-9.
30. Bianchi, M. L.; Bardella, M. T. "Bone in Celiac Disease". *Osteoporosis International*, 2008; 19:1705-16.
31. Fritzsch, J.; Hennicke, G.; Tannapfel, A. "Ten Fractures in 21 Years". *Unfallchirurg*, nov. 2005; 108(11):994-7.
32. Vasquez, H.; Mazure, R.; Gonzalez, D. et al. "Risk of Fractures in Celiac Disease Patients: a Cross-Sectional, Case Control Study". *American Journal of Gastroenterology*, jan. 2000; 95(1):183-9.
33. Lindh, E.; Ljunghall, S.; Larsson, K.; Lavö, B. "Screening for Antibodies Against Gliadin in Patients with Osteoporosis". *Journal of Internal Medicine*, 1992; 231:403-6.
34. Hafström, I.; Ringertz, B.; Spångberg, A. et al. "A Vegan Diet Free of Gluten Improves the Signs and Symptoms of Rheumatoid Arthritis: the Effects on Arthritis Correlate with a Reduction in Antibodies to Food Antigens". *Rheumatology*, 2001; 1175-9.

CAPÍTULO 14

1. Trepanowski, J. F.; Bloomer, R. J. "The Impact of Religious Fasting on Human Health". *Nutrition Journal*, 22 nov. 2010; 9:57.
2. Martin, K.; Jackson, Cf.; Levy, R.G.; Cooper, P.N. "Ketogenic Diet and Other Dietary Treatments for Epilepsy". *Cochrane Database Systematic Reviews*, 9 fev. 2016; 2:CD001903.
3. Vining E.P. "Long-Term Health Consequences of Epilepsy Diet Treatments". *Epilepsia*, nov. 2008; 49 S8:27-9.
4. Bergqvist, A.G.; Schall, J.I.; Stallings, V.A.; Zemel, B.S. "Progressive Bone Mineral Content Loss in Children with Intractable Epilepsy Treated with the Ketogenic Diet". *American Journal of Clinical Nutrition*, dez. 2008; 88(6):1678-84.
5. Bank, I.M.; Shemie, S.D.; Rosenblatt, B. et al. "Sudden Cardiac Death in Association with the Ketogenic Diet". *Pediatric Neurology*, dez. 2008; 39(6):429-31.

6. FDA, 2016. "FDA Statement on Testing and Analysis of Arsenic in Rice and Rice Products" in: https://www.fda.gov/Food/FoodborneIllnessContaminants/Metals/ucm367263.htm.
7. Yang, Q. "Gain Weight by 'Going Diet?' Artificial Sweeteners and the Neurobiology of Sugar Cravings". Neuroscience 2010. *Yale Journal of Biology and Medicine*, jun. 2010; 83(2):101-8.
8. Kendall, C.W.; Josse, A.R.; Esfahani, A.; Jenkins, D.J. "Nuts, Metabolic Syndrome and Diabetes". *British Journal of Nutrition*, ago. 2010; 104(4):465-73.
9. Astrup, A.; Dyerberg, J.; Elwood, P. et al. "The Role of Reducing Intakes of Saturated Fat in the Prevention of Cardiovascular Disease: Where Does the Evidence Stand in 2010?". *American Journal of Clinical Nutrition*, abr. 2011; 93(4):684-8.
10. Ostman, E.M.; Liljeberg Elmstähl, H.G.; Björck, I.M. "Inconsistency Between Glycemic and Insulinemic Responses to Regular and Fermented Milk Products". *American Journal of Clinical Nutrition*, jul. 2001; 74(1):96-100.

CAPÍTULO 15

1. Sung, C.C.; Liao, M.T.; Lu, K.C.; Wu, C.C. "Role of Vitamin D in Insulin Resistance". *Journal of Biomedicine and Biotechnology*, 2012; 2012:634195.
2. Schöttker, B.; Haug, U.; Schomburg, L. et al. "Strong Associations of 25-Hydroxyvitamin D Concentrations with All-Cause, Cardiovascular, Cancer, and Respiratory Disease Mortality in a Large Cohort Study". *American Journal of Clinical Nutrition*, abr. 2013; 97(4):782-93.
3. Holick, M.F. "Sunlight and Vitamin D for Bone Health and Prevention of Autoimmune Diseases, Cancers, and Cardiovascular Disease". *American Journal of Clinical Nutrition*, dez. 2004; 80(6 Supl.):1678S- 88S.
4. Afzal, S.; Bojesen, S.E.; Nordestgaard, B.G. "Low 25-Hydroxyvitamin D and Risk of Type 2 Diabetes: a Prospective Cohort Study and Meta-Analysis". *Clinical Chemistry*, fev. 2013; 59(2):381-91.
5. Valcour, A.; Blocki, F.; Hawkins, D.M.; Rao, S.D. "Effects of Age and Serum 25-OH-Vitamin D on Serum Parathyroid Hormone Levels". *Journal of Clinical Endocrinology and Metabolism*, nov. 2012; 97(11):3989-95.
6. Smith, M.B.; May, H.T.; Blair, T.L. et al. "Vitamin D Excess Is Significantly Associated with Risk of Atrial Fibrillation". *Circulation*, 2011; 124: A14699.
7. Raffery, T.; O'Morain, C.A.; O'Sullivan, M. "Vitamin D: New Roles and Therapeutic Potential in Inflammatory Bowel Disease". *Current Drug Metabolism*, nov. 2012; 13(9):1294-302.

8. Tavakkoli, A.; DiGiacomo, D.; Green, P.H.; Lebwohl, B. "Vitamin D Status and Concomitant Autoimmunity in Celiac Disease". *Journal of Clinical Gastroenterology*, jul. 2013; 47(6):515-9.
9. Chiodini, I.; Bolland, M.J. "Calcium Supplementation in Osteoporosis: Useful or Harmful?" *European Journal of Endocrinology*, abr. 2018; 178(4):D13-D25.
10. El Hilali, J.; de Koning, E.J.; van Ballegooijen, A.J. et al. "Vitamin D, PTH and the Risk of Overall and Disease-Specific Mortality: Results of the Longitudinal Aging Study Amsterdam". *Journal of Steroid Biochemistry and Molecular Biology*, nov. 2016; 164:386-94.
11. Caldwell, K.L.; Miller, G.A.; Want, R.Y. et al. "Iodine Status of the U.S. Population, National Health and Nutrition Examination Survey 2003-2004". *Thyroid*, nov. 2008; 18(11):1207- 14.
12. Smyth, P.P.; Duntas, L.H. "Iodine Uptake and Loss: Can Frequent Strenuous Exercise Induce Iodine Deficiency?". *Hormone and Metabolic Research*, set. 2005; 37(9):555-8.
13. Ghent, W.R.; Eskin, B.A.; Low, D.A.; Hill, L.P. "Iodine Replacement in Fibrocystic Disease of the Breast". *Canadian Journal of Surgery*, out. 1993; 36(5):453-60.
14. Blount, B.C.; Pirkle, J.L.; Osterloh, J.D. et al. "Urinary Perchlorate and Thyroid Hormone Levels in Adolescent and Adult Men and Women Living in the United States". *Environmental Health Perspectives*, dez. 2006; 114(12):1865-71.
15. Schmutzler, C.; Gotthardt, I.; Hofmann, P.J. et al. "Endocrine Disruptors and the Thyroid Gland–a Combined In Vitro And In Vivo Analysis of Potential New Biomarkers". *Environmental Health Perspectives*, dez. 2007; 115 (Suplemento 1):77-83.
16. Katagiri, R.; Asakura, K.; Sasaki, S. et al. "Estimation of Habitual Iodine Intake in Japanese Adults Using 16-Day Diet Records over Four Seasons with a Newly Developed Food Composition Database for Iodine". *British Journal of Nutrition*, 28 ago. 2015; 114(4):624-34.
17. Dasgupta, P.K.; Liu, Y.; Dyke, J.V. "Iodine Nutrition: Iodine Content of Iodized Salt in the United States". *Environmental Science & Technology*, 15 fev. 2008; 42(4):1315-23.
18. Wartofsky, L.; Dickey, R.A. "The Evidence for a Narrower Thyrotropin Reference Range is Compelling". *Journal of Clinical Endocrinology and Metabolism*, set. 2005; 90(9):5483-8.
19. De Coster, S.; van Larebeke, N. "Endocrine-Disrupting Chemicals: Associated Disorders and Mechanisms of Action". *Journal of Environmental and Public Health*, 2012; 2012:713696.

20. National Research Council, 2000. "Toxicological Effects of Methylmercury" in: https://www.nap.edu/read/9899/chapter/2.
21. Consumer Lab, 2018. "Product Review: Fish Oil and Omega-3 and -7 Fatty Acid Supplements Review" in: https://www.consumerlab.com/reviews/fish_oil_supplements_review /omega3.
22. Raatz, S.K.; Silverstein, J.T.; Jahns, L.; Picklo, M.J. "Issues of Fish Consumption for Cardiovascular Disease Risk Reduction". *Nutrients*, 28 mar. 2013 [Publicação eletrônica anterior à impressa].
23. Mariani, J.; Doval, H.C.; Nul, D. et al. "N-3 Polyunsaturated Fatty Acids to Prevent Atrial Fibrillation: Updated Systematic Review and Meta-Analysis of Randomized Controlled Trials". *Journal of the American Heart Association*, 19 fev. 2013; 2(1):e005033.
24. Miles, E.A.; Calder, P.C. "Influence of Marine N-3 Polyunsaturated Fatty Acids on Immune Function and a Systematic Review of Their Effects on Clinical Outcomes in Rheumatoid Arthritis". *British Journal of Nutrition*, jun. 2012; 107 (Supl. 2):S171-84.
25. Laviano, A.; Rianda, S.; Molfino, A. et al. "Omega-3 Fatty Acids in Cancer". *Current Opinion in Clinical Nutrition & Metabolic Care*, mar. 2013; 16(2):156-61.
26. Chiu, C.C.; Su, K.P.; Cheng, T.C. "The Effects of Omega-3 Fatty Acids Monotherapy in Alzheimer's Disease and Mild Cognitive Impairment: a Preliminary Randomized Double-Blind Placebo-Controlled Study". *Progress in Neuropsychopharmacology and Biological Psychiatry*, 1° ago. 2008; 32(6):1538-44.
27. Buoite Stella, A.; Gortan Cappellari, G.; Barazzoni, R.; Zanetti, M. "Update on the Impact of Omega 3 Fatty Acids on Inflammation, Insulin Resistance and Sarcopenia: a Review". *International Journal of Molecular Sciences*, 11 jan. 2018; 19(1):E218.
28. Schunck, W.H.; Konkel, A.; Fischer, R., Weylandt, K.H. "Therapeutic Potential of Omega-3 Fatty Acid-Derived Epoxyeicosanoids in Cardiovascular and Inflammatory Diseases". *Pharmacology and Therapeutics*, mar. 2018; 183:177-204.
29. Nielsen, F.H. "Magnesium, Inflammation, and Obesity in Chronic Disease". *Nutrition Reviews*, jun. 2010; 68(6):333-40.
30. Thomas, D. "A Study on the Mineral Depletion of the Foods Available to us as a Nation over the Period 1940 to 1991". *Nutrition and Health*, 2003; 17(2):85-115.
31. Bohn, T.; Davidsson, L.; Walczyk, T., Hurrell, R.F. "Phytic Acid Added to White-Wheat Bread Inhibits Fractional Apparent Magnesium Absorption in Humans". *American Journal of Clinical Nutrition*, mar. 2004; 79(3):418-23.
32. Rosanoff, A.; Weaver, C.M.; Rude, R.K. "Suboptimal Magnesium Status in the United States: Are the Health Consequences Underestimated?". *Nutrition Reviews*, mar. 2012; 70(3):153-64.

33. Hovdenak, N.; Haram, K. "Influence of Mineral and Vitamin Supplements on Pregnancy Outcome". *European Journal of Obstetrics & Gynecology and Reproductive Biology*, out. 2012; 164(2):127-32.
34. Stendig-Lindberg, G.; Tepper, R.; Leichter, I. "Trabecular Bone Density in a Two Year Controlled Trial of Peroral Magnesium in Osteoporosis". *Magnesium Research*, 1993; 6(2):155-63.
35. Genuis, S.J.; Bouchard, T.P. "Combination of Micronutrients for Bone (COMB) Study: Bone Density after Micronutrient Intervention". *Journal of Environmental and Public Health*, 2012; 2012:354151.
36. Kass, L.; Weekes, J.; Carpenter, L. "Effect of Magnesium Supplementation on Blood Pressure: a Meta-Analysis". *European Journal of Clinical Nutrition*, abr. 2012; 66(4):411-8.
37. Geoghegan, J.A.; Irvine, A.D.; Foster, T.J. "*Staphylococcus aureus* and Atopic Dermatitis: a Complex and Evolving Relationship". *Trends in Microbiology*, jun. 2018; 26(6):484-97.
38. Burton, M.; Cobb, E.; Donachie, P. et al. "The Effect of Handwashing with Water or Soap on Bacterial Contamination of Hands". *International Journal of Environmental Research and Public Health*, jan. 2011; 8(1): 97-104.
39. Sachdev, A.H.; Pimentel, M. "Gastrointestinal Bacterial Overgrowth: Pathogenesis and Clinical Significance". *Therapeutic Advances in Chronic Disease*, set. 2013; 4(5):223-31.
40. Schnorr, S.L.; Candela, M.; Rampelli, S. et al. "Gut Microbiome of the Hadza Hunter-Gatherers". *Nature Communications*, 15 abr. 2014; 5:3654.
41. Obregon-Tito, A.J.; Tito, R.Y.; Metcalf, J. et al. "Subsistence Strategies in Traditional Societies Distinguish Gut Microbiomes". *Nature Communications*, 2015; 6:6505.
42. Feng, Q.; Chen, W.D.; Wang, Y.D. "Gut Microbiota: An Integral Moderator in Health and Disease". *Frontiers in Microbiology*, 21 fev. 2018; 9:151.
43. Erdman, S.E.; Poutahidis, T. "Microbes and Oxytocin: Benefits for Host Physiology and Behavior". *International Review of Neurobiology*, 2016; 131:91-126.
44. Choung, R.S.; Locke, G.R.; Schleck, C.D. et al. "Associations between Medication Use and Functional Gastrointestinal Disorders: a Population-Based Study". *Neurogastroenterology and Motility*, maio 2013; 25(5):413-9.
45. Chassaing, B.; Gewirtz, A.T. "Gut Microbiota, Low-Grade Inflammation, and Metabolic Syndrome". *Toxicologic Pathology*, jan. 2014; 42(1):49-53.
46. Suez, J.; Korem, T.; Zilberman-Schapira, G. et al. "Non-Caloric Artificial Sweeteners and the Microbiome: Findings and Challenges". *Gut Microbes*, 2015; 6(2):149-55.

47. Ghoshal, U.C.; Shukla, R., Ghoshal, U. "Small Intestinal Bacterial Overgrowth and Irritable Bowel Syndrome: A Bridge Between Functional Organic Dichotomy". *Gut and Liver*, 15 mar. 2017; 11(2):196-208.
48. Pimentel, M.; Wallace, D., Hallegua, D. et al. "A Link Between Irritable Bowel Syndrome and Fibromyalgia May Be Related to Findings on Lactulose Breath Testing". *Annals of Rheumatic Diseases*, abr. 2004; 63(4):450-2.
49. Chedid, V.; Dhalla, S.; Clarke, J.O. et al. "Herbal Therapy Is Equivalent to Rifaximin for the Treatment of Small Intestinal Bacterial Overgrowth". *Global Advances in Health and Medicine*, maio 2014; 3(3):16-24.
50. Muir, J.G., O'Dea, K. "Measurement of Resistant Starch: Factors Affecting the Amount of Starch Escaping Digestion In Vitro". *American Journal of Clinical Nutrition*, 1° jul. 1992; 56(1):123-7.
51. Jenkins, D.J.; Cuff, D.; Wolever, T.M. et al. "Digestibility of Carbohydrate Foods in an Ileostomate: Relationship to Dietary Fiber, In Vitro Digestibility, and Glycemic Response". *American Journal of Gastroenterology*, ago. 1987; 82(8):709-17.
52. Murphy, M.M.; Douglass, J.S.; Birkett, A. "Resistant Starch Intakes in the United States". *Journal of the American Dietetic Association*, 2008; 108(1): 67-78.

CAPÍTULO 16

1. Sherman, S.B.; Sarsour, N.; Salehi, M. et al. "Prenatal Androgen Exposure Causes Hypertension and Gut Microbiota Dysbiosis". *Gut Microbes*, 2018; 9(5):400-21.
2. Item, F.; Konrad, D. "Visceral Fat and Metabolic Inflammation: the Portal Theory Revisited". *Obesity Reviews*, dez. 2012; 13 (Supl. 2):30-9.
3. Lautenbach, A.; Budde, A.; Wrann, C.D. "Obesity and the Associated Mediators Leptin, Estrogen and IGF-I Enhance the Cell Proliferation and Early Tumorigenesis of Breast Cancer Cells". *Nutrition and Cancer*, 2009; 61(4):484-91.
4. Di Dalmazi, G.; Pasquali, R.; Beuschlein, F.; Reincke, M. "Subclinical Hypercortisolism: a State, a Syndrome, or a Disease?". *European Journal of Endocrinology*, out. 2015; 173(4):M61-71.
5. Phy, J.L.; Pohlmeier, A.M.; Cooper, J.A. et al. "Low Starch/Low Dairy Diet Results in Successful Treatment of Obesity and Co-Morbidities Linked to Polycystic Ovary Syndrome (PCOS)". *Journal of Obesity & Weight Loss Therapy*, abr. 2015; 5(2):259.
6. Liu, R.; Zhang, C.; Shi, Y. et al. "Dysbiosis of Gut Microbiota Associated with Clinical Parameters in Polycystic Ovary Syndrome". *Frontiers in Microbiology*, 28 fev. 2017; 8:324.

7. Phy, J.L. et al. *Journal of Obesity & Weight Loss Therapy*, abr. 2015; 5(2):259.
8. Gholizadeh Shamasbi, S.; Dehgan, P., Mohammad-Alizadeh Charandabi, S. et al. "The Effect of Resistant Dextrin As a Prebiotic on Metabolic Parameters and Androgen Level in Women with Polycystic Ovarian Syndrome: A Randomized, Triple-Blind, Controlled, Clinical Trial". *European Journal of Nutrition*, 26 fev. 2018 [Publicação eletrônica anterior à impressa].
9. Mazur, A.; Westerman, R.; Mueller, U. "Is Rising Obesity Causing a Secular (Age-Independent) Decline in Testosterone Among American Men?". *PLoS One*, 16 out. 2013; 8(10):e76178.
10. Pilz, S.; Frisch, S.; Koertke, H. et al. "Effect of Vitamin D Supplementation on Testosterone Levels in Men". *Hormone and Metabolic Research*, mar. 2011; 43(3):223-5.
11. Schneider, G.; Kirschner, M.A.; Berkowitz, R.; Ertel, N.H. "Increased Estrogen Production in Obese Men". *Journal of Clinical Endocrinology and Metabolism*, abr. 1979; 48(4):633-8.
12. De Lorenzo, A.; Noce, A.; Moriconi, E. et al. "MOSH Syndrome (Male Obesity Secondary Hypogonadism): Clinical Assessment and Possible Therapeutic Approaches". *Nutrients*, 12 abr. 2018; 10(4):E474.
13. Rosen, R.C.; Wu, F.; Behre, H.M. et al. "Quality of Life and Sexual Function Benefits of Long-Term Testosterone Treatment: Longitudinal Results from the Registry of Hypogonadism in Men (RHYME)". *Journal of Sexual Medicine*, set. 2017; 14(9):1104-15.

EPÍLOGO

1. Diamond, J. "The worst mistake in the history of the human race". *Discover*, maio 1987; 95-8.
2. Roberts, C.; Manchester, K. "Dental Disease". In *The Archaeology of Disease*. Nova York: Cornell University Press, 2005; 63-83.
3. Cohen, M.N.; Crane-Kramer, G.M.M., "editors' summation". In *Ancient Health: Skeletal Indicators of Agricultural and Economic Intensification*. Gainesville: University Press of Florida, 2007; 32043.
4. Wallace, I.J.; Worthington, S.; Felson, D.T. et al. "Knee Osteoarthritis Has Doubled in Prevalence since the Mid-20th Century". *Proceedings of the National Academy of Sciences USA*, 29 ago. 2017; 114(35):9332-6.

ÍNDICE REMISSIVO

Abacates, 294, 296, 299, 300
acantose nigricante, 240, 241
ácido docosahexaenoico (DHA), 332-335
ácido eicosapentaenoico (EPA), 332-335
ácidos, alimentos, 247. *Ver também* pH, perturbação do
acidose, 249-251
acne, 232-237, 261
açúcares. *Ver também* adoçantes
   e acne, 234
   evitando alimentos açucarados, 285-287, 295, 369-370
   frutose, 190
   sacarose (açúcar comum), 50, 52, 93, 101-102, 174, 190, 369-370
adoçantes, 287, 309, 346, 369, 445
afta. *Ver* úlceras orais
AGEs (produtos finais de glicação avançada),182-196, 291-262
   e eliminação do trigo, 194-196
   formação e acúmulo de, 182-189
   teste da taxa de glicação, 189, 192, 194
   tipos de, 190-191
   transtornos de saúde associados, 184-185, 193, 195, 229, 232, 257
aglutinina (AGT), 45, 61-62, 138-139, 147, 150, 285
agrotóxicos. *Ver* herbicidas
AGT (aglutinina do germe de trigo), 45, 61-62, 138-139, 147, 150, 285
água, 297-298, 345
   água de magnésio, 338-339
AIEDT (anafilaxia induzida por exercício, dependente do trigo), 62
alcalinos, alimentos, 246-249
alcoólicas, bebidas, 298, 311-313, 440
alergias, 62, 116, 144
almoço. *Ver também* jantar
   cardápio para dez dias, 302-310
   receitas, 391-399
alopecia, 242-243, 244
Alzheimer, 184-185, 227-229. *Ver também* demência

amendoim, 291
amilopectina A, 51-58, 64
  e glicação, 188, 228
  e níveis de glicose no sangue, 52-55, 93, 105, 188
  e saúde cardiovascular, 201, 203
amilopectinas. *Ver também* amilopectina A
  em alimentos que não contêm trigo 51-52, 284-285, 353
amilose, 50-51, 54
anafilaxia induzida por exercício, dependente do trigo (AIEDT), 62
anemia, 31, 63, 111-112, 121, 140-141. *Ver também* ferro.
antibióticos, 150-151, 345, 349
anticorpos antigliadinas, 110, 114, 150, 220-221, 224, 227
antiendomísio (anticorpos), 110, 113, 114-115, 150
antígeno leucocitário humano (HLA), marcadores do, 114-115, 119-121, 144, 221, 227
antitransglutaminase, anticorpos, 110, 113, 114, 150, 221
apetite, 55, 79-81, 102, 154, 218, 274, 276
arroz, 45, 62, 268, 285, 286, 295, 299, 436
articulações, saúde das. *Ver* artrite; ossos e articulações, saúde dos
artrite, 47, 111, 156, 181, 182, 189, 242
  artrite reumatoide, 19, 64, 91, 118, 120-121, 134, 143-144, 261
  osteoartrite, 255-257
asma, 19, 118, 144, 279
Associação Americana de Diabetes, 167-169
ataques cardíacos, 192, 198-199, 203, 211-212, 217, 308

ataxia cerebelar, 64, 114, 121, 219-222, 436. *Ver também* incontinência urinária.
aterosclerose, 182, 184, 189, 199, 201, 217. *Ver também* colesterol e metabolismo de gorduras; LDL
autismo, 73, 228, 436
autoimunidade e transtornos autoimunes. *Ver também* doença celíaca; *outros transtornos específicos*
  e ácidos graxos ômega 3, 333-334
  e dermatite herpetiforme, 238-239
  e diabetes tipo 1, 174-175
  e intolerância ao glúten/a gliadinas, 59, 116, 118, 120-121, 143, 261
  e saúde intestinal, 343, 347
AVC. *Ver* derrame
aveia, 15, 93, 268, 285, 295, 436
azeitona, 294, 296, 299, 300

Bananas, 289-290, 352, 353-354
Banting, Frederick, 157, 171
barriga de trigo. *Ver* gordura visceral
batata, 286, 294-295
  para obter fibra prebiótica, 352, 353, 375-381
batata-doce, 286, 295, 299, 352
bebidas:
  alcoólicas, 298, 311-313, 440
  o que beber, 297-299, 311
  o que evitar, 286-287, 297-299, 311-313, 346, 440
  receitas, 338-339
  sucos de frutas, 286-287, 295
Behçet, doença de, 240
bloqueadores de opiáceos, medicamentos, 75-77
bócio, 325-329

Borlaug, Norman, 38-39, 44
Bouchardat, Apollinaire, 186

Caçadores-coletores, culturas e
    dietas dos:
    e acne, 232-234
    e adoção da agricultura, 429-430
    e diabetes, 156, 166
    e equilíbrio do pH, 248-249, 253-254
    e jejum, 275
    leguminosas e fibras nas, 270, 288
    trigo nas, 26-29, 30-31, 71, 253-254
café, 298, 440
café da manhã, 297, 299-300
    cardápio para dez dias, 302-310
    receitas, 384-390
cálcio, 142, 161, 248-251, 271. *Ver
    também* ossos e articulações, saúde
    dos; perturbação do pH
cálculos biliares, 139
câncer, 251, 281. *Ver também tipos
    específicos*
    e deficiências nutricionais, 321-322,
        324, 333-334
    e doença celíaca, 111, 113, 125-126
    e glicação, 185, 192
    e gordura visceral, 91, 94, 359
    e saúde intestinal, 139, 148, 149, 341,
        344
carboidratos. *Ver também* consumo do
    trigo; eliminação do trigo; *tipos
    específicos*
    alimentos com alto teor de
        carboidratos a evitar, 282-287
    e acne, 235-237
    e metabolismo das gorduras, 206-213
    e glicação, 188-189, 190
    índice glicêmico (IG), 52, 93, 236
    fontes de carboidrato de grãos que
        não são o trigo, 282-285
    simples *vs.* complexos, 50-52
    meta de quantidade de, para dieta de
        eliminação do trigo, 289-290, 301
    onipresença dos, 207
    no trigo, 49-58
carboidratos líquidos, 289-290
cardápio para dez dias, 302-310
cardíaca, saúde e doença. *Ver*
    cardiovascular, saúde
cardiovascular, saúde, 126, 197-217,
    290-292, 325-326, 334. *Ver também*
    colesterol e metabolismo das gorduras
    e eliminação do trigo, 211, 217, 243,
        244, 259
    e glicação, 183, 191
    e gordura visceral, 90, 213
    e orientação para dietas de baixo teor
        de gorduras, 88, 210-211
    e tamanho das partículas de LDL,
        198-199, 202-203, 217
carnes e aves, 191, 247-248, 251-252,
    253, 291-292, 294
    carnes curadas, 191, 292, 442
    receitas, 398-399, 400-401, 404,
        404-409, 412
castanha-de-caju, 290
catarata, 185, 193
CCK (colecistoquinina), 138-139,
    147-148
centeio, 14-15, 62, 93, 104, 151, 268,
    295, 436
cereais, substitutos dos, 297, 300. *Ver
    também* grãos que não são o trigo
    receitas, 384-386
cérebro, saúde do, 20, 218-230. *Ver
    também* dependência do trigo

ataxia cerebelar, 64, 114, 121, 219-222, 436
encefalopatia por glúten, convulsões e demência, 91, 121, 184-185, 189, 225-230
esquizofrenia, autismo e TDAH, 70-74, 76, 114, 228, 436
e glicação, 184-185, 188-189
neuropatia periférica, 114, 121, 187, 223-225
propriedades viciantes do trigo, 67-70, 74-80, 93-94, 218-219, 228-229
cerveja, 298, 311-312, 440
cetose e dietas cetogênicas, 277, 280-281
cevada, 14, 62, 93, 120, 151, 268, 295, 436
chás, 298, 440
chocolate, 234-235, 308-310
choque anafilático, 62
Clearfield®, trigo, 40-41
Clostridium difficile, infecções por, 145, 151
Cohen, Mark, 430
colecistoquinina (CCK), 138-139, 147-148
colesterol e metabolismo de gorduras, 170-171, 191-199, 202, 206-213. *Ver também* aterosclerose; HDL; LDL; triglicerídeos; VLDL
e eliminação do trigo, 211, 217, 243, 244
orientação dietética sobre, 13-14, 88
medicamentos para redução do colesterol, 204-205, 209-210
colite pseudomembranosa, 151
colite ulcerativa, 120-121, 122-123, 148, 150-151

cólon, câncer de, 91, 139, 148, 185, 281
condimentos, 294, 296-297, 459
receitas, 423-427
confusão mental, 55, 234, 294
contagem de calorias, 300
convulsões, 227, 281
corantes, 439, 441
cortisol, 361, 363
Crohn, doença de, 116, 120-121, 140, 148, 151, 267

Deficiências nutricionais, 316, 317-355
como apoio à flora intestinal, 319, 340-355, 447
e diabetes, 18
e doença celíaca, 57-58, 96-97, 110, 121, 140, 323
e a eliminação do trigo, 266-272
ferro e anemia, 31, 63, 111-112, 121, 139-141, 271-272
fitatos e absorção de minerais, 63, 139-142, 335-336
iodo, 325-331
magnésio, 63, 142, 145, 271-272, 319, 335-340
e medicamentos antiácidos, 145
ômega 3, ácidos graxos, 332-335
e SII, 146-147
suplementos sem glúten, 443
visão geral, 317-320
vitamina D, 319, 320-325, 362
demência, 91, 121, 184-185, 189, 226-229
dentária, saúde, 30-31, 33
dependência. *Ver* trigo, dependência do
dermatite herpetiforme (DH), 120, 238-239, 436
dermatomiosite, 240

dermatose ictiosiforme, 241
derrame, 198-199, 201, 292
destilados, 312-313, 440
dez dias, cardápio de, 302-310
DH (dermatite herpetiforme), 120,
    238-239, 436
DHA (ácido docosahexaenoico),
    332-335
diabetes, 14, 153-177
    e consumo do trigo, 163-166, 176-177
    custos do, 155
    e dietas de baixo teor de carboidratos,
        169-173, 176
    e doença celíaca, 115, 121, 174-175
    e eliminação do trigo, 18, 154-55,
        170-171, 175, 176
    e glicação, 184-187, 189, 192
    incidência e história do, 155-158,
        161-162, 167-171, 174
    mecanismos de causa do, 55, 92,
        164-167
    medicamentos para, 236
    e obesidade/gordura visceral, 90-91,
        158-162
    orientação dietética para diabéticos,
        167-169
    reversão do, 18, 154-155, 170-171,
        172-173, 176, 208-210
    e saúde intestinal, 150-151
    e saúde neurológica, 223-224,
        227-229
    e a saúde da pele, 235-236, 238
    tipo 1 (diabetes infantil), 121, 143,
        157, 174-175
    tipo 3, 227-228
Diamond, Jared, 429-430
diarreia:
    em celíacos, 57, 76, 96, 108-109,
        109-112, 117, 119, 127-128, 129
    como sintoma de reexposição,
        127-128, 279
    e outras doenças intestinais, 122-123,
        129, 146-148
    e SNCG, 150
Dicke, Willem-Karel, 109
dietas com alto teor de carboidratos,
    209-210, 234-235, 282-284. *Ver
    também* trigo, consumo do
dietas de baixo teor de carboidratos,
    101, 171-173, 176, 212-213, 300. *Ver
    também* trigo, eliminação do
dietas de baixo teor de gordura, 88, 209
digestiva, saúde. *Ver* flora intestinal;
    saúde gastrointestinal
disbiose, 139-140, 145-146, 147, 148,
    226-227, 281, 343, 354-355
doença celíaca, 3, 73 107-148, 386. *Ver
    também* gastrointestinal, saúde
    alimentos a evitar, 435-445
    e autoimunidade, 116, 120-121
    e câncer, 111, 113, 125-126
    e deficiências nutricionais, 57-58,
        96-97, 110, 121, 140, 323
    e diabetes, 115, 121, 174-175
    e doença hepática, 120
    e eliminação do trigo, 55-58, 96-100,
        105-106, 109, 111-112, 114-115,
        126, 127-129, 129-130, 130-131
    e erupções cutâneas, 120, 239
    exames para diagnóstico, 114-115
    gliadinas como acionadoras da, 59-60,
        104, 108, 116-117
    incidência, 109-112, 116-117
    latente/não diagnosticada, 111-112,
        116-117, 123-127, 228-229
    e perda de peso, 55-58, 96-100,
        105-106, 117

e perda óssea, 260-262
e problemas neurológicos, 121, 220, 226-227
recursos, 128-129
e refeições fora de casa, 314-316
sintomas, 108-109, 110-112, 117, 119-121
e taxas de mortalidade, 124-126
visão geral, 107-109, 130-132
doença hepática, 120, 207
doença hepática gordurosa não alcoólica (NAFLD), 207
doença inflamatória intestinal, 121
Dohan, F. Curtis, 71-73
dor abdominal, 60, 110-112, 117, 127, 129, 150, 354

Eczema, 134, 147, 239, 349
edema inflamatório, 101
efeitos de opiáceos. *Ver* trigo, dependência do
emulsificantes, 346, 348, 370, 441
encefalopatia, 226
encefalopatia por glúten, 121, 226
endógenos, AGEs, 190
endomísio, 110. *Ver também* antiendomísio (anticorpos)
enfartes. *Ver* ataques cardíacos
envelhecimento, 178-196, 200-201. *Ver também* AGEs; *transtornos específicos relacionados à idade*
  e a eliminação do trigo, 194-196
  marcadores biológicos do, 178-182, 189, 192, 194
enxaquecas, 111, 131, 226
EPA (ácido eicosapentaenoico), 332-335
erétil, função, 185, 356-357, 363
eritema nodoso, 240
erupções cutâneas. *Ver* pele, saúde da

esclerose múltipla, 116, 150
esofagite ácida, 129, 145-146, 151
espelta, 14, 268, 436
esquizofrenia, 70-74, 76, 114, 228, 436
estatinas, 204-205, 211
esteatose não alcoólica (NAS), 207
estrogênio, 94-95, 359, 362-363
exames de sangue:
  anticorpos celíacos, 114-115
  exame de HbA1c para glicação, 189, 192, 194
  níveis da tireoide, 330-331
  níveis de vitamina D, 324-325
exercício, 1-2, 11, 13, 57, 62, 78-79, 278, 301
exógenos, AGEs, 190-191
exorfinas, 74-80, 81, 95, 100, 234, 228-229

Fadiga, 55, 147, 150, 240
farinha, substitutos da, 368
  receita, 372
Fasano, Alessio, 142-144
fator de crescimento semelhante à insulina, 235, 248
feijão, 287, 295, 297, 299, 353, 354
fermentados, alimentos, 347-350, 447-453
  receitas, 381-383, 447-453
ferro, 139-141, 271-272. *Ver também* anemia
fibra na dieta:
  e carboidratos líquidos, 289-290
  fibra prebiótica, 281, 349, 350-353, 375-381, 421, 448
  de fontes que não são grãos, 270, 287, 350-353
  de grãos, 63, 137-139, 146-147, 270, 350

fibromialgia, 147, 150-151, 344, 348-349
fitatos, 63, 139-142, 295-396, 335-336
flora intestinal, 319, 340-355. *Ver também* gastrointestinal, saúde; prebiótica, fibra; probióticos, alimentos e suplementos
   e dietas cetogênicas, 281
   disbiose, 139-140, 145-146, 147, 148, 226-227, 281, 343, 354-355
   SBID, 147, 149-152, 240, 281, 345, 348-349, 354-355
folatos, 271-272
fólico, ácido, 271
fome e compulsões, 55, 78-79, 93, 100, 102, 104
   trigo e o apetite, 55, 79, 80-81, 102, 218, 274, 276
FOS, fibra, 352-353, 421
frutas, 248, 287, 289
   sucos, 286-287, 295
frutas vermelhas, 289, 295
frutos do mar, 332
   receitas, 393-394, 406
frutose, 190

Ganho de peso, 55, 103, 97, 161. *Ver também* obesidade; gordura visceral
gastrointestinal, saúde, 18-19, 133-152. *Ver também* flora intestinal; doença celíaca; *outros transtornos específicos*
   e aglutinina do germe de trigo, 45, 62, 138-139, 147
   e consumo do trigo, 135-149
   e dermatite herpetiforme, 238
   e dietas cetogênicas, 80-281
   e fitatos, 139-142, 295-296
   e glicação, 195

permeabilidade intestinal, 72, 117-119, 134, 142-143, 146-147, 226-227, 380
   e reexposição ao trigo, 279-282
refluxo gastroesofágico, 18-19, 115, 129-130, 145-146, 151
   e saúde do cérebro, 72-73, 226
   síndrome do intestino irritável, 18-19, 129-130
geneticamente modificados, alimentos, 44-47, 284, 293, 345
ghee, 291, 293
ginecomastia, 95, 358
gliadinas, 59. *Ver também* exorfinas; glúten
   anticorpos antigliadinas, 110, 114, 150, 220-221, 224, 227
   como acionadoras da doença celíaca, 59-60, 104, 108, 116-117
   e dependência do trigo/exorfinas, 76, 95, 228
   impactos na saúde de não celíacos, 142-144, 220-221, 224, 361, 363
   e permeabilidade intestinal, 116-117, 117-118
glicação. *Ver* AGEs
glicose, 54. *Ver também* glicose no sangue, níveis de
glicose no sangue, níveis de, 105. *Ver também* insulina e respostas à insulina
   e alimentos sem glúten, 105
   e consumo do trigo, 43, 50-55, 92-93, 164, 189
   em diabéticos, 184
   e glicação, 183, 186-189, 190, 217
glicotoxicidade, 164-165, 166
glúten, 58-61, 104-105, 127-129, 436-437. *Ver também* doença celíaca; gliadinas; produtos "sem glúten"

e cruzamentos do trigo, 40, 42
dispositivo para detectar teor de
    glúten, 315
gluteninas, 59-60. *Ver também* glúten
gordura. *Ver* gordura corporal;
    colesterol; gordura na dieta;
    triglicerídeos
gordura corporal, 89-91, 207-208. *Ver
    também* obesidade e sobrepeso;
    gordura visceral; ganho de peso;
    perda de peso
    e cetose e dietas cetogênicas, 277,
        280-281
gordura na dieta, 13, 88, 191
    gorduras a evitar, 287-288, 295
    gorduras saudáveis, 291-292,
        292-293, 294, 296, 368-369
gordura no fígado e doença hepática
    gordurosa, 207
gordura saturada, 191, 291-292
gordura visceral, 10, 20, 54, 89-91,
    208-209, 213
    e eliminação do trigo, 102, 104, 359,
        361, 362-363
    transtornos de saúde associados, 10,
        55, 90-91, 94-95, 161, 256, 359,
        362-363
gorduras trans, 287-288
GOS, fibra, 353
grão-de-bico, 287, 295, 353-354. *Ver
    também* leguminosas; *homus*
grãos integrais:
    alardeados como saudáveis, 5, 13, 24,
        57, 58, 63, 84-89, 155, 158, 168,
        431-433
    índice glicêmico do trigo, 52, 93
grãos que não são o trigo, 14-15, 47, 62,
    93, 268, 284-285, 436-437. *Ver
    também tipos específicos*

HbA1c, exame de sangue, 189, 192, 194
HDL (lipoproteínas de alta densidade),
    17, 78, 103, 170-171, 202, 204, 208
herbicidas, 40-41, 63-64
Heritage Grain Conservancy, 35
hipoglicemia, 93
hipogonadismo secundário masculino
    associado à obesidade (MOSH),
    364-365
hipotireoidismo, 325-326, 329, 330-331
HLA, marcadores do, 114-115,
    119-121, 144, 221, 227
homus, 353, 354. *Ver também* grão-de-
    -bico
hormonal, saúde, 10, 45, 55, 94-95,
    356-366. *Ver também* insulina e
    respostas à insulina; *hormônios e
    transtornos específicos*

IGF-1 (fator de crescimento semelhante
    à insulina-1), 235, 248
imazamox, 40-41
imunomediada, intolerância ao glúten,
    119-123, 126. *Ver também* doença
    celíaca
incontinência fecal, 146
incontinência urinária, 219, 220. *Ver
    também* ataxia cerebelar
índice glicêmico (IG), 52, 93, 236
inflamação:
    e aglutinina do germe de trigo, 45
    e diabetes, 166
    e gordura visceral, 20, 90-91, 92,
        164-165, 359
    e lesões nas articulações, 256
    e saúde do cérebro, 226-227
    e saúde hormonal, 359-361, 362-363
inhame, 286, 295, 352

insulina e respostas à insulina, 54, 157, 164-169. *Ver também* diabetes
   e acne, 235-237
   e aglutinina do germe de trigo, 139
   e alimentos sem glúten, 104-105
   e colesterol, 206-207
   e gordura visceral, 10, 89-91, 92-94
   e perda de peso, 359, 362
   resistência à insulina, 55, 92-94, 157, 160, 164, 166, 228
   e SOP, 360-361
intestino delgado, biópsia do, 115
intestino permeável. *Ver* permeabilidade intestinal
intestino, saúde do. *Ver* flora intestinal; gastrointestinal, saúde; *transtornos específicos*
intolerância à lactose, 293, 449
intolerância/sensibilidade ao glúten, 227. *Ver também* doença celíaca
   imunomediada, 119-123
   sensibilidade não celíaca ao glúten (SNCG), 150, 226-227
inulina, fibra, 352-353, 375, 448
iodo, 325-329
iogurte, 293, 350, 351
   receitas, 383, 449-451

Jantar:
   refeições principais, receitas para, 400-412
   cardápio de dez dias, 302-310
jejum, 275

Kefir, 350, 448-451
Krauss, Ronald, 210

Laticínios, 236-237, 247-248, 292-296. *Ver também tipos específicos*

LDL (lipoproteínas de baixa densidade), 170-171, 184, 204-205. *Ver também* aterosclerose
   tamanho das partículas, 170-171, 198-199, 200-201, 205, 210, 211, 213, 217
lectinas, 296
legumes, 248, 249, 253-254, 270-271, 288-289, 294. *Ver também tipos específicos*
   fermentação de, 451-453
   patês vegetais, 310
leguminosas, 287, 295, 297, 298-299, 353. *Ver também tipos específicos*
lentilha, 287, 295, 353-354
leptina, 256, 362, 364
libido, 357-358, 362, 363
linhaça, semente de, 294, 297, 299, 309-310, 332, 368
   receitas, 371, 386
linolênico, ácido, 332
lipogênese de novo, 206-207, 213
lipoproteínas. *Ver* HDL; LDL; VLDL
lipotoxicidade, 164-165, 166

Magnésio, 63, 142, 145, 271-272, 319, 335-340
mama, câncer de, 94, 185, 251
manteiga, 292-293, 294, 368-369
medicamentos, 345-346, 443. *Ver também tipos específicos*
memória, problemas com a, 221, 226-227. *Ver também* demência
mental, confusão, 55, 234, 294
microrganismos, 30, 72, 110, 340-343. *Ver também* flora intestinal
milho, 14-15, 23-24, 37, 45, 168, 294-295, 436-437
   em alimentos processados, 93, 104-105, 165, 190, 284-285

e a saúde humana, 31, 71, 151
minerais e deficiências de minerais. *Ver* deficiências nutricionais; *minerais específicos*
MOSH (hipogonadismo secundário masculino associado à obesidade), 364-365
Murray, Joseph, 113, 116

NAFLD (doença hepática gordurosa não alcoólica), 207
naloxona, 75-77
naltrexona, 77
NAS (esteatose não alcoólica), 207
natufianos, 26-27
neuropatia periférica, 114, 121, 187, 223-225
Nima (dispositivo para detectar glúten), 315
nozes e sementes, 270, 290-291, 294, 298-299, 309, 332, 337
  leites, farinhas e manteigas de nozes e sementes, 297, 299, 308-309, 368, 370
nutrição, aplicativos para, 290

Obesidade e sobrepeso, 1-2, 10-11, 13, 83, 84, 86. *Ver também* gordura visceral; ganho de peso; perda de peso
  e acne, 237
  em celíacos, 97
  e diabetes, 158-162
  e saúde das articulações, 255-256
óleo de peixe, 332-335
óleos, 291, 294-295, 368-369, 442
olhos, saúde dos, 185, 193
ômega 3, ácidos graxos, 332-335
organizações para celíacos, fontes de, 128-129

orientação dietética convencional, XI-XII
  para diabéticos, 167-169
  e eliminação do trigo, 266-272
  grãos integrais alardeados como saudáveis, 5, 13, 24, 57, 58, 63, 84-89, 155, 158, 168, 431-433
  para reduzir gorduras e colesterol, 13-14, 88-89, 155, 158, 191
Osler, William, 171-172
ossos e articulações, saúde dos, 19, 30-31, 118, 145, 248. *Ver também* artrite; osteoporose; cálcio
  e consumo do trigo, 253-259, 260-262
  e deficiências nutricionais, 326-327, 336
  e eliminação do trigo, 258-259, 260-262
  e equilíbrio do pH, 247, 248-253, 253-255
  e suplementos de cálcio, 250, 326-327
osteoartrite, 255-259
osteoporose, 145, 250-251, 254-255, 260-261, 336
Ötzi, 48, 253-254
ovário policístico, síndrome do (SOP), 235-236, 357-358, 359, 360-361
ovos, 291-292, 294, 300
  receitas, 386-390, 397-398
oxidação, 200-201

Painço, 31, 268, 295
pão, 25-26, 32-33, 53
  receitas, 373-374, 413
peixes, 332-333
pele, saúde da, 79, 229, 231-245
  acne, 232-237, 245
  e doença celíaca, 112

e glicação, 189, 196, 232
e eliminação do trigo, 237, 243, 244
erupções cutâneas, 19, 79, 120,
  134-135, 159, 163, 229, 238-241,
  245, 349
queda de cabelo, 242-245
perda de peso, 20, 55-58, 101-102,
  104-106, 172-173, 213. *Ver também*
  obesidade
  e doença celíaca, 55-58, 96-100,
    105-106, 117
  e eliminação do trigo, 55-58, 85,
    98-100, 100-104, 170-171, 173,
    176, 214-215, 278, 359-360,
    362-363
  medicamentos para, 77
periférica, neuropatia, 114,121, 187,
  223-225
permeabilidade intestinal, 72, 117-119,
  134, 142-143, 146-147, 226-227, 380
pesticidas, 63-64
petiscos, 286, 308-310, 444
  receitas, 412-422
pH, perturbação do, 246-255
pioderma gangrenoso, 241
pneumonia, 145
pragas, resistência a, 45, 63, 139
prebiótica, fibra, 347, 350-355, 375, 448
  receitas, 376-381, 421. *Ver também*
  flora intestinal
pré-diabetes, 158, 160, 161
prisão de ventre, 117, 129, 138, 148-149
probióticos, alimentos e suplementos,
  346-350, 351, 375-383, 447-453. *Ver*
  também flora intestinal
  receitas, 381-383, 448-453
problemas neurológicos. *Ver* cérebro,
  saúde do

processados, alimentos, 15-16, 268-269
  alegações de serem saudáveis,
    213-216
  alimentos a evitar, 269, 286-287,
    435-445
  alimentos sem glúten, 93, 114,
    104-106, 286, 295, 437
  emulsificantes e outros aditivos,
    269-270, 346, 348, 370, 437, 439,
    441, 445
  frutose em, 190
  grãos que não são o trigo nos, 284-285
  a indústria e a crise de obesidade,
    83-84, 88-89
  problemas com/evitando, 93, 98-99,
    104-106, 286, 295, 436-437
  trigo nos, 22-23, 88-89, 127-129,
    213-216, 272-273
prolactina, 95, 361-362, 363
próstata, câncer de, 185
psoríase, 147, 240, 348-349
pulmão, câncer de, 185
Purkinje, células de, 220-221

Queda de cabelo, 242-243, 244, 245
queijo, 247-248, 292-293, 294-295, 316,
  308, 441
quinoa, 287

Receitas, 367-427
  água de magnésio, 338-339
  bebidas, 338-339
  sobre, 367-370
  almoço, pequenas refeições e
  acompanhamentos, 391-399
    bolinhos de siri, 394
    gordura de frango derretida, 399
    ovos *à la diable* com abacate, 397

patê de fígado à húngara, 398
salada de atum com abacate, 393
salada de espinafre e cogumelo, 396
sopa creme de aspargos, 397
sopa de lentilhas, chouriço e tomate, 395
sopa mexicana de tortilha, 392
wraps de peru com abacate, 391
café da manhã, 384-390
  bolinhos rápidos de cafeteria, 387
  bolinho rápido aos três chocolates, 387
  cereal quente de coco e linhaça, 386
  frittata de ovo de pata e azedinha, 390
  granola caseira sabor torta de maçã, 385
  quiche de aspargos e tomates secos, 389
  quiche de linguiça de porco italiana, tomates e queijo de cabra, 388
  wrap matinal de ovos e *pesto*, 386
indispensáveis, 370-374
  mistura Barriga de Trigo de farinhas multiúso, 372
  pãezinhos básicos para sanduíche, 374
  pão básico, 373
  wrap de sementes de linhaça, 371
molhos e condimentos, 423-427
  maionese, 424
  molho *barbecue*, 425
  molho tipo *ranch*, 426
  molho vinagrete, 426
  molho *wasabi*, 427
probióticos e fibras prebióticas, 375-383
  batatas fermentadas com alecrim e endro, 381

bocados de banana-verde com cobertura de chocolate, 380
café *mocha* com menta, 379
iogurte superprobiótico de manga e *cranberry*, 383
picles fermentados picantes, 382
vitamina prebiótica de couve-crespa, cenoura e mirtilos, 377
vitamina prebiótica de morango, lima-da-pérsia e abacate, 378
vitamina prebiótica sabor *mocha*, 376
refeições principais, 400-412
  assado de berinjela aos três queijos, 410
  chili com carne, 404
  costeletas de porco empanadas com parmesão, com legumes assados em vinagre balsâmico, 409
  frango em crosta de pecãs, 408
  linguiças italianas com *harissa*, pimentões e raízes, 400
  lombinho de porco com temperos marroquinos, 412
  "macarrão" de abobrinha com linguiça e cogumelos *baby bella*, 401
  "macarrão" de abobrinha com molho de pimentão vermelho assado, 402
  macarrão *ramen*, 407
  macarrão tricolor com manjericão e tomates secos, 403
  pizza de espinafre e ricota, 411
  refogado de macarrão *shirataki*, 405
  salmão com maionese de *sriracha* envolto em *nori*, 406
sobremesas e pães para lanches, 412-422

barras mais saudáveis, 421
biscoitos picantes de gengibre, 416
bolinhos de abóbora com
   especiarias, 415
bolinhos de banana e mirtilo, 414
bolo de cenoura, 417
cheesecake clássico, 418
chocolate somente para adultos, 420
doce em barra de chocolate com
   manteiga de amendoim, 419
musse de chocolate, 422
"pão" de maçãs e nozes, 413
refluxo gastroesofágico, 18-19, 115,
   129-130, 145-146, 151
   medicamentos para, 130, 145-146,
   345-346
refrigerantes, 286-287, 346
reto, câncer de, 149
reumatoide, artrite, 19, 64, 91, 118,
   120-121, 134, 143-144, 261
rins, saúde dos, 182-183, 184, 186-187,
   189, 246
Rogosa, Eli, 34, 35

Sal, 294, 325-332
saúde cognitiva. *Ver* cérebro, saúde do
saúde mental. *Ver* cérebro, saúde do;
   transtornos específicos
saúde, impactos da eliminação do trigo
   sobre a, 4, 18-19, 20, 68. *Ver também*
   eliminação do trigo; *questões de saúde*
   específicas
saúde, impactos do consumo do trigo
   sobre a, 3-4, 9-10, 30-31, 429-432.
   Ver também consumo do trigo; *questões*
   de saúde específicas
   e cruzamentos do trigo moderno,
   39-41, 45, 47-48, 53-54, 139-140,
   433-434

primitivos *vs.* modernos, tipos de
   trigo, 35, 39-40, 42-43, 430-431
SBID (supercrescimento bacteriano no
   intestino delgado), 146-147, 151, 256,
   281, 345, 348-349, 345-355
seborreia, 239-240
sem glúten, 311-313, 436-437, 442-443.
   Ver também eliminação do trigo
sementes, 287, 290-291, 294, 332, 337.
   Ver também tipos específicos
sementes semelhantes a grãos, 282-285,
   294, 297, 298-299. *Ver também*
   sementes; *tipos específicos*
sensibilidade não celíaca ao glúten
   (SNCG), 150, 226-227
síndrome do intestino irritável (SII),
   18-19, 129-130, 146-147, 150-151,
   229, 348-349
síndrome do ovário policístico (SOP),
   235-236, 357-358, 359, 360-361
SNCG (sensibilidade não celíaca ao
   glúten), 150, 226-227
sobremesas, 286, 444
   receitas, 412-422
sobrepeso. *Ver* obesidade e sobrepeso
sódio. *Ver* sal
sódio, azida de, 41
soja, produtos da, 293-296, 299, 345, 444
SOP (síndrome do ovário policístico),
   235-236, 357-358, 359, 360-361
sorgo, 268, 285, 295
sucos de frutas, 286-287, 295
supercrescimento bacteriano no
   intestino delgado (SBID), 146-147,
   151, 256, 281, 345, 348-349, 345-355
suplementos. *Ver* deficiências
   nutricionais; *nutrientes específicos*
suplementos de cálcio, 250, 326-327
Sushruta, 156, 169-170

Tamanho da mama, 94-95, 358, 361-362, 363
TDAH, 73-74, 228, 436
temperos. *Ver* condimentos
testosterona, níveis da, 358, 359-360, 360-361, 362-363
tipo 1 (infantil), diabetes, 121, 143, 157, 174-175
tipo 2, diabetes. *Ver* diabetes
tipo 3, diabetes, 227-228
tireoide, saúde da, 114-115, 118, 120, 325-332
tireoidite de Hashimoto, 114-115, 118, 120, 329
tolerância retal, exame de, 115
transgênicos. *Ver* geneticamente modificados, alimentos
transglutaminase, 110, 114, 143
transtorno do déficit de atenção com hiperatividade, 73, 228, 436
triglicerídeos, 170-171, 199, 202-203, 203-210, 229, 217, 333-335
trigo *durum*, 34
trigo *einkorn*, 27-28, 32, 42-43, 50, 60, 253-254, 431
trigo *emmer*, 28, 32-33, 50, 60, 431
trigo, aglutinina do germe de, 45, 61-62, 138-139, 147, 150, 285
trigo, amidos do, 49-58, 105. *Ver também* amilopectina A
trigo, componentes do, 49-64
  carboidratos, 49-58
  dados básicos sobre o glúten, 58-61
  outros compostos, 45, 61-64
trigo, consumo do. *Ver também transtornos e questões específicas de saúde*
  e apetite, 55, 79-81, 102, 218, 274, 276
  e glicação, 188-189, 190
  impactos na saúde geral, 3-4, 9-10, 30-31, 429-432
  e níveis de glicose no sangue, 43, 50-55, 92-93, 164, 189
  onipresença do trigo, 13, 22-25, 127-129, 272-273, 439-445
  em sociedades pré-modernas, 26-28, 29-33, 71, 429-430
  e tamanho das partículas de LDL, 200-201, 204-205, 213, 217
trigo, dependência do, 58, 67-70, 74-80, 93-94, 218-219, 228-229
  efeitos da abstinência e da reexposição, 68-70, 75-76, 80-81, 272-274, 276-279, 283, 337
trigo, eliminação do, 18-21, 265-316. *Ver também* deficiências nutricionais; receitas; *transtornos e questões específicas de saúde*
  benefícios gerais, 4-5, 18-19, 20-21, 67-68, 266-268
  cardápio para dez dias, 299-310
  comer fora de casa, 314-316, 442
  dicas e orientações, 272-276, 277-278, 288-301
  efeitos da abstinência, 68-70, 75-76, 80-81, 272-274, 276-279, 337
  histórias de sucesso, 12, 56-57, 103, 122-123, 136-137, 214-215, 222-223, 243, 244, 258-289
  lanches saudáveis, 308-310
  o que comer, 266-267, 288-299, 308-310
  o que não comer, 104-106, 266-268, 282-287, 295, 439-445
  quantidade de carboidratos, meta de, 289-290, 301
  reexposição, sintomas de, 283
  para vegetarianos, 298-299

trigo, história e evolução do, 41-48
  características do trigo moderno, 34-36, 36-39, 42-44
  cruzamento e cultivo do trigo moderno, 24-25, 27-29, 36-44, 47-48, 53, 433-434
  início do consumo e cultivo do trigo, 26-28, 29-33, 429-430
  modificações e mutações genéticas, 40-48
  mudanças genéticas e saúde humana, 39-44, 45, 47-48
  mudanças no trigo e doença celíaca, 113, 116-117
  mudanças no trigo e teor de glúten, 60
  tipos de trigo e surgimento do trigo moderno, 27, 29-36
trigos primitivos, 27, 29-36, 40, 42-43, 50, 60, 62, 431
Triticum, espécies de. *Ver* trigo, história e evolução do

Úlceras orais, 239, 240

Vasculite cutânea, 240
vegetarianas, dietas, 298-299, 444. *Ver também* legumes
vinho, 298, 311
vísceras, 291-292, 332
  receitas, 398
vitamina D, 319, 320-325, 362
vitaminas B, 145, 271-272
vitaminas e deficiências, 110, 121, 145, 271-272. *Ver também vitaminas específicas*
vitiligo, 240
VLDL (lipoproteínas de densidade muito baixa), 199, 201, 202-203, 207-208, 213, 217
Volek, Jeff, 172, 212

Westman, Eric, 172

Zeína, 248, 436
zinco, 63, 141-142, 271-272
zonulinas, 117-119

GRÁFICA PAYM
Tel. [11] 4392-3344
paym@graficapaym.com.br